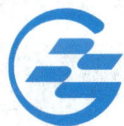

全国中医药行业高等职业教育"十二五"规划教材

中 医 学

（供临床医学、药剂学等专业用）

主　　编　李季委（黑龙江中医药大学佳木斯学院）
副 主 编　李晶尧（黑龙江省中医药学校）
　　　　　王秀阁（长春中医药大学）
　　　　　秦玖刚（南阳医学高等专科学校）
编　　委　（以姓氏笔画为序）
　　　　　王　萍（江西中医药大学）
　　　　　王　雷（山东中医药高等专科学校）
　　　　　赵　旭（黑龙江中医药大学佳木斯学院）
　　　　　姚　娓（大连医科大学）
　　　　　曾洪长（四川中医药高等专科学校）

中国中医药出版社
·北 京·

图书在版编目（CIP）数据

中医学/李季委主编 . —北京：中国中医药出版社，2015.8
全国中医药行业高等职业教育"十二五"规划教材
ISBN 978 - 7 - 5132 - 2507 - 6

Ⅰ . ①中… Ⅱ . ①李… Ⅲ . ①中医学 – 高等职业教育 – 教材 Ⅳ . ①R2

中国版本图书馆 CIP 数据核字（2015）第 108466 号

中 国 中 医 药 出 版 社 出 版
北京市朝阳区北三环东路 28 号易亨大厦 16 层
邮政编码 100013
传真 010 64405750
廊坊成基包装装潢有限公司印刷
各地新华书店经销

*

开本 787×1092 1/16 印张 28 字数 623 千字
2015 年 8 月第 1 版 2015 年 8 月第 1 次印刷
书 号 ISBN 978 - 7 - 5132 - 2507 - 6

*

定价 56.00 元
网址 www.cptcm.com

张美林（成都中医药大学附属医院针灸学校党委书记、副校长）

张登山（邢台医学高等专科学校教授）

张震云（山西药科职业学院副院长）

陈　燕（湖南中医药大学护理学院院长）

陈玉奇（沈阳市中医药学校校长）

陈令轩（国家中医药管理局人事教育司综合协调处副主任科员）

周忠民（渭南职业技术学院党委副书记）

胡志方（江西中医药高等专科学校校长）

徐家正（海口市中医药学校校长）

凌　娅（江苏康缘药业股份有限公司副董事长）

郭争鸣（湖南中医药高等专科学校校长）

郭桂明（北京中医医院药学部主任）

唐家奇（湛江中医学校校长、党委书记）

曹世奎（长春中医药大学职业技术学院院长）

龚晋文（山西职工医学院/山西省中医学校党委副书记）

董维春（北京卫生职业学院党委书记、副院长）

谭　工（重庆三峡医药高等专科学校副校长）

潘年松（遵义医药高等专科学校副校长）

秘　书　长　周景玉（国家中医药管理局人事教育司综合协调处副处长）

前　言

中医药职业教育是我国现代职业教育体系的重要组成部分，肩负着培养中医药多样化人才、传承中医药技术技能、促进中医药就业创业的重要职责。教育要发展，教材是根本，在人才培养上具有举足轻重的作用。为贯彻落实习近平总书记关于加快发展现代职业教育的重要指示精神和《国家中长期教育改革和发展规划纲要（2010—2020 年）》，国家中医药管理局教材办公室、全国中医药职业教育教学指导委员会紧密结合中医药职业教育特点，充分发挥中医药高等职业教育的引领作用，满足中医药事业发展对于高素质技术技能中医药人才的需求，突出中医药高等职业教育的特色，组织完成了"全国中医药行业高等职业教育'十二五'规划教材"建设工作。

作为全国唯一的中医药行业高等职业教育规划教材，本版教材按照"政府指导、学会主办、院校联办、出版社协办"的运作机制，于 2013 年启动了教材建设工作。通过广泛调研、全国范围遴选主编，又先后经过主编会议、编委会议、定稿会议等研究论证，在千余位编者的共同努力下，历时一年半时间，完成了 84 种规划教材的编写工作。

"全国中医药行业高等职业教育'十二五'规划教材"，由 70 余所开展中医药高等职业教育的院校及相关医院、医药企业等单位联合编写，中国中医药出版社出版，供高等职业教育院校中医学、针灸推拿、中医骨伤、临床医学、护理、药学、中药学、药品质量与安全、药品生产技术、中草药栽培与加工、中药生产与加工、药品经营与管理、药品服务与管理、中医康复技术、中医养生保健、康复治疗技术、医学美容技术等 17个专业使用。

本套教材具有以下特点：

1. 坚持以学生为中心，强调以就业为导向、以能力为本位、以岗位需求为标准的原则，按照高素质技术技能人才的培养目标进行编写，体现"工学结合""知行合一"的人才培养模式。

2. 注重体现中医药高等职业教育的特点，以教育部新的教学指导意见为纲领，注重针对性、适用性及实用性，贴近学生、贴近岗位、贴近社会，符合中医药高等职业教育教学实际。

3. 注重强化质量意识、精品意识，从教材内容结构、知识点、规范化、标准化、编写技巧、语言文字等方面加以改革，具备"精品教材"特质。

4. 注重教材内容与教学大纲的统一，教材内容涵盖资格考试全部内容及所有考试要求的知识点，满足学生获得"双证书"及相关工作岗位需求，有利于促进学生就业。

5. 注重创新教材呈现形式，版式设计新颖、活泼，图文并茂，配有网络教学大纲指导教与学（相关内容可在中国中医药出版社网站 www.cptcm.com 下载），符合职业院校学生认知规律及特点，以利于增强学生的学习兴趣。

在"全国中医药行业高等职业教育'十二五'规划教材"的组织编写过程中，得到了国家中医药管理局的精心指导，全国高等中医药职业教育院校的大力支持，相关专家和各门教材主编、副主编及参编人员的辛勤努力，保证了教材质量，在此表示诚挚的谢意！

我们衷心希望本套规划教材能在相关课程的教学中发挥积极的作用，通过教学实践的检验不断改进和完善。敬请各教学单位、教学人员及广大学生多提宝贵意见，以便再版时予以修正，提升教材质量。

国家中医药管理局教材办公室

全国中医药职业教育教学指导委员会

中国中医药出版社

2015 年 5 月

编写说明

中医学是中国传统文化的瑰宝，历经千年沧桑依然生机勃勃，并以其独特的理论体系与诊疗效果，在人类医学保健及防治疾病方面发挥着重要的作用。

本教材是"全国中医药行业高等职业教育'十二五'规划教材"之一，旨在坚持"三基""五性""三特定"的基础原则，积极发扬"早临床、多临床、反复临床"的教育改革精神，根据临床医学的专业特点，加强针对性，既要做到实用性强，又要重点突出。编写思路则以培养高素质技术技能人才为目标，以临床能力培养为核心，力求凸显中医药高等职业教育的特色。在教材内容的制定和选择上，着重强调了课程内容与职业标准的对接。理论知识以适度、必需、够用为原则，既要保证中医学的系统性和完整性，又要突出基本理论、基本知识和基本技能，同时也要为学生的继续教育奠定基础，由此确定了本教材的编写思路。

本教材分为上、中、下三篇，重点论述了中医学基础理论、中药、方剂、针灸学及中医临床常见病证几方面。上篇为中医基础部分，包括绪论、中医哲学基础、藏象、精气血津液、病因、病机、四诊、辨证、防治原则与治法等内容；中篇包含了中药、方剂、针灸学基础等内容；下篇为中医内科常见病证、中医妇科常见病证、中医外科常见病证等内容。

绪论由赵旭与李季委编写；第一章由王雷编写；第二章由王雷与李晶尧编写；第三章至第五章由曾洪长编写；第六章由李季委与曾洪长编写；第七章由李季委与王萍编写；第八章由王萍与李晶尧编写；第九章由秦玖刚与赵旭编写；第十章由姚娓编写；第十一章由李晶尧与秦玖刚编写；第十二章由王秀阁编写；第十三章、第十四章由赵旭编写。

本教材在编写过程中，得到了各院校的大力支持。由于水平和条件的限制，书中的疏漏之处在所难免，编者在此诚恳地希望各院校师生能够为本书提出宝贵的意见和建议，以便我们能够进一步的修改和完善。

《中医学》编委会

2015 年 5 月

目　录

上　篇

绪　　论

　　中医学历史悠久，是千年传承的智慧结晶，也是我国优秀传统文化中不可或缺的组成部分。中国人民在长期生活与生产实践中积累了丰富的医学经验，从而形成了具有独特理论指导的传统医学体系。它主要以阴阳学说为中心，以整体观念与辨证论治为原则，以自然疗法为主要形式，在医疗和保健等方面都发挥着重要的作用。

一、中医学历史沿革

　　中医学经过数千年的发展，形成了一门具有独特理论体系的学科。中医理论体系的形成与发展大致经历了以下几个阶段：

（一）萌芽与奠基阶段

　　早在"诸子蜂起，百家争鸣"的春秋战国时期，医家便总结了基本的医疗经验。其主要以元气论自然观和阴阳五行学说为理论基础，构建了中医学的体系，指出人的健康或疾病与自然环境相关。

　　在西汉以前，更有大批医药学文献记载了早期的中医学理论。如《汉书·艺文志》记载了"凡方技二十六家，八百六十八卷"，分医经和医方两大类。后人于 20 世纪 70 年代在马王堆汉墓考古时发现了《阴阳十一脉灸经》（甲乙本）、《足臂十一脉灸经》、《脉法》、《五十二病方》、《导引图》、《养生方》、《胎产方》、《杂疗方》、《十问》、《合阴阳》、《杂禁方》及《天下至道谈》等。除此之外，还有部分帛医书和竹木简医书，但这些书没有被《汉书·艺文志》收录，为后世失传医书。而在此阶段发展的中医学所提倡的养生原则与《黄帝内经》和《吕氏春秋》所论基本一致。

秦汉时期成书的几部医学典籍，成为后来中医学发展的奠基。《黄帝内经》《难经》《伤寒杂病论》和《神农本草经》是我国中医学体系初步形成的标志。其中，《黄帝内经》（简称《内经》）确立了中医学理论体系；《难经》在《内经》的基础上有所补充和发展；《伤寒杂病论》奠定了中医学辨证论治理论体系的基础；《神农本草经》则奠定了中药学理论体系的基础。《内经》包括《素问》和《灵枢》两部分，原书各9卷，每卷9篇。《内经》对人与自然的关系，人的生理、病理和疾病的诊断、治疗及预防等方面进行了全面而系统的阐述，内容涉及阴阳五行、五运六气、天人关系、形神关系、摄生、藏象、经络、病因、病机、诊法、辨证、治则、针灸、汤液及行医规范和医德要求等。《难经》原名《黄帝八十一难经》，讨论了81个医学难题，主要论述脏腑、经络、脉学、腧穴、针法、诊断、治疗、生理、病理等内容，着重论述基础理论，同时还分析了一些病证。《神农本草经》是我国现存最早的一部药物学专著，简称《本草》或《本草经》，是关于药物学的总论，把药物分上、中、下品，创建了中国药史上最早的药物分类法，论述了药物的君臣佐使、七情合和、性味、产地、真伪鉴别、各种剂型、用药宜忌、药用剂量、服药时间及诸药制使等。《伤寒杂病论》为东汉末年伟大的医学家张机（字仲景）所著，在《内经》《难经》的基础上，结合了当时医治疾病的经验和作者自身的医疗实践，撰成我国第一部临床医学专著。《伤寒杂病论》是对中医学史影响较大的著作之一，自古以来一直指导着后世医家的临床实践，遵循以六经辨证的原则治疗外感病、以脏腑辨证的原则治疗杂病。其中《伤寒论》载方113首，《金匮要略》载方262首，用药214味，基本概括了临床各科常用的方剂，被后人誉为"众方之宗，群方之祖"。此书提出了完整的组方原则，充分体现了君臣佐使相配合的指导思想；将汗、下、吐、和、温、清、补、消八种治疗方法灵活地运用于方剂之中，独创了许多新的剂型及有效方剂，至今临床仍被广泛应用。

（二）充实发展阶段

两晋隋唐时期，中医学理论体系的构建为医学的发展奠定了良好基础。王叔和的《脉经》总结了脉学知识，集汉以前脉学之大成，详细论述寸口、三部九候、二十四脉等脉法，是我国现存最早的脉学专著，丰富了诊断学的内容。巢元方的《诸病源候论》对疾病的病机进行了新的阐述，丰富了病因病机学的内容，为我国第一部论述病源与证候诊断的专著。该书以内科疾病证候为主，以外科、眼科、妇科等疾病为辅，分67门，记载各种疾病的病候计有1739候，内容丰富，诊断指标明确。药学方面，在《神农本草经》的基础上，相继出现了《新修本草》《本草拾遗》《蜀本草》《食疗本草》等药物学专著。其中《新修本草》是唐代政府颁布的药典，是我国政府颁行的第一部药典；同时，《针灸甲乙经》是我国现存最早的针灸学专著，《经效产宝》是现存最早的妇科专著，《颅囟经》是最早的儿科专著，《刘涓子鬼遗方》为最早的外科专著，《仙授理伤续断秘方》是最早的伤科专著。葛洪的《肘后备急方》、孙思邈的《备急千金要方》和《千金翼方》、王焘的《外台秘要》等著作的出现，更加丰富了中国医药学的内容。该时期的临床医学已经开始走向专科化。

（三）理论突破、学术争鸣阶段

宋金元时期，南宋·陈无择在《三因极一病证方论》中确立了"内因、外因、不内外因"的病因分类；元·杜潜碧的《敖氏伤寒金镜录》论述了各种舌苔的主要证候及治法，是我国现存第一部验舌专著；宋·钱乙的《小儿药证直诀》丰富了脏腑辨证的内容；宋·宋慈依据历代法医制度及检验经验编写的《洗冤集录》是我国最早的法医学专著。

此时期出现了被后世誉为"金元四大家"的刘完素、张从正、李杲、朱震亨。刘完素，字守真，河间人，世称河间居士，主张"一身之气皆随四时五运六气兴衰，而无相反矣"，"不知运气而求医无失者，鲜矣"；又强调"主性命在乎人"，"修短寿夭，皆人自为"。其学术思想是"火热论"，认为人体致病皆为火热，六气皆能化火，因此主张治病需从寒凉法入手，以降心火、益肾水为第一要旨。故刘完素被后人称为"寒凉派"，为金元四大家代表人物之一。张从正，字子和，号戴人。他在理论上倡导攻邪，认为"邪去正自安"；祛除方法采用汗、下、吐三法为要。张从正继承了刘完素的学术思想，临证时善于攻下，被后世称为"攻下派"。李杲，字明之，号东垣老人，以《内经》中"有胃气则生，无胃气则死"的理论为基础，主张"内伤脾胃，百病由生"的学术思想。在临证中，李东垣善于补上、中、下三焦之气，以补脾胃为主，提倡"调理脾胃""升举清阳"，被后世为"补土派"。朱震亨，字彦修，又称丹溪先生。他的学术思想是在《内经》的"少火"与"壮火"基础上，探讨内在的火热病机，提出"阳常有余，阴常不足"之说，故治病以滋阴降火为主，后世称为"滋阴派"。

在此阶段，学术争鸣改变了以往的保守医学局面，活跃了当时的医学理论研究氛围，这些理论思想和学派，对中医学的深入发展产生了深远的影响。

（四）深化发展和综合集成阶段

明清时期是中医走向成熟的阶段。在此阶段，出现了大量医学全书、丛书。如《证治准绳》《医学纲目》《景岳全书》《张氏医通》《医宗金鉴》《四库全书·子部·医家类》《古今图书集成·医部全录》等。这些医学书籍，主要体现与发展了藏象理论、病源学说、温病学说。明·李时珍的《本草纲目》更是中药学一部巨著，是作者历经27年，参考800余部书籍编写而成。全书共52卷，200多万字，载药1892种，绘图千余幅，收集方剂11096首；并将药物作了科学分类，分16纲62类。后人称李时珍为人类药学奠基人——"药物学界王子"，赞之谓"医中之圣，集中国药学之大成……造福生民……将随民族生命永生"。清·王清任著有《医林改错》，创立了补气、行气、活血化瘀的方剂"血府逐瘀汤""膈下逐瘀汤""少府逐瘀汤""补阳还五汤"等，至今仍在临床上广泛应用。明清医家们潜心疾病的研究，涌现出了一批治虚劳、中风、吐血、郁证、痘的专家并有专著。同时受西医学的影响，出现了中西医结合的名家及著作，如唐宗海的《中西汇通医书五种》和张锡纯的《医学衷中参西录》等。在温病学上，明·吴又可著《温疫论》，创立了"戾气学说"；清·叶天士著《温热论》，创立了"卫气营血辨证"；吴瑭著《温病条辨》，以三焦为纲、病名为目，创立了"三焦辨证"。

二、中医学体系的主要特点

中医学具有独特的理论体系，注重宏观观察，强调人体与自然界的统一、人与社会的统一、形体与精神的统一；重视整体研究，在整体观念指导下，认为人体是一个有机的整体，生理上相互联系，病理上相互影响，人体与自然环境、社会环境是互相影响、不可分割的整体。

辨证论治是中医学独特的思维体系。辨病是指在中医学理论指导下，综合分析四诊资料，对疾病的病种作出判断，得出病名诊断的思维过程（亦称识病或诊病）。疾病病名是对该病全过程的特点和规律所作出的概括与抽象定义。如消渴、疟疾、痢疾、痛经等都是病名。证是中医学的一个特有概念。辨证是指在中医理论指导下，对四诊收集到的各种病情资料进行分析、综合、辨别、判断其证候类型的思维过程。辨证是诊断疾病的核心。要掌握辨证，必须了解症、证、病三个概念。症即症状，包括症状和体征。症状是患者自我感觉到的身体不适和异常变化，如头痛、发热等；体征是医生通过检查患者身体所发现的异常表征，如面黄、舌质红、脉弦等。证即证候。证是疾病过程中所处一定（当前）阶段的病因、病位、病性及病势等所作出的病理性概括。如脾气虚证，病位在脾，病性为虚，病机是脾气虚，临床表现为食少纳呆、食后腹胀、体倦乏力、大便溏薄、神疲少气、舌淡脉弱等。病即疾病，是在病因作用下，正邪斗争、阴阳失调所产生的具有特定发展规律的病变全过程，具体表现为若干特定的症状群和不同阶段前后衔接的证候。例如，温病是以急性发热、口渴尿黄等为临床特征的外感性热病，一般表现为由卫分证、气分证、营分证及血分证前后衔接组成的病变全过程。诊断过程中要整体审察、四诊合参、病证结合。整体审察是指诊断疾病时，既要重视患者整体的病理联系，又要注重将患者所处的社会环境和自然环境结合起来综合地判断病情。整体观念是中医学的一个基本特点。天人相应、神形相合、表里相关的整体观念，是中医诊断时强调整体审察的认识论基础。人是一个有机的整体，生理情况下，人体各部分是相互联系、相互作用的统一体；在病理情况下，人体各部分按照一定规律相互传变、相互影响。发生疾病时，体表病变可传入脏腑，脏腑病变可反映于体表；局部病变可影响到全身或其他部位，全身病变可通过局部反映出来。只有广泛而详细地分析临床资料，才能为正确诊断打下基础；只有对病情资料进行全面分析、综合判断，才能作出正确诊断。四诊合参是指望、闻、问、切四诊并重，诸法参用，全面收集病情资料；并对四诊收集的病情资料，进行综合分析、参照互证，以全面准确作出诊断。四诊合参的重要性：一是从不同的角度诊察病情和收集资料，只有全面应用四诊，才能系统地收集临床资料，确保诊断正确；二是疾病是一个复杂的过程，其临床表现可体现在多个方面，必须四诊合参，才能全面收集临床资料；三是在临床中，四诊是同步进行的，所谓"一望而知""三指定乾坤"其实违背了四诊合参的原则。要认识疾病的本质，必须四诊合参，对四诊获得的资料反复分析综合、推理判断，才能准确辨证，对疾病作出正确诊断。病证结合是指辨病和辨证相结合，其诊断结论由病名和证名组成。辨病是对疾病全过程与发展规律所作的概括，贯穿疾病始终；辨证是对疾病当前阶段的病位、病性等所作出的结论，要抓住当前疾病的主要矛盾。病与证对疾病本质所反映的侧重面有所不同，只有对疾病本质进行全面认识，才有利于正确诊断。

三、中医学的认知与思维方法

中医学的认知与思维方法是指诸如四诊、针法、灸法等具体操作方法而言的理性思维方法。认知是指一般认知活动与认知过程。认知过程是对客观世界的认识和察觉，包括感觉、知觉、记忆、思维等心理活动。思维是指理性认识过程，是人脑对客观事物能动的、间接的和概括的反映。间接性和概括性是思维的主要特征。认知和思维密切相关。

中医以整体观念为指导，采用普遍的、联系的、整体的、动态的观点来认识人体的生理和病理现象。以直观的方法收集病情资料，通过"透过现象看本质""以局部测知整体""以常人之态测患者之态"来考察疾病的本质，从而作出诊断。其特点为：一是司外揣内，是指通过观察、分析患者的外部表现（症状和体征），测知其体内的病理本质（脏腑气血变化），又叫"从外知内"或"以表知里"。外是指疾病表现于外的症状和体征；内是指脏腑气血内在的病理本质。"有诸内者，必形诸外"是司外揣内的总结和描述，指人体内部的生理活动、病理变化必然在人体外部表现出来；反之，通过对人体外部现象的观察，便能测知人体内部的生理、病理状况。患者外部表现是疾病的现象，体内脏腑气血失调是疾病的本质。所以观察疾病外部表现是诊断疾病的重要手段。二是见微知著，是指通过观察局部的、微小的变化，可以测知整体的、全身的病变。微，指微小、局部的变化；著，指明显、整体的情况。人体是一个有机的整体，任何部分都与整体或其他部分密切联系。局部可反映整体的生理、病理信息。舌诊是具体的示例，舌为心之苗，又是脾胃之外候，舌与其他脏腑及经络都有着密切联系。舌的局部变化可以反映脏腑气血整体状况，所以望舌是诊断疾病的重要手段。三是以常达变，是指以正常的状态作为衡量标准，就可发现太过或不及的异常变化。常，指正常、健康的状态；变，指异常、病理状态。以常达变，是指用健康人的表现或状态去衡量患者，以此来发现患者的异常之处及病变所在。

中医学的认知和思维方法，具有多元化、多层次的特点，擅长哲学与类比思维，注重宏观与整体研究，讲究系统原则，注重逻辑思维。这些均是中医认知和思维过程中的方法特点，故在学习中可应用试探和反证方法获其精髓，得其心法，顿悟奥秘。

第一章　中医哲学基础

精气学说、阴阳学说和五行学说属于我国古代朴素的辩证法，是古人认识自然、解释自然的世界观和方法论，对中医学理论体系的形成和发展产生了重要影响。我国古代医学家们在长期医疗实践基础上，将精气学说、阴阳学说和五行学说的基本观点和方法运用于医学领域，与经验相结合，借以阐释人体生理功能及病理变化，以指导临床诊断和治疗，成为中医学理论体系的重要组成部分。精气学说、阴阳学说和五行学说等哲学理论，也对我国古代天文、历法、地理、农业、军事、政治等自然社会科学领域产生了重要影响。要学习和研究中医学，必须首先学习中医学的哲学理论，掌握中医哲学的基本理论和基本方法。

第一节　精 气 学 说

精气学说是我国古人运用精气的内涵及其运动变化规律，来阐释宇宙本原及其发展规律的古代哲学理论。精气学说对中医理论影响非常深刻，成为中医理论中独具特色的内容和组成部分。

一、精气的基本概念

精与气，二者意义基本统一，均是指存在于宇宙中的运行不息、无形可见、极细微的物质，是构成宇宙万物的本原，又是推动宇宙万物发生、发展与变化的动力之源。

1. 精的基本概念　精是指地中之水，万物赖以生长发育之根源；是宇宙之本原之气；是气的精华部分；是人体的生殖之精。精又称为"精气"。

2. 气的基本概念　气是指存在宇宙间不断运动且无形可见的极细微物质，是宇宙万物共同构成的本原，可归纳为气体状态的物质、客观存在的精微物质、一切可感的现象与状态。气是指任何现象（包括物质现象与精神现象）。

二、精气学说的主要内容

精气学说是阐释宇宙生成和发展变化的一种古代哲学思想。

1. 精气是构成宇宙的本原　精气是天地万物的本原。阴气和阳气感应交合于天地之间，氤氲而化生万物，故天地间万物之化生，皆源于精气。气分无形和有形两种基本状态，弥散状态的气称为"气"，有形质的实体称为"形"。形与气之间处于不断的转化之中，古人云："气聚则形存，气散则形亡。"

2. 运动是精气的根本属性　精气是活动力很强、运动不息的精微物质。精气的运动称为气机；精气的运动必然产生各种变化，称为气化；故《素问·天元纪大论》说："物生谓之化，物极谓之变。"气的运动是产生气化过程的前提与条件，气化过程中又有气的各种形式的运动。气的运动维持气化过程是永恒的、不间断的，是宇宙万物发生、发展与变化的内在机制，即气机。自然界一切事物的纷繁变化，都是精气运动的结果，如动物之生、长、壮、老、已，植物之生、长、收、藏，无生命物质的生、化、聚、散等，无不根于精气的运动。

3. 精气是天地万物的中介　精气充斥于天、地、万物之间，是各种物体之间的中介。气贯通于有形与无形之间，浸入潜出进行着升降出入、凝聚发散等更迭与交换活动，使天、地和万物联系成为一个有机的整体。故《灵枢·岁露论》说："人与天地相参，与日月相应也。"天地万物均由精气所构成，人乃万物之灵。"人之生也，天出其精，地出其形，合此以为人"；"天地合气，命之曰人"。中医学吸纳了古代精气学说的哲学理论，将"精气"作为基本的物质基础，来阐述自然与人体的构成与运行规律，对中医理论体系的构建产生了深远影响。

第二节　阴阳学说

阴阳学说是研究阴阳内涵及其变化规律，用以阐释宇宙万物发生、发展和变化规律的古代哲学理论，属于我国古代唯物论和辩证法的范畴。《易经》以阴爻（－－）和阳爻（—）符号的形式标示阴阳的概念，指出"立天之道，曰阴与阳"，把阴阳的存在及其运动变化视为宇宙的基本规律。古人应用阴阳理论来阐明人体的生理功能、病理变化规律，并用以指导疾病诊治。

一、阴阳的概念和特征

（一）基本概念

阴阳是宇宙中相互关联事物或现象对立双方属性的概括，既可代表相互对立的事物，又可代表同一事物内部存在的相互对立的两个方面。《说文解字》说："阴，暗也，水之南，山之北。"又说："阳，高明也，山之南，水之北也。"向阳的地方光明，为阳；背阳的地方黑暗，为阴。阴阳的最初含义是指日光的向背。在此基础上，将天地、水火、升降、动静、雌雄等相对立的事物和现象，都以阴阳来概括，完成了阴阳概念的提升。

（二）事物的阴阳属性

运动的、外向的、上升的、温热的、明亮的、无形的、兴奋的，多属于阳；静止的、内守的、下降的、寒冷的、晦暗的、有形的、抑制的，多属于阴。阴和阳的相对属性引入中医学，将人体功能中具有外向、中空、推动、弥散、温煦、兴奋、升举等特性的事物和现象统属于阳；将具有内守、实体、宁静、凝聚、凉润、抑制、沉降等特性的事物和现象统属于阴。水具有寒凉、幽暗、趋下等特性，即作为阴性事物或现象的代表；火具有温暖、光亮、向上等特性，即作为阳性事物或现象的代表。

1. 普遍性 阴阳的普遍性是指一切事物和现象的发生、发展和变化，都是阴和阳对立统一矛盾运动的结果。故《素问·阴阳应象大论》说："阴阳者，天地之道也，万物之纲纪，变化之父母，生杀之本始，神明之府也。"

2. 关联性 阴阳的关联性指以阴阳所分析的事物和现象，应是在同一范畴、同一层次，即必须是相关联的。如果不是具有相互关联性的事物与现象，就不能用阴阳来说明。

3. 相对性 阴阳的相对性是指事物的阴阳属性，不是绝对的、不可变的，而是相对的、可变的。阴阳的属性是在与自己的对立面比较中确定的，并随着条件的变化而改变。

4. 可分性 阴阳的可分性是指宇宙间任何相互关联的事物都可以概括为阴阳两类属性，任何一种事物的内部又可以分为相互对立的两个方面，即阴中可再分阴阳、阳中亦可再分阴阳，如此分下去，以至无穷。例如，昼为阳，夜为阴；昼之上午为阳中之阳，下午为阳中之阴；夜之前半夜为阴中之阴，后半夜为阴中之阳。《素问·阴阳离合论》说："阴阳者，数之可十，推之可百；数之可千，推之可万；万之大，不可胜数，然其要一也。"

二、阴阳学说的主要内容

阴阳学说的基本内容，包括对立制约、互根互用、消长平衡和相互转化等方面。

（一）阴阳的对立制约

阴阳的对立制约是指属性相反的阴阳双方在统一体中相互排斥、相互斗争。由于阴和阳之间相互对立制约才维持了阴阳之间的动态平衡，促进了事物的发生、发展和变化。阴阳既是对立的，又是统一的，统一是对立的结果，没有对立就没有统一。如春夏秋冬四季气候变化，夏季阳热盛，但夏至以后阴气渐生，制约夏季炎热之阳；而冬季阴寒盛，但冬至则阳气渐生，以制约严寒之阴，这是自然界阴阳相互制约、相互斗争的结果。人体的阴阳维持着动态平衡状态，即所谓"阴平阳秘，精神乃治"。一旦动态平衡遭到破坏，必导致疾病的发生。

（二）阴阳的互根互用

阴阳的互根互用是指阴阳之间相互依存、相互为用的关系。互根，即相互依存，互为根本；互用，即相互资生。阴依存于阳，阳依存于阴。"阳根于阴，阴根于阳，无阳则阴无以生，无阴则阳无以化"，如热为阳，寒为阴，没有热则无所谓寒、没有寒也无所谓热。阴阳学说运用互根互用关系，阐释自然界气候变化和人体生命现象。《素问·

阴阳应象大论》曰："阴在内，阳之守也，阳在外，阴之使也。"阴阳的互根关系遭到破坏，阴阳双方就失去了互为存在的条件，有阴无阳谓之"孤阴"，有阳无阴谓之"独阳"，"孤阴不生，独阳不长"，机体的生机必遭破坏，甚至"阴阳离决，精气乃绝"而死亡。

（三）阴阳的消长平衡

阴阳的消长平衡就是指阴阳在不断消长运动中维持着相对的平衡状态。消，即减少；长，即增多；消长是指事物的盛衰变化。平衡是指协调、平和相对稳定的状态。阴阳消长大体可概括为 4 种类型：

1. 此长彼消　即阴长阳消，阳长阴消。阴阳中任何一方增长而强盛，势必制约对方太过，从而使对方消减。

2. 此长彼长　即阴随阳长，阳随阴长。这是互根互用得当的结果。阴阳双方相互依存和资助，若互用得当，一方旺盛，则可促进另一方亦随之增长。

3. 此消彼长　即阴消阳长，阳消阴长。阴阳中任何一方的衰减，制约对方力量减弱，势必引起对方增长，甚至偏亢。以一日昼夜变化为例，中午至黄昏及夜半，为阳消阴长；夜半至清晨及中午，为阴消阳长。

4. 此消彼消　即阴随阳消，阳随阴消。这是阴阳互根互用不及所造成的。阴阳双方中的任何一方虚弱，无力资生助长对方，结果对方亦随之消减而虚弱。以人体内气血为例，气为阳，血为阴。气能生血，若气虚日久，不得恢复，则化血功能衰弱，可致气血两虚，为阳消阴消。如血虚日久，气生化无源，亦可致气血两虚，为阴消阳消。

（四）阴阳的相互转化

阴阳的相互转化是指阴阳双方在一定条件下，向其相反的方向转化。阴可以转化为阳，阳也可以转化为阴。阴阳的相互转化既可以表现为渐变形式，也可表现为突变形式。阴阳之所以能够相互转化，是因为对立双方相互倚伏有向对立面转化的因素。阴阳的相互转化必须具备一定条件。《素问·阴阳应象大论》有"重阴必阳，重阳必阴"和"寒极生热，热极生寒"之说，这里的"重""极"都是促进转化的条件。没有一定条件，阴阳是不可能转化的。

阴阳既相互对立，又相互统一。阴阳的对立、互根、消长及转化，体现了阴阳之间的相互关系及其运动规律。阴和阳两方面既相互对立与制约，又互根互用，存于同一统一体中，阴阳之气在相互作用的运动变化中维系着动态平衡。阴阳的相互依存、相互为用是阴阳关系的基础。阴阳的互相消长与转化，是以阴阳的互根互用关系为基础的。

三、阴阳学说在中医学中的应用

阴阳学说贯穿于中医学理论体系的始终，借以说明人体组织结构、生理功能、病理变化，并指导着临床诊断与治疗。

（一）说明人体的组织结构

人体是一个有机的整体。人的一切组织结构，既是有机联系的，又可划分为相互对立的阴阳两部分。脏腑可分阴阳，如五脏属阴，六腑属阳。五脏又可分阴阳，心肺居上属阳，肝、脾、肾居下属阴。各脏又有阴阳之分，如心有心阴心阳、肾有肾阴肾阳等。《素问·金匮真言论》曰："夫言人之阴阳，则外为阳，内为阴。言人身之阴阳，则背为阳，腹为阴。言人身之脏腑中阴阳，则脏者为阴，腑者为阳。肝心脾肺肾五脏皆为阴，胆胃大肠小肠膀胱三焦六腑皆为阳。"

（二）说明人体的生理功能

人体之气，根据功能作用不同分为阴气和阳气。阴气主凉润、宁静、抑制、沉降；阳气主温煦、推动、兴奋、升发。由于人体内阴阳之气的相互作用，推动着人体内物质与物质、物质与能量之间的相互转化，推动和调控着人体的生命进程。若人体内的阴阳之气不能相互为用而分离，其生命活动也即将终止。故《素问·生气通天论》说："阴平阳秘，精神乃治；阴阳离决，精气乃绝。"

（三）说明人体的病理变化

阴阳平衡协调是生理活动的基础，一旦受到破坏，阴阳失去平衡，即发生疾病。可以说，阴阳失调是疾病发生的基础。疾病的发生与发展取决于邪气与正气两方面因素。无论疾病的病理变化如何复杂，无外乎阴阳的偏盛偏衰。

1. 阴阳偏盛

（1）阳胜则热，阳胜则阴病　阳邪亢盛，性质为热，出现热证；阳长则阴消，阳偏盛必然导致阴液的损伤。

（2）阴胜则寒，阴胜则阳病　阴邪亢盛，性质为寒，出现寒证；阴长则阳消，阴偏盛必然导致阳气的损伤。

2. 阴阳偏衰

（1）阳虚则寒　人体的阳气虚损，阳虚不能制约阴，则阴相对偏盛而出现寒象。

（2）阴虚则热　人体的阴液不足，阴虚不能制约阳，则阳相对偏盛而出现热象。

（3）阴阳互损　阴阳任何一方虚损到一定程度时，必然导致另一方的不足。阳虚至一定程度，因无力化生阴液，出现阴虚的现象，称"阳损及阴"。阴虚至一定程度，因不能滋养阳气，出现阳虚的现象，称"阴损及阳"。"阳损及阴""阴损及阳"最终导致"阴阳两虚"。

（四）用于疾病的诊断

疾病发生、发展与变化的根本在于阴阳失调。疾病中千变万化、错综复杂的临床表现，均可运用阴阳加以概括说明。故云："善诊者，察色按脉，先别阴阳。"

辨证是中医学诊断疾病的核心。在临床辨证中，可用阴阳来概括分析错综复杂的各种证候，只有分清阴阳，才能抓住疾病的本质，做到执简驭繁。如八纲辨证中，阴阳是八纲的总纲，表证、热证、实证属阳，里证、寒证、虚证属阴。将四诊收集的各种资料，按阴阳特征来辨别疾病属性，为辨证提供依据。如望诊时颜色赤黄多属于阳，颜色青黑多属于阴；闻诊语声高亢洪亮多属于阳，语声低微无力多属于阴；问诊身热恶热属阳，身寒喜暖属阴；切诊数者为阳，迟者为阴等。

（五）用于疾病的防治

疾病的基本病机是阴阳失调。调整阴阳，补其不足，泻其有余，是治疗阴阳失调的基本原则。阴阳一方偏盛，是有余之证，应损其有余。"阳胜则热"属实热证，宜用寒凉药以制其阳，以寒治热，即"热者寒之"。"阴胜则寒"属寒实证，用温热药以制其阴，以热治寒，即"寒者热之"。阴阳一方偏衰，是不足之证，应补其不足。"阳虚则寒"是阳不制阴而致阴偏盛，属虚寒证，不宜用辛温发散药以散阴寒，应"阴病治阳"，用"益火之源，以消阴翳"的治法。"阴虚则热"是阴不制阳而致阳亢，属虚热证，不能用寒凉药直折其热，应"阳病治阴"，用"壮水之主，以制阳光"的治法。

阳损及阴、阴损及阳、阴阳互损的治疗原则：根据阴阳互根的原理，阳损及阴治阳要顾阴，在充分补阳的基础上补阴；阴损及阳则治阴要顾阳，在充分补阴的基础上补阳；阴阳俱损则应阴阳俱补。

阴阳可概括药物的性能，指导临床用药。阴阳是生命的根本，"法于阴阳"，即遵循自然界阴阳变化规律来调理人体的阴阳，以保持人与自然界的协调统一。故曰："圣人春夏养阳，秋冬养阴，以从其根，故与万物沉浮于生长之门。"

第三节　五行学说

五行学说是借木、火、土、金、水五种具体物质的特性及其生克规律来认识世界、解释世界和探索宇宙规律的一种世界观和方法论。五行学说认为世界是物质的，天地万物均是由木、火、土、金、水五种基本物质所构成，自然界各种事物与现象的发生与发展变化，均是这五种物质不断运动和相互作用而产生的。五行学说来源于古代劳动人民长期生活和生产实践。古人把这五种物质属性加以抽象推演，用来说明整个物质世界。这一学说渗入中医学领域，用以说明人体生理、病理，并指导疾病的诊断与治疗，成为中医学独特理论体系的重要组成部分。

一、五行的概念、特性及归类

（一）五行的概念

五行即指木、火、土、金、水五种物质及其运动变化。"五"是指木、火、土、金、水五种基本物质；"行"即运动变化。五行学说中的"五行"不再特指木、火、土、金、水五种物质本身，而是一个抽象的哲学概念，采用取象比类和推演络绎方法，将自然界中各种事物和现象分归为五类，并以五行"相生""相克"关系来解释各种事物发生、发展与变化的规律。五行学说运用于中医学领域，来阐述人体脏腑生理、病理及其与外在环境的相互关系，以指导疾病的诊断与治疗。

（二）五行的特性

古人在长期生活与生产实践中，通过对木、火、土、金、水五种基本物质的观察，对一切事物五行属性运用取象比类思维方法概括总结，形成了五行特性的基本概念。

1. 木的特性 "木曰曲直"。曲，屈也；直，伸也。"曲直"是指能屈能伸。木具有树干曲直、向上向外舒展的特性。具有上述性质和作用的事物属于木。

2. 火的特性 "火曰炎上"。炎，热也；上，上升。"炎上"是指火具有炎热、上升、光明的特性。具有上述性质和作用的事物属于火。

3. 土的特性 "土爱稼穑"。爱，通曰。春种曰稼，秋收曰穑，"稼穑"是指农作物的播种和收获。土具有生化、载物的特性，具有生化、承载、受纳性质和作用的事物属于土。

4. 金的特性 "金曰从革"。从，顺从也；革，即革而不降。"从革"，是指金具有质地沉重下坠之性。具有沉降、肃杀、收敛、洁净等性质和作用的事物属于金。

5. 水的特性 "水曰润下"。润，即滋润；下，即向下、下行。"润下"是指水具有滋润、向下、封藏的特性。具有上述性质和作用的事物属于水。

（三）事物属性的五行归类

运用取象比类法和推演络绎法，将自然界各种事物和现象及人体的脏腑组织、生理病理现象分别归属于木、火、土、金、水五行系统之中。

1. 取象比类法 即从事物的形象中找出能反映其本质的特征，直接与五行各自的特性相比较，以确定其五行属性的方法。如事物属性与木的特性相类似，则将其归属于木；与火的特性相类似，则将其归属于火等。

2. 推演络绎法 即根据已知某些事物的五行属性，推演至其他相关的事物，以得知这些事物五行属性的方法。如肝属木，由于肝合胆、主筋，其华在爪，开窍于目，故经推演络绎而把胆、筋、爪、目归属于木。

五行学说以天人相应为指导思想，以五行为中心，以时空结构的五方、五季及人体结构的五脏为基本构架，将自然界事物和现象与人体生命现象联系起来，形成了联系人体内外环境的五行结构系统，说明人体与自然环境的统一性。

二、五行学说的主要内容

五行学说是以相生、相克等关系来探索阐释自然界的各种事物和现象之间，以及事物和现象内部对立统一的相互联系和自我调控机制。

（一）五行的相生与相克

五行相互之间不是孤立、静止不变的，是有序"相生""相克"的关系，以维持事物生化不息的动态平衡（图1-1）。

1. 相生 五行之间互相资生和促进的关系称之为相生。相生即资生、助长、促进之意。"天有五行，木、火、土、金、水是也，木生火，火生土，土生金，金生水，水生木"。相生关系由"生我""我生"两方面构成。"生我"者为母，"我生"者为子。如"水"，金生水，水生木，故金为"水"之母，木为"水"之子。

2. 相克 五行之间相互制约的关系称之为相克。相克即制约、克制、抑制之意。五行相克为木克土、土克水、水克火、火克金、金克木。相克关系中有"我克""克我"两个方面，我克者为"所胜"，克我者为"所不胜"。如"水"，土克水，水克火，故水的"克我"者为土，水的"我克"者为火；土为水之"所不胜"，火为水之"所胜"。

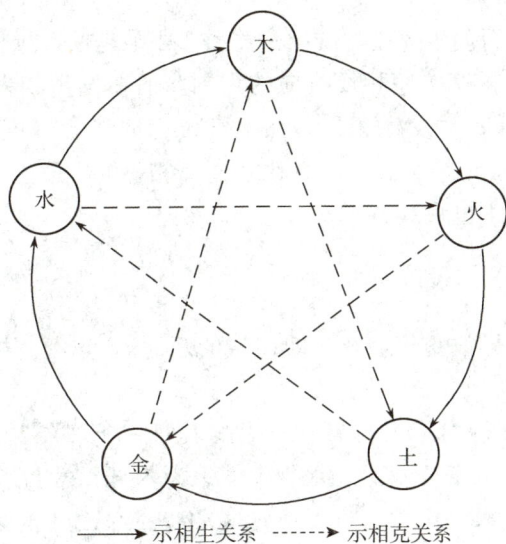

→ 示相生关系 ------→ 示相克关系

图1-1 五行相生相克示意图

（二）五行的相乘与相侮

五行的相乘和相侮，是五行之间异常的克制现象，是事物运动变化中的反常现象。

1. 五行相乘 是指五行中某一行对所胜一行过度克制。乘者，凌也，即以强凌弱之意。五行相乘次序与相克相同，即木乘土、土乘水、水乘火、火乘金、金乘木。相克是五行之间正常的制约关系，相乘是五行之间异常的制约现象。导致相乘的原因有太过与不及两种情况：

（1）**过度亢盛** 是指五行中某一行对其"所胜"一行克制太过，使其虚弱。以木克土为例，木过度亢盛，而土虽不虚，但难以承受木过度克制，此为木亢乘土的相乘现象。

（2）**过于虚弱** 是指五行中某一行难以抵御其"所不胜"一行正常限度的克制，使其更加虚弱。以木克土为例，正常情况下，木克土，以维持木土之间相对平衡。若土自身不足，木虽然属于正常水平，但也会乘土之虚而克之，使土更虚。

2. 五行相侮 是指五行中某一行本身太过，使原来克它一行，不仅不能去制约它，反而被它所克制，即"反克"，又称"反侮"。侮，为欺侮、欺凌之义。五行相侮次序与相克、相乘的方向相反，即木侮金、金侮火、火侮水、水侮土、土侮木。导致相侮的原因，也有"太过"与"不及"两种情况：

（1）**太过所致相侮** 是指五行某一行过于强盛，使其"所不胜"一行不仅不能克制它，反而受到它反向克制。以木为例，金克木，但由于木过度亢盛，则金不仅不能去克木，反而被木所克制，使金受损。

（2）**不及所致相侮** 是指五行中某一行过于虚弱，不仅不能制约其"所胜"一行，反而受到其"所胜"一行的"反克"。如正常情况下，金克木，木克土，但当木过度衰弱时，土乘木之衰而反侮之。

相乘和相侮均是五行间生克制化的异常关系。相乘是按五行相克次序发生的过强克制，相侮是发生与五行相克次序相反方向的克制。但在发生相乘时，也可同时发生相侮；发生相侮时，也可同时发生相乘。如木气过亢时，会过度克制其所胜之土（相乘），也可同时恃己之强反向克制己所不胜之金（相侮）；反之，木气虚弱时，不仅金来乘木，同时其所胜之土也乘其虚而反侮之。

（三）五行的母子相及

母子相及为相生的异常变化。及，即连累的意思。包括母病及子和子病及母两种情况：

1. 母病及子 指五行中某一行异常，影响其子一行，结果母子皆异常。母行虚弱，引起子行不足，致母子皆不足。水生木，水为木母，木为水子，若水之不足无以生木，导致木亦虚弱，水竭木枯，母子俱衰（如肾属水，肝属木，肾为肝之母，肝为肾之子，如肾阴精亏虚，致肝阴血不足，出现肝肾阴虚之证。肾病及肝，则为"母病及子"）。

2. 子病及母 指五行中某一行异常，影响其母一行，结果母子皆异常。子病及母一般规律有三种：一是子行亢盛，引起母行亦亢盛，结果子母两行皆盛，常称为"子病犯母"（肝属木，心属火，木生火，心为肝之子，心火旺引起肝火旺，是为心肝火旺）；二是子行虚弱，累及母行，导致母行亦不足，终致"子母俱虚"（脾属土，肺属金，土生金，肺为脾之子，肺气虚弱到一定程度，影响了脾的运化功能）；三是子行亢盛，损伤母行，以致子盛母衰，常称为"子盗母气"（肝属木，肾主水，水生木，肝旺盗其肾精，以养肝血，使肾脏亏虚）。

三、五行学说在中医学中的应用

五行学说在中医学中的应用，是以五行特性和生克乘侮规律来分析、研究人体脏腑组织器官的功能及相互关系，解释病理机制，以指导临床诊断和治疗。

（一）说明五脏的生理功能特点

五行学说将人体脏腑组织分别归属于五行，以五行特性来说明五脏生理功能。例如：木有生长升发、舒畅条达的特性，肝喜条达而恶抑郁，故以肝属"木"。火有温热的特性，心阳具有温煦作用，故以心属"火"。土有生化万物的特性，脾主运化水谷，为气血生化之源，故以脾属"土"。金有清肃、收敛的特性，肺有肃降作用，故以肺属"金"。水具有滋润、下行的特性，肾主水，肾阴有滋养全身的作用，故以肾属"水"。五脏功能活动不是孤立的，而是互相联系的。五行学说用五行生克制化规律说明脏腑之间的生理联系。五脏相互资生：水生木，肾生肝，肾藏精以滋养肝血；木生火，肝生心，肝藏血以济心；火生土，心生脾，心之热以温脾；土生金，脾生肺，脾化生水谷精微以充肺；金生水，肺生肾，肺气肃降以助肾。五脏相互制约：金克木，肺克肝，肺气清肃下降，制约肝气升发太过；木克土，肝克脾，肝气条达，疏泄脾气壅滞；土克水，脾克肾，脾主运化水湿，防止肾水泛滥；水克火，肾克心，肾水上济于心，制止心火亢烈；火克金，心克肺，心火之阳热，制约肺气清肃太过。"亢则害，承乃制，制则生化"，"盖造化之机，不可无生，变不可无制，无生则发育无由，无制则亢而为害"。

五脏生理功能具有多样性，相互间关系复杂。用五行特性不能完全说明五脏所有功能，难以完全阐释五脏间复杂的生理联系。因此，研究五脏生理功能及其相互关系时，不能局限于五行相生相克理论。

（二）说明五脏病变的相互影响

用五行学说生克乘侮理论说明人体病理状况下五脏之间相互传变，分为相生关系的传变和相克关系的传变。

相生关系的传变包括"母病及子"和"子病犯母"两个方面：母病及子是指疾病传变次序从母脏传及子脏，如肝病及心、肾病及肝等；子病犯母是指疾病传变次序从子脏传及母脏，如肝病犯肾、心病犯肝等。一般认为，按相生规律传变时，母病及子病情较轻，子病及母病情较重。相克关系的传变包括"相乘"与"相侮"两个方面：相乘是指过度克制为病，以肝木和脾土为例，相乘传变有"土虚木乘"和"木旺乘土"两种情况；相侮为反向克制为病，如"土虚水侮""木火刑金"。

（三）指导疾病的诊断

五脏六腑及五色、五味、五志等都可归属于五行，故某一行内脏有病时，可影响到同行中其他方面。如人体内脏功能活动及其相互关系异常变化，可以从患者面色、声音、口味、脉象等方面反映出来。《灵枢·本脏》说："视其外应，以知其内脏。"所以临床对望、闻、问、切四诊所得资料，根据五行配属关系及变化规律，确定五脏病变部位，以推断病情进展和判断疾病预后。

以本脏所主之色、味、脉来诊断本脏之病，以他脏所主之色、味、脉来确定五脏相兼病变。如面见赤色、口味苦、脉洪，可诊断为心火亢盛；面见青色、喜食酸味、脉见弦象，其病多在肝；心脏疾病患者面见黑色，为水来克火，与肾脏相关；脾虚的患者，面见青色，为木来乘土，与肝脏相关等。从色脉来判断病情顺逆：色脉相合，其病顺；若色脉不符，得克则死，得生则生。如肝病色青见脉弦，为色脉相合，其病顺；若不得弦脉反见浮脉，现克己之脉，为逆。临床中，对于疾病诊断及预后推断，必须坚持"四诊合参"。

（四）指导疾病的治疗

不同药物，有不同颜色与气味。青色、酸味入肝；赤色、苦味入心；黄色、甘味入脾；白色、辛味入肺；黑色、咸味入肾。须结合药物四气（寒、热、温、凉）和升降浮沉等理论综合分析，辨证用药。一脏受病，可以波及他脏而致疾病发生传变。如"见肝之病，知肝传脾，当先实脾"。

精气学说、阴阳学说和五行学说，奠定了中医学理论的基石，世界本原于气，气之动静而分阴阳，阴阳合和化生五行，五行是构成宇宙万物的基本元素，"易有太极，是生两仪（阴阳），两仪生四象（木火金水），四象生八卦"的宇宙演化观，构筑了中医学理论体系的基本框架，阐述了生命运动的基本规律，建立了中医学整体医学模式。

第二章　藏　象

藏象学说是研究藏象内涵及各脏腑结构、功能、病理变化，以及脏腑之间、脏腑与形体官窍之间、脏腑与自然环境之间的相互关系，还研究各脏腑与精、气、血、津液等精微物质的关系的学说。

藏，是指藏于人体内的脏腑器官。象，有两种含义：一是指脏腑器官形态结构及生理活动表现于外的征象；二是内脏与自然界相通应的事物和现象。"象，形象也。藏居于内，形见于外，故曰藏象"。因此，"藏"是"象"的内在本质，"象"是"藏"的外在反映。藏象学说的整体观，体现了人体结构与功能、物质与代谢、局部与整体、人体与环境的统一。

第一节　五　脏

五脏包括心、肺、肝、脾、肾。脏，通"藏"，有贮藏精气之意。五脏从形态结构上看，属实体性器官。五脏的共同生理功能是"藏精气"，即化生和贮藏精、气、血、津液等精微物质。五脏主藏精气，以精气盈满为宜，其共同生理特点是"藏而不泻""满而不能实"。

一、心

心五行属火，阴阳属性为"阳中之阳"，与夏气相通应。心为神之居，具有主宰人体生命活动的功能，故《内经》称其为"君主之官""五脏六腑之大主""生之本"。心的主要生理功能为主血脉、主藏神。心与小肠相表里，在体合脉，其华在面，开窍于舌，在志为喜，在液为汗。心居于胸腔之内，两肺之间，膈膜之上，脊柱之前。

（一）心的主要生理功能

1. 主血脉　是指心气具有推动血液在脉道中循行的作用，包括主血和主脉两个方面：

（1）**主血**　是指心气能推动血液运行，将其输送到全身脏腑、形体及官窍，发挥营养和滋润作用。心气的推动和调控作用，是血液运行的动力。若心气不足，心脏搏动虚弱而无力，或心阳不足，致心脏搏动迟缓而无力，均导致血液运行失常。心还参与血液的生成，"心生血"，是指水谷之精化生为营气和津液，注入脉中，经心的"化赤"作用变成血液。

（2）**主脉**　是指心气推动和调控心脏搏动和脉管舒缩，使脉道通利，血流通畅。脉，即血脉，为血之府，是血液运行的通道。心与脉直接相连，互相沟通，形成一个相对密闭循环的管道。

心、脉、血三者共同组成一个相对独立、循环于全身的系统。血液正常运行，除了需要心气充沛外，还有赖于血液充盈和脉道通利。因此，心气充沛、血液充盈、脉道通利是正常血液循环必备的三个条件。

2. 主神志　是指心具有统帅五脏六腑、形体官窍一切活动和主精神意识思维活动的功能，又称"心主神明"。"心者，君主之官，神明出焉"。神有广义和狭义之分。广义之神是指整个人体生命活动的主宰和总体现，包括面色表情、目光眼神、言语应答、意识思维、肢体活动等。狭义之神是指人的意识、思维、情感、性格倾向等精神活动。心主神志作用包括两方面：

（1）**主宰人体生命活动**　心藏神功能正常，人体各脏腑功能互相协调，彼此合作，则全身安泰。

（2）**主司精神意识思维**　是指心具有接受、处理和反映外界客观事物的信息，进行意识、思维和情志活动的作用。"所以任物者谓之心"。人复杂的精神活动是在"心神"主导下，由五脏协作共同完成，故情志所伤，首伤心神，心神不宁则脏腑气机紊乱。心主神志功能正常与否，表现于精神、意识、思维和睡眠等方面。心主神志生理功能正常，则精神振奋、思维敏捷、神志清晰、睡眠安稳。如心主神志生理功能异常，则出现精神萎靡、健忘、反应迟钝、失眠多梦、神志不宁，甚至谵狂、昏迷等临床症状。

心主血脉和心藏神功能密切相关、相互影响。血液是神志活动的物质基础，心神必须得到心血的濡养才能正常工作。心主血脉功能正常，心神得血液以濡养，人则思维敏捷、精力充沛；若心主血脉功能失常，心血不足，心神失养，则出现注意力不集中、精神恍惚、失眠多梦等症状。心神同样也会影响心主血脉的功能。心神清明，能调控心血运行，使血液在脉中正常运行。

3. 心为君主之官　心具有主血脉和主神志的生理功能，在生命活动中起着主宰作用。心生理功能正常，则血脉流畅，神志安定，脏腑功能协调；若心生理功能紊乱，则血脉不畅，心神不安，脏腑功能失调，疾病由生。故称"心者，君主之官"，"主不明则十二官危"。

（二）心的系统连属

1. 心合小肠　心与小肠以经络相互络属，构成表里关系。

2. 在体合脉，其华在面　心在体合脉是指全身血脉都统属于心。华，是光彩之义。其华在面，即心的荣华、光彩表现在面部。心脏精气盛衰，可从面部色泽反映出来。若心气不足，心血亏少，则面色淡白无华；心火亢盛，则面色红赤。

3. 开窍于舌　心气盛衰及其功能的状态，可从舌的变化得以反映，故又称舌为"心之苗"。若心功能正常，则舌体红润柔软，运动灵活，语言流利，味觉灵敏。若心有病变，则舌象发生变化：如心血瘀阻，则舌质紫暗，或有瘀斑；心主神志功能失常，则可见舌强、语謇、失语等。

4. 在志为喜 喜一般属于对外界刺激产生的良性反应，有益于心主血脉的生理功能，所以《素问·举痛论》说："喜则气和志达，荣卫通利。"但喜乐过度会造成心神涣散而不收，注意力难以集中的状态。

5. 在液为汗 心与汗液的关系体现在两个方面：一是指心血为汗液化生之源。血液中水液渗出脉外为津液，津液经阳气蒸化、气化，由汗孔排出，即为汗液。心血充盈，津液充足，汗有化源。若汗出过多，津液大伤，必然耗及心血，可见心悸、心慌之症。故有"血汗同源""汗为心之液"之说。二是指汗液的生成与排泄受心神的主宰与调控。心神清明，当人情绪紧张、激动时均可见出汗现象。

6. 与夏气相通应 心与夏气，五行同属火，故心气与夏气相通应。心的阳气在夏季最为旺盛。古人认为对于心阳虚患者，采用"冬病夏治"，即阳气隆盛之时给予治疗，效果更为明显。

附：心包络

心包络，简称心包，亦称"膻中"，是心脏外面的包膜，有保护心脏的作用。在经络学中，手厥阴心包经与手少阳三焦经互为表里，故心包亦为脏。由于心包络是心外围组织，故有代心受邪的作用。古代医家认为，心为人身之君主，邪不能犯，所以外邪侵袭心时，首先侵犯心包络，故曰："诸邪之在于心者，皆在于心包络。"外感热病中出现神昏谵语等心神功能失常的病理变化，称为"热入心包"；将由痰浊引起的神志模糊、神志痴呆等心神昏乱病证，称之为"痰蒙心包"。实际上，心包受邪所出现的病证，即是心的病证。

二、肺

肺五行属金，阴阳属性为"阳中之阴"，与秋气相通应。其在五脏六腑中位置最高，覆盖诸脏，有"华盖"之称。肺叶娇嫩，不耐寒、热、燥诸邪之侵，且上通鼻窍，易受外邪侵袭，故有"娇脏"之称。肺的主要功能是主气、司呼吸、主宣发肃降、主行水、朝百脉。肺与大肠相表里，在体合皮，其华在毛，开窍于鼻，在志为悲（忧），在液为涕。肺位于胸腔，上连气道，与喉、鼻相通，故称喉为肺之门户、鼻为肺之外窍。肺有分叶，左二右三，共五叶。肺质地疏松，内空，"其虚如蜂窠"，故称其为"清虚之脏"。

（一）肺的主要生理功能

1. 主气、司呼吸 人体一身之气均为肺所主。"诸气者，皆属于肺"。肺主气包括主呼吸之气和主一身之气两个方面：

（1）**主呼吸之气** 是指肺通过呼吸运动，吸入自然界清气，呼出体内浊气，实现体内外气体交换的功能，又称"肺司呼吸"。肺司呼吸功能正常，则气道通畅，呼吸调匀。若邪犯肺脏或他脏病变累及肺，影响肺的呼吸功能，则可出现胸闷、咳嗽、喘促等症状。

（2）**主一身之气**　是指肺具有主持、调节全身各脏腑经络之气的作用，即肺通过呼吸而参与气的生成和气机调节作用。一方面参与宗气的生成，宗气由肺所吸入清气和脾胃运化水谷精气所构成。宗气，积于膻中部位（位于胸中两乳之间），上走息道以促进肺的呼吸，并贯注心脉以助心行血，下沿三焦行于脐下丹田以资先天之气，肺是通过参与宗气的生成而起到主一身之气的作用。另一方面是调节全身气机，肺有节律地呼吸，调节着全身气的升降出入运动。

2. 主宣发肃降　宣发是指肺气具有向上升宣和向外布散的作用；肃降是指肺气具有向内向下清肃通降的作用。肺气既宣又降，是肺气升降出入运动的具体表现形式。

（1）**肺的宣发作用**　主要体现在三个方面：①呼出体内浊气。通过肺气向上、向外运动，将体内不断产生的浊气经口鼻随呼气排出体外。②输布精微和津液。肺将脾所转输的水谷精微和津液，布散到全身，外达于皮毛，以滋润和濡养各脏腑器官、四肢百骸、肌腠、皮毛。③宣发卫气。卫气源于脾所运化的水谷精微，靠肺的宣发而布散全身，外达肌表，以发挥其温分肉、充皮肤、肥腠理、司开阖的作用，并将代谢后的津液化为汗液排出体外。若肺失宣散，可出现呼吸不畅、胸闷喘咳、恶寒无汗等症状。

（2）**肺的肃降作用**　主要体现在三个方面：①吸入自然界清气。通过肺气向下、向内运动，将自然界清气吸入，并向内、向下布散，以供脏腑组织生理活动的需求。②输布精微和津液。肺为华盖，为水之上源，位置最高。通过肺气向下的通降作用，将脾转输于肺的水谷精微和津液向下向内布散，以营养和滋润脏腑组织，维持其正常生理功能。肺亦能通调水道，使脏腑代谢后所产生的浊液下输于肾，经气化作用，将浊液化为尿液，注入膀胱，排出体外。③肃清异物。肺清轻肃净而不容异物，肺气的清肃作用，能及时清除肺和呼吸道的异物，保持其洁净，使肺气运动畅达无阻。

肺的宣发和肃降是相互制约、相互为用的两个方面。没有正常宣发，就没有正常的肃降；反之，没有正常肃降，必然影响正常宣发。如外感风寒袭肺，首先导致肺宣发功能障碍，出现胸闷鼻塞、恶寒发热、无汗、咳嗽等症，同时也可引起肺肃降功能失常而伴有喘促气逆等症。

3. 主行水　是指肺具有疏通和调节水液运行的作用，推动水液的输布和排泄，又称肺主"通调水道"。肺为华盖，位置最高，参与调节全身水液代谢，有"肺为水之上源"之说。肺主行水功能是通过肺气宣发和肃降作用来实现的。通过肺气宣发，使水液向上、向外布散，上至头面诸窍，外达全身皮毛肌腠，以充养、润泽各组织器官；同时将输送至皮毛肌腠的水液在卫气推动作用下化为汗液，排出体外。通过肺气肃降，使水液向下、向内输布，以充养和滋润体内脏腑组织器官；同时将脏腑代谢后所产生的浊液（废水）下输至肾，经肾和膀胱的气化作用，生成尿液而排出体外。

肺气的宣发与肃降正常协调，则肺通调水道功能正常发挥。若外邪袭肺，肺气失于宣肃，则肺不能正常地通调水道，水液输布和排泄发生障碍，从而产生痰饮或水肿等病变。

4. 朝百脉　是指肺气与百脉相通，全身气血都通过百脉会聚于肺，经肺的呼吸，进行体内外清浊之气的交换，然后再通过肺气宣降作用，将含清气的气血通过百脉输送到全身。朝，有朝向、聚会之意；百脉，泛指周身血脉。肺气充沛，宗气旺盛，气机调畅，则血行正常。若肺气虚弱或壅塞，不能助心行血，则可导致心血运行不畅，甚至血脉瘀滞，出现心悸胸闷、唇青舌紫等症。

5. 肺为娇脏 指肺清虚娇嫩易受邪气侵袭的特性，即娇嫩之脏。肺为清虚之体，居于胸中，肺叶娇嫩，覆盖于五脏六腑之上，位置最高，故有"华盖"之称；肺外合皮毛，开窍于鼻，与天气直接相通。故六淫、疫气等外邪侵袭机体，无论从口鼻而入，还是从皮毛而入，均易犯肺而致病。肺朝百脉，故他脏之病变常累及于肺，故称肺为"娇脏"。

（二）肺的系统连属

1. 合大肠 肺与大肠通过经络相互络属，构成表里关系。

2. 在体合皮，其华在毛 皮毛，包括皮肤、毫毛等组织，为一身之表，具有抵御外邪功能。肺与皮毛有密切联系，表现在三个方面：一是肺气宣发、输布卫气和气血津液，润养、温养全身皮毛，充分发挥保卫机体、抵御外邪的屏障作用。二是皮毛汗孔开阖与肺司呼吸相关。汗孔是排泄汗液的门户，也是进行体内外气体交换的部位。皮毛汗孔开阖，有散气和闭气以调节体温、配合呼吸运动的作用。三是皮肤作为屏障以御邪护肺。肺为娇脏，易受邪侵，皮肤是抵御外邪入侵的主要屏障。

3. 开窍于鼻，上系于喉 鼻与喉相通而连于肺，是呼吸之门户。鼻孔是清气与浊气出入的通道，具有通气功能，故"肺开窍于鼻"。鼻的通气和嗅觉功能，依赖于肺气的宣发作用。若肺气宣畅，呼吸平和，则鼻窍通畅，呼吸自如，且嗅觉灵敏，香臭明辨；若肺失宣肃，呼吸不利，则鼻塞不通，气通不利，嗅觉迟钝。"鼻者，肺之官也"。肺之经脉上络于喉，故喉为肺之门户，是清浊之气出入之要道，又是发音的主要器官。肺气宣畅，肺阴充足，则呼吸通利，声音洪亮清晰。若外邪犯肺，肺气失宣，喉门不利，出现声音嘶哑或失音或咽喉痒痛等；若肺气耗伤，肺阴不足，可见声音低微或嘶哑、喉部干涩等症。

4. 在志为忧（悲） 悲、忧均为人体正常的情绪变化或情感反映，过度悲哀或过度忧伤则属不良情绪变化，有碍身体健康，易消耗人体之气，伤及肺脏。反之，肺虚亦易生悲忧而使情绪低落。

5. 在液为涕 涕是鼻黏膜的分泌液，有润泽鼻窍的作用。涕由肺津所化，以宣发作用布散于鼻窍。若寒邪袭肺，则鼻流清涕；若肺热壅盛，则流涕黄浊。

6. 与秋气相通应 肺与秋气，五行同属金，故肺与秋气相通应。肺金之气应秋而旺，肺的制约和收敛功能在秋季最为旺盛。秋燥当令，易伤肺津，使肺失清肃而出现干咳、口鼻干燥等症状。

三、脾

脾五行属土，阴阳属性为"阴中之至阴"，与长夏相通应而旺于四时。脾胃同居中焦，是人体对饮食物进行消化、吸收并输布其精微的主要脏器，称为"仓廪之官"。后天精气血津液的化生和充实，有赖于脾胃所运化的水谷精微，故脾胃为"后天之本"。脾的主要生理功能是主运化、主升清、主统血。脾与胃相表里，在体合肌肉而主四肢，开窍于口，其华在唇，在志为思，在液为涎。脾位于腹腔上部，横膈之下，与胃以膜相连。

（一）脾的主要生理功能

1. 主运化 是指脾具有把饮食物转化为水谷精微和津液，并将其吸收、转输到全身各脏腑组织的生理功能。运，即转运、输送；化，即消化、吸收。

（1）**运化水谷** 指脾对饮食物的消化吸收和对水谷精微的转输作用。饮食物的消化和吸收必须依赖于脾的运化功能才能完成。其运化过程分为：①消化，通过胃的"腐熟"及小肠的"化物"，将饮食物分解为精微和糟粕两个部分。②吸收，即帮助胃肠道吸收水谷精微。③输布，即通过"散精"作用，将水谷精微上输于肺，再经肺的宣发与肃降而输布至全身，以营养五脏六腑、四肢百骸、皮毛筋肉等。

（2）**运化水液** 是指脾有吸收、输布水液，调节水液代谢的作用，又称为"运化水湿"。人体的水液代谢是由肺、脾、肾、三焦等脏腑共同完成的，肺居于上为"水之上源"，肾位于下为"主水之脏"，而脾居中焦为水液升降输布之枢纽。因此，脾在水液代谢的过程中，起着上腾下达的枢转作用。

脾主运化水谷精微，把所吸收的水液向上输送给肺，同时把代谢和利用后的水液和多余水液及时转输给肾，通过肾的气化作用形成尿液，输送至膀胱，排出体外。

2. 为气血生化之源 脾所运化的水谷精微是气血化生的物质基础。宗气、营气、卫气的生成离不开脾，元气亦有赖于脾所运化水谷精微的不断充养。《灵枢·邪客》曰："营气者，泌其津液，注之脉中，化以为血。"《景岳全书·血证》记载："血者，水谷之精也，源源而来，生化于脾。"故脾为"气血生化之源"。临床治疗气血亏虚的患者，多从脾胃论治。

3. 主升清 升，即上升之意；清，是指水谷精微。脾主升清的作用主要体现在两个方面：

（1）**脾气上升** 是指脾将水谷精微等营养物质上输心肺，再通过心肺布散全身。

（2）**脾气升发** 是指脾有升举内脏，维持内脏位置的相对恒定，防止其下垂的功能。

脾的功能特点是以上升和升举为主，故"脾气主升"。脾不升清，精微不能上运，机体失养而出现神疲乏力、头目眩晕等症状；若脾气不升，无力举脏，致内脏下垂，如胃下垂、肾下垂、子宫脱垂（阴挺）、直肠脱垂（脱肛）等，称为"脾气下陷"。

4. 主统血 是指脾气有统摄血液在脉内正常运行，防止血液溢出脉外的功能。统，即统摄、控制之意。脾统血是通过气的固摄功能实现的，是气对血液统摄作用的具体体现。脾气健运，气生有源，气固摄作用强，血液循脉运行而不溢出脉外。若脾气虚弱，气固摄功能减退，血液失去统摄而溢出脉外，可出现血证，如便血、尿血、崩漏及肌衄等，称为"脾不统血"。

5. 脾喜燥恶湿 是与胃喜润恶燥相对而言。脾为湿土，与湿气相通，湿邪易伤于脾，使脾失健运，见脘痞、纳呆、体困等症，或湿留成饮，或聚湿生痰，或为水肿等。

湿邪易伤脾，脾虚易生湿，故有"脾主湿而恶湿"之说。脾胃和合，燥湿调停，体健安泰；脾胃失和，或燥或湿，体病不适。临床上常祛湿与理脾同用，"治湿不理脾，非其治也"。

（二）脾的系统连属

1. 脾合胃 脾与胃同属中焦，以经络相互络属，构成表里关系。

2. 在体合肉，主四肢 是指脾气运化功能与肌肉的壮实及其功能发挥有着密切的联系，即"脾主身之肌肉"。全身肌肉有赖于脾胃运化的水谷精微和津液的营养滋润，才能丰满壮实，发挥其功能。脾运化失常，水谷精微及津液生成和转输障碍，肌肉失其营养和滋润，则瘦弱无力。适度地运动四肢肌肉，可促进脾胃受纳、运化的作用。

四肢与躯干相对而言，又称"四末"。脾气健运，输送的营养充足，四肢活动轻劲、灵活有力。脾失健运，气血津液化生无源，四肢营养不足，可见四肢倦怠无力，甚至痿弱不用。故称"脾主四肢"。

3. 开窍于口，其华在唇 是指人的食欲、口味与脾运化功能密切相关。食物经口咀嚼后，便于胃的受纳与腐熟。

（1）**开窍于口** 是指脾的经脉"连舌本，散舌下"。舌又主司味觉。脾气健旺，则食欲旺盛，口味正常，"脾气通于口，脾和则口能知五谷矣"。若脾失健运，可见食欲不振、口淡乏味。

（2）**其华在唇** 是指口唇的色泽可以反映脾气盛衰。脾气健旺，气血生化有源，则口唇红润而有光泽。脾失健运，气血化源不足，则口唇淡白少华。

4. 在志为思 是指脾的生理功能与思志相关。思虑是人的正常情志活动，对机体生理活动无不良影响。若思虑太过，或相思不解，影响气的运动而致气机郁结，影响脾胃运化功能，导致脾胃消化吸收输布失常，出现不思饮食、脘腹胀闷等症，故有"思则气结""思伤脾"之说。

5. 在液为涎 涎为口津，是唾液中较清稀部分，具有保护口腔黏膜的作用，助食物吞咽与消磨。涎由脾阴化生并转输、布散，故"脾在液为涎"。

6. 与长夏之气相通应 脾与长夏之气，五行同属土，故脾与长夏之气相通应。长夏之时，湿气最盛，最易侵袭机体，损伤脾之阳气，导致脾失健运。

四、肝

肝五行属木，阴阳属性为"阴中之阳"，与春气相通应。肝的生理特性是主升、主动，喜条达而恶抑郁，故称之为"刚脏"。"肝者，将军之官，谋虑出焉"。肝的主要生理功能是主疏泄、主藏血。肝与胆相表里，在体合筋，其华在爪，开窍于目，在志为怒，在液为泪。肝位于腹腔，横膈之下，右胁之内。肝分左右两叶，其色紫赤，下附有胆。

（一）肝的主要生理功能

1. 主疏泄 是指肝具有疏通、调畅全身气机，使之通而不滞、散而不郁的作用。

疏,即疏导、开通之义;泄,有发泄、发散之义。肝主疏泄功能主要表现在调畅气机、调节情志、促进脾胃消化、促进血液运行和水液输布、调节生殖功能等方面。

(1) 调畅气机 是指脏腑经络、形体官窍、气血津液等,皆有赖于气的升降出入运动的协调与平衡。肝的生理特点是主升、主动、主散,具有疏通、调畅气机的功能。正常情况下,肝气升发、柔和、条达、舒畅,既不抑郁,也不亢奋,则气机调畅,气血和调,经络通利,脏腑、形体、官窍等功能活动稳定有序。肝的疏泄功能失常,称为"肝失疏泄",可出现两方面的病理变化:①肝气疏泄不及,常因抑郁伤肝,肝气不舒,疏泄失职,气机不得畅达,形成气机郁结的病理变化,称之为"肝气郁结"。临床表现多见闷闷不乐,胸胁、两乳或少腹等部位胀痛不舒等。②肝气疏泄太过,常因暴怒伤肝,或气郁日久化火,导致肝气亢逆,升发太过,称之为"肝气上逆"。临床多表现为急躁易怒、面红目赤、胸胁乳房胀痛,或血随气逆而致吐血、咯血,甚则卒然昏厥。

(2) 调节情志 情志活动的物质基础是气血,依赖于气血的正常运行。肝的疏泄功能正常,是保证气机调畅、气血调和的重要因素。肝的疏泄功能,能调畅情志。若肝失疏泄,气机不调,可引起精神情志活动的异常,主要表现为抑郁和亢奋两个方面:①肝气疏泄不及。气机不畅,可出现郁郁寡欢、闷闷不乐、多愁善虑、喜太息等症。②肝气疏泄太过。肝气上逆,可出现性情急躁、烦躁发怒、面红目赤、头痛头胀等症状。强烈或持久的情志刺激,影响肝的疏泄功能,导致气机郁结或肝气上逆的病理变化。

(3) 促进脾胃消化 肝对脾胃消化吸收具有促进作用,主要表现在以下两方面:①调节脾胃气机。脾升胃降协调,才能保证饮食的正常消化吸收。肝的疏泄功能可使全身气机疏通畅达,助脾之运化,又助胃之受纳腐熟,使脾升清、胃降浊,保证消化吸收的正常完成。若肝的疏泄失常,横犯脾胃,致脾胃气机升降失常。肝气犯脾,称为"肝脾不调"或"肝脾不和",致脾气不升,脾失健运,食谷不化,可出现胸胁胀满、腹胀腹痛、肠鸣腹泻等症。肝气犯胃,称为"肝胃不和",致胃失受纳和降,可出现胸胁脘腹胀满或疼痛、嗳气、恶心呕吐、泛酸等症。②分泌排泄胆汁。胆与肝相连,内藏胆汁,胆汁泄于肠中,助油脂类食物的消化吸收。胆汁来源于肝,受肝之余气所化生,泄于小肠,赖于气机的调畅。胆汁分泌与排泄,与肝的疏泄功能密切相关。若肝失疏泄,则胆汁淤滞或胆气上逆,致脾胃功能障碍,可见胁下胀满疼痛、口苦、纳食不化、厌食油腻、腹胀腹痛,甚至出现黄疸等症。

(4) 促进血液运行 气的推动是血液运行的动力,气机调畅是正常血液循行的保证。气机调畅,血液运行畅达。若肝气失舒,气机郁结,则血行障碍,瘀滞停积而为瘀血,或胸腹刺痛,或为肿块,在女子可见经行不畅、痛经等;若肝气逆乱,致血不循经,出现咯血、呕血等血证,在女子可见月经过多、崩漏等。

(5) 促进水液输布 水不自行,赖气推动。气机协调是水液代谢的保障。肝失疏泄,致三焦气化不利,津液输布障碍,形成痰湿、水饮、鼓胀等病证。

(6) 调节生殖功能 肝的疏泄作用与女子的月经、男子的排精与生殖功能有密切关系,主要包括以下两方面:①调理冲任。妇女经、带、胎、产等与肝脏的关系尤为密切,有"女子以肝为先天"之说。冲为血海,任主胞胎,冲任二脉与女性生理功能密切相关，并与足厥阴肝经相通。②调节精室。精室为男子藏精之所。男子精液的正常排泄，需肝肾两脏共同作用。肝疏泄与肾闭藏相反相成，协调平衡，则精室开阖有度，精液排泄有节。

2. 主藏血　是指肝具有贮藏血液、调节血量等功能。

(1) 贮藏血液　肝脏是人体贮藏血液的主要器官，故有"血海""血之府库"之称。肝贮藏血液的作用，体现在两个方面：①肝储备大量血液，以供机体各脏腑组织需要，"肝受血而能视，足受血而能步，掌受血而能握，指受血而能摄"。肝血与精神情志活动关系密切，"肝藏血，血舍魂"。肝血也是女子经血之源，肝血充足，则冲脉血液充盛，月经按时来潮。②肝血涵养肝脏本身，保持肝体柔和，阴阳平衡。肝血为阴，制约肝的阳气，防止其升动太过，使之冲和畅达，维持肝阴阳平衡，发挥其正常疏泄功能。

(2) 调节血量　肝贮藏充足的血液，根据机体各组织器官活动量的变化而调节循环血量，保证正常活动的需求。机体活动剧烈或情绪激动时，所需血量就相应增加，此时肝就通过肝气的疏泄作用，将所贮存血液向外周输送，以供机体所需。当机体处于安静休息状态或情绪稳定时，对血液需求量相对减少，此时部分血液就归藏于肝。王冰注解说："肝藏血，心行之，人动则血行于诸经，人静则血归于肝脏。何者？肝主血海故也。"

3. 肝体阴而用阳　体指肝的本体；用指肝的功能。肝主疏泄，主升主动，性喜条达，气常有余，故其用为阳。肝居下焦，形体阴柔，内藏阴血，故肝体属阴。肝藏血，体得阴柔则用能阳刚；肝疏泄，其用阳刚则体能阴柔。肝阴肝血常为不足，肝阳肝气常为有余。

(二) 肝的系统连属

1. 肝合胆　胆附于肝，以经络相互络属，构成表里关系。

2. 在体合筋，其华在爪　筋即筋膜，包括肌腱和韧带，附着于骨而聚于关节。肝血濡养正常，筋能正常收缩、弛张，使关节活动自如。肝血充足，则筋力强健，运动灵活，能耐受疲劳，故称肝为"罢极之本"。爪，即爪甲，包括指甲和趾甲，是筋的延续，故有"爪为筋之余"之说，有赖于肝血的濡养。肝血盛衰，可影响爪甲的荣枯。观察爪甲荣枯，可知肝血盛衰，故肝其华在爪。若肝血不足，则爪甲软薄，枯而色夭，甚则变形、脆裂。

3. 开窍于目　目之所以具有视物功能，有赖于肝血的濡养和肝气的疏泄。"肝气通于目，肝和则目能辨五色矣"。肝病往往反映于目，如肝血不足，目失所养，导致两目干涩、视物不清，甚或夜盲、目眩等。

4. 在志为怒　怒志与肝之疏泄密切相关，其活动以肝血为基础。适度有节之怒，有疏展肝气之效，过怒则对健康有害。怒又分暴怒和郁怒：暴怒导致肝气升发太过，表现为烦躁易怒、激动亢奋等，甚至血随气逆，发生呕血、咯血或中风等，"大怒伤肝"，"怒则气上"；郁怒易致肝气郁结，表现为心情抑郁、闷闷不乐等。

5. 在液为泪　泪有濡养、滋润眼睛，保护眼睛的功能。泪液濡润于目而不外溢。如肝血不足，泪液减少，可见两目干涩；肝经风热，可见目泪增多、迎风流泪等症。

6. 与春气相通应　肝与春气，五行同属木，故肝与春气相通应。春季为四季之始，阳气生发之时，万物以荣，自然界生机勃勃。肝主疏泄，主升主动，肝气在春季最为旺盛。情志病变好发于春季。

五、肾

肾五行属水，阴阳属性为"阴中之阴"，与冬气相通应。肾藏先天之精，为生命之本源，故称为"封藏之本""先天之本"。肾为真阴真阳之宅，能资助、促进与协调全身各脏腑之阴阳，故称为"五脏阴阳之本"。肾主全身水液代谢，又称"水脏"。肾的主要功能是藏精、主水、主纳气。肾与膀胱相表里，在体合骨，主骨，生髓，通于脑，其华在发，开窍于耳及二阴，在志为恐，在液为唾。肾位于腰部，脊柱两侧，左右各一，故曰："腰者，肾之府。"肾外形椭圆弯曲，状如豇豆。

（一）肾的主要生理功能

1. 主藏精　是指肾具有贮存、封藏人身精气的作用。精包括"先天之精"和"后天之精"，先天之精为禀受于父母的生殖之精，后天之精来源于摄入的饮食。脾胃运化的水谷精气与脏腑生理活动中精气被利用后的盈余部分，藏之于肾。《素问·上古天真论》说："肾者主水，受五脏六腑之精而藏之。"又说："女子七岁，肾气盛，齿更发长。二七而天癸至，任脉通，太冲脉盛，月事以时下，故有子。三七，肾气平均，故真牙生而长极。四七，筋骨坚，发长极，身体盛壮。五七，阳明脉衰，面始焦，发始堕。六七，三阳脉衰于上，面皆焦，发始白。七七，任脉虚，太冲脉衰，天癸竭，地道不通，故形坏而无子也。丈夫八岁，肾气实，发长齿更。二八，肾气盛，天癸至，精气溢泻，阴阳和，故能有子。三八，肾气平均，筋骨劲强，故真牙生而长极。四八，筋骨隆盛，肌肉满壮。五八，肾气衰，发堕齿槁。六八，阳气衰竭于上，面焦，发鬓颁白。七八，肝气衰，筋不能动，天癸竭，精少，肾脏衰，形体皆极。八八，则齿发去。"该文论述了肾中精气由未盛到逐渐充盛，由充盛到逐渐衰少而最终耗竭的演变过程。肾中精气能促进生长发育、生殖繁衍及血液生成等。

（1）**促进生长发育**　生长发育是机体生、长、壮、老、死的自然规律，与肾精盛衰密切相关。"女子七岁，肾气盛，齿更发长……三七，肾气平均，故真牙生而长极"，"丈夫八岁，肾气实，发长齿更……三八，肾气平均，筋骨劲强，故真牙生而长极"，是指人从幼年开始，肾精逐渐充盈，有齿更发长的生理现象。

（2）**促进生殖繁衍**　肾精是孕育生命的原始物质，又能促进生殖功能的成熟。女子"二七而天癸至，任脉通，太冲脉盛，月事以时下，故有子……七七，任脉虚，太冲脉衰少，天癸竭，地道不通，故形坏而无子"。丈夫"二八，肾气盛，天癸至，精气溢泻，阴阳和，故能有子……七八……天癸竭，精少……八八，则齿发去"。从幼年开始，肾精逐渐充盛，到青春期，肾精化生一种叫"天癸"的精微物质，有促进生殖器官发育成熟和维持人体生殖功能的作用。由于天癸的作用，男子产生精液，女子月经按时来潮，性功能逐渐成熟，具备生殖能力。自中年进入老年后，肾精逐渐衰少，天癸生成随之减少，逐渐耗竭，生殖能力下降，直至消失。可见，肾精对生殖功能起着决定性的作用，为生殖之本。"天癸"乃是来源于古代天文学，天干最后为"癸"，五行属水，是古人根据天人相应理论阐述人具有生殖功能的时间之意。

（3）促进血液生成　肾藏精，精生髓，髓可生血，肾精参与血液的生成，故有"血液之源在于肾"之说。

2. 主水液　肾具有主持和调节体内水液代谢的功能。"肾者，水脏，主津液"。肾主水功能是通过肾的气化作用实现的，具体表现在三个方面：

（1）蒸腾气化，升清降浊　肾位于下焦，接纳肺通调水道而下输的水液，肾之阳气蒸腾气化，清者重新上输于脾肺，再布散于周身，而浊者下注于膀胱，生成尿液排出体外。

（2）推动与调节水液　肾气有激发、促进各脏腑功能的作用。肺对水液的宣降、脾对水液的转输及三焦气化，其动力皆源于肾气。

（3）肾主开阖　开，是将浊水、废水排出体外；阖，是将需要的水液保存起来。肾阴与肾阳的推动和调控作用协调，膀胱开阖有度，尿液才能正常地生成和排泄。若肾主水功能失调，气化失司，开阖失度，就会引起水液代谢障碍，出现癃闭或尿频等症。

3. 主纳气　是指肾具有摄纳肺气，促进吸清呼浊，保持呼吸深度的作用。纳，即受纳、摄纳的意思。呼吸运动总为肺所主，肾藏生命活动的原动力，肺所吸入之气，须依赖肾气的摄纳作用才能下归于肾，使呼吸保持一定深度。若肾精不足，肾气虚衰，摄纳无权，气浮于上，则见呼吸表浅、呼多吸少、动则气喘等症，为"肾不纳气"。

4. 主一身之阴阳　肾藏精，精能化气。肾精属阴，肾气属阳。肾之阴阳犹如水火寄于肾，故有"水火之宅""水火之脏"之称。肾阴，又称"元阴""真阴"，为阴液之根本，是肾脏活动的物质基础，对各脏腑组织起着滋养、濡润作用。肾阳，又称"元阳""真阳"，为人体阳气之根本，是肾脏功能活动的动力，对各脏腑组织起着推动、温煦作用。

肾阴肾阳为五脏阴阳的根本。五脏之阴，非肾阴不能滋；五脏之阳，非肾阳不能发。所以肾阴足，全身诸脏之阴皆可足；肾阳旺，全身诸脏之阳皆可旺。如肾阴不足，失于滋养与濡润，则虚火内生，可见五心烦热、潮热盗汗、男子遗精、女子梦交等；肾阳不足，推动和温煦功能衰减，可见精神疲惫、腰膝冷痛、形寒肢冷、小便不利或小便频数、男子阳痿早泄、女子宫冷不孕等。肾阴肾阳相互影响，肾阴虚到一定程度可累及肾阳，肾阳虚到一定程度也可伤及肾阴，成为阴损及阳或阳损及阴的阴阳两虚证。

（二）肾的系统连属

1. 肾合膀胱　肾下通于膀胱，经络相互络属，构成表里关系。

2. 在体合骨，生髓通于脑　肾合骨生髓，髓居骨中。骨骼的生长、发育、修复，均赖骨髓充盈及其所提供的营养。髓有骨髓、脊髓和脑髓之分，均为肾中精气所化生。"肾主身之骨髓"，肾精盛衰可影响骨骼发育、髓之充盈。脊髓上通于脑，髓聚成脑，故有"脑为髓之海"之说。肾精充足、髓海得养则思维敏捷，记忆力强，感觉灵敏。又有"齿为骨之余"之说，肾精充沛，牙齿坚固而不易脱落；若肾精不足，小儿可见牙齿生长迟缓，成人可见牙齿松动早脱。

3. 其华在发　发为肾之外候，发的生长赖血以养，精与血相互资生。肾精足则血旺，血旺就能使毛发得到充分润养，故有"发为血之余"之说。发的营养源于血，生机根于肾。肾精充足，精血旺盛，发浓密色黑而有光泽；肾中精气衰少，则头发变白、枯槁而易脱落。

4. 开窍于耳及二阴　《灵枢·脉度》说："肾气通于耳，肾和则耳能闻五音矣。"

（1）**开窍于耳**　耳是听觉器官，耳的听觉功能灵敏与否，与肾中精气盛衰密切相关。肾精充盛，髓海得养，则听觉灵敏；肾精不足，髓海失养，则可出现耳鸣、耳聋等症状。

（2）**开窍于二阴**　二阴，即前阴和后阴，主司二便，二便排泄均与肾有关。前阴是指外生殖器和尿道，后阴是指肛门。尿液的贮藏和排泄虽由膀胱所司，但其生成及排泄须依赖肾的气化和固摄作用才能正常完成。肾的气化和固摄作用失常，见尿少、尿闭，或尿频、尿失禁等症。大便排泄属大肠传化糟粕的功能，与肾气推动和固摄作用相关。若肾气不足，推动无力或固摄无权，则可致气虚便秘或久泻滑脱等。

5. 在志为恐　恐对机体生理是一种不良刺激。若肾中精气充盛，封藏有度，人在受到外界惊恐刺激时，多表现为虽恐而能自我调控。若肾精不充，封藏失司，稍遇惊恐则畏惧不安，惶惶不可终日。"恐则气下"，大恐伤肾，致肾气不固，出现二便失禁、滑精等症。

6. 与冬气相通应　肾与冬气，五行同属水，冬季万物归藏，故肾与冬气相通应。肾阳虚易在隆冬之季发病或加重。

第二节　六　　腑

六腑是胆、胃、小肠、大肠、膀胱、三焦的总称，均具有"泻而不藏""实而不能满""传化物"的特征。饮食入口，由食道入胃，经胃腐熟，下传于小肠，经小肠分清泌浊，其清者由脾吸收，转输于其他四脏，布散全身，其浊者下传于大肠，经大肠传导，形成粪便排出体外；所代谢的浊液，经三焦注入肾和膀胱，在肾气蒸化作用下生成尿液，排出体外。故"六腑以通为用，以降为顺"。

一、胆

胆五行属木，与肝相表里。胆的主要生理功能是贮藏、排泄胆汁和主决断，称为"中正之官"。胆位于胁下，与肝相连，附于肝，内藏胆汁（也称"精汁"），又有"中精之腑""清净之腑"之名，亦属"奇恒之腑"。

1. 贮藏和排泄胆汁　胆汁在肝脏中形成和分泌，然后贮藏于胆腑，通过胆道排泄于小肠，参与饮食物消化。若肝胆功能异常，胆汁分泌与排泄障碍，影响脾胃的消化功能，出现厌食、腹胀、腹泻等。若胆气不利而上逆，可见口苦、呕吐苦水等。若湿热蕴结肝胆，导致肝失疏泄，胆汁外溢，浸渍肌肤，可出现黄疸。

2. 主决断　是指胆在精神意识思维活动过程中，具有促进对事物进行判断，以防御和消除某些精神刺激不良影响的功能。"胆者，中正之官，决断出焉"。胆气虚弱时，表现为易惊、胆怯、善恐、失眠、多梦等症。

3. 主升发　胆合肝，同属于木，通于春季。胆气升发，助肝之疏泄，调畅气机，调和气血，通利经络。

4. 胆汁宜降　胆属于腑，以通为用，以降为顺。若胆气不利，则胆气横逆，胆汁上溢，可见胁痛、口苦、呕吐等症。

二、胃

胃五行属土，与脾相表里，是机体对饮食物消化吸收的重要脏器，主要功能是受纳、腐熟水谷。胃位于膈下，腹腔上部。胃分上、中、下三部：上部为上脘，包括贲门；下部为下脘，包括幽门；上、下脘之间名为中脘；三部统称"胃脘"。贲门上接食道，幽门下接小肠，为饮食出入的通道。

1. 主受纳水谷　受纳是接受和容纳之意。饮食经过食道，容纳于胃，故胃有"太仓""水谷之海"之称。胃主受纳功能是胃主腐熟功能的基础。若胃有病变，就会影响胃受纳功能，出现纳呆、厌食、胃脘胀闷等症状。

2. 主腐熟水谷　腐熟是食物经过胃初步消化，形成食糜的过程。如胃腐熟功能障碍，则出现胃脘胀痛、嗳腐泛酸等食滞胃脘症状。

3. 主通降　通，就是通畅；降，就是下降。胃气"以降为顺""以通为和"，合称为"胃主通降"。胃气宜保持通畅下降的运动趋势，主要体现在饮食消化和糟粕排泄过程中。胃必须保持"通"的状态，才能使饮食物之运行通畅无阻。"通"与"降"含义虽然不同，但二者关系非常密切。通才能降，降才能保持通，二者互为条件、互为因果。胃主通降是受纳的前提条件，吐故才能纳新。所以胃失通降，则出现纳呆脘闷、胃脘胀满或疼痛、大便秘结等症。若胃气不降反而上逆，则出现恶心、呕吐、嗳气、呃逆等症。脾主升清，胃主降浊，两者同居中焦，一升一降，相互影响，脾不升则胃不降，胃不降亦会导致脾不升，故临床易出现脾胃同病。

4. 胃喜润恶燥　胃属燥土，赖水以济燥，故喜润恶燥，其主要体现在两个方面：

（1）胃气通降有赖于胃阴濡养，胃得阴液柔润方可通降如常。

（2）胃之喜润恶燥与脾之喜燥恶湿，阴阳互济，保证脾升胃降的动态平衡。根据胃喜润恶燥的特性，治疗胃病时，要特别注意护养胃阴，不可妄施化燥伤阴之药。

三、小肠

小肠五行属火，与心相表里。小肠是机体消化、吸收饮食精微，下传糟粕的重要器官，主要功能为受盛化物和泌别清浊，称为"受盛之官"。小肠位于腹中，呈迂曲回环叠积之状，是一个中空的管状器官。小肠上端接幽门与胃相通，下端接阑门与大肠相连。

1. 主受盛化物 受盛，即接受，以器盛物之意；化物，即消化食物。小肠受盛由胃下移而来初步消化的饮食之物，起着容器的作用，在小肠内必须停留一定时间，将水谷化为可以被机体利用的营养物质。

2. 主泌别清浊 泌，即分泌；别，即分别；清，指水谷之精微；浊，指食物之糟粕。泌别清浊是指经过小肠消化后的饮食之物，分为水谷精微和食物残渣两部分，小肠将水谷精微吸收，把食物残渣送到大肠。小肠在吸收水谷精微的同时，也吸收了大量水液，故称"小肠主液"。小肠泌别清浊的功能，与二便的生成有关。小肠泌别清浊功能正常，则水液和糟粕各走其道，二便就正常。如小肠功能失调，清浊不分，即可出现水谷混杂而下、大便溏稀、小便短少等症。根据这一理论，临床上常用"利小便即所以实大便"的方法治疗泄泻病证。

四、大肠

大肠五行属金，与肺相表里。大肠的主要功能是传导糟粕，为"传导之官"。大肠包括结肠与直肠，居于腹中，呈回环叠积状，为一个中空的管状器官。其上口在阑门处与小肠相接，下端连接肛门。

1. 主传导糟粕 大肠接受由小肠下移的饮食残渣，吸收其中多余的水分，形成粪便，经肛门排出体外。大肠发生病变，则传导失常，可出现大便质与量的变化和（或）排便次数的改变，如便秘或泄泻。大肠传导与胃、肺、肾关系密切，如胃、肺、肾功能失常，也可起大肠的传导失司。

2. 主津 大肠在传导饮食残渣过程中，将其中部分水液再吸收，故称"大肠主津"。大肠虚寒，无力吸收水液，则水谷杂下，出现肠鸣、腹痛、泄泻等。大肠有热，消烁水液，肠液干枯，肠道失调，出现大便秘结。

3. 通降为用 大肠承受小肠下移饮食残渣并形成粪便而排泄，处于"实而不满"的状态，故其生理特性是以降为顺、以通为用。若大肠传导失司，通降失常，可导致腑气不通，出现腹痛、腹胀、便秘等症。治疗大肠疾病，也应以"通降"为大法，但"通"应有度。

五、膀胱

膀胱五行属水，与肾相表里。膀胱主要生理功能是贮存尿液及排泄尿液，为"州都之官"。膀胱位于下腹部，为中空的囊状器官，外形如锥体。其上有输尿管与肾相通，其下通尿道，开口于前阴。

1. 贮存尿液 水液下归于肾，经肾的气化作用，清者回流体内，浊者变成尿液，下输于膀胱而贮存。

2. 排泄尿液 尿液贮存于膀胱，达到一定容量，通过膀胱气化作用排出体外。膀胱的气化功能，赖于肾的气化作用。膀胱气化失司，则尿液排泄异常。如膀胱气化不利，阖多开少，可引起小便不利或癃闭等病证；膀胱失其约束，开多阖少，又可见尿频、尿失禁及遗尿等症。

膀胱贮尿和排尿功能均赖于肾的气化和固摄功能，而所谓膀胱气化，其实属于肾的气化作用。若肾的气化和固摄功能失常，则膀胱气化与开阖功能失司。膀胱病变多与肾相关，故治疗小便异常，多从肾论治。

六、三焦

三焦概念有二：一指人体上、中、下部位的划分（上焦、中焦、下焦）；另一指为六腑之一。本节所讲为六腑之三焦，主要功能是通行元气、运行水液与水谷，为"决渎之官"。

对于三焦的认识，有"有名无形"和"有名有形"之争。即使是有形论者，对三焦的争论，亦尚无统一看法。大多数学者认为，三焦是分布于胸腹腔的一个大腑，在脏腑中最大，故称为"孤腑"。三焦分为上、中、下三焦：膈以上为上焦，包括心与肺；横膈以下到脐为中焦，包括脾与胃；脐以下至二阴为下焦，包括肝、肾、大肠、小肠、膀胱。

1. 通行元气　元气是人体最根本之气，是生命活动的原动力。元气通过三焦输布于五脏六腑，充沛全身，以激发、推动脏腑组织的功能活动。

2. 运行水液与水谷　"三焦者，决渎之官，水道出焉"。决渎，即疏通水道。这是说三焦有疏通水道、运行水液的功能。全身水液代谢由肺、脾和肾等多个脏腑协同完成，必须以三焦为通道，才能正常输布与排泄。三焦有协助输布精微、排泄废物的作用。其中，上焦有输布精微的功能，中焦有消化吸收和转输水谷精微的功能，下焦有排泄粪便和尿液的功能。

（1）**上焦如雾**　是形容轻清的水谷精气弥漫的状态。上焦主宣发敷布，指通过心肺的输布作用，将饮食物的水谷精微布散于全身。

（2）**中焦如沤**　是形容水谷腐熟成为乳糜的状态。中焦主腐熟水谷，指脾胃的消化、吸收、运化水谷精微及生化气血的作用。

（3）**下焦如渎**　渎，是沟渠、水道的意思。下焦主泌别清浊，排泄废物，指肾与膀胱泌尿和肠道排便的作用。

第三节　奇恒之腑

奇恒之腑是脑、髓、骨、脉、胆、女子胞之合称。其形态结构多为中空，与腑相似；但其功能多主藏精气，与腑有别，而类于脏，故称为"奇恒之腑"。胆又为六腑之一，已在前节中叙述，骨、脉将在"形体官窍"中介绍，本节只叙述脑、髓、女子胞。

一、脑

脑居于颅内，上至颅囟，下至风府。脑由髓汇集而成，"为髓之海"。脑与脊髓相通，脊髓位于脊椎管内，是精髓升降的道路。脑主管人的意识、思维、情感与记忆，主司听觉、视觉、嗅觉与言语等功能。

（一）主精神思维

脑主精神思维，"为元神之府"，"灵机记性不在心在脑"。脑主精神思维，功能正常，则精神饱满，意识清楚，思维灵敏；反之，则精神萎靡、思维迟钝，甚则精神错乱等。

（二）主感觉与运动

视、听、嗅等感觉功能皆归于脑。脑主接受感觉功能。"脑海不充则……目无所见"。"两耳通脑，所听之声归脑；两目系如线长于脑，所见之物归脑；鼻通于脑，所闻香臭归于脑。小儿周岁脑渐生，舌能言一二字"。感觉功能正常，则视物精明，听觉及嗅觉灵敏。若功能失常，则视物不明、听觉失聪、嗅觉不灵、感觉迟钝。"髓海有余，则轻劲多力，自过其度；髓海不足，则脑转耳鸣，胫酸眩冒，目无所见，懈怠安卧"。脑海充盈，功能正常，动作灵巧，反应敏捷，肢体刚劲有力；若髓海不足，则动作迟钝、反应缓慢，肢体痿软无力，甚至废用。

二、髓

髓为一种膏状物质，有骨髓、脊髓和脑髓之分。骨髓充于骨腔内，脊髓居于脊椎管内，脑髓藏于颅腔内。

1. 充养脑髓 脑为髓之海，髓充盈于脑中，维持脑的生理功能。若肾精不足，不能生髓，致髓海空虚，出现头晕、耳鸣、眩晕、健忘等症。

2. 滋养骨骼 髓藏骨中，滋养骨骼。骨骼得到骨髓的充养，生长发育正常，其性坚强。若骨髓不充，骨骼失养，小儿则骨骼发育不良、身材矮小，成人则骨骼脆弱。

3. 化生血液 肾藏精，精生髓，骨髓可以生血，精血同源，相互化生。临床可用补肾生髓法治疗血虚证。

三、女子胞

女子胞，即子宫。子宫外形如倒梨，位于小腹部，居膀胱之后、直肠之前，下口与阴道相连。

1. 主司月经 月经来源于女子胞。女子二七（14岁）左右，肾气充盛，化生天癸，冲任二脉通畅，女子胞发育趋于成熟，月经开始按时来潮；到七七（49岁）左右，肾气渐衰，天癸竭绝，冲任不通，出现月经紊乱，乃至绝经。

2. 主孕育胎儿 女子胞是孕育胎儿的重要器官。受孕之后，胎儿在胞宫内生长发育，供给胎儿需要的气血与养料，培育胎儿至成熟而分娩。若血虚不足以养胎，气虚不足以载胎，可现胎动不安或流产。

3. 与五脏及经络的关系 女子胞与脏腑、经络等有密切联系，主要表现在以下几方面：

（1）与肝　女子"以肝为先天"，以血为本，以气为用。肝为血海，主藏血，又主疏泄，调节气机，所以女子的经、孕、胎、产、乳均与气血相关，依赖于肝的藏血和疏泄功能。

（2）与肾　肾与女子胞的关系，主要体现在天癸的至竭及月经、孕育等方面。女子青春期，肾精充盈，天癸至，胞宫发育成熟，月经应时来潮，具备生育能力；进入老年期，肾精衰少，天癸竭，月经闭止，丧失了生殖能力。

（3）与脾　脾为气血生化之源，主生血、统血，经血的化生及固摄与脾密切相关。脾气健旺，化源充足，统摄有权，则月经正常。若脾气虚弱，气血生化失源，则血海亏虚，出现月经量少或闭经。

（4）与心　心藏神，主生理活动和心理活动。女子胞发生月经和孕育胎儿的功能，与精神情志活动相关，受心神调控，故心神内守、心情舒畅，是女子胞按时排经和排卵及孕育胎儿的重要条件。

（5）与经脉　"冲为血海"，"任主胞胎"，二脉同起于胞中，能运行调节气血，以充盈和滋养胞宫，孕育胎儿。如冲任气血衰少或功能失调，就会出现月经不调，甚至不孕等病证。女子胞与十二经脉、奇经八脉均有联系。

附：精室

精室为男子生殖器官，位于小腹正中下部及阴囊之中。精关，又称"精窍"，是射精管口，主开阖，调控精液的排泄。精室为生殖之精生贮之处，具有化生和贮藏精气的功能，主生育和繁殖，主要表现在两方面：一是与肾中所藏精气的盛衰密切相关。肾精充沛，则"天癸至，精气溢泻，阴阳和，故能有子"。若肾气亏衰，则"天癸竭，精少"，失去生育能力。二是与肝脏相关。肝主疏泄，能调畅气机和情志。若肝失疏泄，经气不畅，宗筋失常，可致阳痿。肝郁日久，精室排泄失控，则出现遗精。故男性病也常从肝论治。

第四节　脏腑之间的关系

人体是一个有机的整体，脏腑之间不是孤立的，在生理上相互协同，相互制约，相互依存，相互为用，在病理上按一定规律相互传变，相互影响。

一、脏与脏的关系

（一）心与肺

心与肺的关系主要体现在主持气血、血液运行等方面。血的运行依靠气的推动，而气也需要血的运载才能输布全身。心主一身之血，肺主一身之气。心与肺互相配合，保证气血的正常运行，维持人体各脏腑、组织的功能活动。心肺同居胸中，胸中宗气贯心脉、司呼吸，宗气的盛衰直接影响着心肺两脏的功能。若肺气虚弱，行血无力，日久形成心血瘀阻。心气不足，血液运行不畅，影响肺的宣降，出现咳嗽、喘息、气促、胸闷等症。

（二）心与脾

心与脾的关系主要体现在血液生成的相互依存及血液运行方面。心主血，脾生血。脾主运化水谷精微，上输于心肺，贯注心脉而化赤为血，共同参与血液的生成。心主行血，脾主统血。血液在脉中正常运行，需心气推动及脾的统摄，使血行于脉中而不溢出，且运行通畅无阻。若脾气虚弱，血的化源不足，或脾不统血致心血亏耗，或思虑过度，耗伤心血，影响脾的健运，可出现心悸、失眠、肢倦、食少、面色无华等症。

（三）心与肝

心与肝的关系主要体现在血液循行与神志活动方面。心气推动血液运行，肝贮藏血液和调节血量。血脉充盈，则心有所主，肝有所藏，相互配合，维持血液的正常循行。心主宰精神活动，肝调节情志活动，两脏协调，精神饱满，情志舒畅。若心阴不足，虚火内扰，除见心烦、失眠外，常兼见头晕、急躁、易怒、目赤等肝病症状。

（四）心与肾

心与肾的关系主要体现在心肾相交及精神互用等方面。心居于上，属阳，其性属火；肾居于下，属阴，其性属水。心火须下降于肾，使肾水不寒；肾水须上济于心，使心阳不亢。心肾交通，谓"水火既济""心肾相交"。心藏神，肾藏精、生髓，通于脑。精是神的物质基础，神是精的外在表现。若心火独亢于上，不能下交于肾，或肾水亏虚于下，不能上济于心，则出现心悸、怔忡、心烦、失眠、腰膝酸软等"心肾不交"之症。若肾阳虚衰，阳虚水泛，则出现心悸、心慌、水肿等"水气凌心"之症。

（五）脾与肺

脾与肺的关系主要体现在气的生成和水液代谢两方面的协同与促进作用。肺司呼吸而纳清气，脾主化生水谷精气，清气和水谷精气是生成气的主要物质基础。肺脾两脏协同作用，才能保证气的生成充沛。肺气宣降以行水，使水液正常地输布与排泄；脾气运化，散精于肺，使水液正常地生成与输布。若脾气虚弱，导致肺气不足，则见体倦无力、少气懒言等症；脾失健运，水湿不行，聚而为痰，影响肺气宣降，出现喘咳痰多等症，故有"脾为生痰之源，肺为贮痰之器"的说法。

（六）肝与肺

肝与肺的关系主要体现在气机升降的相互协调方面。肝升肺降，升降协调，对全身气机通畅与气血调和起着重要调节作用。升降得宜，气机舒展，气血流畅，脏腑安和。若肝气郁结，气郁化火，灼肺伤津，则出现易怒、咳逆、胁痛、咯血等症，即"肝火犯肺"。肺失清肃，燥热内盛，亦可累及肝，肝失疏泄，在咳喘的同时，出现胸胁引痛、头晕、头痛等症。

（七）肾与肺

肾与肺的关系主要表现在水液代谢、呼吸运动及肺肾之阴相互滋养等方面。肺宣降正常，水道通调，为"水之上源"；肾气化正常，开阖有度，为"水之下源"。肺肾协调，水液代谢正常。肺主气，为"气之主"；肾主纳气，为"气之根"。呼吸运动由肺所主，需肾纳气作用来协助。肾气充盛，吸入之气才能经过肺之肃降，下纳于肾。肺肾相互配合，共同完成呼吸的生理活动。肾阴为诸阴之本，肾阴充盛，上滋于肺，使肺阴充足；金为水之母，肺阴充足，下输于肾，使肾阴充盈，故有"金水相生"之说。若肺与肾功能失职，可致水液代谢障碍。如肾阳不足，不能化水，水溢肌肤，可引起水肿，且水气上迫于肺，出现咳嗽、喘息、不得平卧等症。若"肾不纳气"，可见气喘、动则尤甚等症。

（八）肝与脾

肝与脾的关系主要体现在两脏对血液调控及消化吸收功能的协同作用等方面。脾胃气机升降有赖于肝的调节。肝分泌胆汁，促进饮食消化。肝疏泄调畅，脾胃升降适度，运化健全。脾为血生化之源，脾气健旺，生血有源，肝有所藏，贮血充足，调节有度。脾主统血，防止出血，肝脾两脏相互协作，共同维持血液在脉管内正常运行。若肝气郁结，疏泄失职，影响脾胃功能，形成"肝脾不和"或"肝胃不和"等证。如大怒伤肝，出现胸胁胀痛、食欲不振、腹胀、嗳气等症。

（九）脾与肾

脾与肾的关系主要体现在先天后天和水液代谢等方面。肾主藏精，为先天之本；脾主运化，为后天之本。脾阳依靠肾阳温煦才能发挥运化功能，肾之精气有赖于脾气化生水谷之精的充养，两者相互资助，相互促进，即"先天促后天，后天资先天"。脾气运化水湿功能，赖肾气蒸化作用相助；肾主水液输布，须赖脾气及脾阳的协助，即所谓"土能制水"。脾肾两脏相互协作，共同完成水液的代谢。若肾阳不足，不能温煦脾阳，或脾阳久虚，损及肾阳，可致腹部冷痛、下利清谷、五更泄泻、水肿等症。

（十）肝与肾

肝与肾的关系主要体现在精血同源、阴阳互制及藏泄互用等方面。肾精依赖肝血不断补充，肝血又依赖肾精的滋养。精能生血，血能化精，肝血与肾精相互资生、相互转化，此称"精血同源""肝肾同源"。肾阴能涵养肝阴，制约肝阳，使之不亢；肾阳资助肝阳，温煦肝脉，防肝脉寒滞。肝肾阴阳之间互制互用，维持阴阳平衡。肝主疏泄，肾主封藏，二者相互为用、相互制约。肝气疏泄可使肾气闭藏开阖有度，肾气闭藏可防肝气疏泄太过。若肾精亏损，可致肝血不足；肝血不足，也可引起肾精亏损。如肾阴不足，无力滋养肝阴导致肝阳上亢，出现眩晕、头痛、急躁易怒等症，称为"水不涵木"；肝阳化火，下劫肾阴，致肾阴不足，则见盗汗、烦热、女子月经不调、男子遗精等症。

二、腑与腑的关系

六腑的共同生理功能是"传化物"。胆、胃、大肠、小肠、三焦、膀胱的生理功能虽各不相同，但均是传化水谷、输布津液的器官。饮食入胃，经胃腐熟，初化为糜，下移小肠，小肠再进一步消化。胆排泄精汁进入小肠以助消化。小肠泌别清浊，清者经脾转输以营养全身，浊者为糟粕残渣，下达大肠，经大肠燥化和传导作用变成粪便排出体外。小肠主液，大肠主津，吸收的水液经脾的转输、肺的宣降下输于肾，再经肾的气化作用，升清降浊，浊者渗入膀胱形成尿液，从尿道排出体外。水液的运化、输布与排泄，以三焦为通道。由于六腑传化水谷，需要不断地受纳、消化、传导和排泄，虚实更替，宜通而不宜滞，故有"六腑以通为用""腑病以通为补"的论点。若胃有实热，消灼津液，使大肠传导不利，致大便秘结。便秘，腑气不通，可致胃失和降，则见恶心、呕吐等症。

三、脏与腑的关系

脏与腑的关系主要是脏腑阴阳表里配合关系。脏为阴，腑为阳；脏为里，腑为表，由经络相互络属，构成脏腑之间的表里关系。

（一）心与小肠

手少阴心经属心络小肠，手太阳小肠经属小肠络心，心与小肠通过经脉互为表里。心阳温煦，心血濡养，使小肠消化吸收功能正常。小肠主化物，泌别清浊，将清者吸收，经脾气升清作用而上输心肺，以养其心。若心有实火，可移热于小肠，引起尿少、尿短赤或尿痛等症。小肠有热，亦可循经上炎于心，出现心烦、舌赤、口舌生疮等症。

（二）肺与大肠

手太阴肺经属肺络大肠，手阳明大肠经属大肠络肺，肺与大肠通过经脉互为表里。肺气肃降与大肠传导之间相互为用。肺气肃降，气机调畅，能促进大肠传导，有利于大便排出。大肠传导正常，糟粕下行，有利于肺气的肃降。若肺失肃降，影响大肠传导，导致大便困难。

（三）脾与胃

足太阴脾经属脾络胃，足阳明胃经属胃络脾，脾与胃通过经脉互为表里。脾胃为后天之本、气血生化之源，脾与胃互相配合完成对饮食物之受纳、消化、吸收和输布的生理功能。脾与胃的关系，具体表现在纳与运、升与降、燥与湿等方面。若脾为湿困，运化失职，清气不升，就影响胃的受纳与和降，可出现食少、恶心、呕吐、脘腹胀满等症；若饮食失节，食滞胃脘，胃失和降，可影响脾的升清与运化，出现腹胀、泄泻等症。

（四）肝与胆

足厥阴肝经属肝络胆，足少阳胆经属胆络肝，肝与胆通过经脉互为表里。肝胆同属于木，通于春季，共同调畅脏腑气机。肝主疏泄，其气主升；胆为清腑，藏胆汁，其气宜降。肝主升，胆主降，升降相宜，气机调畅。胆汁来源于肝之余气，胆汁所以能正常排泄和发挥作用，依靠肝的疏泄功能。若肝失疏泄，会影响胆汁的分泌与排泄；若胆汁排泄不畅，亦会影响肝的疏泄。

（五）肾与膀胱

足少阴肾经属肾络膀胱，足太阳膀胱经属膀胱络肾，肾与膀胱通过经脉互为表里。肾脏生成的尿液，贮藏于膀胱；膀胱气化功能，取决于肾气的盛衰。膀胱贮尿和排尿功能，依赖于肾的气化作用。肾气充足，固摄有权，膀胱开阖有度。若肾气不足，气化失常，固摄无权，则膀胱之开阖失度，即出现小便不利或尿失禁、尿频、遗尿等症。

第五节　形体与官窍

形体指脉、皮、肉、筋、骨，又称"五体"。官窍指耳、目、鼻、口、齿、舌、咽喉、前阴和肛门。形体和官窍通过经络与脏腑相联系，与脏腑在生理、病理上有密切的关系。

一、形体

形体有广义和狭义之分。广义的形体，泛指一切有固定形态结构的组织器官。狭义的形体，是指有特定含义的"五体"，即脉、皮、肉、筋、骨，它们是构成整个人体的重要组织。本节所述的"形体"指的是"五体"。

1. 脉　脉是气血运行的通道，即血脉，又称"脉管""脉道"，为"血之府"。脉主司输送气血，使气血流行全身。脉能约束血液，使血液在脉中正常运行而不溢于脉外。

2. 皮　皮，为皮肤的简称。皮毛是皮肤和附着于此的毛发的合称，包括皮肤、毛发、汗孔、腠理等组织。汗孔，古称为"汗空""气门""鬼门""玄府"等，是汗液排泄的孔道。腠理是指皮肤与肌肉之间的空隙，是卫气和津液输布流通的通道，也是外邪侵入人体的门户。

皮肤是人体表面最大的保护组织，是防御外邪的主要屏障。外邪侵犯人体，首先侵犯皮肤。人体的正常体温，多依赖于卫气对汗孔的调控作用。汗由津液所化生，出汗是津液排泄的主要途径之一。

3. 肉 肉，中医古籍中称为"分肉"。肌肉居于皮下，通过筋膜附着于骨骼关节。人体各种运动，均需肌肉、筋膜和骨节的协调合作，主要靠肌肉的收缩弛张来完成。肌肉分布于内脏与骨骼外围，对人体内脏起着保护作用。

4. 筋 筋，即筋膜。筋附着于骨、聚于关节，是连接关节肌肉的一种组织。其包裹约束骨与骨的连接处，形成关节，以保证肢体运动。人体关节之所以能屈伸转侧，运动自如，除肌肉收缩与弛张外，离不开筋在肌肉与骨节之间的协同作用。筋和骨、肉、皮共同组成躯壳，具有保护内脏的作用。

5. 骨 骨是构成人体的支架，相互连接形成支撑人体的脊梁，具有支撑人体、保护内脏和进行运动的功能，与肾关系最为密切。骨与骨的连接处，由筋约束，加以包裹，形成关节。关节通过附着于骨骼上的筋和肌肉的收缩与弛张，产生屈伸和旋转等各种运动。脑藏于颅骨之中，心肺位于胸廓之内，骨具有保护内脏的作用。骨内有腔隙，内藏骨髓，故说："骨者，髓之府。"

二、官窍

五官，指耳、目、口、鼻和舌；七窍，指口、两鼻孔、两目、两耳；九窍，即七窍加前阴和后阴（肛门）。官窍是人体与外界联系的重要器官，对外与周围环境相通，对内通过经络同脏腑联系。不同官窍与不同脏腑有着特定的联系，如《灵枢·五阅五使》说："鼻者，肺之官也；目者，肝之官也；口唇者，脾之官也；舌者，心之官也；耳者，肾之官也。"

第三章　精气血津液

精、气、血、津液是构成人体和维持人体生命活动的基本物质，是脏腑经络、形体官窍进行生理活动的物质基础，同时也是脏腑功能活动的产物。其生成与代谢，依赖脏腑、经络、形体、官窍的正常生理活动而进行。

第一节　精

一、精的基本概念

精是由禀受于父母的生命物质与后天水谷精微相融合而形成的一种精华物质，是人体生命的本源，是构成人体和维持人体生命活动的最基本物质。如《素问·金匮真言论》说："夫精者，身之本也。"精一般呈液态贮藏于脏腑之中或流动于脏腑之间。

二、精的生成与代谢

精的生成与代谢过程，分精的生成、贮藏与施泄。

（一）精的生成

人体之精由禀受于父母的先天之精与后天获得的水谷之精相融合而成。先天之精，禀受于父母，与生俱来；后天之精，来源于水谷。人体之精，以先天之精为本，受后天之精的不断充养而生成。

（二）精的贮藏与施泄

1. 精的贮藏　人体之精分藏于脏腑，主要藏于肾中。《素问·上古天真论》曰："肾者主水，受五脏六腑之精而藏之。"

2. 精的施泄　精的施泄有两种形式：①分藏于全身各个脏腑之中，濡养脏腑，并化气以推动和调控各脏腑的功能。②化为生殖之精而有度地排泄以繁衍生命。

三、精的功能

由先天之精与后天之精合化而生成的生殖之精，具有繁衍生命的作用；精能滋润、濡养人体各脏腑、形体、官窍；精是血液生成的来源之一，作为精微的生命物质，可单独存在于脏腑组织中，也可不断地融合于血液中；先天之精可以化生先天之气，水谷之精可以化生谷气。精是神化生的物质基础，神是人体生命活动的外在总体表现，神的产生离不开精。精如按其来源可分为先天之精与后天之精。另外，还有分布于各脏腑的脏腑之精和有特殊功能的生殖之精等。

第二节 气

一、气的基本概念

气是人体内活力很强、运行不息的极精微物质，是构成人体和维持人体生命活动的基本物质之一。气运行不息，推动和调控着人体新陈代谢，维系着生命进程。气的运动停止，则意味着生命终止。中医学的气概念，源于古人对人体生命现象的观察，受古代哲学气学说的渗透和影响。

二、气的生成

气包括先天之精所化生的先天之气（元气，也称"原气""真气"）、水谷之精所化生的水谷之气（谷气）和自然界的清气。肾的先天之精化生先天之气（元气），是人体之气的根本。脾胃为生气之源。肺主气，司呼吸，保证体内之气的生成与代谢，将吸入的清气与水谷之气结合而化生宗气，促进一身之气的生成。

三、气的运动与气化

（一）气的运动

气的运动称为气机，气是不断运动的具有极强活力的精微物质，运行于全身各脏腑、经络等组织器官，无处不在，以维持人体的各种生理活动。

1. 气运动的基本形式 有升、降、出、入 4 种基本形式。气正常运动，气机调畅，运动通畅无阻，升降出入运动之间平衡协调。

2. 气运动的意义 气是生命活动的根本。先天之气、水谷之气和吸入的清气，必须经过升降出入才能布散全身，发挥其生理功能。精、血、津液必须通过气的运动才能在体内不断运行，以濡养全身。人体脏腑、经络、形体、官窍的生理活动必须依靠气的运动才得以完成，脏腑、经络、形体、官窍之间的联系和协调也必须通过气的运动才得以实现。人与自然环境间的联系，离不开气的升降出入运动。

3. 气运动的规律 心肺在上，在上者宜降；肝肾在下，在下者宜升；脾胃居中，通连上下，为升降转输的枢纽。六腑传化物而不藏，以通为用，以降为顺。肺主出气，肾主纳气；肝气升发，肺气肃降；脾气升清，胃气降浊等。肺气宣发与肃降；小肠分清与泌浊。脏腑气机，升已而降、降已而升，升中有降、降中有升，对立统一，协调平衡。

4. 气的异常运动　正常气的运动为气机调畅。异常气的运动为气机失调，表现为气的运行受阻和升降出入之间失去协调平衡。气的运行受阻表现为：

（1）气机不畅　气的运行受阻而不畅通，为"气滞"，表现为气在局部阻滞不通。

（2）升降出入失常　气机失去协调平衡的表现：①气的上升太过或下降不及，为"气逆"。②气的上升不及或下降太过，为"气陷"。③气的外出太过而不能内守，为"气脱"。④气不能外达而郁结闭塞于内，为"气闭"。

（二）气化

气化是指通过气的运动而产生的各种变化，是体内新陈代谢的过程，是物质转化与能量转化的过程。其具体表现在精、气、血、津液等各自的新陈代谢及相互转化。如饮食转化成水谷精微，再化生为气、血、津液，津液代谢转化成汗液或尿液，就是气化作用的体现。若气化失常，一定会影响气、血、津液的代谢及饮食的消化吸收，影响汗液、尿液及粪便等排泄。

生命活动是在气的不断运动过程中产生的，气的运动是产生气化过程的根本，是气化过程发生和赖以进行的前提与条件。气化过程中寓有气的升降出入运动，气的各种运动形式再从气化过程中得以体现。气的运动及其所维持的气化过程存在于生命过程的始终。

四、气的作用

1. 推动作用　是指气具有激发、兴奋、促进等作用，是人体生命活动的原动力。其主要表现为：有激发和促进人体生长发育的作用；有激发和促进脏腑、经络等组织生理功能的作用；有推动血液的生成与运行的作用；有推动津液的生成、输布和排泄的作用。

2. 温煦作用　是指阳气具有温煦机体的作用，即具有促进产热，消除寒冷，使人体温暖的作用。其主要表现为：有维持人体体温的作用；有温煦脏腑组织的作用；有温煦精血津液的作用。

3. 防御作用　是指气具有护卫肌表，抗御邪气入侵，维护机体健康的作用。正气强则抗病能力强，即"正气存内，邪不可干"，而"邪之所凑，其气必虚"。其主要表现为：护卫肌表，抵御外邪；与邪斗争，祛邪外出；自我修复，恢复健康。

4. 固摄作用　是指气对于体内血、津液、精等液态物质的固护、统摄和控制作用，防止这些物质无故流失，保证其在体内发挥正常的生理功能。其主要表现为：有统摄血液的作用；有固摄津液的作用；有固摄精液的作用。

五、气的分类

人体之气，是先天之精气、水谷之气与吸入自然清气，经脾胃、肺、肾等脏腑功能的综合作用而生成，分布全身，无处不到。气主要有以下4种：

1. 元气　是人体中最基本、最重要的气，是人体生命活动的原动力，又称"原气"

"真气"。元气根源于肾,由肾精所化,禀受于父母,由后天水谷之精微滋养而成。通过三焦流行全身,内至脏腑,外达肌腠,无处不到。其主要表现为:有推动人体生长发育的作用;有激发和推动脏腑、经络等组织生理活动的作用。

2. 宗气 是积于胸中之气,由脾胃化生水谷与肺吸入的自然界清气相结合而成,又称"大气"。脾胃的运化功能与肺的呼吸功能在宗气生成中起着重要的作用。宗气积聚胸中,贯注心肺之脉,通过心肺布散周身。宗气上出于肺,循行咽喉而走息道;下蓄丹田,经气街注入足阳明胃经而下行于足。其主要表现为:有助肺司呼吸的作用;有助心行气血的作用;有资助元气的作用。

3. 营气 是行于脉中有营养作用的气,又称"荣气"。营气与血同行脉中,是血液的重要组成部分,故常"营血"并称。脾胃运化的水谷精微部分,上输于肺,注入于脉中,成为营气,通过十二经脉和任督二脉而循行全身,其主要表现为化生血液、营养全身。

4. 卫气 是行于脉外有保卫防御作用的气。卫气与营气相对而言,有"卫阳"之称,由脾胃运化水谷精微中的慓疾滑利部分所化生。卫气活动力强,流动迅速,故不受脉管约束,在脉外运行于皮肤、分肉之间,熏于肓膜,散于胸腹,布于全身。其主要表现为:有温养脏腑、肌肉、皮毛等作用;有护卫肌表,防御外邪入侵的作用;有控制腠理开阖的作用。

第三节 血

一、血的基本概念

血是循行于脉中富有营养的红色液态物质,是构成人体和维持人体生命活动的基本物质之一。脉是血液运行的管道,血液在脉中循行于全身,所以又将脉称为"血府"。血液不在脉中运行而溢出脉外,称为"离经之血"。

二、血的生成

水谷精微与肾精是血液化生的物质基础。血主要由营气与津液所组成。营气与津液均源于脾胃化生的水谷精微,故有"脾胃为气血生化之源"之说,由脾胃受纳运化饮食水谷,吸取精微,所化生的营气与津液通过脾上升运化,输送于肺,与肺吸入的清气结合,贯注心脉,在心气的作用下,变化成红色的血液,故曰:"中焦受气取汁,变化而赤,是谓血。"

三、血的运行

血液循环于脉中,流布全身,环周不休,运行不止。脉为血府,脉管是个相对密闭的管道。"营在脉中,卫在脉外,营周不休,五十而大会。阴阳相贯,如环无端。"血液正常运行,必须具备三个条件:一是血液要充盈;二是脉管系统的完整与通畅;三是全身脏腑的生理功能正常。心气为血液循行的动力，脉是血液循行的通道。血在心气作用下循行于脉管中，输布全身。肺主气司呼吸，能调节气机，参与宗气的生成，宗气贯心脉、助心行血。脾主运化水谷精微，为气血生化之源，维持血液的充盈。脾气能统摄血液循行脉中而不溢于脉外。肝主藏血，能贮藏血液和调节血量，以防出血。

血液的正常运行需要推动力与固摄力的协调：推动力是血液循环的动力，体现心气推动、肺助心行血及肝的疏泄功能；固摄力是保障血液不外溢的因素，体现在脾统血与肝藏血方面。

四、血的功能

血的生理功能主要体现在濡养与化神两方面：一是血液具有营养滋润作用，血在脉管中循行于全身，内至脏腑，外达皮肉筋骨，为全身各脏腑组织的功能提供营养，维持人体正常生理活动，故曰："血主濡之。"主要反映在面色、皮肤、肌肉、毛发、感觉和运动等方面。二是血液是神志活动的主要物质基础。气血充足，则精力充沛、神志清晰、感觉灵敏、思维敏捷。

第四节　津　　液

一、津液的基本概念

津液是机体一切正常水液的总称，包括各脏腑、形体、官窍的内在液体及其正常的分泌物，是构成人体和维持生命活动的基本物质之一。津液是津和液的总称：质地较清稀，流动性较大，布散于体表皮肤、肌肉和孔窍，并能渗入血脉之内，起滋润作用的称为津；质地较浓稠，流动性较小，灌注于骨节、脏腑、脑、髓等，起濡养作用的称为液。

二、津液的代谢

津液来源于饮食水谷，生成与脾、胃、小肠、大肠等有关。脾胃吸收饮食水谷的部分精微；小肠泌别清浊，吸收水谷精微和水液；大肠主津，在传导过程中吸收食物残渣中的水液；胃、小肠、大肠所吸收的水谷精微及水液，均转输于脾，经脾运化而为津液。津液的输布主要依靠脾、肺、肾、肝和三焦等脏腑生理功能的协调来完成。脾气散精，将津液上输于肺，也将津液向四周布散至全身各脏腑；肺气宣发肃降，为水之上源；肾为水脏，对津液输布代谢起着主宰作用；肝气疏泄、调畅气机，气行则水行，保持了水道的畅通，促进了津液输布的通畅；三焦为水液和诸气运行的通路。津液的排泄主要通过尿液和汗液来完成，与肾、肺、脾的生理功能关系密切。肾气的蒸化作用，将脏腑代谢产生的下输到肾或膀胱的浊液分为清浊两个部分，清者重新吸收布散至全身，浊者则成为尿液，尿液的生成和排泄依靠肾气的蒸化等作用；肺气宣发，将津液外输于体表皮毛，津液在气的蒸腾激发作用下，形成汗液由汗孔排出体外。

津液代谢依赖多脏腑功能的协调配合，尤以脾、肺、肾最为重要。《素问·经脉别论》云："饮入于胃，游溢精气，上输于脾，脾气散精，上归于肺，通调水道，下输膀胱。水精四布，五经并行。"

三、津液的功能

津液源于水谷精微，含有丰富的营养物质，是液态物质，有较强的滋润和濡养脏腑经络组织器官的作用。津的质地较清稀，其滋润作用较明显；而液的质地较浓稠，其濡养作用较明显。如滋润肌肤毛发，滋养和保护眼、鼻、口等，以及滋养内脏、润滑关节等作用。津液入脉，成为血液的重要组成部分。津液有调节血液浓度的作用，又具有滑利血脉的作用。津液的代谢对调节机体内外环境的阴阳相对平衡起着十分重要的作用。

第五节　精气血津液之间的关系

气属阳，血属阴。"气主煦之，血主濡之"，"气为血之帅，血为气之母"。气的运动变化是血液生成的动力，是谓气能生血；血的运行有赖气的推动，是谓气能行血；气对血液具有统摄和固摄作用，使血行脉中，是谓气能摄血。气的充盛及其生理功能的发挥离不开血液的濡养，是谓血能养气；血为气的载体，气存在于血中，依附于血而不至于散失，赖血之运载到达全身，是谓血能载气。

津液的生成、输布与排泄均有赖气的升降出入运动和气化、推动及固摄作用。气在体内的存在与运动变化也依附于津液。气是津液生成的动力，是谓气能生津；津液的输布与排泄等活动均有赖气的功能，是谓气能行津；气的固摄作用控制着津液排泄，使体内津液代谢相对恒定，是谓气能摄津；津液是气运行的载体之一，是谓津能载气。

血与津液均来源于脾胃化生的水谷精微，均具有滋养作用，而且皆属于阴。两者可以相互渗透转化，故有"津血同源"之称。

第四章　病　因

病因是指导致疾病发生的原因，又称"致病因素"。病因学说是研究各种致病因素的概念、形成、性质、致病特点的学说。六淫、疠气、七情内伤、饮食失宜、劳逸失度等，均能成为病因而导致发病。另外，病理产物、医源因素、药物因素等也可成为病因。

第一节　外感病因

一、六淫

（一）六淫的概念及致病特点

六淫即风、寒、暑、湿、燥、火（热）6种外感病邪的统称。淫，有太过、浸淫之意，引申为不正、异常。六气指风、寒、暑、湿、燥、火6种正常气候变化，是万物生、长、化、收、藏和人类赖以生存的必要条件。六气变为六淫的条件：一是自然界气候异常变化，超过了人体的适应能力；二是人体的正气不足，抵抗力下降，不能适应气候变化而发病时，六气则成为病因，称为六淫。

六淫的共同致病特点：

1. 外感性　六淫之邪多从肌表、口鼻侵入人体发病。六淫所致疾病为外感病。

2. 季节性　六淫致病有明显的季节性。如春季多风病，夏季多暑病，长夏多湿病，秋季多燥病，冬季多寒病。

3. 地域性　六淫致病有明显的地域性。如西北多燥病，东北多寒病，江南多湿热为病；久居潮湿环境多湿病。

4. 相兼性　六淫既可单独使人致病，又可两种以上邪气相合同时侵犯人体。如"风寒湿三气杂至，合而为痹也"。

5. 转化性　六淫导致疾病发生，在发病过程中，其性质在一定条件下可发生转化。

（二）六淫各自的性质和致病特征

1. 风邪　凡致病具有善动不居、轻扬开泄等特性的外邪，称为风邪。风是无形、来去疾速的气流，具有流动性强、向上向外、变化多端的特性。风为春季主气，但四时皆有。其性质和致病特点如下：

（1）**风为阳邪，轻扬开泄，易袭阳位**　风具有轻扬、升散、向上、向外的特性，故为阳邪。风性开泄，易使腠理疏泄张开而汗出。风性轻扬，易犯人体的上部、阳经或肌表等。

（2）**风性善行而数变**　"善行"是指风具有善动不居、游走不定的特征，故风邪致病有病位游移、行无定处的特点。"数变"是指风邪致病具有发病急、变化多、传变快的特点。

（3）**风性主动**　是指风邪致病具有动摇不定的特征。

（4）**风为百病之长**　一是指风邪常兼他邪伤人，为外邪致病的先导；二是指风邪致病最多，四季皆有。

2. 寒邪　凡致病具有寒冷、凝结、收引特性的外邪，称为寒邪。寒邪入侵所致病证，称为外寒证。寒客肌表，郁遏卫阳者，称为"伤寒"；寒邪直中于里，伤及脏腑阳气者，称为"中寒"。寒为冬季主气。其性质和致病特点如下：

（1）**寒为阴邪，易伤阳气**　寒邪属于阴邪，人体的阳气可以防御或祛除阴寒之邪。若阴寒偏盛，人体阳气不足以祛除，反易被阴寒所伤，故寒邪致病最易伤及人体阳气。

（2）**寒性凝滞**　"凝滞"，即凝结、阻滞不通之意。人体气血运行不息，赖阳气的温煦及推动作用。寒邪入侵，阳气受损，温煦及推动作用减弱，使经脉气血凝结阻滞，不通则痛。

（3）**寒性收引**　"收引"，即收缩牵引之意。寒邪侵袭人体，表现为气机收敛、腠理闭塞、经络筋脉收缩而挛急的致病特点。

3. 暑邪　凡致病具有炎热、升散、兼湿特性的外邪，称为暑邪。暑邪致病有明显的季节性。暑邪致病，有伤暑和中暑之别。暑为夏季主气。其性质和致病特点如下：

（1）**暑为阳邪，其性炎热**　暑为盛夏之火气，具有酷热之性，故暑为阳邪，其性炎热。

（2）**暑性升散，伤津耗气**　暑为阳邪，主升主散。人体在炎热的环境中，出汗是主要的散热方式，故暑邪侵犯，腠理开泄多汗。汗出过多，一则耗伤津液；二则大量出汗，同时气随津泄，致津气两虚，甚则气随津脱。

（3）**暑多夹湿**　夏季不仅炎热，又多雨潮湿，天暑下逼，地湿上蒸，故暑邪常与湿邪相兼致病。

4. 湿邪　凡致病具有重浊、黏滞、趋下特性的外邪，称为湿邪。湿为长夏主气。其性质和致病特点如下：

（1）**湿为阴邪，易损伤阳气，阻遏气机**　湿与水同类，为阴邪。湿邪侵犯人体，留滞脏腑经络，易阻滞气机。湿为阴邪，阴胜则阳病，故湿邪入侵损伤人体的阳气。

（2）**湿性重浊**　"重"即沉重、重着之意，指湿致病，表现多有沉重或重着不移的特征。

（3）**湿性黏滞**　"黏"，即黏腻；"滞"，即停滞。湿邪致病具有黏腻停滞的特点，表现为：一是症状的黏滞不爽；二是病程的缠绵性。

（4）**湿性趋下，易袭阴位**　湿邪为重浊有质之邪，类水而有趋下之势。人体的下部属阴，故湿邪致病易伤及人体的下部。

5. 燥邪　凡具有干燥、收敛特性的外邪，称为燥邪。燥为秋季主气。其性质和致病特点如下：

（1）**燥性干涩，易伤津液**　干，干燥之意；涩，涩滞之意。燥邪其性干燥，侵犯人体后，最易伤人体之津液，出现各种干燥、涩滞不利的症状。

（2）**燥易伤肺**　肺为娇脏，其性喜润恶燥，肺主气司呼吸，开窍于鼻，外合皮毛，燥邪自口鼻而入，最易伤肺。

6. 火（热）邪　凡致病具有炎热、升腾等特性的外邪，称为火（热）邪。火邪与热邪的主要区别是：热邪致病，临床多表现为全身性弥漫性发热征象；火邪致病，临床多表现为某些局部症状，如肌肤局部红、肿、热、痛，或口舌生疮，或目赤肿痛等。火（热）为夏季主气。其性质和致病特点如下：

（1）**火（热）为阳邪，其性燔灼趋上**　火（热）之邪具有燔灼躁动、升腾上炎特性，故属阳邪。

（2）**火（热）邪易扰心神**　心在五行属火，火（热）与心相通应，而火（热）为阳邪，其性躁动，故其邪入于营血，易扰心神。

（3）**火（热）邪易伤津耗气**　火（热）之邪为阳邪，"阳胜则阴病"，消烁津液，蒸迫津液外泄而汗出，使人体阴津耗损。当迫津外泄的同时，气随津泄，导致津伤气耗。

（4）**火（热）邪易生风动血**　"生风"指火（热）之邪侵犯人体，可燔灼肝经，耗伤津血，使筋脉失养，致肝风内动。"动血"指火（热）之邪入血脉，其性急迫躁动，轻则血行加速，甚则灼伤脉络，迫血妄行，导致各种出血证。

（5）**火（热）邪易致疮痈**　火（热）之邪侵入血中，结聚于局部，使气血壅聚不散，致血败肉腐，发为痈肿疮疡。

二、疠气

疠气是一类具有强烈致病性和传染性的外感病邪。疠气的传染途径：一是通过空气传染，经口鼻侵入致病；二是可通过饮食、蚊虫叮咬、虫兽咬伤、皮肤接触等途径传染而发病。疠气的致病特点：一是潜伏期较短，"触之者即病"，病情凶险，发展变化快，死亡率高；二是传染性强，易于流行；三是疠气种类繁多，但其致病极为专一，症状基本一致，一气一病。气候因素、环境卫生、预防措施及社会因素等均可影响疠气的形成与流行。

第二节　内伤病因

内伤病因是指人的情志或行为不循常度，超过自身调节范围，直接伤及脏腑而发病的致病因素。内伤病因是与外感病因相对而言，包括七情内伤、饮食失宜、劳逸失度等。

一、七情内伤

（一）七情的基本概念

七情是指喜、怒、忧、思、悲、恐、惊7种正常的情志活动，是人体的生理和心理活动对外界环境刺激的不同反应，属人类共有的情绪体现，一般情况下不会导致或诱发疾病。

七情内伤是指强烈持久的情志刺激，超越了自身的生理和心理适应能力，引起脏腑功能失调，或人体正气虚弱，脏腑精气虚衰，对情志刺激的适应调节能力低下，导致疾病发生或诱发。

（二）七情内伤的致病特点

七情能否致病，与情志本身反应强度、方式有关，还与个体心理特征、生理状态有密切的关系。七情内伤是导致疾病发生或诱发疾病的因素，又可影响病情的发展与转归。七情内伤的致病特点如下：

1. 直接伤及内脏　七情损伤直接影响相应脏腑，致脏腑气血紊乱而发病。如怒伤肝、喜伤心、思伤脾、悲伤肺、恐伤肾等。

2. 影响脏腑气机　脏腑之气的运动变化，对情志活动影响较大。故七情致病是影响脏腑的气机，致气机失常，气血运行紊乱而发病。

（1）怒则气上　"气上"为气机上逆之意。怒为肝之志，正常情况下，遇事不遂而产生一时性激怒，一般不会致病，但过度愤怒，导致肝气疏泄太过，气机上逆或横逆则致病。上逆指气血并走于上，肝气上逆表现头胀头痛诸症；横逆是指肝气影响脾胃。

（2）喜则气缓　"气缓"为心气弛缓之意，包括缓和紧张与心气涣散两方面。喜为心之志，正常情况下，喜能缓和精神紧张，使心情平静舒畅。但过度喜乐则伤心，导致心气涣散不收。

（3）悲则气消　"气消"为肺气消耗之意。悲为肺之志，正常情况下，悲是伤感而哀痛的一种情志表现，过度悲忧伤肺，可导致肺失宣降及肺气耗伤。

（4）恐则气下　"气下"为精气下陷之意。恐为肾之志，正常情况下，恐是一种胆怯惧怕的情志表现，过度恐惧伤肾，致使肾气失固，气陷于下。

（5）惊则气乱　"气乱"为气机紊乱之意。心藏神，卒然受惊伤心肾，导致心神不定，气机逆乱，肾气不固。惊与恐不同，自知者为恐，不知者为惊。

（6）思则气结　"气结"为脾气郁结之意。思为脾之志，思考是人正常的神志活动，过度思虑伤心脾，导致心脾气机结滞，运化失职。

3. 七情变化影响病情　七情变化对病情具有两方面的影响：一是有利于康复。情绪积极乐观，七情反应适当，当怒则怒，当悲则悲，怒而不过，悲而不消沉，有利于病情的好转乃至痊愈。二是使病情加重或恶化。情绪低落，悲观失望，或七情异常波动，可使病情加重或恶化。

二、饮食失宜

饮食是人类赖以生存和维持生命活动的必需物质。正常合理饮食是维持生命活动的气血津液的主要来源。若饮食失宜，可导致疾病发生。饮食主要依靠脾胃消化吸收，故饮食失宜主要损伤脾胃，也称为"饮食内伤"，包括饮食不节、饮食不洁与饮食偏嗜三个方面：

（一）饮食不节

饮食不节是指饮食无规律，失其常度而致疾病，主要有饥饱失常和饮食无时两方面：

1. 饥饱失常　饮食应以适量为宜，过饥过饱均可导致疾病发生。

（1）过饥　进食明显过度低于自身适应的最小饮食量，称为过饥。由于摄食不足，气血化生无源，脏腑功能活动因气血虚少而减退。"谷不入，半日则气衰，一日则气少矣"。

（2）过饱　饮食明显过度超过自身适应的最大饮食量，称为过饱。常由暴饮暴食，超过脾胃受纳运化能力，导致饮食阻滞中焦，脾胃受损。

2. 饮食无时　若饮食无时，必损伤脾胃。正常应在固定时间，有规律地进食，以保证消化、吸收功能有节奏地进行，使脾胃功能协调，水谷精微化生有序，以输布全身。"早饭宜好，午饭宜饱，晚饭宜少"。

（二）饮食不洁

饮食不洁是指因进食不清洁、不卫生或陈腐变质等食物导致疾病的发生，可引起多种胃肠异常状态，出现腹痛、呕吐、泄泻、痢疾、虫疾等病证。

（三）饮食偏嗜

饮食偏嗜是指饮食嗜好某些食物，结构不当，或饮食过寒过热，或五味有所偏嗜，引起受纳不足和（或）吸收太过，导致阴阳失调而发生疾病。

1. 寒热偏嗜　饮食寒热，指食品性质的寒热性，同时包括饮食温度的寒热。寒热太过可致体内阴阳失衡，如过食寒凉易损伤脾阳、过食偏热易致胃肠积热。

2. 五味偏嗜　五味即酸、苦、甘、辛、咸5种食味。五味与五脏各有亲和性，长期偏嗜某味食物，会造成相应脏腑功能失常，亦损伤其他脏腑。

3. 食类偏嗜　人类膳食结构以谷类为主、肉类为副、蔬菜为充、水果为助才有益于健康。若专食某种或某类食品，或厌食某类食物，均可导致疾病发生。

三、劳逸失度

适度劳动与运动有助气血流通，增强体质；必要的休息则能消除疲劳，恢复体力与脑力。因此，劳逸结合是保证人体健康的必要条件。若长时间过度劳累或过度安逸，均可导致脏腑气血失调而致病。

1. 过劳　过劳是指过度劳累，又称劳倦，包括劳力过度、劳神过度和房劳过度三个方面：

（1）**劳力过度**　是指长期过度劳动，体力劳动负担过重，或剧烈运动时间过长，得不到休息，损耗元气而积劳成疾。

（2）**劳神过度**　是指长期用脑过度，思虑劳神而积劳成疾，又称"心劳"。

（3）**房劳过度**　是指性生活不节，耗伤肾精肾气，又称"肾劳"。

2. 过逸　过逸是指过度安逸，包括体力过逸和脑力过逸。长时间过度安逸，引起人体脏腑经络及精气血神失调而致病。

（1）**体力过逸**　若长期安逸少动，易使人气血运行不畅，致脾胃功能减弱；若过度安逸，长时间卧床，阳气失于振奋，致正气虚弱。

（2）**脑力过逸**　长期用脑过少，过度安逸，可致神气衰弱，常见精神萎靡、健忘、反应迟钝等。

第三节　病 理 产 物

痰饮、瘀血、结石等是疾病过程中所形成的病理产物，这些病理产物形成之后，又能作用于自身，干扰机体的正常功能，加重病理变化，或引起新的病变发生。因其通常是继发于其他病理过程而产生的致病因素，故有"继发性病因"之称。

一、痰饮

痰饮是人体水液代谢障碍所形成的病理产物，较稠浊者为痰，清稀者为饮。痰有有形之痰和无形之痰之分：有形之痰，是指视之可见、闻之有声的痰液，如咳嗽吐痰、喉中痰鸣等，或指触之有形的痰核；无形之痰，是指只见其征象而不见其形质的痰病，如眩晕、癫狂等。饮流动性较大，留积于人体脏腑组织的间隙或疏松部位，因其所停留的部位不同而表现各异，如《金匮要略》中有"痰饮""悬饮""溢饮""支饮"等不同名称。

（一）痰饮的形成

痰饮的形成，多由外感六淫、七情内伤、饮食不节或久病体虚导致肺、脾、肾、肝及三焦等脏腑功能失调，致气化不利，引起津液代谢障碍，水液停聚而成。

（二）痰饮的致病特点

痰饮形成后，饮多留积肠胃、胸胁、腹腔及肌肤；痰随气流行，内而脏腑，外至筋骨皮肉，无处不到。其致病特点如下：

1. 阻滞气血运行　痰饮为有形之实邪，形成后随气流行，脏腑经络无处不到。若痰饮停滞脏腑，阻滞气机，致脏腑气机升降失常。若流注于经络，易阻滞经络，使气血运行不畅。

2. 影响津液代谢　痰饮本是津液代谢失常的病理产物，形成后，作为致病因素，作用于机体，进一步影响肺脾肾等脏腑功能活动，使津液代谢障碍更甚。

3. 扰其神明　痰饮为秽浊之物，无处不到。若内停易蒙清窍，扰乱心神，引起心神失常等表现。

4. 致病多样，变化多端　痰饮为水湿停聚所成，随气流行，内而脏腑，外至筋骨皮肉，无所不至，引起多种病证。如可伤阳化寒，可郁而化热，可夹风夹热等，变化多端，导致病情复杂。

5. 病程缠绵　痰饮为体内水湿停聚而成，具有重浊、黏滞的特征，其病复杂多变，病程多长而缠绵难愈，治疗困难。

二、瘀血

瘀血是体内血液停积形成的病理产物，包括体内瘀积的离经之血，或因血液运行不畅，停滞于经脉或脏腑组织内的血液。

（一）瘀血的形成

凡能引起血液运行不畅，或致血离经脉瘀积的因素，均可导致瘀血的形成。临床多见血出致瘀、气滞致瘀、因虚致瘀、血寒致瘀等。

（二）瘀血的致病特点

1. 易阻滞气机　血为气之母，瘀血一旦形成，必然影响和加重气机郁滞，是谓"血瘀必兼气滞"。

2. 影响血脉运行　瘀血形成之后，无论瘀滞于脉内，还是留积于脉外，均可导致局部或全身的血液运行失常，影响脏腑的功能。

3. 影响新血生成　瘀血日久不散，脏腑失于濡养，功能失常，影响新血的生成，即所谓"瘀血不去，新血不生"。

4. 病位固定，病证繁多　瘀血致病具有病位相对固定的特征，如局部刺痛、固定不移，癥积肿块形成而久不消散，或出血，血色紫黯或有血块，面色黧黑，肌肤甲错，舌质紫黯或有瘀点，脉多细涩、沉弦或结代等。

三、结石

结石是体内某些部位形成并停滞为病的砂石样病理产物或结块。结石的形成，多由脏腑本虚，浊邪湿热入侵，蕴郁积聚，或湿热煎熬日久而成。其致病特点为：多发于肝、肾、胆、胃、膀胱等脏腑；病程较长，病情轻重不一；阻滞气机，损伤脉络，易致疼痛。

此外，还有外伤、寄生虫、胎传、药邪、医过等致病因素。

第五章 病 机

病机即疾病发生、发展变化及其转归的机理，也称"病变机理"。病机学是研究与探讨病变机理变化规律的学说，内容包括疾病发生的机理、病变的机理和传变的机理。它揭示了疾病发生、发展与演变全过程的本质特点及其基本规律，是疾病临床表现、发展、转归和诊断治疗的内在依据。研究病机是认识疾病本质的关键，是正确诊断与治疗的前提。

第一节 发 病

发病是指疾病的发生过程，即机体处于邪气损害与正气抗损害的斗争过程。正气始终坚守保持"阴平阳秘"状态，致病因素则导致"阴阳失调"，这一状态贯穿疾病发生、发展及其转归的整个过程。疾病的发生多由两方面原因引起：一是机体自身功能紊乱和代谢失调；二是致病因素对机体的损害和影响。故《内经》提出"外内合邪"的发病观。

一、发病的基本原理

发病的基本原理是指疾病发生的机制与原理。疾病发生是一个复杂的病理过程，发病原理在于邪正相搏。正气是决定发病的主导因素，邪气是发病的重要条件。

（一）正气不足是疾病发生的内在因素

正气是相对邪气的称谓，是指人体具有抗病、祛邪、调节、修复等作用的一类细微物质和能量。正气对邪气的防御作用可分为阴气和阳气两部分：阴气有凉润、宁静、抑制、沉降、凝聚等作用；阳气有温煦、推动、兴奋、升腾、发散等功能。阴气抵抗阳邪（如暑邪、火邪等）侵袭，能抑制阳邪，阻止阳热病证发展和祛除阳邪使病情向愈；阳气抵抗阴邪（如寒邪、湿邪等）的入侵，能制约阴邪，阻止阴寒病证传变和祛除阴邪使之康复。

1. 防御作用 一是抵御外邪入侵；二是祛邪外出；三是修复调节；四是维持脏腑经络功能协调。

2. 在发病中的作用 正气是决定发病的关键因素。"正气存内，邪不可干"；"邪之所凑，其气必虚"。正虚则邪气乘虚而入，正虚生"邪"而发病（如气虚生痰、瘀）；

正气的强弱可决定发病证候性质，如"邪气盛则实，精气夺则虚"。

（二）邪气是发病的重要条件

邪气泛指各种致病因素，包括外界或由人体内产生的各种致病作用的因素。

1. 邪气的侵害作用 一是导致生理功能失常；二是造成脏腑组织的形质损害；三是改变体质类型。

2. 邪气在发病中的作用 邪气是导致发病的原因；影响发病的性质、类型和特点；影响病情和病位；有时可能在发病中起主导作用。

（三）邪正相搏的胜负，决定发病与否

正胜邪去则不发病，邪胜正负则发病。发病的证候类型、病变性质、病情轻重与正邪均有关系。

二、影响发病的主要因素

影响发病的主要因素可归纳为环境、体质和精神状态三个方面。

1. 环境与发病 发病与气候因素、地域因素、生活工作环境及社会环境有关。

2. 体质与发病

（1）决定发病倾向 体质强盛，不易感邪发病，或虽被内外邪气所扰，病后易趋实证。体质弱，则易感邪发病，发病后易趋虚实夹杂证或虚证。

（2）决定对某种病邪的易感性 阳虚之体，易感寒邪；阴虚之质，易感热邪。肥人或痰湿内盛之体，易感寒湿之邪；瘦人或阴虚之质，易感燥热之邪。

（3）决定某些疾病发生的证候类型 感受相同病邪，因体质不同，可表现出不同证候类型（如同感风寒之邪，卫气盛者，形成表实证；卫气虚者，为表虚证或虚实夹杂证。同感湿邪，阳盛之体，易化湿热证；阳虚之体，则易化寒湿证）。若体质相同，虽感受不同病邪，也可表现出相同证候类型（如阳热体质，无论感受热邪或寒邪，都可表现为热性的证候）。

3. 精神状态与发病 精神状态好，情志舒畅，则正气强盛，邪气难以入侵，虽受邪而易去。突然强烈的情志刺激，则可扰乱气机、伤及内脏致疾病突发。如常见突发性胸痹心痛、中风等疾病，可因强烈情志刺激而诱发。长期持续性精神刺激，如悲哀、忧愁、思虑过度，易致气机郁滞或逆乱而发病，引起消渴、胃脘痛、癥积等疾病的发生。

三、发病类型

人体的正气强弱有差异，致病邪气性质及途径、感邪轻重不同，导致疾病的发病形式不同。

1. 卒发 卒发即感而即发，急暴突然之意，又称"顿发"。一般多见感邪较甚、情志剧变、疫气致病、毒物所伤及急性外伤等。

2. 伏发 伏发即伏而后发，指病邪传入人体后，不立即发病而潜伏于内，经一段

时间后，或在一定诱因作用下才发病。

3. 徐发 徐缓发病谓之徐发，又称"缓发"，与"卒发"相对而言。徐发与致病因素种类、性质及其致病作用及体质因素等密切相关。

4. 继发 继发指在原发疾病的基础上继续发生新的病证。继发病必然以原发病为前提，二者之间有着密切的病理联系。

5. 复发 复发是重新发作的疾病，又称为"复病"。复病具有如下特点：其临床表现类似初病，但又不仅是原有病理过程的再现，而是因诱发因素作用于旧疾之宿根，机体受到再一次的病理性损害引起的旧病复发。复发的基本条件是邪未尽除、正虚未复及诱因引动。引发复病的诱因有复感新邪、食复、劳复及药复。此外，气候因素、精神因素及地域因素等也可成为复发的因素。

第二节 基本病机

基本病机是机体发生疾病时产生的基本反应，主要包括邪正盛衰、阴阳失调、气血失常、津液失常及"内生五邪"等。

一、邪正盛衰

邪正盛衰是指在疾病过程中，正气与邪气之间相互斗争所发生的盛衰变化。

（一）虚实变化

1. 虚实病机 "邪气盛则实，精气夺则虚"。虚与实是相对的病机概念。

（1）**实** 指邪气盛，是以邪气亢盛为主的一种病理状态。邪气亢盛，正气未衰，与邪抗争，正邪相搏，斗争激烈，反应明显，出现病理性反应比较剧烈的、有余的证候，称为实证。实证特征常见于：①外感六淫和疠气致病的初期和中期。②由湿、痰、水饮、食积、气滞、瘀血等引起的内伤病证。③体质壮实的患者。

（2）**虚** 指正气不足，是以正气虚损为主的一种病理反应。正气虚弱，防御能力和调节能力低下，无力抗邪，难以出现邪正斗争剧烈的病理反应，表现出虚弱、衰退和不足的证候，称为虚证。虚证的特征常见于：①外感病的后期，正气耗伤。②各种慢性病证日久，正气化生无源。③因暴病吐利、大汗、亡血等使正气随津血而脱失，以致正气虚弱。④体质虚弱的患者。

2. 虚实变化

（1）**虚实错杂** 疾病发展过程中，不是单纯的虚或实的病理变化，一些慢性、复杂的疾病形成多种复杂的虚实病理变化。虚实错杂常表现为：①虚中夹实，是指病理变化以正虚为主，兼有实邪为患的病理状态。如气虚血瘀、气虚痰阻等。②实中夹虚，指病理变化以邪实为主，兼有正气虚损的病理状态。如高热伤津液、伤阴气的"阳胜则阴病"等。

（2）**虚实真假** 一般情况下，疾病本质与现象是一致的。特殊情况下，机体功能和代谢严重紊乱，会出现病变本质与现象不一致的情况，故表现虚实真假的病机。虚实真假常表现为：①真实假虚，是指病机的本质为"实"，但表现出"虚"的临床假象。一般是由于邪气亢盛，结聚体内，阻滞经络，气血不能外达所致，又称"大实有羸状"。如热结胃肠而泻下稀水臭秽的"热结旁流"证、小儿因食积而出现的腹泻、妇人因瘀血内阻而出现的崩漏下血等。②真虚假实，是指病机的本质为"虚"，但表现出"实"的临床假象。一般是由于正气虚弱，脏腑经络之气不足，推动、激发功能减退所致，又称"至虚有盛候"。如脾气虚衰的腹胀、气虚推动无力而出现的便秘。

（二）邪正盛衰与疾病转归

1. 正胜邪退　正胜邪退的发展，疾病可以较快地好转、痊愈。若正气恢复较慢则邪去正虚。

2. 邪胜正衰　疾病向较差方向发展，"亡阴""亡阳"，病情恶化，甚则死亡。

3. 邪正相持　邪正双方势均力敌，相持不下，病势处于迁延状态的一种病理过程。若正气大虚，余邪未尽，正气无力祛尽病邪，致使疾病处于缠绵难愈的病理过程，称为正虚邪恋。

二、阴阳失调

阴阳失调是指在疾病的发生和发展过程中，由于致病因素的影响，导致机体阴阳双方失去相对的平衡协调而出现的阴阳偏盛、偏衰、互损、格拒、亡失等一系列病理变化。阴阳失调又是脏腑、经络、营卫、气血、精气等相互关系失调及气机升降出入运动失常的概括。

（一）阴阳偏盛

阴阳偏盛，是指人体阴阳双方某一方呈现病理性亢盛状态，属实证，即"邪气盛则实"。

1. 阳偏盛　即阳胜，是指机体在疾病过程中出现阳气偏盛、功能亢奋、机体反应增强、热量过剩的病理状态，多表现为阳偏盛而阴未虚的实热证。由感受温热阳邪、感受阴邪从阳化热、情志内伤五志过极而化火，或因气滞、血瘀和食积等郁而化热。临床以热、动、燥为特点，故可见壮热、烦渴、面红、目赤、尿黄、便干、苔黄、脉数等症。

2. 阴偏盛　即阴胜，是指机体在疾病过程中出现阴气偏盛、功能抑制的病理状态，多表现为阴偏盛阳未虚的实寒证。由感受寒湿阴邪、过食生冷或寒邪中阻导致。临床以寒、静、湿为特点，见形寒、肢冷、蜷卧、舌淡而润、脉迟等症。

（二）阴阳偏衰

阴阳偏衰，是指人体阴阳双方中的一方呈现虚衰不足的病理状态，属"精气夺则虚"的虚证。

1. 阳偏衰　即阳虚，是指机体阳气虚损、产热不足、功能减退或衰弱的病理状态，表现为机体阳不制阴，阴气相对偏亢的虚寒证。临床以阳气虚衰，温煦、推动和兴奋功能减退为其特点，见面色苍白、脘腹冷痛、水湿痰饮停聚、舌淡、脉迟等寒象，也可见畏寒肢冷、精神不振、喜静蜷卧、小便清长、下利清谷、脉微细等虚象。

2. 阴偏衰 即阴虚，是指机体阴气不足、产热相对增多、功能虚性亢奋的病理状态，表现为阴不制阳，阳气相对偏盛的虚热证。临床以阴气凉润、抑制与宁静功能减退为特点，见五心烦热、骨蒸潮热、面红、消瘦、盗汗、咽干口燥、舌红少苔、脉细数等虚象。

（三）阴阳互损

阴阳互损是指在阴或阳任何一方虚损的前提下，病变发展影响另一方，形成阴阳两虚的病机。在阴虚的基础上，继而导致阳虚，称为阴损及阳；在阳虚的基础上，继而导致阴虚，称为阳损及阴。阴阳互损是阴阳的互根互用关系失调出现的病理变化，一般有两种情况：

1. 阴损及阳 是指由于阴气亏损，累及阳气生化不足或无所依附而耗散，即在阴虚的基础上导致了阳虚，形成以阴虚为主的阴阳两虚的病理状态。如肝阳上亢为肝肾阴虚，水不涵木，阴不制阳，但病情发展，影响肾阳化生，出现畏寒、肢冷、面白、脉沉细等肾阳虚衰症状，为阴损及阳的阴阳两虚证。

2. 阳损及阴 指由于阳气虚损，无阳则阴无以生，即在阳虚的基础上导致了阴虚，形成以阳虚为主的阴阳两虚的病理状态。如肾阳亏虚之水泛为肿证，为阳气不足，津液不布，停聚而为水湿，溢于肌肤而为水肿，但病变发展，因阳气不足而导致阴气化生无源而亏虚，出现日渐消瘦、烦躁，甚则阳升风动而抽搐等肾阴亏虚之征象，为阳损及阴的阴阳两虚证。

（四）阴阳格拒

阴阳格拒是在阴阳偏盛基础上，由阴阳双方相互排斥而出现寒热真假病变的一类病机，包括阴盛格阳和阳盛格阴两方面。阴或阳的一方偏盛至极，壅遏于内，将另一方排斥格拒于外，迫使阴阳之间不相维系，从而出现真寒假热或真热假寒的复杂病变。

1. 阴盛格阳 指阴寒偏盛至极，壅闭于内，逼迫阳气浮越于外，而相互格拒的一种病理状态，又称"格阳"。阴寒内盛是疾病的本质，故在面色苍白、四肢逆冷、精神萎靡、畏寒蜷卧、脉微欲绝等阴气盛于内表现的基础上，又见格阳于外的面红、烦热、口渴、脉大无根等假热之象，故称为"真寒假热证"。

2. 阳盛格阴 指阳热偏盛至极，深伏于里，阳气被遏，郁闭于内，不能外达于肢体而将阴气排斥于外的一种病理状态，又称"格阴"。阳盛于内是疾病的本质，故在壮热、面红、气粗、烦躁、舌红、脉数大有力等邪热内盛表现的基础上，又见格阴于外的四肢厥冷、脉象沉伏等假寒之象，故称为"真热假寒证"。

（五）阴阳亡失

阴阳亡失，是指机体的阴气或阳气突然大量亡失，导致生命垂危的一种病理状态。

包括亡阴和亡阳两类：

1. 亡阳 是指机体的阳气发生突然大量脱失，致全身功能严重衰竭的一种病理状态，原因有以下几方面：一是邪气太盛，正不敌邪；二是津液过耗，气随津泄，阳气外脱；三是素体阳虚，劳伤过度，阳气消耗过多；四是因慢性疾病，长期大量耗散阳气，终致阳气亏损殆尽，出现亡阳，症见大汗淋漓、心悸气喘、面色苍白、四肢逆冷、畏寒蜷卧、精神萎靡、脉微欲绝等危重征象。

2. 亡阴 是指机体阴气发生突然大量消耗或丢失，致全身功能严重衰竭的一种病理状态。多因以下几方面：一是热邪炽盛，或邪热久留，大量煎灼津液，或逼迫津液大量外泄而为汗，以致阴气随之大量消耗而突然脱失；二是长期大量耗损津液和阴气，日久导致亡阴者，见手足虽温而大汗不止、烦躁不安、心悸气喘、体倦无力、脉数疾躁动等危症。

阴气和阳气存在着互根互用的关系，因此，阴亡则阳无所依附而散越，阳亡则阴无以化生而耗竭。故亡阴可迅速导致亡阳，亡阳也可继而出现亡阴，最终导致"阴阳离决，精气乃绝"，生命活动终止而死亡。

三、精气血的失常

精气血失常，包括精、气和血的不足及其各自生理功能的异常，以及精、气、血互根互用关系失常等病理变化。

（一）精的失常

精的失常主要包括精虚和施泄失常两个方面。

1. 精虚 是指肾精（主要为先天之精）和水谷之精不足及其功能低下所产生的病理变化。肾精不足临床多表现为生长发育不良、女子不孕、男子精少不育或滑遗过多、精神委顿、耳鸣、健忘，以及体弱多病、未老先衰等。水谷之精不足可以出现面黄无华、肌肉瘦削、头昏目眩、疲倦乏力等虚弱状态。

2. 精的施泄失常 是指精的排泄失常，如排泄过度或排泄障碍，则出现失精或精瘀的病理变化。表现为：一是失精，指男子生殖之精排泄过度，导致肾精和水谷之精大量丢失的病理状态。临床多表现精液排泄过多，或见滑精、梦遗、早泄等症，并见思维迟钝、失眠健忘、少气乏力、耳鸣目眩等症。二是精瘀，指男子精滞精道，排精障碍而言。临床多表现排精不畅或排精不能，可伴精道疼痛、睾丸小腹重坠、腰痛、头晕等症。

（二）气的失常

气的失常主要包括两个方面：一是气的生化不足或耗散太过，形成气虚的病理状态；二是气的某些功能减退及气的运动失常，出现气滞、气逆、气陷、气闭或气脱等气机失调的病理变化。

1. 气虚 指一身之气不足及其功能低下的病理状态，见精神委顿、倦怠乏力、眩晕、自汗、易于感冒、面白、舌淡、脉虚等症。偏元气虚，可见生长发育迟缓、生殖功能低下等症；偏宗气虚，可见动则心悸、呼吸气短等症。

2. 气机失调　是指气的升降出入失常而引起的气滞、气逆、气陷、气闭、气脱等病理变化。

（1）气滞　是指气的流通不畅，郁滞不通的病理状态。多因情志抑郁，或痰、湿、食积、瘀血等阻滞，影响气的运行。气滞多属于邪实为患，亦有气虚推动无力而滞者。气滞的共同特点是闷、胀、疼痛等症。

（2）气逆　指气升之太过或降之不及，以脏腑之气逆上为特征的一种病理状态。多因情志所伤、饮食不当、外邪侵犯、痰浊壅阻或因虚而发。肺气上逆，见咳逆上气；胃气上逆，见恶心、呕吐、嗳气、呃逆；肝气上逆，见头痛头胀、面红目赤、易怒等症。气逆于上，以实为主，也有因虚气逆者。如肺气虚或肾不纳气，导致肺气上逆；胃气虚导致胃气上逆等。

（3）气陷　指气的上升不足或下降太过，以气虚升举无力而下陷为特征的一种病理状态。多由气虚病变发展而来，尤与脾气的关系最为密切。临床可见上气不足，头目失养；中气下陷，指脾气虚损，升举无力，发生某些内脏的位置下移，形成胃下垂、肾下垂、子宫脱垂、脱肛等病变。

（4）气闭　即气机闭阻，外出严重障碍，以致清窍闭塞而出现昏厥的一种病理状态。多由情志刺激，或外邪、痰浊等闭塞气机，使气不得外出而闭塞清窍所致。以突然昏厥、不省人事为特点。

（5）气脱　即气不内守，大量向外亡失，以致功能突然衰竭的一种病理状态。多由久病、重病，正气长期消耗而衰竭，以致气不内守而外脱；或因大出血、大汗等气随血脱或气随津泄而致气脱。临床见面色苍白、汗出不止、目闭口开、全身瘫软、手撒、二便失禁、脉微欲绝或虚大无根等症状。

（三）血的失常

血的失常，一是因血液的生成不足或耗损太过，致血的濡养功能减弱引起的血虚；二是血液运行失常出现的血瘀、出血等病理变化。

1. 血虚　是指血液不足，血的濡养功能减退的病理状态。

2. 血运失常　血液运行失常出现的病理变化，主要有血瘀和出血。

（1）血瘀　是指血液的循行迟缓，流行不畅，甚则血液停滞的病理状态。导致血瘀的病机主要有气虚、气滞、痰浊、瘀血、血寒等。

（2）出血　是指血液不循常道而外溢的一种病理变化。导致出血的病机主要有气虚、血热等。

四、津液代谢失常

任何脏腑功能异常，均可导致津液的生成、输布及排泄障碍，形成津液不足或蓄积于体内产生痰饮、水湿等病。

（一）津液不足

津液不足是指津液亏少，其濡润、滋养功能减退而出现一系列干燥枯涩的病理状态。多因热邪伤津，或丢失过多（吐泻、大汗、多尿及大面积烧伤等），或生成不足，（体虚久病，津液生成不足），以及慢性疾病耗伤津液，致津液亏耗等所致。临床见目陷、尿少、口干舌燥、皮肤干涩而失去弹性，甚则见目眶深陷、啼哭无泪、小便全无、精神委顿等症；重则形瘦骨立，大肉尽脱，肌肤毛发枯槁，或见手足震颤、肌肉瞤动、唇裂、舌光红无苔或少苔等重症。

（二）津液输布排泄障碍

1. 津液输布障碍　包括肺失宣发和肃降，津液不得正常布散；脾失健运，运化水液功能减退，可致水饮不化；肝失疏泄，气机不畅，气滞津停；三焦的水道不利。

2. 津液排泄障碍　津液化为汗液，有赖肺气的宣发功能；津液化为尿液，有赖肾气的蒸化功能。津液输布排泄障碍导致的病证，病位主要在脾，与肺、肾有关。

3. 水液潴留　可出现痰、饮、湿及水肿，病在肺、脾、肾、肝。

（三）津液与气血关系失调

1. 水停气阻　是指津液代谢障碍，形成水湿痰饮而导致气机阻滞不通的病理状态。

2. 气随津脱　是指津液大量流失，继而出现气的暴脱的病理状态。

3. 津枯血燥　是指津液枯涸，导致血燥虚热内生、血燥生风的病理状态。

4. 津亏血瘀　是指津液不足，导致血行不畅的病理状态。

5. 血瘀水停　是指血液运行不畅出现的水液停聚的病理状态。"血不利则为水"。

五、内生"五邪"

内生"五邪"，是指在疾病的发展过程中，由于脏腑经络及精气血津液的功能失常而产生的风、寒、湿、燥、火等病理变化，又称为"内风""内寒""内湿""内燥"和"内火"，统称为内生"五邪"。

1. 风气内动　是指疾病发展过程中，主要因为阳气亢盛，或阴虚阳亢，阳升无制，出现动摇、眩晕、抽搐、震颤等类似风动的病理状态，即是"内风"。风气内动主要是体内阳气亢逆变动所致。内风的病机，主要有肝阳化风、热极生风、阴虚风动、血虚生风等。

（1）**肝阳化风**　肝肾阴虚，阴虚不能制阳，水亏不得涵木，肝阳亢逆，亢阳化风，可见筋惕肉瞤、肢麻震颤、眩晕欲仆，甚则口眼㖞斜、半身不遂。严重者，血随气升而发卒然厥仆。

（2）**热极生风**　多见于热性病的极期。火热亢盛，化而为风，邪热煎灼津液，伤及营血，燔灼肝经，筋脉失养，又称"热甚动风"。临床出现痉厥、抽搐、目睛上吊等，常伴有高热、神昏、谵语。

（3）**阴虚风动**　多见于热病后期，津液和阴气大量亏损，或由久病耗伤，津液及阴气亏虚所致。临床出现筋挛肉瞤、手足蠕动等症状，并见低热起伏、舌光少津、脉细如丝等阴竭表现。

（4）**血虚生风**　多由于生血不足或失血过多，或久病耗伤营血，肝血不足，筋脉失养，或血不荣络，则虚风内动。临床见肢体麻木不仁、筋肉跳动，甚则手足拘挛不伸等症。

2. 寒从内生　是指机体阳气虚衰，温煦气化功能减退，虚寒内生或阴寒之气弥漫的病理状态，又称"内寒"，主要与脾肾阳虚有关。寒邪侵犯人体，损伤机体阳气，导致阳虚；而阳气素虚之体，又因抗御外邪能力低下，易感寒邪而致病。

3. 湿浊内生　是指由于脾的运化功能和输布津液的功能障碍，引起湿浊停滞的病理状态，又称"内湿"。脾的运化失职是湿浊内生的关键。

4. 津伤化燥　是指机体津液不足，各组织器官和孔窍失其濡润，出现干燥枯涩的病理状态，又称"内燥"。津液枯涸则阴气化生无源而虚衰，阴虚则阳相对偏亢而生内热，故内燥日久常伴虚热证的表现。临床常见肌肤干燥不泽，起皮脱屑，甚则皲裂，口燥咽干唇焦，舌上无津，或光红干裂，鼻干目涩少泪等症。

5. 火热内生　是指由于阳盛有余，或阴虚阳亢，或由气血郁滞，或由病邪郁结而产生的火热内扰、功能亢奋的病理状态，又称"内火"或"内热"，主要有心火、肝火、相火（肾火）及胃火等。

第六章　四　　诊

四诊是望、闻、问、切 4 种诊察疾病的基本方法，也叫"诊法"。望诊是对患者全身或局部进行有目的的观察以了解病情，测知脏腑病变。闻诊是通过听声音、嗅气味，以辨别患者内在的病情。问诊是通过对患者或陪诊者的询问，以了解病情及有关情况。切诊是诊察患者的脉候和身体其他部位，以测知体内、体外一切变化的情况。根据四诊合参的原则，不能以一诊代四诊，同时症状、体征与病史的收集，一定要审察准确，不能草率从事。

第一节　望　　诊

一、整体望诊

（一）望神

望神就是观察人体生命活动的外在表现，即观察人的精神状态和功能状态。神是生命活动的总称，其概念有广义和狭义之分：广义的神，是指整个人体生命活动的外在表现，可以说神就是生命；狭义的神，指人的精神活动，可以说神就是精神。望神应包括这两方面的内容。

1. 得神　是精充气足神旺的表现，又称"有神"。在疾病中，虽病而正气未伤，是病轻的表现，预后良好。其特征为：目光明亮，精彩内含；神志清楚，语言清晰，面色荣润含蓄，表情丰富自然；反应灵敏，动作灵活，体态自如；呼吸平稳；肌肉不削。

2. 失神　是精损气亏神衰或邪盛神乱的重病表现，又称"无神"。其特征为：精神萎靡，言语不清，或神昏谵语，循衣摸床，撮空理线，或卒倒而目闭口开；面色晦暗，表情淡漠或呆板；目暗睛迷，眼神呆滞；反应迟钝，动作失灵，强迫体位；呼吸气微或喘；周身大肉已脱。

3. 假神　是指垂危患者出现的精神暂时好转的假象，是临终的预兆，并非佳兆。其特征为：久病重病之人，本已失神，但突然精神转佳，目光转亮，言语不休，想见亲人；或病至语声低微断续，忽而响亮起来；或原来面色晦暗，突然颧赤如妆；或本来毫无食欲，忽然食欲增强。

4. 少神　是轻度失神的表现，与失神状态只是程度上的区别，介于有神和无神之间，虚证患者更为多见。其特征为：精神不振，健忘困倦，目光乏神，面色少华，声低懒言，怠惰乏力，动作迟缓等。少神多属心脾两亏，或肾阳不足。

5. 神乱　指神志错乱失常，与精气衰竭的失神有本质上的不同。其特征为：焦虑恐惧，狂躁不安，淡漠痴呆，卒然昏倒等，多见于癫、狂、痴、痫、脏躁等病。

（二）望色

望色是医生观察患者皮肤颜色与光泽，以了解疾病的方法。颜色就是色调变化，光泽则是明度变化。古人把颜色分为5种，即青、赤、黄、白、黑，称为五色诊。五色诊的部位既有面部，也包括全身。由于五色的变化在面部表现最明显，因此，常以望面色来阐述五色诊的内容。望面色要注意识别常色与病色。

1. 常色　是人在正常生理状态时的面部色泽。常色又有主色、客色之分。其特征为明亮润泽、隐然含蓄。

（1）**主色**　主色是指人终生不改变的基本肤色、面色。由于民族、禀赋、体质不同，每个人肤色不完全一致。在此基础上，有些人可有略白、较黑、稍红等差异。

（2）**客色**　人与自然环境相应，由于生活条件的变动，人的面色、肤色也相应变化，此为客色。例如，随四时、昼夜、阴晴等天时变化，面色亦相应改变。再如，由于年龄、饮食、起居、寒暖、情绪等变化，也可引起面色变化，亦属于客色。

2. 病色　是指人体在疾病状态时的面部颜色与光泽，除常色之外，一切反常的颜色都属病色。病色有青、黄、赤、白、黑5种。现将五色主病分述如下：

（1）**青色**　主寒证、痛证、瘀血证、惊风证、肝病。此属经脉阻滞，气血不通之象。寒主收引，主凝滞，寒盛留于血脉，则气滞血瘀，故面色发青。经脉气血不通，不通则痛，故痛也见青色。肝病气机失于疏泄，气滞血瘀，也常见青色。

（2）**赤色**　主热证。气血得热则行，热盛而血脉充盈，血色上荣，故见面色赤红之象。热证有虚实之别：实热证，满面通红；虚热证，两颧潮红。

（3）**黄色**　主湿证、脾虚证。此属脾虚湿蕴之象。因脾主运化，若脾失健运，水湿不化；或脾虚失运，水谷精微不得化生气血，致肌肤失于充养，则见黄色。如面色淡黄憔悴称为萎黄，多属脾胃气虚，营血不能上荣于面部所致；面色发黄且虚浮，称为黄胖，多属脾虚失运，湿邪内停所致；黄而鲜明如橘皮色者，属阳黄，为湿热熏蒸所致；黄而晦暗如烟熏者，属阴黄，为寒湿郁阻所致。

（4）**白色**　主虚证、寒证、失血。此属气血虚弱，不能荣养机体之象。阳气不足，气血运行无力，或耗气失血，致使气血不充，血脉空虚，均可见白色。如面色㿠白而虚浮，多为阳气不足；面色淡白而消瘦，多属营血亏损；面色苍白，多属阳气虚脱，或失血过多。

（5）**黑色**　主肾虚证、水饮证、寒证、痛证及瘀血证。此属阴寒水盛之象。肾阳虚衰，水饮不化，气化不行，阴寒内盛，血失温养，经脉拘急，气血不畅，面色黧黑。如面黑而焦干，多为肾精久耗，虚火灼阴，目眶周围色黑则多见于肾虚水泛的水饮证；面色青黑且剧痛者，多为寒凝瘀阻。

（三）望形体

人的形体有壮、弱、肥、瘦之分。形体强壮者，多表现为骨骼粗大、胸廓宽厚、肌肉强健、皮肤润泽，反映脏腑精气充实，虽有病，正气尚充，预后多佳。形体衰弱者，多表现为骨骼细小、胸廓狭窄、肌肉消瘦、皮肤干涩，反映脏腑精气不足，体弱易病，若病则预后较差。若肥而食少为形盛气虚，多肤白无华、少气乏力、精神不振。此类患者常因阳虚水湿不化而聚湿生痰，故有"肥人多湿"之说。如瘦而食少为脾胃虚弱。若形体消瘦、皮肤干燥不荣，并伴有两颧发红、潮热盗汗、五心烦热等症，多属阴血不足，内有虚火之证，故有"瘦人多火"之说。其严重者，消瘦若达到"大肉脱失"的程度，卧床不起，是脏腑精气衰竭的危象。

（四）望姿态

正常的姿态是舒适自然，运动自如，反应灵敏，行住坐卧各随所愿，皆得其中。在疾病中，由于阴阳气血的盛衰各异，姿态也随之出现异常变化，不同的疾病产生不同的病态。望姿态，主要是观察患者的动静姿态、异常动作等变化。

二、局部望诊

（一）望头面部

1. 望头　一望头形：小儿头形过大或过小，伴有智力低下者，多因先天不足，肾精亏虚。头形过大可因脑积水引起。望小儿头部，尤须诊察颅囟。二望发：正常人发多浓密色黑而润泽，是肾气充盛的表现。发稀疏不长，是肾气亏虚。发黄干枯，久病落发，多为精血不足。若突然出现片状脱发，为血虚生风所致。青少年落发，多因肾虚或血热。青年白发，伴有健忘、腰膝酸软者，属肾虚；若无其他病象者，不属病态。

2. 望面部　面肿，多见于水肿病。腮肿，腮部一侧或两侧突然肿起，逐渐胀大，且疼痛拒按，多兼咽喉肿痛，多属温毒，见于痄腮。面部口眼歪斜，多属中风证。面呈惊恐貌，多见于小儿惊风或狂犬病患者；面呈苦笑貌，见于破伤风患者。

（二）望五官

1. 望目　主要望目的神、色、形、态。古人总结出了"五轮学说"，即：瞳仁属肾，称为水轮；黑睛属肝，称为风轮；两眦血络属心，称为血轮；白睛属肺，称为气轮；眼睑属脾，称为肉轮。古人认为观察五轮的形色变化，可以诊察相应脏腑的病变。

（1）**目神**　人之两目有无神气，是望神的重点。凡视物清楚，精彩内含，神光充沛者，是眼有神；若白睛浑浊，黑睛晦滞，失却精彩，浮光暴露，是眼无神。

（2）**目色**　如目眦赤为心火；白睛赤为肺火；白睛见红络，为阴虚火旺；眼睑红肿湿烂为脾火；全目赤肿、迎风流泪，为肝经风热。如目眦淡白是血亏。白睛变黄，是黄疸之征。

（3）目形　目窠微肿，状如卧蚕，是水肿初起；老年人下眼睑浮肿，多为肾气虚衰。目窝凹陷，是阴液耗损之征，或因精气衰竭所致。眼球突起而喘，为肺胀；眼突而颈肿则为瘿肿。

2. 望耳　应注意耳的色泽、形态及耳内的情况。

（1）耳之色泽　正常耳部色泽微黄而红润。耳色白，多属寒证；色青而黑，多主痛证；耳轮焦黑干枯，是肾精亏极，精不上荣所致；耳背有红络，耳根发凉，多是麻疹先兆。耳部色泽总以红润为佳，如见黄、白、青、黑色，都属病象。

（2）耳之形态　正常人耳部肉厚而润泽，是先天肾气充足之象。若耳郭厚大，是形盛；耳郭薄小，乃形亏。耳肿大是邪气实；耳瘦削为正气虚。耳薄而红或黑，属肾精亏损。耳轮焦干多见于下消证。耳轮甲错多见于久病血瘀。耳轮萎缩是肾气竭绝之危候。

（3）耳内病变　耳内流脓，是为脓耳，由肝胆湿热，蕴结日久所致。耳内长出小肉，其形如羊奶头者，称为“耳痔”；或如枣核，觺出耳外，触之疼痛者，是为“耳挺”，皆因肝经郁火或肾经相火、胃火郁结而成。

3. 望鼻　主要是审察鼻之颜色、外形及其分泌物等变化。

（1）鼻之色泽　鼻色明润，是胃气未伤或病后胃气来复的表现。鼻头色赤，是肺热之征；色白是气虚血少之征；色黄是里有湿热；色青多为腹中痛；微黑是有水气内停。鼻头枯槁，是脾胃虚衰，胃气不能上荣之候。鼻孔干燥，为阴虚内热，或燥邪犯肺；若鼻燥衄血，多因阳亢于上所致。

（2）鼻之形态　鼻头色红，生有丘疹者，多为酒渣鼻，因胃火熏肺，血壅肺络所致。鼻翼扇动频繁、呼吸喘促者，称为“鼻扇”。如久病鼻扇，是肺肾精气虚衰之危症；新病鼻扇，多为肺热。

（3）鼻之分泌物　鼻流清涕，为外感风寒；鼻流浊涕，为外感风热；鼻流浊涕而腥臭，是鼻渊，多因外感风热或胆经蕴热所致。

4. 望口与唇　要注意观察口唇的色泽和动态变化。

（1）望唇　唇以红而鲜润为正常。若唇色深红，属实、属热；唇色淡红多虚、多寒；唇色深红而干焦者，为热极伤津；唇色嫩红为阴虚火旺；唇色淡白，多属气血两虚；唇色青紫者，常为阳气虚衰、血行瘀滞的表现。嘴唇干枯皲裂，是津液已伤，唇失滋润。唇口糜烂，多由脾胃积热，热邪灼伤。唇内溃烂，其色淡红，为虚火上炎。唇边生疮，红肿疼痛，为积热。

（2）望口　望口须注意口之形态。口张即是口开而不闭，如口张而气但出不返者，是肺气将绝之候。口噤即是口闭而难张，如口闭不语，兼四肢抽搐，多为痉病或惊风；如兼半身不遂者，为中风入脏之重症。口撮即是上下口唇紧聚之形，常见于小儿脐风或成人破伤风。口僻即是口角向左或右歪斜之状，为中风证。

5. 望齿与龈　应注意其色泽、形态和润燥的变化。

（1）望齿　牙齿润泽坚固为正常。牙齿干燥，是胃津受伤；齿燥如石，是胃肠热极，津液大伤；齿燥如枯骨，是肾精枯竭，不能上荣于齿的表现；牙齿松动稀疏，齿根外露，多属肾虚或虚火上炎。咬牙龂齿是肝风内动之征。牙齿有洞腐臭，多为龋齿，亦称"虫牙"。睡中龂齿，多为胃热或虫积。

（2）**望龈** 龈红而润泽是为正常。龈色淡白，是血虚不荣；红肿或兼出血，多属胃火上炎；龈色淡白而不肿痛，齿缝出血者，为脾虚不能摄血；龈微红、微肿而不痛，或兼齿缝出血者，多属肾阴不足，虚火上炎；牙龈腐烂，流腐臭血水者，是牙疳。

6. 望咽喉 如咽喉红肿而痛，多属肺胃积热；红肿而溃烂，有黄白腐点是热毒深极；若鲜红娇嫩，肿痛不甚者，是阴虚火旺；如咽部两侧红肿突起如乳突，称乳蛾，是肺胃热盛，外感风邪凝结而成；如咽间有灰白色假膜，擦之不去，重擦出血，随即复生者，是白喉，因其有传染性，故又称"疫喉"。

（三）望躯体

躯体部望诊包括颈项、胸、腹、腰、背等的诊察。

1. 望颈项部 颈项是连接头部和躯干的部分，其前部称为颈、后部称为项。颈项部的望诊，应注意外形和动态变化。

（1）**外形变化** 颈前颌下结喉之处，有肿物和瘤，可随吞咽移动，皮色不变也不疼痛，缠绵难消，且不溃破，为颈瘿，俗称"大脖子"；颈侧颌下，肿块如垒，累累如串珠，皮色不变，谓之瘰疬。

（2）**动态变化** 如颈项软弱无力，谓之项软。后项强直，前俯及左右转动困难者，称为项强；如睡醒之后，项强不便，称为落枕。颈项强直、角弓反张，多为肝风内动。

2. 望胸部 膈膜以上、锁骨以下的躯干部谓之胸。望胸部要注意外形变化。正常人胸部外形两侧对称，呼吸时活动自如。如小儿胸廓向前向外突出，变成畸形，称为鸡胸，多因先天不足，后天失调，骨骼失于充养。若胸似桶状，兼咳喘、羸瘦者，是风邪痰热，壅滞肺气所致。患者肋间饱胀，咳则引痛，常见于饮停胸胁之悬饮证。如肋部硬块突起，连如串珠，是佝偻病，因肾精不足，骨质不坚，骨软变形。乳房局部红肿，甚至溃破流脓者，是乳痈，多因肝失疏泄，乳汁不畅，乳络壅滞而成。

3. 望腹部 膈膜以下、骨盆以上的躯干为腹部。腹部望诊主要诊察其形态变化。如腹皮绷紧，胀大如鼓者，称为鼓胀。其中，立、卧位腹部均高起，按之不坚者为气臌；若立位腹部鼓胀，卧位则平坦，摊向身侧的，属水臌。患者腹部凹陷如舟者，称腹凹，多见于久病之人，脾胃元气大亏，或新病阴津耗损，不充形体。婴幼儿脐中有包块突出，皮色光亮者，谓之脐突，又称"脐疝"。

4. 望背部 由项至腰的躯干后部称为背。望背部主要观察其形态变化。如脊骨后突，背部凸起的称为驼背，常因小儿时期，先天不足，后天失养，骨骼失充，脊柱变形所致。若患者病中头项强直，腰背向前弯曲，反折如弓状者，称为角弓反张，常见于破伤风或痉证。痈、疽、疮、毒，生于脊背部位的统称发背，多因火毒凝滞肌腠而成。

5. 望腰部 季胁以下、髂嵴以上的躯干后部谓之腰。望腰部主要观察其形态变化。如腰部疼痛，转侧不利者，称为腰部拘急，可因寒湿外侵，经气不畅，或外伤闪挫，血脉凝滞所致。腰部皮肤生有水疱，如带状簇生，累累如珠者，称缠腰火丹。

（四）望四肢

四肢是两下肢和两上肢的总称。望四肢主要是诊察手足、掌腕、指趾等部位的形态及色泽变化。

1. 望手足 手足拘急，屈伸不利者，多因寒凝经脉。其中，屈而不伸者，是筋脉挛急；伸而不屈者，是关节强直。手足抽搐常见于邪热亢盛，肝风内动之痉证；扬手掷足，是内热亢盛，热扰心神。手足振摇不定，是气血俱虚，肝筋失养，虚风内动的表现。四肢肌肉萎缩，多因脾气亏虚，营血不足，四肢失荣之故。半身不遂是瘫痪病。足痿不行，称下痿证。胫肿或跗肿，指压留痕，是水肿。

2. 望掌腕 掌心皮肤燥裂、疼痛，迭起脱屑，称鹅掌风。

3. 望指趾 手指挛急，不能伸直者，是鸡爪风。指趾关节肿大变形，屈伸不便，多系风湿久凝，肝肾亏虚所致。足趾皮肤紫黑，溃流败水，肉色不鲜，味臭痛剧，为脱疽。

（五）望皮肤

望皮肤要注意皮肤的色泽及形态改变。

1. 色泽 皮肤色泽亦可见五色，五色诊亦适用于皮肤望诊。临床常见有特殊意义的有发赤或发黄。

（1）皮肤发赤 皮肤忽然变红，如染脂涂丹，名曰"丹毒"。可发于全身任何部位，初起鲜红如云片，往往游走不定，甚者遍身。发于头面者称"抱头火丹"，发于躯干者称"丹毒"，发于胫踝者称"流火"。因部位、色泽、原因不同而有多种名称，但诸丹总属心火偏旺，又遇风热恶毒所致。

（2）皮肤发黄 皮肤、面目、爪甲皆黄，是黄疸病，分阳黄、阴黄两大类。阳黄，黄色鲜明如橘子色，多因脾胃或肝胆湿热所致。阴黄，黄色晦暗如烟熏，多因脾胃为寒湿所困。

2. 形态

（1）皮肤虚浮肿胀，按有压痕，多属水湿泛滥。皮肤干瘪枯燥，多为津液耗伤或精血亏损。皮肤干燥粗糙，状如鳞甲，称肌肤甲错，多因瘀血阻滞，肌失所养而致。

（2）痘疮：皮肤起疱，形似豆粒而得名，常伴有外感证候，包括天花、水痘等病。

（3）斑疹：斑和疹都是皮肤上的病变，是疾病过程中的一个症状。斑色红，点大成片，平摊于皮肤下，摸不应手。由于病机不同，而有阳斑与阴斑之别。疹形如粟粒，色红而高起，摸之碍手，由于病因不同可分为麻疹、风疹、隐疹等。

（4）白痦与水疱：白痦与水疱都是高出皮肤的病疹，内为水液，白痦是细小的丘疱疹，而水疱则泛指大小不一的一类疱疹。

（5）痈、疽、疔、疖都为发于皮肤体表部位有形可诊的外科疮疡疾患。四者的区别：凡发病局部范围较大，红肿热痛，根盘紧束者为痈；若漫肿无头，根脚平塌，肤色不变，不热少痛者为疽；若范围较小，初起如粟，根脚坚硬较深，麻木或发痒，继则顶白而痛者为疖；起于浅表，形小而圆，红肿热痛不甚，容易化脓，脓溃即愈为疖。

三、望排出物

（一）望痰涎

痰涎临床上分为有形之痰与无形之痰两类，这里是指咳出的有形之痰涎。痰黄黏稠，坚而成块者，属热痰，因热邪煎熬津液所致。痰白而清稀，或有灰黑点者，属寒痰，因寒伤阳气，气不化津，湿聚而为痰。痰白滑而量多，易咳出者，属湿痰，因脾虚不运，水湿不化，聚而成痰。痰少而黏，难于咳出者，属燥痰，因燥邪伤肺所致。痰中带血，或咳吐鲜血者，为热伤肺络。口常流稀涎者，多为脾胃阳虚证。口常流黏涎者，多属脾蕴湿热。

（二）望呕吐物

胃中之物上逆，自口而出为呕吐。胃气以降为顺，若胃气上逆，使胃内容物随之返上出口，则成呕吐。若呕吐物清稀无臭，多是寒呕，多由脾胃虚寒或寒邪犯胃所致。呕吐酸臭秽浊，多为热呕，因邪热犯胃，胃有实热所致。呕吐痰涎清水、量多，多是痰饮内阻于胃。呕吐未消化的食物，腐酸味臭，多属食积。若呕吐频发频止，呕吐不化食物而少有酸腐，为肝气犯胃所致。若呕吐黄绿苦水，因肝胆郁热或肝胆湿热所致。呕吐鲜血或紫暗有块，夹杂食物残渣，多因胃有积热或肝火犯胃，或素有瘀血所致。

（三）望大便

大便色黄，呈条状，干湿适中，便后舒适者，是正常大便。大便清稀，完谷不化，或如鸭溏者，多属寒泻。如大便色黄稀清如糜，有恶臭者，属热泻。大便色白，多属脾虚或黄疸。大便燥结者，多属实热证。大便干结如羊屎，排出困难，或多日不便而不甚痛苦者，为阴血亏虚。大便如黏冻而夹有脓血，兼腹痛、里急后重者，是痢疾。便黑如柏油，是胃络出血。小儿便绿，多为消化不良的征象。大便下血有两种情况：如先血后便，血色鲜红，是近血，多见于痔疮出血；若先便后血，血色褐黯，是远血。

（四）望小便

正常小便颜色淡黄，清净不浊。如小便清长量多，伴有形寒肢冷，多属寒证。小便短赤量少，伴灼热疼痛，多属热证。小便浑如膏脂或有滑腻之物，多是膏淋。小便有砂石，小便困难而痛，为石淋。小便中带血，为尿血，多属下焦热盛，热伤血络。尿血，伴有排尿困难而灼热刺痛者，是血淋。小便浑浊如米泔水，形体口瘦，多为脾肾虚损。

四、望小儿指纹

指纹是浮露于小儿两手食指掌侧前缘的脉络。观察小儿指纹形色变化来诊察疾病的方法，称为"指纹诊法"，仅适用于 3 岁以下的幼儿。指纹是手太阴肺经的一个分支，故与诊寸口脉意义相似。

指纹分"风""气""命"三关，即食指近掌部的第一节为"风关"、第二节为"气关"、第三节为"命关"。

（一）望指纹的方法

将患儿抱到光亮处，医生用左手的食指和拇指握住患儿食指末端，以右手大拇指在其食指掌侧，从命关向气关、风关直推几次，用力要适当，使指纹更为明显，便于观察。

（二）望指纹的临床意义

正常指纹络脉色泽黄红相兼，隐于风关之内，大多不浮露，甚至不明显，多是斜形、单枝，粗细适中。

1. 纹位变化　根据指纹在手指三关中出现的部位，以测邪气的浅深、病情的轻重。指纹显于风关附近者，表示邪浅，病轻；指纹过风关至气关者，为邪已深入，病情较重；指纹过气关达命关者，是邪陷病深之兆；若指纹透过风、气、命三关，一直延伸到指甲端者，是所谓"透关射甲"，揭示病情危重。

2. 纹色变化　纹色鲜红，多属外感风寒。纹色紫红，多主热证。纹色青，主风证或痛证；纹色青紫或紫黑色，是血络闭郁；纹色淡白，多属脾虚。

3. 纹形变化　如指纹浮而明显，主病在表；沉隐不显，主病在里。纹细而色浅淡，多属虚证；纹粗而色浓滞，多属实证。

望小儿指纹的要点：浮沉分表里，红紫辨寒热，淡滞定虚实，三关测轻重，纹形色相参，留神仔细看。

五、望舌

舌诊以望舌为主，还包括舌觉（味觉）诊法之问诊与扪擦揩刮之切诊。望舌是通过观察舌象来诊断疾病的一种望诊方法。舌象由舌质和舌苔两部分的色泽形态所构成，所以望舌主要是望舌质和望舌苔。舌与内脏的联系，主要是通过经脉的循行来实现的。心、肝、脾、肾等脏及膀胱、三焦、胃等腑均通过经脉、经别或经筋与舌直接联系。舌不仅是心之苗窍，而且是五脏六腑之外候。在生理上，脏腑的精气可通过经脉联系上达于舌，营养舌体并维持舌的正常功能活动。在病理上，脏腑的病变，影响精气的变化而反映于舌。具体划分法有下列3种：①心肺居上，故以舌尖主心肺；脾胃居中，故以舌中部主脾胃；肾位于下，故以舌根部主肾；肝胆居躯体之侧，故以舌边主肝胆，左边属肝，右边属胆。这种分法一般用于内伤杂病。②以三焦位置上下次序来分属诊舌部位，即舌尖主上焦、舌中部主中焦、舌根部主下焦。这种分法多用于外感病变。③以舌尖部主上脘，舌中部主中脘，舌根部主下脘。这种分法常用于胃肠病变。

望舌内容可分为望舌质和舌苔两部分。舌质又称"舌体"，是舌的肌肉和脉络等组织。望舌质又分为望神、色、形、态 4 个方面。舌苔是舌体上附着的一层苔状物，望舌苔可分望苔色和望苔质两方面。

正常舌象，简称"淡红舌、薄白苔"。具体地说，即舌体柔软，运动灵活自如，颜色淡红而红活鲜明；胖瘦老嫩大小适中，无异常形态；舌苔薄白润泽，颗粒均匀，薄薄地铺于舌面，揩之不去，其下有根与舌质如同一体，干湿适中，不黏不腻等。总之，将舌质、舌苔各基本因素的正常表现综合起来，便是正常舌象。

（一）望舌质

1. 舌色 即舌质的颜色。一般可分为淡白、淡红、红、绛、紫、青几种。除淡红色为正常舌色外，其余都是主病之色。

（1）淡红舌 是为舌色白里透红，不深不浅，淡红适中，此乃气血上荣之表现。说明心气充足，阳气布化，故为正常舌色。

（2）淡白舌 是为舌色较淡红舌浅淡，甚至全无血色之表现。由于阳虚生化阴血的功能减退，推动血液运行之力亦减弱，以致血液不能营运于舌中，故舌色浅淡而白。所以此舌主虚寒或气血双亏。

（3）红舌 是为舌色鲜红，较淡红舌为深之表现。因热盛致气血沸涌、舌体脉络充盈，则舌色鲜红，故主热证，也可见于实证或虚热证。

（4）绛舌 是为较红舌颜色更深浓（绛为深红色）之表现，主病有外感与内伤之分。在外感病为热入营血，在内伤杂病为阴虚火旺。

（5）紫舌 是由血液运行不畅而瘀滞所致，故紫舌主病不外寒热之分。热盛伤津，气血壅滞，多表现为绛紫而干枯少津；寒凝血瘀或阳虚生寒，舌淡紫或青紫而湿润。

（6）青舌 是为舌色如皮肤暴露之"青筋"，全无红色之表现，古书形容如水牛之舌。由于阴寒邪盛，阳气郁而不宣，血液凝而瘀滞，故舌色发青。此舌主寒凝阳郁，或阳虚寒凝，或内有瘀血。

2. 舌形 是指舌体的形状，包括老嫩、胖瘦、胀瘪、裂纹、芒刺、齿痕等异常变化。

（1）苍老舌 是为舌质纹理粗糙，形色坚敛之表现。不论舌色苔色如何，舌质苍老者都属实证。

（2）娇嫩舌 是为舌质纹理细腻，其色娇嫩，其形多浮胖之表现，多主虚证。

（3）胀大舌 分胖大和肿胀。舌体较正常舌大，甚至伸舌满口，或有齿痕，称胖大舌，多因水饮痰湿阻滞所致。舌体肿大，胀塞满口，不能缩回闭口，称肿胀舌，多因热毒、酒毒致气血上壅，舌体肿胀，多主热证或中毒病证。

（4）瘦薄舌 是为舌休瘦小枯薄之表现。总由气血阴液不足，不能允盈舌体所致。此舌主气血两虚或阴虚火旺。

（5）芒刺舌 舌面上有软刺（即舌乳头）是正常状态。若舌面软刺增大，高起如刺，摸之刺手，则为病态，多因邪热亢盛所致。芒刺越多，邪热愈甚。根据芒刺出现的部位，可分辨热在何脏。如舌尖有芒刺，多为心火亢盛；舌边有芒刺，多属肝胆火盛；

舌中有芒刺，主胃肠热盛。

（6）裂纹舌　是为舌面上有裂沟，而裂沟中无舌苔覆盖者之表现。此多因精血亏损，津液耗伤、舌体失养所致，故多主精血亏损。

（7）齿痕舌　是为舌体边缘有牙齿压印的痕迹之表现。此多由脾虚不能运化水湿，以致湿阻于舌而舌体胖大，受齿列挤压而形成齿痕。所以齿痕常与胖大舌同见，主脾虚或湿盛。

3. 舌态　指舌体运动时的状态。正常舌态是舌体活动灵敏、伸缩自如，病理舌态有强硬、痿软、舌纵、短缩、麻痹、颤动、歪斜、吐弄等。

（1）强硬　是为舌体板硬强直，运动不灵，以致语言謇涩不清。多因热扰心神、舌无所主，或高热伤阴、筋脉失养，或痰阻舌络所致。此舌多见于热入心包、高热伤津、中风或中风先兆等证。

（2）痿软　是为舌体软弱，无力屈伸，痿废不灵。此多因气血虚极，阴液失养于筋脉所致，可见于气血俱虚、热灼津伤、阴亏已极等证。

（3）舌纵　是为舌伸出口外，内收困难，或不能回缩。总由舌之肌肉经筋舒纵所致，多见于实热内盛、痰火扰心及气虚证。

（4）短缩　是为舌体紧缩而不能伸长。多因寒凝筋脉，舌收引挛缩；内阻痰湿，引动肝风，风邪夹痰，梗阻舌根；热盛伤津，筋脉拘挛；气血俱虚，舌体失于濡养温煦所致。无论因虚因实，皆属危重证候。

（5）麻痹　是为舌运动不灵而有麻木感。多因营血不能上营于舌而致。若无故舌麻，时作时止，是心血虚；若舌麻时发颤动，或有中风症状，是肝风内动之候。

（6）颤动　是为舌体震颤抖动，不能自主。多因气血两虚，筋脉失养，或热极伤津而生风所致，可见于血虚生风及热极生风等证。

（7）歪斜　是为伸舌偏斜一侧，舌体不正。多因风邪中络，或风痰阻络所致，也有风中脏腑者，但总因一侧经络、经筋受阻，病侧舌肌弛缓，故向健侧偏斜，多见于中风证或中风先兆。

（8）吐弄　舌常伸出口外者为"吐舌"；舌不停舐上下左右口唇，或舌微出口外，立即收回，皆称为"弄舌"。二者合称为吐弄舌，皆因心、脾两经有热，灼伤津液，以致筋脉紧缩频频动摇。弄舌常见于小儿智能发育不全。

（二）望舌苔

正常的舌苔是由胃气上蒸所生，故胃气的盛衰可从舌苔的变化上反映出来。病理舌苔的形成，一是胃气夹饮食积滞之浊气上升而成，二是邪气上升而形成。望舌苔，应注意苔质和苔色两方面的变化。

1. 苔质　指舌苔的形质，包括舌苔的厚薄、润燥、腐腻、剥落、有根无根等变化。

（1）厚、薄苔　凡透过舌苔隐约可见舌质的为见底，即为"薄苔"。由胃气所生，属正常舌苔，有病见之，多为疾病初起或病邪在表，病情较轻。不能透过舌苔见到舌质的为不见底，即是"厚苔"。多为病邪入里，或胃肠积滞，病情较重。舌苔由薄而增厚，多为正不胜邪，病邪由表传里，病情由轻转重，为病势发展的表现；舌苔由厚变薄，多为正气来复，内郁之邪得以消散外达，病情由重转轻，为病势退却的表现。

（2）润、燥苔　舌面润泽，干湿适中，是"润苔"，表示津液未伤。若水液过多，扪之湿而滑利，甚至伸舌涎流欲滴，为滑苔，是有湿有寒的反映，多见于阳虚而痰饮水湿内停之证。若望之干枯，扪之无津，为"燥苔"，由津液不能上承所致，多见于热盛伤津、阴液不足、阳虚水不化津、燥气伤肺等证。舌苔由润变燥，多为燥邪伤津，或热甚耗津，表示病情加重；舌苔由燥变润，多为燥热渐退，津液渐复，说明病情好转。

（3）腐、腻苔　苔厚而颗粒粗大疏松，形如豆腐渣堆积舌面，揩之可去，称为"腐苔"，因体内阳热有余，蒸腾胃中腐浊之气上泛而成，常见于痰浊、食积，且有胃肠郁热之征。苔质颗粒细腻致密，揩之不去，刮之不脱，上面罩一层不同腻状黏液，称为"腻苔"，多因脾失健运，湿浊内盛，阳气被阴邪所抑制而造成，多见于痰饮、湿浊内停等证。

（4）剥落苔　舌本有苔，忽然全部或部分剥脱，剥处见底，称"剥落苔"。若全部剥脱，不生新苔，光洁如镜，称"镜面舌"或"光滑舌"，由胃阴枯竭、胃气大伤、毫无生发之气所致。此苔无论何色，皆属胃气将绝之危候。若舌苔剥脱不全，剥处光滑，余处斑斑驳驳有残存舌苔，称"花剥苔"，是胃之气阴两伤所致。舌苔从有到无，是胃的气阴不足，正气渐衰的表现；但舌苔剥落之后，复生薄白之苔，乃邪去正胜，胃气渐复之佳兆。值得注意的是，无论舌苔的增长或消退，都以逐渐转变为佳，倘若舌苔骤长骤退，多为病情暴变征象。

（5）真、假苔　无论苔之厚薄，若紧贴舌面，似从舌里生出者是为有根苔，又叫"真苔"；若苔不着实，似浮涂舌上，刮之即去，非如舌上生出者，称为无根苔，又叫"假苔"。有根苔表示病邪虽盛，但胃气未衰；无根苔表示胃气已衰。

2. 苔色　即舌苔之颜色，一般分为白苔、黄苔和灰、黑苔4类及兼色变化。由于苔色与病邪性质有关，所以观察苔色可以了解疾病的性质。

（1）白苔　一般常见于表证、寒证。由于外感邪气尚未传里，舌苔往往无明显变化，仍为正常之薄白苔。若舌淡苔白而湿润，常是里寒证或寒湿证。但在特殊情况下，白苔也主热证。如舌上满布白苔，如白粉堆积，扪之不燥，为"积粉苔"，是由外感秽浊不正之气，毒热内盛所致，常见于温疫或内痈。再如苔白燥裂如砂石，扪之粗糙，称"糙裂苔"，皆因湿病化热迅速，内热暴起，津液暴伤，苔尚未转黄而里热已炽，常见于温病或误服温补之药。

（2）黄苔　一般主里证、热证。由于热邪熏灼，所以苔现黄色。淡黄为热轻，深黄为热重，焦黄为热结。外感病，苔由白转黄，为表邪入里化热的征象。若苔薄淡黄，为外感风热表证或风寒化热。若舌淡胖嫩、苔黄滑润者，多是阳虚水湿不化。

（3）灰苔　即浅黑色苔，常由白苔晦暗转化而来，也可与黄苔同时并见。其主里证，常见于里热证，也见于寒湿证。苔灰而干，多属热炽伤津，可见于外感热病或阴虚火旺等内伤杂病。苔灰而润，见于痰饮内停，或为寒湿内阻。

(4) 黑苔 多由焦黄苔或灰苔发展而来，一般来讲，其所主病证无论寒热，多属危重症。苔色越黑，病情越重。如苔黑而燥裂，甚则生芒刺，为热极津枯；苔黑而燥，见于舌中者，是肠燥屎结或胃将败坏之兆，见于舌根部是下焦热甚；苔黑而滑润，舌质淡白，为阴寒内盛，水湿不化；苔黑而黏腻，为痰湿内阻。

（三）舌质与舌苔的综合诊察

疾病的发展过程，是一个复杂的整体变化过程，因此，在分别掌握舌质、舌苔的基本变化及其主病时，还应同时分析舌质和舌苔的相互关系。一般认为，察舌质重在辨正气的虚实，当然也包括邪气的性质；察舌苔重在辨邪气的浅深与性质，当然也包括胃气之存亡。就二者的联系而言，必须合参才能认识全面，无论二者单独变化还是同时变化，都应综合诊察。一般情况下，舌质与舌苔变化是一致的，其主病往往是各自主病的综合。如里实热证，多见舌红苔黄而干；里虚寒证，多舌淡苔白而润。但是也有二者变化不一致的时候，故更需四诊合参，综合评判。如苔白虽主寒主湿，但若红绛舌兼白干苔，则属燥热伤津，由于燥气化火迅速，苔色尚未转黄，便已入营；再如白厚积粉苔，亦主邪热炽盛，并不主寒；灰黑苔可属热证，亦可属寒证，须结合舌质润燥来辨。有时二者主病是矛盾的，但亦需合看。如红绛色白滑腻苔，在外感病中属营分有热，气分有湿；在内伤病则为阴虚火旺，又有痰浊食积。因此，学习时可分别掌握，运用时必须综合诊察。

（四）望舌方法与注意事项

1. 伸舌姿势 望舌时要求患者把舌伸出口外，充分暴露舌体。口要尽量张开，伸舌要自然放松，毫不用力，舌面应平展舒张，舌尖自然垂向下唇。

2. 顺序 望舌应循一定顺序进行，一般先看舌苔，后看舌质，按舌尖、舌边、舌中、舌根的顺序进行。

3. 光线 望舌应以充足而柔和的自然光线为好，面向光亮处，使光线直射口内，要避开有色门窗和周围反光较强的有色物体，以免舌苔颜色产生假象。

4. 饮食 饮食对舌象影响也很大，常使舌苔形、色发生变化。由于咀嚼食物反复摩擦，可使厚苔转薄；刚刚饮水，则使舌面湿润；过冷、过热的饮食及辛辣等刺激性食物，常使舌色改变。此外，某些食物或药物会使舌苔染色，出现假象，称为"染苔"。

第二节　闻　诊

闻诊包括听声音和嗅气味两方面的内容，是医生通过听觉和嗅觉了解由病体发出的各种异常声音和气味，以诊察病情。

一、听声音

（一）正常声音

发声自然、声调和畅、柔和圆润、语言流畅、言与意符，此为正常声音的共同特点。男性多声低而浊，女性多声高而清，儿童则声音尖利清脆，老人则声音浑厚低沉。

（二）病变声音

1. 异常声音 又称"病变声音"，是指疾病病理变化在语声、语言及其他声响方面的表现。

（1）喑哑与失音 语声低而清楚称喑哑，发音不出称失音。临床发病往往先见喑哑，病情继续发展则见失音，故二者病因病机基本相同，当先辨虚实。新病多属实证，因外感风寒，或风热袭肺，或痰浊壅肺，肺失清肃所致。久病多属虚证，因精气内伤，肺肾阴虚，虚火灼金所致。

（2）鼻鼾 鼻鼾是指气道不利时发出的异常呼吸声。正常人在熟睡时亦可见鼾声。若鼾声不绝，昏睡不醒，多见于高热神昏或中风入脏之危症。

（3）呻吟 呻吟是因痛苦而发出的声音。新病呻吟，声音高亢有力者，多见于剧痛、实证；久病呻吟，声低无力者，多见于虚证。

（4）惊呼 惊呼是指由于出乎意料的刺激而突然发出喊叫声。骤发剧痛或惊恐常令人发出惊呼。小儿阵发惊呼，声尖惊恐，多是肝风内动，扰乱心神之惊风证。

2. 语言异常 "言为心声"，语言是神明活动的表现之一，心病则语言错乱、言与意不符，故语言的异常变化，主要反映心神的病变。

（1）狂言 狂言表现为骂詈歌笑无常、胡言乱语、喧扰妄动、烦躁不安等，主要见于狂证，俗称"武痴""发疯"。患者情绪处于极度兴奋状态，属阳证、热证，多因痰火扰心、肝胆郁火所致。

（2）癫语 癫语表现为语无伦次、自言自语或默默不语、哭笑无常、精神恍惚、不欲见人，主要见于癫证，俗称"文痴"。患者精神抑郁不振，属阴证，多因痰浊郁闭或心脾两虚所致。

（3）独语 独语表现为独自说话、喃喃不休、首尾不续、见人便止，多因心之气血不足，心神失养，或因痰浊内盛，上蒙心窍，神明被扰所致。

（4）错语 错语表现为语言颠倒错乱或言后自知说错、不能自主，又称为"语言颠倒""语言错乱"，多因肝郁气滞，痰浊内阻，心脾两虚所致。

（5）谵语 谵语表现为神志不清、胡言乱语、声高有力，往往伴有身热烦躁等，多属实证、热证，尤以急性外感热病多见。

（6）郑声 郑声表现为神志昏沉、语言重复、低微无力、时断时续，多因心气大伤、神无所依而致，属虚证。

3. 呼吸异常 主要表现为喘、哮、上气、短气、气微、气粗等现象。

（1）**喘** 喘是指呼吸急促困难，甚至张口抬肩、鼻翼扇动、端坐呼吸、不能平卧的现象，可见于多种急慢性肺脏疾病。

（2）**哮** 哮是以呼吸急促、喉中痰鸣如哨为特征，多反复发作，不易痊愈，往往在季节转换、气候变动突然时复发。哮证要注意区别寒热。

（3）**上气** 上气是以呼吸气急、呼多吸少为特点，可兼有气息短促、面目浮肿，为肺气不利，气逆于喉间所致。

（4）**短气** 短气是以呼吸短促、不相接续为特点，其症似虚喘而不抬肩，似呻吟而无痛苦。

（5）**少气** 少气是以呼吸微弱、语声低微无力为特点。患者多伴有倦怠懒言、面色不华，谈话时自觉气不足以言，常深吸一口气后再继续说话，为全身阳气不足之象。

4. 咳嗽 是肺病中最常见的症状，是肺失肃降，肺气上逆的表现。咳嗽之辨证，要注意咳声的特点。如咳声紧闷多属寒湿，咳声清脆多属燥热；如咳嗽昼甚夜轻者多为热为燥，夜甚昼轻者多为肺肾阴亏；若无力作咳，咳声低微者多属肺气虚。

5. 呕吐 又可分呕、吐、干呕。有声有物称为呕；有物无声称为吐，如吐酸水、吐苦水等；干呕是指欲吐而无物有声，或仅呕出少量涎沫。以上三者临床统称为呕吐。吐势徐缓，声音微弱者，多属虚寒呕吐；而吐势较急，声音响亮者，多为实热呕吐。虚证呕吐，多因脾胃阳虚和胃阴不足所致；实证呕吐多是邪气犯胃、浊气上逆所致，多见于食滞胃脘、外邪犯胃、痰饮内阻、肝气犯胃等证。

6. 嗳气 俗称"打饱嗝"，是气从胃中上逆出咽喉时发出的声音。饱食之后，偶有嗳气，不属病态。嗳气当分虚实。虚证嗳气，其声多低弱无力，多因脾胃虚弱所致。实证嗳气，其声多高亢有力，嗳后腹满得减，多为食滞胃脘、肝气犯胃、寒邪客胃而致。

7. 呃逆 是胃气上逆，从咽部上冲而发出的一种不由自主的冲击声，为胃气上进，横膈拘挛所致。一般呃声高亢，音响有力，多属实、属热；呃声低沉，气弱无力，多属虚、属寒。实证往往发病较急，多因寒邪直中脾胃或肝火犯胃所致；虚证多因脾肾阳衰或胃阴不足所致。正常人在刚进食后，或遇风寒，或进食过快偶可见呃逆，大多可自愈。

8. 叹息 又称"太息"，是指患者自觉胸中憋闷而长嘘气，嘘后胸中略舒的一种表现，是因气机不畅所致。以肝郁和气虚多见。

二、嗅气味

嗅气味包括嗅辨病体分泌物、排出物和病室之气味。

1. 病体气味 是病体所散发出的各种异常气味，包括口气、汗、痰、涕、呕吐物、二便、经、带、恶露等。嗅气味可判断疾病的寒热虚实。正常人能进行正常新陈代谢，故不产生异常气味。

（1）**口臭** 口臭是指患者张口时，口中发出臭秽之气，多见于口腔本身的病变或胃肠有热之人。口腔疾病致口臭可见于牙疳、龋齿或口腔不洁等。胃肠有热致口臭的，多见于胃火上炎、宿食内停或脾胃湿热之证。

　　(2) 汗气　因引起出汗的原因不同，汗液的气味也不同。外感六淫邪气，如风邪袭表，或卫阳不足，肌表不固，汗出多无气味。气分实热壅盛，或久病阴虚火旺之人，汗出量多而有酸腐之气。痹证若风湿之邪久羁肌表化热，也可汗出色黄而带有特殊的臭气。阴水患者若出汗伴有"尿臊气"，则是病情转危的险候。

　　(3) 鼻臭　鼻臭是指鼻腔呼气时有臭秽气味。其因有三：一是鼻涕。如鼻流黄浊黏稠腥臭之涕，缠绵难愈，反复发作，是鼻渊。二是鼻部溃烂。如梅毒、疠风或癌肿可致鼻部溃烂，而产生臭秽之气。三是内脏病变。如鼻呼出之气带有"烂苹果味"，是消渴病之重症；若呼气带有"尿臊气"，则多见于阴水及病情垂危的险症患者。

　　(4) 身臭　身体有疮疡溃烂流脓水或有狐臭、漏液等均可致身臭。

　　2. 排出物气味　一般而言，湿热或热邪致病，其排出物多浑浊而有臭秽、难闻的气味；寒邪或寒湿邪气致病，其排出物多清稀而无特殊气味。呕吐物气味臭秽，多因胃热炽盛。若呕吐物气味酸腐，呈完谷不化之状，则为宿食内停。呕吐物腥臭，夹有脓血，可见于胃痈。若呕吐物为清稀痰涎，无臭气或腥气，为脾胃有寒。嗳气酸腐，多因胃脘热盛或宿食停滞于胃而化热。嗳气无臭，多因肝气犯胃或寒邪客胃所致。小便臊臭，其色黄浑浊，属实热证。若小便清长，微有腥臊或无特殊气味，属虚证、寒证。大便恶臭，黄色稀便或赤白脓血，为大肠湿热内盛。小儿大便酸臭，伴有不消化食物，为食积内停。大便溏泻，其气腥者为脾胃虚寒。矢气败卵味，多因暴饮暴食、食滞中焦或肠中有宿屎内停所致。矢气连连，声响不臭，多属肝郁气滞，腑气不畅。月经或产后恶露臭秽，因热邪侵袭胞宫。带下气臭秽，色黄，为湿热下注。带下气腥，色白，为寒湿下注。

　　3. 病室气味　病室的气味由病体本身及其排出物等发出。瘟疫病开始即有臭气触人，轻则盈于床帐，重者充满一室。室内有血腥味，多是失血证。室内有腐臭气味，多有溃腐疮疡。室内有尸臭气味，是脏腑败坏。室内有尿臊气，多见于水肿病晚期。室内有烂苹果气味，多见于消渴病。

第三节　问　诊

　　问诊是医生通过询问患者或陪诊者，了解疾病的发生、发展、治疗经过、现在症状和其他与疾病有关的情况，以诊察疾病的方法。问诊的内容主要包括一般项目、主诉和病史、现在症状等。中医前辈总结了《十问歌》以便后人应用："一问寒热二问汗，三问头身四问便，五问饮食六问胸，七聋八渴俱当辨，九问旧病十问因，再兼服药参机变；妇女尤必问经期，迟速闭崩皆可见；再添片语告儿科，天花麻疹全占验。"

一、问寒热

　　问寒热是指询问患者有无怕冷或发热的感觉。寒与热是疾病常见症状之一，是问诊的重点内容，是辨别病邪性质和机体阴阳盛衰的重要依据。

（一）但寒不热

在通常情况下，患者只有怕冷的感觉而无发热，即为但寒不热。可见于外感病初起尚未发热之时，或者寒邪直中脏腑经络，以及内伤虚证等。根据患者怕冷感觉的不同特点，临床又分别称为恶风、恶寒、寒战、畏寒等。

1. 恶风　是患者遇风则有怕风颤抖的感觉，避风则缓。多为外感风邪所致。此外，恶风还可见于素体肺卫气虚，肌表不固者。

2. 恶寒　是患者时时觉冷，虽加衣覆被、近火取暖仍不能解其寒。多为外感病初起，卫气不能外达，肌表失其温煦而恶寒。此时虽加及衣火，仍不能使机体的阳气宣达于表，故得温而寒冷感无明显缓解。可见于多种外感病的初期阶段，病性多属于实。

3. 寒战　恶寒的同时伴有战栗，称为寒战，是恶寒之甚。其病机、病性与恶寒同。

4. 畏寒　是患者自觉怕冷，但加衣覆被、近火取暖可以缓解。多为里寒证。机体内伤久病，阳气虚于内，或寒邪过盛，直中于里，损伤阳气，温煦肌表无力而出现怕冷的感觉。此时若加衣近火，防止阳气的耗散，或以热助阳，使阳气暂时恢复，肌表得温，畏寒即可缓解。

（二）但热不寒

患者但觉发热而无怕冷的感觉，称为但热不寒。可见于里热证。因热势轻重、时间长短及其变化规律的不同，临床上有壮热、潮热、微热之分。

1. 壮热　即患者身发高热（体温超过 39℃），持续不退，属里实热证。为风寒之邪入里化热，或温热之邪内传于里，邪盛正实，交争剧烈，里热炽盛，蒸达于外所致。

2. 潮热　即患者定时发热或定时热甚，有一定规律，如潮汐之有定时。外感与内伤疾病中皆可见潮热。由于潮热的热势高低、持续时间不同，临床上又有以下 3 种情况：一是阳明潮热，见于《伤寒论》中的阳明腑实证。二是湿温潮热，多见于"温病"中的湿温病，临床上又称之为"身热不扬"，多在午后发生。三是阴虚潮热，多见于阴虚证候之中，其特点是午后或夜间发热加重，热势较低，往往仅有自我感觉，体温并不高，多见胸中烦热、手足心发热，故又称"五心烦热"。严重者有热自骨髓向外透发的感觉，则称为"骨蒸潮热"，是由各种原因致阴液亏少，虚阳偏亢而生内热。

3. 微热　即患者发热时间较长，热势较轻微，体温一般不超过 38℃，又称长期低热。可见于温病后期及内伤气虚、阴虚、小儿夏季热等病证中。

（三）恶寒发热

恶寒与发热的感觉并存，称恶寒发热，是外感表证的主要症状之一。出现恶寒发热症状的病理变化，是外感表证初起，外邪与卫阳之气相争的结果。询问寒热的轻重不同，可推断感受外邪的性质。如恶寒重，发热轻，多属外感风寒的表寒证；发热重，恶寒轻，多属外感风热的表热证；恶寒，发热，并有恶风、自汗、脉浮缓，多属外感表虚证；恶寒，发热，兼有身痛、无汗、脉浮紧，是外感表实证。

（四）寒热往来

患者恶寒与发热交替发作，其寒时自觉寒而不热，其热时自觉热而不寒，界线分明，一日一发或一日数发，可见于少阳病、温病及疟疾。

二、问汗

汗是津液所化生，在体内为津液，经阳气蒸发，从腠理外泄于肌表则为汗液。正常人在过劳、运动剧烈、环境或饮食过热、情绪紧张等情况下皆可出汗，属于正常现象。发生疾病时，各种因素影响了汗的生成与调节，可引起异常出汗。

（一）无汗

外感内伤、新病久病都可见无汗。外感病中，邪郁肌表，气不得宣，汗不能达，故无汗，属于卫气的调节功能失常。当邪气入里，耗伤营阴，亦无汗，属于津枯，汗液生成障碍。内伤久病无汗，病机复杂，可为肺气失于宣达，为汗的调节功能障碍，亦可为血少津亏，汗失生化之源，故无汗。

（二）有汗

在疾病过程中，询问汗之有无，可判断感受外邪性质和卫气盛衰，对判断里证病性有重要诊断意义。

1. 表证有汗　若兼发热恶风、脉浮缓等症，多属外感风邪所致的中风表虚证；若兼发热重、恶寒轻、咽痛、脉浮数等症，为外感风热所致的表热证。由于风邪开泄，热性升散，风热袭表，腠理疏松，故见汗出；如卫阳素虚，肌表不固，则更易汗出。

2. 表证无汗　若兼恶寒重、发热轻、头身痛、脉浮紧等症，多属外感寒邪所致的风寒表实证。因寒性收引，腠理致密，玄府闭塞，因而无汗。

3. 里热有汗　若伴发热、口渴等症，多为外邪入里，成为里热证，或因其他原因导致里热炽盛，阳气过亢，迫使津液外出所致。临床需根据汗出时间、部位、量之多少及伴随症状分析病证之寒热虚实。

4. 里证无汗　是指里证患者当汗出时而不出汗，见于久病、虚证，常因阳气不足，蒸化无力，或为津血亏耗，生化乏源所致。

（三）特殊汗出

所谓特殊汗出，是指出汗的时间、多少、部位、兼症等情况具有某些特征的病理性汗出。临床常见下列 4 种类型：

1. 自汗　是指经常日间汗出不止，活动后更甚，常伴神疲乏力、气短懒言等症，见于气虚、阳虚证。由阳气不足，肌表失固，气不摄津，津液外泄所致，活动则更加耗伤阳气，因而汗出更甚。

2. 盗汗　是指熟睡之后汗出，醒后则汗止，常伴潮热、颧红等症，见于阴虚内热。

因熟睡之时，卫阳入里，肌表不固，虚热蒸津外泄，故睡时汗出，醒后卫阳复归于表，故醒后汗止。气阴两伤，常自汗、盗汗并见。

3. 大汗　是指出汗量大，津液大泄。如患者大量出汗，兼见发热面赤、口渴喜饮、小便短赤、大便秘结、脉洪数者，属里实热证。为外邪入里化热，或其他原因致里热炽盛，迫津外泄之故。如在疾病的危重阶段，突见大汗不止，称为绝汗，不是亡阴即是亡阳，故又称脱汗。如病势危重，伴高热烦渴、脉细数疾，而见汗出如油、热而黏手者，为亡阴之汗；若伴身凉肢厥、脉微欲绝，而见大汗淋漓、汗稀而凉者，属亡阳之汗。

4. 战汗　是指病势较重之时，先见寒战不能自主，持续一段时间后大汗出。战汗是邪正相争、病变发展的转折点，应注意观察病情的变化。如汗出热退、脉静身凉，是邪去正复之佳象；若汗出而身热不减，仍烦躁不安、脉来疾急，为邪胜正衰之危候。

三、问周身

（一）问疼痛

机体各个部位都可发生疼痛。其机理分虚实：一为"不通则痛"，属因实而致痛。多因感受外邪、气滞血瘀、痰浊凝滞，或食滞、虫积等，阻滞脏腑经络，闭塞气机，气血运行不畅所致。二为"不荣则痛"，属因虚而致痛。多因气血不足，或阴精亏损，脏腑经络失养所致。问疼痛，应注意询问疼痛的部位、性质、程度、时间、诱发因素和伴随症状等。

疼痛是临床常见的一种自觉症状，各科均可见到。问诊时，应问清疼痛产生的原因、性质、部位、时间、喜恶等。

1. 疼痛的原因　引起疼痛的原因很多，有外感与内伤。其病机有虚有实，其中因不通则痛者属实证，不荣则痛者属虚证。

2. 疼痛的性质　胀痛是指疼痛且有胀的感觉，是气滞致痛的特征症；刺痛是指疼痛如针刺之状，是瘀血致痛的特征症；走窜痛是指痛处游走不定，或走窜攻痛；绞痛是指疼痛剧烈如刀绞；掣痛是指患病之处抽掣或牵引他处而痛，或称彻痛；灼痛是指疼痛有灼热感且喜冷，是热邪致痛之特征症；冷痛是指疼痛伴冷感而喜暖，是寒邪致痛之特征症；隐痛是指疼痛不甚剧烈，尚可忍耐，但绵绵不休；重痛是指疼痛并有沉重之感，是湿邪致痛之特征症；空痛是指疼痛有空虚之感，是因虚致痛之特征症；固定痛是指痛处固定不移；酸痛是指疼痛而有酸软感。总之，凡新病疼痛，痛势较剧，持续不解，痛而拒按，多属实证；久病疼痛，痛势较轻，时痛时止，痛而喜按，多属虚证。

3. 疼痛的部位　询问疼痛的部位，可以判断疾病的位置及相应经络脏腑的变化情况。

（1）头痛　是指整个头部或头颅某一部位的疼痛。由于"头为诸阳之会"，根据头痛部位，可确定病在何经。如前额连眉棱骨痛者，属阳明经；后枕痛连项者，属太阳经；两侧头痛者，属少阳经；颠顶痛者，属厥阴经等。

（2）胸痛　是指胸部正中或偏侧疼痛的自觉症状，以心肺病变居多。胸痛总由胸部气机不畅所致。

（3）**胁痛** 是指胁一侧或两侧疼痛。因胁为肝胆所居，又是肝胆经脉循行分布之处，故胁痛多属肝胆及其经脉的病变。

（4）**胃脘痛** 胃脘包括整个胃体。胃上口贲门称上脘，下口幽门称下脘，介于上下口之间的胃体称中脘。胃脘痛即指胃痛而言。凡寒、热、食积、气滞等病因及机体脏腑功能失调累及于胃，皆可影响胃的气机通畅，从而出现疼痛症状。

（5）**腹痛** 腹部范围较广，可分为脐腹、大腹、小腹、少腹等几部分。脐周围称为脐腹，属脾与小肠。脐以上统称大腹，包括脘部、左上腹、右上腹，属脾胃及肝胆。脐以下为小腹，属膀胱、胞宫、大小肠。小腹两则为少腹，是肝经经脉所过之处。

（6）**腰痛** 根据疼痛的部位，可判断邪留之处。如腰脊骨痛，多病在骨；腰痛以两侧为主，多病在肾；腰脊痛连及下肢者，多病在下肢经脉；腰痛连腹，绕如带状，多病在带脉。根据疼痛的性质可以判断致病的原因。

（7）**背痛** 根据疼痛的部位及性质，可以判断疼痛的病位和病因。如背痛连及头项，伴有外感表证，是风寒之邪客于太阳经；背冷痛伴畏寒肢冷，属阳虚；脊骨空痛，不可俯仰，多为精气亏虚，督脉受损。

（8）**四肢痛** 四肢痛多由风寒湿邪侵犯经络、肌肉、关节，阻碍其气血运行所致，亦有因脾虚、肾虚而痛者。

（9）**周身痛** 是指四肢、腰背等处皆有疼痛感觉。根据疼痛的性质及久暂，可判断病属外感或内伤。

（二）问周身其他不适

问周身其他不适，是指询问周身各部，如头、胸胁、腹等处，除疼痛以外的其他症状。常见的周身其他不适症状有头晕、目眩、目涩、视力减退、耳鸣、耳聋、重听、胸闷、心悸、腹胀、麻木等。临床问诊时，要询问有无其他不适症状及症状产生有无明显诱因、持续时间长短、表现特点、主要兼症等。

四、问饮食与口味

（一）问口渴与饮水

1. 口不渴 为津液未伤，见于寒证或无明显热邪之证。

2. 口渴 口渴总由津液不足或输布障碍所致。临床可见如下情况：

（1）**口渴多饮** 即患者口渴明显，饮水量多，是津液大伤的表现。多见于实热证、消渴病及汗吐下后。

（2）**渴不多饮** 即患者虽有口干或口渴感觉，但又不想喝水或饮水不多。这是津液轻度损伤或津液输布障碍的表现。可见于阴虚、湿热、痰饮、瘀血等证。

（二）问食欲与食量

1. 食欲减退与厌食 食欲减退，又称"纳呆""纳少"，即患者不思饮食。厌食又称恶食，即厌恶食物。不思饮食与厌恶食物，大体上有两种情况：一是不知饥饿，不欲食；二是虽饥亦不欲食或厌恶食物。二者病机均属脾胃不和，消化吸收功能减弱所致。食欲减退，患者不欲食，食量减少，多见于脾胃气虚、湿邪困脾等证；厌食，多因伤食而致。若妇女妊娠初期，厌食呕吐者，为妊娠恶阻。饥不欲食，是患者感觉饥饿而又不想进食，或进食很少，亦属食欲减退范畴，可见于胃阴不足证。

2. 多食易饥 即食欲亢进，食量较多，食后不久即感饥饿，又称为"消谷善饥"，临床多伴有身体逐渐消瘦等症状。可见于胃火亢盛、胃强脾弱等证，亦可见于消渴病。总由胃的腐熟太过而致。

3. 偏嗜 是指嗜食某种食物或某种异物。其中偏嗜异物者，又称异嗜。若小儿异嗜，喜吃泥土、生米等异物，多属虫积。若妇女已婚停经而嗜食酸味，多为妊娠。

（三）口味

口味是指患者口中的异常味觉。口淡乏味，多因脾胃气虚而致；口甜，多见于脾胃湿热证；口黏腻，多属湿困脾胃证；口中泛酸，可见于肝胆蕴热证；若口中酸腐，多见于伤食证；口苦，属热证的表现，可见于火邪为病和肝胆郁热证；口咸，多属肾病及寒证。

五、问二便

（一）问大便

1. 便次异常 是指排便次数增多或减少，超过了正常范围，有便秘与泄泻之分。

（1）便秘 即"大便秘结"，指粪便在肠内滞留过久，排便间隔时间延长，便次减少，通常在 4~7 天及以上排便 1 次。其病机总由大肠传导功能失常所致。可见于胃肠积热、气机郁滞、气血津亏、阴寒凝结等证。

（2）泄泻 又称"便溏"或"溏泻"，即大便稀软不成形，甚则呈水样，排便间隔时间缩短，便次增多，每日三四次以上。总由脾胃功能失调、水停肠道、大肠传导亢进所致。可见于脾虚、肾阳虚、肝郁乘脾、伤食、湿热蕴结大肠、感受外邪等证。

2. 排便感觉异常 是指排便时有明显不适感，病因病机不同，产生的感觉亦不同。

（1）肛门灼热 是指排便时肛门有烧灼感。其病机由大肠湿热蕴结而致。可见于湿热泄泻、暑湿泄泻等证。

（2）排便不爽 即腹痛且排便不通畅爽快，而有滞涩难尽之感。多由肠道气机不畅所致。可见于肝郁犯脾、伤食泄泻、湿热蕴结等证。

（3）里急后重 即腹痛窘迫，时时欲泻，肛门重坠，便出不爽。紧急而不可耐，称里急；排便时，便量极少，肛门重坠，便出不爽，或欲便又无，称后重。二者合而称之里急后重，是痢疾病证的一个主症。多因湿热之邪内阻，肠道气滞所致。

（4）滑泻失禁 即久泻不愈，大便不能控制，呈滑出之状，又称"滑泻"。多因久病体虚，脾肾阳虚衰，肛门失约而致。可见于脾阳虚衰、肾阳虚衰或脾肾阳虚等证。

（5）**肛门下坠** 即肛门有重坠向下之感，甚则肛欲脱出。多因脾气虚衰，中气下陷而致。多见于中气下陷证。

（二）问小便

1. 尿量异常 是指昼夜尿量过多或过少，超出正常范围。

（1）**尿量增多** 多因寒凝气机，水气不化，或肾阳虚衰，阳不化气，水液外泄而致。可见于虚寒证、肾阳虚证及消渴病中。

（2）**尿量减少** 可因机体津液亏乏，尿液化源不足，或尿道阻滞，或阳气虚衰，气化无权，水湿不能下入膀胱而泛溢于肌肤所致。可见于实热证、汗吐下证、水肿病及癃闭等病证之中。

2. 排尿次数异常

（1）**排尿次数增多** 又叫小便频数，总由膀胱气化功能失职而致。多见于下焦湿热、下焦虚寒、肾气不固等证。

（2）**排尿次数减少** 可见于癃闭证，在排尿异常中介绍。

3. 排尿异常 是指排尿感觉和排尿过程发生变化，出现异常情况，如尿涩痛、癃闭、尿失禁、遗尿、余沥不尽等。

（1）**尿涩痛** 即排尿不畅，且伴有急迫灼热疼痛感，多为湿热流入膀胱，灼伤经脉，气机不畅而致。可见于淋证。

（2）**癃闭** 小便不畅，点滴而出为癃；小便不通，点滴不出为闭。二者统称为癃闭，病机有虚有实。实者多为湿热蕴结、肝气郁结，或瘀血、结石阻塞尿道而致；虚者多为年老气虚、肾阳虚衰、膀胱气化不利而致。

（3）**余沥不尽** 即小便后点滴不尽。多为肾气不固所致。

（4）**尿失禁** 是指小便不能随意识控制而自行遗出。多为肾气不足，下元不固，或下焦虚寒，膀胱失煦，不能制约水液而致。若患者神志昏迷而小便自遗，则病情危重。

（5）**遗尿** 是指睡眠中小便自行排出，俗称"尿床"，多见于儿童。成人则多为膀胱失于约束，可见于肾阴、肾阳不足、脾虚气陷等证。

六、问睡眠

1. 失眠 又称"不寐""不得眠"，是指经常不易入睡，或睡而易醒，不易再睡，或睡而不酣，易于惊醒，甚至彻夜不眠的表现。其病机是阳不入阴，神不守舍。若气血不足、神失所养，阴虚阳亢、虚热内生，肾水不足、心火亢盛等，皆可扰动心神，导致失眠，属虚证；痰火、食积、瘀血等邪火上扰，心神不宁，导致失眠，属实证。

2. 嗜睡 又称"多眠"，是指神疲困倦，睡意很浓，经常不自主地入睡。其轻者神志清楚，呼之可醒而应，精神极度疲惫，困倦易睡，或似睡而非睡的状态，称为"但欲寐"。如日夜沉睡，呼应可醒，神志朦胧，偶可对答，称为"昏睡"，为神气不足而致。

湿邪困阻，清阳不升，脾气虚弱，中气不足，不能上荣，皆可使精明之府失于清阳之荣，故出现嗜睡。

七、问经带

(一) 问月经

应注意询问月经的周期，行经的天数，月经的量、色、质，有无闭经或行经腹痛等表现。

1. 经期 即月经的周期，是指每次月经相隔的时间，正常为 28 ~ 32 天。经期异常主要表现为月经先期、月经后期和月经先后不定期。

(1) 月经先期 月经周期提前八九天以上，称为月经先期。多因血热妄行或气虚不摄而致。

(2) 月经后期 月经周期错后八九天以上，称为月经后期。多因血寒、血虚、血瘀而致。

(3) 月经先后不定期 月经超前与错后不定，相差时间多在八九天以上者，称为月经先后不定期，又称月经紊乱。多因情志不舒，肝气郁结，失于条达，气机逆乱，或者脾肾虚衰，气血不足，冲任失调，或瘀血内阻，气血不畅，经期错乱，故月经先后不定期。

2. 经量 月经的出血量，称为经量，正常平均为每次 50mL 左右，可略有差异。经量的异常主要表现为月经过多和月经过少。

(1) 月经过多 每次月经量超过 100mL，为月经过多。多因血热妄行、瘀血内阻、气虚不摄而致。

(2) 月经过少 每次月经量少于 30mL，为月经过少。多因寒凝经血不至，或血虚经血化源不足，或血瘀经行不畅而致。

3. 崩漏 指妇女不规则的阴道出血。临床以血热、气虚最为多见。血得热则妄行，损伤冲任，经血不止，其势多急骤。脾虚中气下陷，或气虚冲任不固，血失摄纳，经血不止，其势多缓和。此外，瘀血也可致崩漏。

4. 经闭 成熟女性，月经未潮，或来而中止，停经 3 个月以上，又未妊娠者，称闭经或经闭。闭经是由多种原因造成的，其病机总不外经络不畅，经血闭塞，或血虚血枯，经血失其源泉，闭而不行。可见于肝气郁结、瘀血、湿盛痰阻、阴虚、脾虚等证。闭经应注意与妊娠期、哺乳期、绝经期等生理性闭经，或者青春期、更年期，因情绪、环境改变而致一时性闭经及暗经加以区别。

5. 经行腹痛 是在月经期，或行经前后，出现小腹部疼痛的症状，亦称"痛经"。多因胞脉不利，气血运行不畅，或胞脉失养所致。可见于寒凝、气滞血瘀、气血亏虚等证。若经行腹痛，痛在经前者属实，痛在经后者属虚；按之痛甚为实，按之痛减为虚；得热痛减为寒，得热痛不减或益甚为热；绞痛为寒，刺痛、钝痛、闷痛为血瘀。隐隐作痛为血虚，持续作痛为血滞；时痛时止为气滞，胀痛为气滞血瘀。气滞为主则胀甚于痛，瘀血为主则痛甚于胀。

（二）问带下

应注意带下的量、色、质和气味等。凡带下色白而清稀、无臭，多属虚证、寒证；带下色黄或赤，稠黏臭秽，多属实证、热证。若带下色白量多，淋沥不绝，清稀如涕，多属寒湿下注；带下色黄，黏稠臭秽，多属湿热下注。若白带中混有血液，为赤白带，多属肝经郁热。

八、问小儿

小儿科古称"哑科"，不仅问诊困难，而且不一定准确。问诊时，若小儿不能述说，可以询问其亲属。问小儿，除了一般的问诊内容外，还要注意询问出生前后情况、喂养情况、生长发育情况、预防接种情况及传染病史和传染病接触史。

第四节 切 诊

切诊是指医生用手在患者的体表进行触、摸、按、压，以诊察疾病的方法。切诊分为脉诊和按诊两部分，为中医诊病之特色方法和重要手段。

一、脉诊

脉诊又称切脉，是指医生用手指切按患者的动脉搏动，体验脉动应指的形象，以了解和判断病证的诊察方法。

（一）脉象形成的原理

脉象即脉动应指的形象。心主血脉，包括血和脉两个方面，脉为血之府，心与脉相连，心脏有规律地搏动，推动血液在脉管内运行，此为宗气所主。血液循行于脉管之中，流布全身，环周不息，除心脏的主导作用外，还必须有各脏器的协调配合。肺朝百脉，即循行全身的血脉，均会聚于肺，且肺主气，通过肺气的敷布，血液才能布散全身；脾胃为气血生化之源，脾主统血；肝藏血，主疏泄，调节循环血量；肾藏精，精化气，是人体阳气的根本，各脏腑组织功能活动的原动力，且精可以化生血，是生成血液的物质基础之一。因此，脉象的形成，与脏腑气血密切相关。

（二）诊脉的部位

诊脉包括三部诊法和寸口诊法。三部，即人迎、寸口、趺阳。直至晋代王叔和所著的《脉经》，才推广了独取寸口的诊脉方法。寸口又称脉口、气口，位置在腕后桡动脉搏动处，寸口为手太阴肺经之动脉，为气血会聚之处，而五脏六腑、十二经脉气血的运行皆起于肺而止于肺，故脏腑气血之病变可反映于寸口。另外，手太阴肺经起于中焦，与脾经同属太阴，与脾胃之气相通，而脾胃为后天之本、气血生化之源，故脏腑气血之盛衰都可反映于寸口，所以独取寸口可以诊察全身的病变。寸口分寸、关、尺三部，以高骨（桡骨茎突）为标志，其稍内方的部位为关，关前为寸，关后为尺。两手各分寸、关、尺三部，共六部脉。寸、关、尺三部又可分浮、中、沉三候，即寸口诊法的三部九候。

（三）诊脉方法与注意事项

1. 时间 最好是清晨，诊脉时要求有一个安静的内外环境。诊脉之前，先让患者休息片刻，使气血平静，医生也要平心静气，然后开始诊脉。诊室也要保持安静。

2. 体位 患者取坐位或正卧位，手臂平放与心脏处于同一水平，直腕仰掌，并在腕关节背垫上脉枕，这样可使气血运行无阻，以反映机体的真正脉象。

3. 指法 即医生诊脉时的操作手法，是脉诊的基本功，常有三指平布法、移指法、一指直压法，后两种多用于儿科。指法包括布指与运指。

（1）布指 动作要领：三指平齐，运用指目，中指定关，布指同身。三指平齐是指医生诊脉时手指指端要平齐，手指略呈弓形倾斜，与受诊者寸口部位体表约呈45°角。用右手按诊患者的左手，用左手按诊患者的右手。运用指目是因人指端最为灵敏，如同眼睛一样，可感知脉象之变化。中指定关是指医生下指时，首先用中指指腹按在高骨（桡骨茎突）内侧关部，再用食指按关前的寸部，无名指放在中指之后的尺部上。布指同身是指医生对身高臂长者布指略疏，若患者个矮臂短则布指略密，总以适中为度，以位取准为要。

（2）运指 运指即手指的具体运作，是对医生三指运动规律的总结，常有举、按、寻、单按、总按等。举，是指医生用手指轻按在皮肤上，又称"浮取"或"轻取"；手指用力适中，按至肌肉以体察脉象，称为中取。按，是指医生用指重按在筋骨间，也称"沉取"或"重取"。寻，是指医生指力从轻到重，从重到轻，左右前后推寻，以探求脉动最明显的特征。总按，是指医生三指用同样的指力按诊三部脉象。单按，是指医生一指仅按寸、关、尺中的一部，以重点体会某一部位的脉象特征。

4. 平息 一呼一吸称一息。诊脉时，医生的呼吸要自然均匀，用一呼一吸的时间去计算患者脉搏的至数，如正常脉象及病理性脉象之迟、数、缓、疾等脉，均以息计。平是平调的意思，要求医生在诊脉时，思想集中，全神贯注。因此，平息除了以"息"计脉之外，还要做到虚心而静，全神贯注。

（四）正常脉象

正常脉象古称平脉，是健康无病之人的脉象。正常脉象的形态是三部有脉，一息四五至，不浮不沉，不大不小，从容和缓，柔和有力，节律一致，尺脉沉取有一定力量，并随生理活动和气候环境的不同而有相应的正常变化。脉象有胃、神、根三个特点：脉象从容、和缓、流利便是有胃气；有神的脉象节律整齐，柔和有力；沉取应指有力，尺部尤显，就是有根的脉象形态。正常脉象随四时气候、地理环境、性别、年龄、体格、情志、劳逸、饮食等因素的影响而有相应的生理性变化。

此外，有一些人，脉不见于寸口，而从尺部斜向手背，称"斜飞脉"。若脉出现于寸口的背侧，则称"反关脉"；还有出现于腕部其他位置者，都是生理特异脉位，是桡动脉解剖位置的变异，不属病脉。

（五）病理性脉象

疾病反映于脉象的变化，称为病理性脉象（病脉）。一般来说，除了正常生理变化范围及个体生理特异之外的脉象，均属于病脉。脉象可通过位、数、形、势等 4 方面来体察。由单方面变化而形成的脉象，称单一脉；由两个或两个以上方面的变化而形成的脉象，称复合脉。脉象分类与主病如下：

1. 浮类脉　此类包括浮脉、洪脉、芤脉、革脉、濡脉、散脉 6 种。其共同的特征是脉位表浅，轻取即可体察脉象全貌。

（1）浮脉

脉象特征："轻手可举，泛泛在上，如水漂木"（崔氏《脉诀》）。轻取即得，重按稍减而不空。

临床主病：表证。浮而有力为表实证，浮而无力为表虚证。

脉理分析：浮，有漂浮之意。浮脉主表，外邪袭表，卫气急起而与邪抗争，邪气随之鼓动于外，脉搏应指而浮。浮缓有汗者为中风，浮紧无汗者为伤寒，浮虚为伤暑，浮数为风热。

（2）洪脉

脉象特征：洪脉极大，状如洪水，来盛去衰，滔滔满指。

临床主病：邪热亢盛。

脉理分析：洪脉脉幅宽大，是邪热亢盛，充斥脉道，脉道扩大，气盛血涌，血流量增加，因而搏指有力。凡久病气虚，或虚劳、失血、久泄病证而见之，必浮取盛大、沉取无根，多属邪盛正衰之危候。

（3）芤脉

脉象特征：浮大中空，如按葱管。

临床主病：失血，伤阴，失精。

脉理分析：芤脉浮大，应指无力，按之中空，即其脉体上下或两边皆实，唯中间独空。由于突然失血过多，血量骤然减少，营血不足，无以充脉，或津液大伤，脉不得充，血失阴伤，阳无所附而散于外，故见之。

（4）革脉

脉象特征：浮而搏指略弦，中空边坚，如按鼓皮。

临床主病：亡血、失精、小产、崩漏等证。

脉理分析：革脉在脉位特点上为浮取即得，其脉形是按之表坚而内虚（即脉管管壁坚实，脉管内空虚），如鼓皮内虚空而外绷急之状。多因正气不固，精血不能内藏，阳气无所依附，浮越于外，以致脉象中空边硬而浮。

（5）濡脉

脉象特征：浮而细软，不任重按，重按不显。

临床主病：诸虚证，湿证。

脉理分析：濡，即浮软之意，如絮浮水，轻手相得，重按不显，又称软脉。精血亏虚，脉失所荣可见之。湿邪太盛，脉道受到抑遏，气血失其通畅者，亦可见之。

（6）散脉

脉象特征：浮散无根，稍按则无，至数不齐。故曰："散似杨花无定踪。"

临床主病：元气离散。

脉理分析：散脉是指脉搏浮甚无根的状态。散脉的形成是因心力衰竭，阳气离散而不能内敛，气血耗散殆尽，为脏腑衰竭之危候。

2. 沉类脉 此类脉包括沉脉、伏脉、牢脉 3 种脉象。其共同的特征是脉位深在，须沉取才能体会。

（1）沉脉

脉象特征：轻取不应，重按始得；"举之不足，按之有余"。

临床主病：里证。有力为里实，无力为里虚。

脉理分析：邪郁于里，气血内困则脉沉有力；脏腑虚弱，正气不足，阳气虚陷，不能升举，脉气鼓动无力，故脉沉而无力。

（2）伏脉

脉象特征：重力推筋着骨始得，甚者伏而不见。脉位较沉脉更深。

临床主病：邪闭，厥证，痛极。

脉理分析：伏者，潜藏伏匿之意。伏脉的形成，一是邪气闭塞，脉气不能宣通，脉道潜伏不显，脉多伏而有力；二是久病重病，气血虚损，不能鼓动脉气外行，故深伏筋骨之间，脉多伏而无力。两手脉深伏，伴太溪、趺阳脉不见者，属险症。

（3）牢脉

脉象特征：兼具沉、实、大、弦、长五脉之象，坚牢不移。

临床主病：阴寒内实，疝气癥瘕。

脉理分析：牢指坚实、牢固之意。因阴寒内积，致使阳气沉潜于里，固结不移，或疝气癥瘕阻滞气机，脉气困阻于内所致。若牢脉见于失血、阴虚等证，则属危重征象。

3. 迟类脉 此类脉包括迟脉、缓脉、涩脉、结脉、代脉 5 种脉象。其共同的特征是至数一息不足四至，脉率少于正常人。

（1）迟脉

脉象特征：脉来迟慢，一息脉动三四至（相当于脉搏在每分钟 60 次以下）。

临床主病：寒证。有力为实寒，无力为虚寒。

脉理分析：多因阳气虚损，无力鼓动，致使脉来迟慢；或寒凝气滞，阳气失其温运，故脉来迟慢。里实热证，因邪热内聚，阳气受到郁遏，阻滞血脉的正常运行，亦可见之，但按之实而有力。

（2）缓脉

脉象特征：一息四至，来去怠缓或脉形弛缓，缺乏紧张度。

临床主病：湿病，脾胃虚弱。

脉理分析：不紧不急为缓。湿性黏滞，气机为湿所困，或脾胃虚弱，气血不足以充盈鼓动，故脉见来去怠缓。若有病之人脉象转缓，是正气恢复的象征。

（3）涩脉

脉象特征：脉细而迟，往来艰涩不畅，如轻刀刮竹。

临床主病：伤精，血少，气滞血瘀，痰食内停。

脉理分析：涩，艰滞也。津血亏损，血脉不充，或气虚无力推动血行，脉道失其濡润，以致脉气往来艰涩，故脉涩而无力。痰食胶固，气血阻滞，血流被遏，以致脉气往来艰涩困难，故脉涩而有力。

（4）结脉

脉象特征：脉来缓慢，时有一止，止无定数。

临床主病：阴盛气结，寒痰血瘀，癥瘕积聚。

脉理分析：因气血痰食，积滞不散，阻碍血行，以致心阳涩滞，血脉运行不畅，故脉来结而有力；或因气血渐衰，心阳不振，脉气运行无力而涩滞，故见结而无力。

（5）代脉

脉象特征：脉来迟中一止，止有定数，良久复来。脉搏间歇时间较长。

临床主病：脏气衰微，风证，痛证，七情惊恐，跌仆损伤。

脉理分析：因脉气衰微，气血两虚，元气不足，不能推动血行而致脉来迟中见有歇止，不能自还，良久复来；或因突然惊恐，跌仆损伤，脉气不能相接所致。不论虚实，总以脉气不能接续为主要机理。

4. 数类脉　此类脉包括数脉、促脉、动脉、疾脉4种脉象。其共同的特征是速率快，脉势来去较急。

（1）数脉

脉象特征：一息脉来五至以上（相当于脉搏在每分钟90次以上），来去较快。

临床主病：热证。有力为实热，无力为虚热。

脉理分析：因邪热亢盛，气血运行加速，故数而有力；久病阴虚，阴虚内热，则脉数无力或细数；虚阳外浮，则脉数大无力，按之豁然内空。

（2）促脉

脉象特征：脉来数而时有一止，止无定数。

临床主病：阳盛实热，气血、痰饮、宿食停滞，气血虚衰。

脉理分析：因血随气行，热则气血行速，故脉来急数，数而时止；也可因气郁、血瘀、食滞、痰饮之邪，阻滞血行而见数中时止。促而细小无力者为心力衰竭，真元衰败，阴血衰少，多为虚脱之象。

（3）动脉

脉象特征：脉来滑数有力，应指跳突如豆，但搏动的部位短小。动脉具有滑、数、短 3 种脉象的特征。

临床主病：惊证，痛证。

脉理分析：痛则阴阳失和，气血冲动，而呈滑数有力的脉象。惊则气血紊乱，脉行躁动难安，故可见之。

（4）疾脉

脉象特征：脉来急疾，一息七八至（相当于脉搏在每分钟 140 次以上）。

临床主病：阳极阴竭，元气将脱。

脉理分析：疾脉是真阴枯竭于下，孤阳偏亢于上，气虚已极之象。伤寒、温病在热极时脉疾急而按之益坚者，是亢阳无制、真阴垂绝之候，其疾必兼躁扰之象。若脉疾而按之鼓指无力，为元阳将脱之征。痨瘵病见疾脉是危候。

5. 虚脉类 此类脉包括虚脉、细脉、短脉、弱脉、微脉 5 种脉象。其共同的特征是脉势弱，应指无力。

（1）虚脉

脉象特征：三部脉举之无力，按之空虚，应指松软。

临床主病：虚证。

脉理分析：不足为虚。气虚无力推动血行，则脉搏动无力，血虚不足以充盈脉管，按之空虚。故虚脉可见之于气虚、血虚、气血两虚及脏腑诸虚证。

（2）细脉

脉象特征：脉细如线，应指明显。

临床主病：气血两虚，诸虚劳损，湿病。

脉理分析：气虚无力推动血行，营血亏少不能充盈脉管，以致脉管收缩变细，脉体细小而软弱无力，形细如线。湿邪所伤，阻遏脉道，可见之。若温热病，神昏谵语而见细数脉，是邪热深入营血或邪陷心包的证候。

（3）短脉

脉象特征：首尾俱短，不满本位。短脉只出现在寸或关部，尺脉常不显。

临床主病：短而有力为气郁，短而无力为气虚。

脉理分析：气虚无力鼓动血行，致使脉管搏动短小而且应指无力，即所谓"短则气病"。也有因血瘀气滞，或痰滞食积，阻遏脉气的运行，以致脉气不能伸展者，但短而有力。故短脉不可概作不足论之。

（4）弱脉

脉象特征：极软而沉细。切脉时沉取方得，细而无力。

临床主病：气血不足。

脉理分析：脉为血之府，气血亏少，不能充盈脉道，故脉道缩窄，脉形细；气血不足，无力鼓动脉搏，故见脉位深而应指无力。

（5）微脉

脉象特征：极细极软，按之欲绝，似有似无，模糊不清。

临床主病：阳衰气少，阴阳气血诸虚证。

脉理分析：气血不足，脉道失充，故有形细特点。阳气衰微，鼓动无力，故应指力极弱。轻取似无者是阳气衰，重按似无者是阴血枯竭。久病脉微是正气将绝；新病脉微多是阳气暴脱。

6. 实类脉　此类脉包括实脉、滑脉、紧脉、长脉、弦脉 5 种脉象。其共同的特征是脉位较长应指有力，均主实证。

（1）实脉

脉象特征：脉满本位，三部举按均有力。脉来充盛有力，其势来盛去亦盛。

临床主病：实证。

脉理分析：邪气亢盛，正气不虚，正邪相搏，气血壅盛，充盈脉管，故脉道坚实，应指有力。平人也可见之，为正气充实，脏腑功能正常之象。

（2）滑脉

脉象特征：往来流利，如盘走珠，应指圆滑。

临床主病：痰饮，食滞，实热。

脉理分析：实邪郁滞体内，致使气实血涌，血流加快，冲动脉管，故致脉来流利圆滑。平人之脉滑而冲和，是营卫充实之象。妇女妊娠期亦可见之，为气血充盈而调和的表现。

（3）紧脉

脉象特征：脉来绷急，状如牵绳转索。

临床主病：寒证，痛证，宿食。

脉理分析：寒邪侵犯人体，阻遏阳气，寒邪与正气相争，以致脉道约束拘急，故脉来绷急，挺急而劲，状如绳索。脉见浮紧为寒邪束表，沉紧为里寒。剧痛、宿食见之，也是寒邪、积滞与正气相搏，气机收引，脉道紧束，故见脉来绷急，状如切绳。

（4）长脉

脉象特征：脉形长，首尾端直，超过本位。

临床主病：肝阳有余、阳盛内热等有余之证。

脉理分析：若脉长而和缓，是中气充足，气机运行畅通，气血并无亏损之平人脉象。若肝阳亢盛，则脉长而弦硬。气逆热炽、痰涎内宿者，则长而兼滑兼数。长而牢者为积聚。

（5）弦脉

脉象特征：端直而长，如按琴弦。脉势较强而硬。

临床主病：肝胆病，诸痛，痰饮，疟疾。

脉理分析：肝主疏泄，调畅气机，脉以柔和为贵。邪气犯肝，疏泄失职，气机不利，疼痛或痰饮，可阻滞气机，故脉气紧张，呈现弦脉。少阳胆气不利，也可见之。

（六）相兼脉与主病

相兼脉是指数种脉象并见的脉象，也称之为"合脉"，有二合脉、三合脉、四合脉之分。相兼脉象的主病，往往是各脉主病的总和。浮紧脉多主表寒与风痹；浮缓脉多主伤寒表虚证；浮数脉多主表热证；浮滑脉多主风痰与表证夹痰；沉迟脉多主里寒；弦数脉多主肝热或肝火；滑数脉多主痰热与内热食积；洪数脉多主气分热盛；沉弦脉多主肝郁气滞或水饮内停；沉涩脉多主血瘀；弦细脉多主肝肾阴虚或肝郁脾虚；沉缓脉多主脾虚或水湿停留；沉细脉多主阴虚或血虚；弦滑数脉多主肝火夹痰或痰火内蕴；沉细数脉多主阴虚或血虚有热；弦紧脉多主寒痛或寒滞肝脉。

（七）诊小儿脉

诊小儿脉与成人有所不同，因小儿寸口部位狭小，难分寸关尺三部。此外，小儿临诊时容易惊哭，惊则气乱，脉气亦乱，故难于掌握，后世医家多以一指总候三部。操作方法：医生用左手握小儿手，再用右手大拇指按小儿掌后高骨脉上，分三部以定息数。小儿脉象主病，以浮沉迟数定表里寒热，以有力无力定虚实，不详求 28 脉。小儿肾气未充，脉气止于中候，不论脉体素浮素沉，重按多不见，若重按乃见，便与成人的牢实脉论。

（八）脉症顺逆与从舍

1. 脉症顺逆 是指从脉与症的相应或不相应来判断疾病的顺逆。一般情况下，脉与症是一致的，即脉症相应；但也有时候不一致，也就是脉症不相应，甚至还会出现相反的情况。从判断疾病的顺逆来说，脉症相应者主病顺，不相应者为逆，逆则主病凶。

2. 脉症从舍 既然有脉症不相应的情况，其中必有一真一假，或为症真脉假，或为症假脉真，所以临证时必须辨明脉症的真假以决定从舍，或舍脉从症，或舍症从脉。

二、按诊

按诊是医生用手直接触摸、按压患者体表某些部位，以了解局部的异常变化，从而推断疾病的部位、性质和病情轻重等情况的一种诊病方法。

（一）按诊的方法和意义

1. 方法

（1）体位 按诊时患者取坐位或仰卧位。一般按胸腹时，患者须采取仰卧位。全身放松，两腿伸直，两手放在身旁。医生站在患者右侧，右手或双手对患者进行切按。在切按腹内肿块或腹肌紧张度时，可令患者屈起双膝，使腹肌松弛，便于切按。

（2）手法 按诊的手法大致可分触、摸、推、按 4 类。触是以手指或手掌轻轻接触患者局部，如额部及四肢皮肤等，以了解凉热、润燥等情况。摸是以手抚摸局部，如肿胀部位等，以探明局部的感觉情况及肿物的形态、大小等。推是以手稍用力在患者局部做前后或左右移动，以探测肿物的移动度及局部同周围组织的关系等情况。按是以手按压局部，如胸腹或肿物部位，以了解深部有无压痛，肿块的形态、质地，肿胀的程度、性质等。在临床上，各种手法是综合运用的，常常是先触摸，后推按，由轻到重，由浅入深，逐层了解病变的情况。

按诊时，医生手法要轻巧，要避免突然暴力，冷天要事先把手暖和后再行检查。一般先触摸，后按压，指力由轻到重，由浅入深。同时嘱咐患者主动配合，随时反映相应的感觉，还要边检查边观察患者的表情变化以了解其痛苦之所在。按诊时要认真仔细，不放过任何与疾病有关的部位。

2. 意义 按诊是切诊的一部分，是在望、闻、问的基础上，更进一步地深入探明疾病的部位和性质等情况。

（二）按诊的内容

按诊的应用范围较广。临床上以按肌肤、按手足、按胸腹、按腧穴等为常用，兹分述如下：

1. 按肌肤 是为了探明全身肌表的寒热、润燥及肿胀等情况。按肌肤不仅能从冷暖以知寒热，更可从热的甚微而分表里虚实。凡身热初按甚热，久按热反转轻者，是热在表；若久按其热反甚，热自内向外蒸发者，为热在里。肌肤濡软而喜按者，为虚证；患处硬痛拒按者，为实证。轻按即痛者，病在表浅；重按方痛者，病在深部。皮肤干燥者，为尚未出汗或津液不足；干瘪者，为津液不足；湿润者，为身已汗出或津液未伤。皮肤甲错者，为伤阴或内有瘀血。按压肿胀，可以辨别水肿和气肿：按之凹陷，放手即留手印，不能即起者，为水肿；按之凹陷，举手即起者，为气肿。

触疮疡局部，肿而硬木不热者，属寒证；肿处烙手，有压痛者，为热证。根盘平塌漫肿者属虚，根盘收束而高起者属实。患处坚硬，多属无脓；边硬顶软，内必成脓。至于肌肉深部的脓肿，则以"应手"或"不应手"来决定有脓无脓。其方法是两手分放在肿物的两侧，一手时轻时重地加以压力，一手静候深处有无波动感，若有波动感应手，即为有脓，根据波动范围的大小即可测知脓液的多少。

2. 按手足 手足俱凉者，是阳虚寒盛，属寒证；手足俱热者，多为阳热炽盛，属热证。但亦有因阳热太盛，阳气闭郁于内，不得外达而四肢厥冷的里热证，即热深厥深的表现，应注意鉴别。热证见手足热者，属顺候；热证反见手足逆冷者，属逆候。

3. 按胸腹 是根据病情的需要，有目的地对胸前区、胁肋部和腹部进行触摸、按压，必要时进行叩击，以了解局部的病变情况。胸腹按诊的内容，又可分为按虚里、按胸胁和按腹部三部分。

（1）**按虚里** 虚里位于左乳下心尖搏动处，为诸脉所宗。探索虚里搏动的情况，可以了解宗气的强弱、病之虚实、预后之吉凶。虚里按之应手，动而不紧，缓而不急，为健康之征。其动微弱无力，为不及，是宗气内虚。若动而应衣，为太过，是宗气外泄之象。若按之弹手，洪大而搏，属于危重证候。虚里按诊对于指下无脉、欲决死生的证候，诊断意义颇大。

（2）**按胸胁** 前胸高起，按之气喘者，为肺脏证。胸胁按之胀痛者，可能是痰热气结或水饮内停。胁痛喜按，胁下按之空虚无力，为肝虚。胁下肿块，刺痛拒按，为气滞血瘀。右胁下肿块，按之表面凹凸不平，应警惕肝癌；右胁胀痛，摸之有热感，拒按者，多为肝痈。

（3）**按腹部** 按腹部主要了解凉热、软硬度、胀满、肿块、压痛等情况，以协助疾病的诊断与辨证。①胃脘痞满，按之较硬而痛者属实证，主实邪聚结胃脘；按之濡软无痛者属虚证，主胃腑虚弱；按之有形而胀痛，推之辘辘有声，为胃中有水饮。②按腹部肌肤觉凉者，多属寒证；肌肤灼热者，多属热证。腹痛喜按痛减为虚，腹痛拒按者属实。腹满按之饱满充实有弹性、有压痛者，多为实满；腹满按之虚软无弹性、无压痛者，多为虚满。腹部高度胀大，如鼓之状，称为鼓胀；手有波动感，按之如囊裹水者为水臌；无波动感，且叩击音如鼓音者，为气臌。③右少腹痛剧，按之痛甚或有反跳痛者，为肠痈。左少腹作痛伴便秘，按之累累有硬块者，为肠中宿粪。腹部肿块，按诊时要注意大小、形状、硬度、压痛和移动度。凡肿块推之不移，痛有定处者，为积，病在血分；推之可移，痛无定处或聚散不定者，为聚，病在气分。

4. 按腧穴 指按压身体上某些特定穴位，通过穴位的变化和反应来判断内脏某些疾病的方法。腧穴是脏腑经络之气转输之处，是内脏病变在体表的反应点。按腧穴要注意发现穴位上是否有结节或条索状物，其异常反应主要为有无压痛或其他敏感反应，然后结合望、闻、问诊所得资料综合分析判断。如肺俞穴若摸到结节，或按中府穴有明显压痛者，为肺病的表现；按上巨虚穴有显著压痛者，为肠痈（阑尾炎）的表现；肝病患者在肝俞或期门穴常有压痛等。按压这些特定腧穴，具有重要的诊断价值。

第七章　辨　　证

辨证是将四诊所收集的病情资料（症状、体征）加以分析、综合，辨清疾病发生的原因，判断病变的部位、疾病的性质、邪正的盛衰及病情发展的趋势等，概括、判断为某种性质的病证。中医有多种辨证方法，如八纲辨证、脏腑辨证、六经辨证、卫气营血辨证等。其中八纲辨证是各种辨证的总纲，脏腑辨证是在八纲辨证基础上进一步确定病变所在脏腑的辨证方法，六经辨证是外感伤寒的辨证方法，而卫气营血辨证则是外感温病的辨证方法。各种辨证方法虽有各自的特点和适用范围，但在临床应用时，往往是互相联系和补充的。

第一节　八纲辨证

八纲是指表、里、寒、热、虚、实、阴、阳 8 个辨证的纲领。八纲辨证，是指将四诊收集到的各种病情资料，运用八纲进行分析综合，从而找出疾病的病位、病性、邪正盛衰和证候类型的一种辨证方法。

八纲是从各种具体证候个性中抽象出来的、带有普遍规律的共性纲领。任何一种疾病，从病位来说，可分为表证和里证；从基本性质来说，可分为寒证与热证；从邪正斗争的盛衰来说，可分为虚证或实证；从病证总的类别来说，均可归属于阳证和阴证两大类，故阴阳是八纲中的总纲。因此，疾病病理变化及其临床表现尽管极为复杂，但运用八纲对其进行辨别归类，均可找出疾病的关键，为治疗指出方向，所以说八纲是辨证的总纲。

一、八纲基本证候

表证与里证、寒证与热证、虚证与实证、阴证与阳证，是 4 对既相互对立又互有联系的 8 个方面的基本证候，是对病情的大体分类。

（一）表里辨证

表里是辨别病位外内浅深的一对纲领。表与里是相对的概念：皮肤与筋骨而言，皮肤为表，筋骨为里；经络与脏腑而言，经络属表，脏腑属里；三阳经与三阴经而言，三阳经属表，三阴经属里；脏与腑而言，腑属表，脏属里等。至于病位的外内浅深，都是相对的概念。任何疾病辨证，均可分辨病位之表里。其临床意义突出地体现在对外感病的病位、传变规律、病情轻重浅深及病机变化之判断。在外感病中，表证病轻，病位表浅；里证病重，病位较深。表邪入里，为病进；里邪出表，为病退。古人有病邪入里一层、病深一层，出表一层、病轻一层的认识。还有半表半里证，即病位处于表里进退之中。

1. 表证 指外邪从皮毛、肌腠、口鼻侵入机体，正气（卫气）抗邪于肌表时所显现的证候。主要见于外感病初期阶段，以恶寒发热为主要表现，具有起病急、病情较轻、病程较短等特征。

【临床表现】恶寒（或恶风）发热，头身疼痛，苔薄，脉浮，伴鼻塞、流涕、打喷嚏、咽喉痒痛、微咳等症状。

【证候分析】外邪侵表，卫气阻遏，正邪相争故恶寒（或恶风）发热；邪气郁滞经络，气血运行不畅，则头身疼痛；肺失宣发，窍道受阻，故见鼻塞、流涕、打喷嚏、咽喉痒痛、微咳等症状。邪在肌表，故舌象无明显变化；正邪相争于肌表，脉气鼓动于外，故脉浮。

临床常见表证病位浅、病情轻，一般较快治愈。若外邪不解，则可进一步内传，成为半表半里证或里证。表证主要有风寒表证（表寒证）、风热表证（表热证）等。

（1）表寒证 以外感寒邪为主。其特点为恶寒重，发热轻，无汗，头身痛甚，苔薄白而润，脉浮紧。寒为阴邪，外感风寒，卫阳被遏，故恶寒重、发热轻；寒性凝滞致腠理致密，汗孔闭塞故无汗；寒主收引，经脉紧束而拘急，故见脉浮紧。

（2）表热证 以外感热邪为主。其特点为发热重，恶寒轻，咽痛，口渴，舌边尖稍红，苔薄白而干或苔微黄，脉浮数。热为阳邪，其性燔灼，故发热重、恶寒轻；热易伤津，故见咽痛、口渴、苔干。舌苔薄白而干或苔黄、脉浮数为表有热邪之象。

2. 里证 是指病邪深入脏腑、气血、骨髓时所反映的证候。里证的病因可概括为3种：一是外邪不解，内传入里；二是外邪直接入里，侵犯脏腑等部位，即所谓"直中"；三是情志内伤、饮食劳倦等因素，直接损伤脏腑气血，致脏腑气血功能失调。

【临床表现】里证的范围极广，很难以几个症状概括其临床特征。基本特点是邪气已入体内，故无恶寒发热并见症状，以脏腑症状为主要表现，起病可急可缓，一般病情较重、病程较长。病位虽同属于里，有轻浅与深重之别。一般而言，病变在上、在气、在腑者，较轻浅；在下、在血、在脏者，较深重。

里证按八纲分类有里寒证、里热证、里虚证、里实证。里证证候辨别，必须结合脏腑辨证、气血津液辨证、六经辨证、卫气营血辨证等辨证方法，才能明确。

3. 半表半里证 是指病变既非完全在表，又未完全入里，邪正相搏，病位处于表里进退之间的证候。故在六经辨证中通常称为少阳病证。

【临床表现】往来寒热，胸胁苦满，心烦喜呕，默默不欲饮食，口苦咽干，目眩，脉弦。

【证候分析】因病邪至半表半里，正邪相争，故往来寒热；半表半里居足少阳胆经，手少阳三焦经，气机阻滞，故胸胁苦满、神情默默；胆热上扰，同时犯胃，故见心烦喜呕、不欲饮食、口苦咽干、目眩；少阳胆经为病，故脉弦。

4. 表里证鉴别要点 辨别表证和里证，主要是对寒热表现、脏腑症状及舌象、脉象的审察。一般而言,外感病中,发热恶寒同时并见的属表证,但热不寒或但寒不热的属里证,寒热往来的属半表半里证。表证以头身疼痛、鼻塞或打喷嚏等为常见症状,内脏证候不明显;里证以内脏症状,如咳喘、心悸、腹痛、呕泻、腰膝酸软等为主要表现;半表半里有胸胁苦满等表现。表证和半表半里证舌苔变化不明显,里证舌苔多有变化;表证多见浮脉,里证多见沉脉。此外,起病的缓急、病情的轻重、病程的长短等因素也是辨表里证的参考依据。

(二)寒热辨证

1. 寒证 是指阴盛或阳虚所产生的以寒冷表现为主的一类证候。包括表寒、里寒、虚寒、实寒等证。

【临床表现】恶寒或畏寒喜暖,面色㿠白,口淡不渴,肢冷蜷卧,痰、涕、涎清稀量多,小便清长,大便稀溏,舌淡苔白而润滑,脉紧或迟。

【证候分析】寒为阴邪,易伤阳气,寒邪侵袭,阳气被遏,或阳虚寒盛,形体失却温煦,故见恶寒、畏寒喜暖、肢冷蜷卧、面色㿠白;寒不消水,津液未伤,气不化津,故口淡不渴,痰、涕、涎、尿等澄澈清冷而量多,舌淡苔白而润滑。脉紧或迟为寒盛阳虚之象。

2. 热证 是指阳盛或阴虚所产生的以温热表现为主的一类证候。包括表热、里热、虚热、实热等证。

【临床表现】发热恶热喜凉,口渴喜冷饮,面红目赤,痰黄稠,小便短赤,大便秘结,甚则烦躁昏谵,舌红苔黄,脉数;或两颧潮红,心烦易怒,盗汗,口舌干燥少津,脉细数。

【证候分析】阳热偏盛,气血涌盛,故热象明显,出现发热恶热喜凉、面红目赤;热甚灼津,则口渴喜冷饮、痰黄稠、小便短赤、大便秘结、舌红苔黄、脉数;热扰心神,则烦躁谵语;阴液亏虚而虚火上炎,见两颧潮红、盗汗;虚火扰神,则心烦易怒;阴津亏耗,则可见口舌干燥少津、脉细数。

3. 寒热证鉴别要点 寒证与热证是机体阴阳盛衰的反映,是疾病性质的主要体现,对疾病全部表现进行观察,尤其是恶寒发热及对寒热的喜恶、口渴与否、面色的赤白、四肢的温凉,以及二便、舌象、脉象等是辨别寒证与热证的重要依据。

(三)虚实辨证

虚实是辨别正邪盛衰的两个纲领,反映病变过程中人体正气的强弱和致病邪气的盛衰。"邪气盛则实,精气夺则虚"。实主要指邪气盛实,虚主要指正气不足。由于正邪斗争是疾病过程中的根本矛盾,阴阳盛衰及其所形成的寒热证候,亦存在着虚实之分,《素问·调经论》曰:"百病之生,皆有虚实。"所以分析疾病中正邪的虚实关系,是辨证的基本要求。通过虚实辨证,可以了解病体的正邪盛衰,为治疗提供依据。虚实辨证准确,攻补方能适宜。

1. 虚证 是对人体正气虚弱、不足为主所产生的各种虚弱证候的概括,是指疾病过程中以正气虚弱为主要临床表现的一类证候。虚证包括气虚、血虚、津亏液少、精耗、髓亏及脏腑的亏虚等。下面以阳虚证和阴虚证为例:

【临床表现】畏寒,四肢不温,嗜睡蜷卧,面色㿠白,口淡不渴或渴喜热饮,或口泛清涎,小便清长,大便溏薄或完谷不化,舌淡胖,苔白滑,脉沉迟或细弱,为阳虚证,可兼见神疲气短、食少乏力等气虚症状。五心烦热,或骨蒸潮热,颧红盗汗,心烦失眠,口燥咽干,形体消瘦,或眩晕耳鸣,小便短黄,大便干结,舌红少苔而干,脉细数,为阴虚证。

【证候分析】虚证的主要病机表现在伤阳或伤阴两个方面。伤阳者,以阳气虚的表现为主,阳虚者虚寒内生,致温运、气化、固摄失职而产生上述阳虚诸症;伤阴者,以阴精亏损的表现为主,阴虚者虚热内生,致制阳、濡养、润滑功能下降而产生上述阴虚诸症。

2. 实证 是指疾病过程中以邪气亢盛为矛盾的主要方面,正邪斗争引发的病理反应较为激烈的一类证候,是对邪气充盛为主的各类临床证候的概括。实证以邪气充盛、停聚体内为基本特征。其形成的原因为外感病邪和内生病邪。实证表现相当复杂,共性如下:

【临床表现】实证表现极不一致,常见身热烦躁,胸闷气粗,痰涎壅盛,脘腹胀痛拒按,大便秘结或腹泻,里急后重,小便不利或淋沥涩痛,甚或神昏谵妄,舌质苍老,苔厚腻,脉实有力。

【证候分析】邪气亢盛,正气与之抗争,阳热亢盛,故发热;实邪扰心,或蒙蔽心神,故烦躁,甚则神昏谵妄;邪阻于肺,肺失宣降,故胸闷气粗、痰涎壅盛;实邪积于肠道,腑气不通,故大便秘结、脘腹胀痛拒按;湿热下攻,可见腹泻或里急后重;水湿内停,气化不利,故小便不利或淋沥涩痛;湿浊停积,邪气内盛,故舌质苍老、苔厚腻;邪正相争,搏击于血脉,故脉实有力。

3. 虚实证鉴别要点 虚证与实证由于虚损部位和感邪的性质不同,症状复杂多样。一般而言,凡病程较长,具有不足、衰退的临床表现多为虚证;凡新感发病,具有有余、亢盛的临床表现多为实证。

(四) 阴阳辨证

阴阳辨证是八纲辨证的总纲。阴、阳分别代表事物属性相互对立的两个方面,根据疾病性质、临床证候,均可归属于阴或阳范畴,因而阴阳辨证是基本的辨证大法。临床上凡见兴奋、躁动、亢进、明亮等表现,或表证、热证、实证,都可归属为阳证;凡见抑制、沉静、衰退、晦暗等表现,或里证、寒证、虚证,都可归属为阴证。八纲辨证中阴阳两纲可概括其余六纲,也有人将八纲称为"两纲六要",即是此意。因此,阴阳是证候分类的总纲,为辨证归类的最基本纲领。

1. 阴证 凡符合阴属性的证候为阴证。如里证、寒证、虚证等。

【临床表现】不同疾病表现不同,一般常为神疲乏力,面色苍白或暗淡,语声低微,气短息弱,恶寒喜暖,四肢不温,大便稀薄,口淡不渴,小便清长,舌淡胖嫩,脉沉或迟或细或弱。

【证候分析】神疲乏力、面色苍白或暗淡、语声低微、气短息弱，为气虚表现。阴寒客体，阻遏阳气，失于温煦，故恶寒喜暖、四肢不温。寒湿困脾，运化无权，故口淡不渴、小便清长、大便稀薄。若寒湿壅肺，则痰鸣喘嗽。舌淡胖嫩、脉沉或迟或细或弱，均为虚寒之象。

2. 阳证　凡符合阳属性的证候为阳证。如表证、热证、实证等。

【临床表现】不同疾病表现不同，一般常为壮热恶热，口渴喜冷饮，面红目赤，鼻扇，烦躁或神昏谵语，大便秘结，小便短赤，或出血，舌红苔黄燥起芒刺，脉洪数有力。

【证候分析】火热炽盛，热传气分，故壮热恶热。火热上炎，故面红目赤、鼻扇。热扰心神，故烦躁，甚则神昏谵语。热结肠道，故大便秘结。热盛伤阴，故小便短赤、口渴饮冷、舌红苔黄燥起芒刺。热入血分，迫血妄行，则出血。脉洪数有力为实热之征。

3. 亡阴证　是指阴液严重耗伤而将枯竭的危重证候。

【临床表现】身体灼热，虚烦躁扰，面红赤，恶热，汗黏如油，口渴欲饮，皮肤皱瘪，小便量少，口唇干燥，脉细数或疾。

【证候分析】亡阴是病久在阴液亏虚基础上进一步发展而成，或因壮热持久不退、大吐大泻、大汗、严重烧伤致阴液暴失而成。阴液欲绝，或火热内炽，故身灼热、虚烦躁扰、面红赤、恶热、脉数疾；阴液欲绝，故见汗黏如油、口渴欲饮、皮肤皱瘪、小便量少、口唇干燥、脉细等症。

4. 亡阳证　是指体内阳气极度消耗，致阳气欲脱之危重证候。

【临床表现】四肢厥逆，肌肤不温，冷汗淋漓，神情淡漠，呼吸气微，面色苍白，舌淡，脉微欲绝。

【证候分析】亡阳证是在阳气虚衰基础上恶化而来，也可因阴寒之邪极盛，暴伤阳气，也可因大汗、失精、大失血等阴液消亡，导致阴损及阳，或因剧毒、严重外伤等使阳气暴脱。阳气极虚，失去温煦固摄推动等功能，故见四肢厥逆、肌肤不温、冷汗淋漓、神情淡漠、呼吸气微、面色苍白、舌淡脉、微欲绝等症。

二、八纲证候间的关系

表里、寒热、虚实、阴阳八纲从不同方面对疾病病理本质进行概括。然而病理本质各个方面互相联系，即寒热虚实病性离不开表里病位而存在，表证或里证离不开寒热虚实病性。因此，用八纲来分析、判断、归类证候，不是彼此孤立、绝对对立、静止不变的，相互间可有兼夹、错杂，随病变发展而不断变化。故临床辨证不仅应注意八纲基本证候辨别，也应把握八纲证候之间的相互关系，这样才能对证候得出比较全面、正确的诊断。八纲证候之间的相互关系，主要有证候相兼、证候错杂、证候转化、证候真假等方面。

（一）证候相兼

证候相兼是指八纲证候之间的相互兼存。广义证候相兼指各种证候相兼存在；而本处所指为狭义证候相兼，是在疾病某一阶段，病位无论在表、在里，但病情性质上没有寒热、虚实等相反的证候同时存在。临床常见相兼证候有表实寒证、表实热证、里实寒证、里实热证、里虚寒证、里虚热证等。证候相兼是从表里病位、寒热病性、虚实病性等不同角度对病情进行综合辨证。

（二）证候错杂

证候错杂是指在疾病某一阶段，不仅表现为表里同病，而且寒热虚实等相反证候也同时呈现。如表里同病、寒热错杂、虚实夹杂。

1. 表里同病　是指表证与里证在疾病某一阶段同时出现。如初病既有表证，又见里证；表证未罢，又及于里；里证未愈，又感外邪。临床常见：

（1）表里俱寒（热）证　既有里寒又感表寒，或外感寒邪又伤生冷等均可导致表里俱寒证，常见头痛身痛、恶寒发热、肢冷蜷卧、腹痛吐泻、舌淡苔白、脉紧。表里俱热证为素有内热，复感风热邪气，常见发热头痛、喘咳汗出、口渴喜冷、烦躁、便秘、尿赤、舌红苔黄、脉数。

（2）表寒里热证　为表寒未解而里热内生，或脏腑有热又感表寒所致，常见恶寒发热、头身疼痛、口渴引饮、心烦尿赤、舌红苔薄。

（3）表热里寒证　为阳虚又感热邪所致，常见发热头痛、咽干汗出、食少腹胀、便溏尿清、舌淡胖、苔微黄。

（4）表里俱实证　由外感寒邪未解而内有痰瘀食积所致，常见恶寒发热、身痛无汗、腹胀满或疼痛拒按、二便不畅、脉滑实有力。

（5）表里俱虚证　为脏腑虚弱兼卫虚伤风所致，常见微热、自汗恶风、鼻塞、打喷嚏、食少便溏、神疲乏力、少气懒言、脉虚浮。

（6）表虚里实证　是为内有痰瘀、食积之邪，兼卫虚伤风所致，常见自汗恶风、鼻塞流涕、脘腹胀痛拒按、喘急痰鸣、尿少便秘、舌淡苔厚。

（7）表实里虚证　因体虚复感外邪或表实误用攻下所致，常见恶寒发热、无汗身痛、食少便溏、神疲乏力、少气懒言、舌淡、脉浮缓。

2. 寒热错杂　是指在疾病某一阶段，寒证和热证同时出现。临床常见：

（1）上热下寒证　指上部为热、下部为寒的证候。如患者有胸中烦热、频欲呕吐的上热证，又见腹痛喜暖、大便稀薄的下寒证，此为热在胃而虚寒在脾肾的错杂证候。热在胃则冲上气逆，见胸中烦热、频欲呕吐的上热证；脾肾虚寒则阳失温运，气不化津，见腹痛喜暖、大便稀薄的下寒证。

（2）上寒下热证　指上部为寒、下部为热的证候。如患者有胃脘冷痛、呕吐清涎的上寒证，又见尿频、尿急、尿痛、小便短赤的下热证，此为寒在胃而湿热在膀胱的错杂证候。寒在胃则胃气上逆，见上寒证；湿热在膀胱则气化失司，见下热证。

3. 虚实夹杂　是指虚证和实证同时出现的证候。临床上多见虚实夹杂证，或虚证中夹有实证，或实证中夹有虚证，或虚实并重证。如表虚里实、表实里虚、上虚下实、上实下虚，以及虚弱之人病实证、强壮之人病虚证等。

（1）**实中夹虚证** 指邪实为主，正虚为次的证候。如外感伤寒，经发汗或经吐、下后，患者心下痞硬、噫气不除，此属胃有痰湿、浊邪，兼胃气受损的实中夹虚证。

（2）**虚中夹实证** 指正虚为主，邪实为次的证候。如春温病后期出现肾阴亏损证，热邪劫灼肝肾之阴而见邪少虚多证候，症见低热不退、口干、眩晕、耳鸣、舌质干绛等。

（3）**虚实并重证** 指正虚与邪实并重，病情较重的证候。如小儿疳积，既可见腹部膨隆、午后烦躁、贪食或嗜食异物、苔厚浊，又见大便泄泻、完谷不化、形瘦骨立、脉细稍弦。因病起于饮食积滞日久，严重损伤脾胃所致，属虚实并重。

（三）证候转化

证候转化是指在一定条件下，证候可以向相反方向发生转化。在发生证候转化这种质变之前，往往有一个量变过程，因而在真正转化之前可呈现出相兼、夹杂之类证候。

1. 表里转化 是指表证与里证在一定条件下向对立方向相互转化。表里出入是指疾病发展过程中，在正邪消长变化的作用下，病邪可由表入里，也可从里达表，从而出现表里证候间的转化。病邪由表入里，多提示病情转重；病邪由里出表，多提示病情减轻。

（1）**表证入里** 是指先有表证，后见里证，表证随之消失，乃表证转化为里证。如先有恶寒发热、脉浮等表证；当恶寒消失，见但发热不恶寒、舌红苔黄、脉数等症时，即表邪已经入里化热而形成里热证。表证入里多见于外感病初、中期，为病情由浅入深，是病势发展的反映。

（2）**里邪出表** 是指里证病邪向外透达，提示邪有出路，病情有减轻趋势，非里证转化为表证。如麻疹患儿热毒内闭，疹不出而见发热、喘咳、烦躁，若经治疗，麻毒外透肌表，疹出而烦热喘咳均除；又如热入营血证，若随着斑疹出现，身热、谵语、烦躁即可减轻。这些为邪气由里向表透达的表现。

2. 寒热转化 指寒证与热证在一定的条件下向对立方面相互转化。

（1）**寒证化热** 是指原为寒证，后现热证，且寒证随之消失的证候。为素体阳旺，虽外感或内生寒邪，从寒化热；或温燥之品服用太过，使寒证化为热证。如寒湿痹证，初为关节冷痛、重着、麻木，病程过久或服用温燥之品太过，患处关节逐渐变为红肿热痛，即属寒证转化为热证的表现。

（2）**热证转寒** 是指原为热证，后现寒证，且热证随之消失的证候。为素体阳虚或因失治、误治损伤正气，正不胜邪，功能失调，阳气衰弱，致热证转寒。如疫毒痢初期，高热烦渴，下痢脓血，舌红脉数，若突然出现四肢厥冷、面色苍白、脉微欲绝，提示热证已转化为寒证。

寒、热证相互转化，决定于正邪力量的对比，取决于机体阳气的盛衰。寒证热化，多属正气尚强，阳气旺盛，邪气从阳化热所致；热证转寒，多属正气不支，阳气耗损至衰败状态，邪气从阴化寒所致。寒证转为热证示阳气旺盛，热证转为寒证示阳气虚衰。

3. 虚实转化 疾病发展过程中，虚实性质在一定条件下可向相反方向发生转化，是邪与正之间的盛衰关系发生本质改变。由实转虚是疾病的一般规律，由虚转实则往往提示疾病虚实夹杂，多为因虚而致实，病情较复杂。

(1) **实证转虚** 是指病情先为实证，由久病、失治、误治或邪盛伤正太过，致正不胜邪，转化为虚证，为病情发展，正气不足，邪虽去而正已伤，由实证转化为虚证。

(2) **虚证转实** 是指病情原为虚证，后转化为以实证为主的证候。其病机是因虚致实，但并非病势向愈，是提示病情在发展且病情复杂。如心阳气虚日久，温煦失职，推动乏力，致血行迟缓而成瘀，在原有心悸气短、脉弱或涩等心气虚基础上，又见心胸刺痛、唇舌紫暗、脉结代等，此为心血瘀阻证，血瘀之实已超过心气之虚，而成为疾病主要矛盾方面，此即由虚转实。这时不能单独理解为虚证转为实证，而应属虚实夹杂范畴。

（四）证候真假

证候真假是指某些疾病在病情危重阶段，可以出现一些与疾病本质相反的"假象"（症状、体征），掩盖了病情真象。必须认真鉴别，明辨真假，去伪存真，才能作出正确诊断。

1. 寒热真假 当病情发展到寒极或热极之时，或会出现与病理本质相反的假象。

(1) **真寒假热** 是指内为真寒而外现某些假热证候，为虚阳浮越于外而致的"戴阳证"或"格阳证"。如有四肢厥冷、胸腹欠温、下利清谷、小便清长、舌淡苔白等寒象，又见颧红如妆、身热欲近衣被、口渴不欲饮、脉浮大无力等热象。仔细分析，不难看出，前者属阴寒内盛，为真寒；后者为阴寒内盛，逼迫虚阳浮越而致的假热证。颧红如妆、身热欲近衣被、口渴不欲饮、脉浮大无力之象，多由久病阳气虚，阴寒内盛，逼迫虚阳浮游于上，格拒于外所致。

(2) **真热假寒** 是指内为真热而外现某些假寒症状的证候，为阳盛格阴证，即"热深厥亦深"之证候。如见高热恶热、烦渴饮冷、鼻息气热，甚则神昏谵语，以及尿短赤、便燥结、舌红苔黄而干、脉滑数等热象，又见四肢厥冷之寒象。前者为里热炽盛，属真热；后者四肢厥冷，为阳盛格阴于外，属假寒。此为真热假寒证，多由阳热内盛，格阴于外，阳气内闭不能布达四末所致。

寒热真假鉴别应注意，假象多出现在疾病极期和危重阶段，真象多贯穿疾病全过程。假象多见于四肢、肌肤和面部，其表现多局限、短暂。如假热之面赤，实为面白之中偶见颧红如妆，真热却为满面通红；假寒多见四肢厥冷，而胸腹扪之却灼热烫手。

2. 虚实真假 当疾病发展至某个特定阶段或病情复杂时，会出现假虚或假实的现象，故《内经知要》有"至虚有盛候""大实有羸状"之说。

(1) **真虚假实** 是指疾病本质为虚，反见某些邪盛症状的复杂证候。例如，既有胸腹部柔软而喜按、神疲乏力、气短懒言、舌淡脉弱、病久体虚等真虚症状，又见腹胀满、气喘、二便闭涩等因虚所致假实表现。综观全证，脾肺气虚为本，故腹胀时减、喜按而柔软，与实胀之胀满不减、硬满拒按不同；虚气喘必气短息弱，与实喘之息粗、鼻扇不同；二便虽欠通畅，但粪便不结、小便绝无涩痛。故此证胀、喘、便闭非邪阻气滞的实证，是气虚无力推动所致的假象。

(2) **真实假虚** 是指疾病本质为实，反见某些虚羸证候。如腹部积聚较大者，出现某些正虚的假象。既有胸腹硬满疼痛拒按、脉按有力等真实的表现，又见倦怠懒言、形瘦、脉象沉细等虚假症状。此形瘦并非正虚，而是积聚消耗营养所致，为真实假虚。

第二节 病因辨证

病因辨证是指在中医病因理论的指导下，通过对临床所收集的病情资料进行分析、归纳，确定引起疾病具体原因的一种辨证方法，也称为"审证求因"。

从病因学角度来看，引起疾病的原因不外乎外因（外感）、内因（内伤）和其他（中毒、外伤、机体病理产物等）三大类。具体言之，外感又包括风、寒、暑、湿、燥、火等六淫和疫疠邪气对人体的侵袭，内伤则包括情志过激、劳逸失度、饮食不节等多种发自体内因素的伤害，其他类有中毒、外伤、痰饮、瘀血等。以上都是发病的必要条件，属病因学范畴；而通过辨证所确定的病因，则是通过对证候的分析，综合邪正双方情况而对疾病当前病理本质所作出的结论，属辨证学范畴。因此，病因辨证就是辨别导致疾病当前证候的原因。

一、外感病因辨证

外感病是指感受六淫、疠气等外邪引起的疾病。外感病因辨证的重点是识别外邪的具体种类，因为外邪种类不同，致病特点及临床表现大不相同，其治疗方法则亦不同。

（一）六淫辨证

风、寒、暑、湿、燥、火6种不同淫气致病有共性，也各有特性。其共性是发病较急，病程较短，初起多见表证，致病与季节、气候、地域等环境有联系，多从皮毛、口鼻侵袭人体，可单一为病，亦可合而为病，在疾病过程中可相互影响与转化。

1. 外风证 是指外感风邪引起的证候。外风为病，最常见的有风邪袭表、风邪袭肺、风疹、中络、风痹、风水等病证。

【临床表现】恶风，微发热，汗出，鼻塞或打喷嚏，咳嗽，咽喉痒或痛，苔薄白，脉浮缓等。或皮肤瘙痒，隐疹，局部麻木；或咳呛，气喘，胸部胀闷；或口眼㖞斜，颈项强直，口噤，抽搐，角弓反张，震颤，蠕动；或游走性关节痛；或突然面睑浮肿等。

【证候分析】风邪袭表，风性开泄，腠理疏松，营卫不和，故见恶风微热、汗出、脉缓；风性轻扬升散，易犯头面经络、官窍，故见头痛、打喷嚏、鼻塞流涕、喉痒不适；苔薄白、脉浮，俱为风邪客表之征；风邪犯肺而肺气失于宣肃，可见咳嗽以呛咳为主、气喘、胸部胀闷。风邪客于肌肤腠理，使营卫郁滞不畅，则皮肤瘙痒，出现隐疹；因风邪善行而数变，故可见隐疹突然显现，出没无常；风邪外中络脉，经气阻滞不通，损伤筋膜，或累及肝脏藏血主筋、司运动的功能，轻则局部麻木、拘急，口眼㖞斜，重则颈项强直，口噤不开，肢体抽搐震颤、蠕动，角弓反张；若风夹寒湿痹阻经络，留滞关节，则为游走性疼痛的行痹。若风邪与水邪相搏，则突发颜面、眼睑水肿，迅速遍及全身，为风水证。以恶风、汗出、喉痒、脉浮，或见中经络、行痹之证为辨证要点。

2. 实寒证 外感寒邪所表现的证候称为实寒证，有伤寒、中寒之分。伤寒证是指寒侵肌表，阻遏卫阳，阳气抗邪于外所表现的表实寒证，又称"外寒证"；中寒证是指寒邪直中脏腑，损遏阳气，阻滞气机和血行所致的里实寒证，又称"内寒证"。

【临床表现】恶寒重而发热轻，头身疼痛或肢体拘急，无汗，鼻塞流清涕，苔薄白而润，脉浮紧；或畏寒肢冷，欲近衣被，神疲蜷卧，咳喘，痰白量多易咯出，泄泻清稀，小便清长，舌淡苔白滑，脉沉迟。

【证候分析】寒为阴邪，其性清冷、凝滞、收引，寒邪致病，多损遏阳气，阻碍气血运行。寒邪束表，卫气内郁不能外达肌表，故恶寒重发热轻、无汗；寒主收引，经络气血不通，则头身疼痛；寒则津液不化，故鼻塞流清涕；苔薄白而润、脉浮紧乃寒邪客表之征。若寒邪直中，寒性伤阳，寒邪入里损伤脏腑阳气，故畏寒肢冷、欲近衣被、神疲蜷卧；寒邪犯肺，肺失宣降故咳喘；阳虚寒凝，痰饮内停，故痰白量多易咯、泄泻清稀；舌淡苔白滑、脉沉迟均为寒湿之象。寒邪为患，除实寒证外，还常导致寒凝气滞、寒凝血瘀、寒伤阳气而致虚寒证等。外寒证以风寒表证为辨证要点；内寒证以畏寒喜暖、神疲及排泄物清冷为辨证要点。

3. 暑淫证候 外感暑邪引发的证候称为暑淫证候，简称暑证。暑邪的性质虽与火热同类，但暑邪致病除有严格的季节性外，且具有暑性炎热初病即耗津伤气、暑多夹湿、易内闭心神等特点，与一般火（热）证致病有较大差别。

【临床表现】发热恶热，肢体灼热，汗多，头昏头痛，烦渴喜冷饮，神疲气短，乏力懒言，食少呕恶，尿短赤灼热，舌红苔黄少津，脉虚数。或见暑厥或暑邪夹湿证。

【证候分析】暑性炎热，故发热恶热、肢体灼热、小便灼热、舌红苔黄；暑性升散，故头昏头痛、汗多；暑邪耗津伤气，故渴喜冷饮、神疲气短、乏力懒言、食少呕恶、尿短黄、舌干少津、脉虚数。暑邪深入心肝两脏，扰神动风，则见烦躁、神昏、项强、抽搐之暑厥。临床常见的暑证有暑湿袭表证、暑伤津气证、暑闭气机证、暑闭心神证等。夏暑当令，气候炎热，热盛气阴两伤并重，多见壮热恶热、烦渴喜冷、尿赤灼热、舌红脉数之阳热内盛的同时，必见神疲气短、汗多尿少、食少乏力等津气耗伤之症。

4. 湿淫证候 外感湿邪引起的证候统称湿淫证候。湿为六淫之一，外湿为病多为淋雨涉水、居处潮湿、冒受雾露等形成，但湿证的形成，又常是外湿与内湿合邪而为病，故其证候常涉及内外。

【临床表现】胸脘痞闷，恶心呕吐，食少腹胀，口腻不渴，头重如裹，肢体困重，关节疼痛重着，便溏，尿浊而不畅，或带下量多质稠，或阴囊湿疹瘙痒，病程长而缠绵，舌淡胖而边有齿痕，苔白厚腻，脉濡缓。

【证候分析】湿性重着黏腻，易阻气机，困遏清阳，故湿淫证候以困重、闷胀、酸楚、腻浊、脉濡缓等为临床特点。内、外湿在证候表现上略有区别。外湿以肢体困重、酸痛为主，或见皮肤湿疹、瘙痒，病位偏于体表，乃湿郁肌表阻滞经气所致；内湿以脘腹痞胀、纳呆、恶心、便溏为主，病位偏里，乃湿阻气机，脾胃运化失调所致。湿为阴邪，致病多为寒湿之证，但郁久亦可形成湿热证。不论内湿、外湿为患，与脾关系密切，湿易困脾，脾病又易生湿，故湿邪致病，临证多从脾治。以病程长而缠绵，见困重、酸楚、痞闷、腻浊为辨证要点。表湿证以湿滞肌表、关节的表现为主；里湿证以湿阻中焦、运化失职的表现为主。

5. 燥淫证候　外感燥邪引起的证候统称燥淫证候，亦称"外燥证"。燥邪为病，多见于秋季，亦见于气候干燥少雨的地域。燥邪致病，有温燥与凉燥之分。此外，因血虚、津亏等内伤疾病中，也可出现干燥症状，与外燥证极为相似，但在概念上有别，一属内燥，一属外燥。

【临床表现】口鼻咽干燥，皮肤干燥甚至皲裂，口渴多饮，干咳少痰，不易咯出，大便干结，小便短黄，舌苔干燥。若为凉燥，多兼恶寒发热、无汗头痛、脉浮紧；温燥多兼发热有汗、咽痛心烦、舌红、脉浮数。

【证候分析】燥性干燥枯涩，伤津劫液，易伤肺脏。故燥邪入侵，耗伤皮肤、孔窍津液，而见皮肤、口鼻咽干燥，大便干结，小便短黄，舌苔干燥；口渴多饮为津伤饮水自救；燥邪伤肺，津伤失润，故干咳少痰、不易咯出。凉燥则兼风寒表证，温燥则兼风热表证。不论凉燥、温燥，总以"燥胜则干"为临床特点。外燥证多发于秋季，以皮肤、孔窍干燥或干咳为辨证要点；内燥证无季节性，多见于温热病后期，以全身津液亏损为主，多见形瘦、毛发干枯等症。

6. 火（热）淫证候　热、火同类，仅有轻重之别，即热为火之渐、火为热之极。外感火邪源于外感热邪、暑邪的加重或其他淫邪的转化；内生火邪源于脏腑功能失调，内邪化热生火。凡外感火（热）邪所引起的证候称火（热）淫证候。火（热）之邪既是病性，又是导致新病病变的病因。如火（热）邪易伤津耗液，甚或导致亡阴，易迫血妄行导致出血，易腐败血肉导致疮疡、痈、疖，易热极引动肝风而致中风等。

【临床表现】发热恶热，面红目赤，头目胀痛，渴喜冷饮，便秘，尿短灼热，舌红或绛，苔黄干燥或灰黑，脉滑数有力。或烦躁狂乱，神昏谵语，强直抽搐；或各种出血；或局部肿疡。

【证候分析】火性燔灼，火热炽盛，气血沸涌，则见发热恶热及各种出血、局部肿疡、舌红绛；火性上炎，气血上逆，则见面红目赤、头目胀痛；火热炽盛，扰乱心神，则见烦躁狂乱、神昏谵语；火盛引动肝风，则强直抽搐；火热伤津劫液，故渴喜冷饮、尿短黄、便秘、舌苔干燥或灰黑。脉滑数有力为火盛之征。以壮热恶热、面赤渴饮、烦躁出血、舌红绛为辨证要点。外火证起病急，进展快，病程短，具卫气营血传变特点，属实火；内火证常起病缓，病程长，具有脏腑功能失调的特点，有实火亦有虚火。

（二）疫疠辨证

疫疠是一类特殊致病邪气所引发的急性、烈性传染病的总称。疫疠邪气种类繁多，表现各异，此仅介绍疠气致病的基本特点及临床表现。

1. 致病特点

（1）传染性强，流行面广，一旦爆发，疫区内不论男女老幼、体质强弱触之即发。

（2）发病急骤，病情危笃，传变迅速。

（3）疠气感人的途径多从口鼻而入，不同的疠气对人体的易感部位有其特异性。但同一疠气感人，不论性别年龄，症状均相似。

（4）疫疠的形成和流行，必定以一定的自然、社会环境为条件，如气候极度反常、洪水泛滥、战争动乱、饥荒贫困、环境卫生恶劣等。

2. 临床表现　可分为燥热疫和湿热疫两大类。

（1）燥热疫　是以热毒侵入表里、脏腑，津血大亏为基本病机。症见大热大渴，头痛如劈，两目昏瞀，或狂躁谵妄，咽喉痛烂，骨节烦疼，腰如被杖，或吐衄发斑，或绞肠痛绝，或抽搐强直，或卒然仆地不省人事，舌绛苔焦或起芒刺，脉数或浮大。

（2）湿热疫　是以湿遏热伏，邪阻膜原，三焦气滞，传变复杂为基本病机。症见憎寒恶热，继后但热不寒，午后热甚，头身疼痛，或腹痛吐泻，或猝发黄疸，或神昏谵语，或痰喘肿胀，舌红绛，苔浊腻或白厚如积粉，脉濡数。

疫疠以传染性强、患者群症状相似、发病急重、传变快，兼燥热或湿热见症为辨证要点。

二、内伤七情辨证

一般情况下，喜、怒、忧、思、悲、恐、惊7种情志变化是人类情志活动的正常反映。只有当情感、思维等精神活动过于突然、强烈或持久，超过了个体心理、生理所能承受的限度，从而引起脏腑气血失调而发病时，被称之为情志内伤、七情致病。七情过度刺激在先为因，脏腑气血内伤继发失调为果。内伤七情辨证是指以喜、怒、忧、思、悲、恐、惊7种情志变化所致内脏功能失调、气血紊乱为内容进行辨证的方法，就是通过辨证以确定患者情志内伤的具体病因和病机。

1. 致病特点

（1）触遇即发，发即为脏腑里证，且以气机紊乱为特征。

（2）不同情志过激所伤害的脏腑及所引起的气血失调的倾向亦不同，如大怒则肝气上逆、恐惧则肾气下陷等。

（3）常引起精神症状及身心失调性疾病，如失眠、惊悸、郁证、眩晕、头痛、脏躁、癫狂、胁痛、胃脘痛、月经不调等。

（4）情志过激所致病证的发作、消失及轻重变化，常与患者的情绪波动密切相关。

2. 临床表现　不同情志过激引起不同的病机和证候。

（1）怒则气上，怒伤肝　过度愤怒、烦恼致肝气上逆，血随气升并冲头脑，则见眩晕耳鸣、头目胀痛、面红目赤、烦躁失眠，或吐血衄血；若肝气暴郁，条达失性，引动肝风，甚则昏仆、中风；若肝木乘克脾胃，故见胁下、脘腹胀痛或窜痛，以及纳呆、呕恶泛酸、泄泻不爽等。

（2）喜则气缓，喜伤心　喜乐、兴奋过度，以致心气涣散而神不守舍，则见注意力不能集中、反应迟钝、心悸易惊、失眠多梦；若喜乐无度，伤心太过，致心神无主，精神失常，甚则哭笑无常或大笑不止、语无伦次、狂乱妄动。

（3）悲（忧）则气消，悲伤肺　悲哀、忧愁过度，致肺脏津气耗伤而宣降不利，故见干咳少痰、气短咽干、神疲乏力、闷闷不乐、呼叹饮泣、面白无华，甚则咯血或痰中带血、胸痛、消瘦。

(4) 恐则气下，恐伤肾　过度恐惧，致肾虚气陷，肾气下泄，故见滑精、早泄、月经不调、滑胎、白浊、遗尿、腰膝酸软、精神不振、健忘，重则昏厥、二便失禁。

(5) 惊则气乱　突受惊吓，致心肝气乱而神魂失藏，故见惊悸怔忡、胆怯、失眠惊叫、情绪波动、健忘失眠，甚则思维紊乱、痴呆、癫狂或突然晕厥。

(6) 思则气结，思伤脾　长期过度思虑、思念，致心脾气虚气滞，心神凝结，脾失健运，故见反应迟钝、表情淡漠、神思恍惚、食少纳呆、胸闷嗳气、脘痞腹胀、二便不畅等。

情志内伤辨证要点有四：一是通过问诊可了解到患者此次发病与某种情志过激的内在联系，如性格孤僻、内向，或素有其他心理缺陷等病史；二是临床表现中有精神失常的症状、体征；三是其症状复杂多样，且往往随患者的情绪波动而发生变化；四是情志过激主要伤及心、肝、脾三脏，因此，以这三脏的临床表现为主。

三、劳伤辨证

劳伤是劳逸失度而伤人致病的简称。劳逸失度与工作、运动、娱乐、休闲等日常生活的不当行为密切相关，在病因中占有重要的地位。劳伤辨证是指以过于劳累或过于安逸所带来的内脏功能失调、气血紊乱为内容进行辨证的方法，就是通过辨证以确定患者劳伤的具体病因。

1. 致病特点　一是渐积而发，起病徐缓，逐渐加重，病程较长；二是以伤及脏腑气血为主，其次可伤及筋肉、经络及关节；三是多表现为虚证和慢性病。

2. 临床表现

(1) 劳力过度　体力劳动或体育锻炼时间过长、用力不当、强度过大，则脏腑和肢体均可积劳成疾。常有两类证型：一为脾肺气虚津亏证，症见汗多口干、气短乏力、嗜睡体倦、神疲懒言、食欲不振、小便短黄等；二是筋骨损伤证，见局部或全身酸软、胀痛、不适，多发生于腰背、四肢关节等用力部位，常伴有轻度压痛、活动受限等症状。

(2) 过逸少动　长期不劳动，坐卧安逸过度，可导致虚、实两种病变：

①脾胃功能减退，后天失养，气血渐弱，症见头昏心悸，身倦乏力，动则汗出、气喘，食少纳呆，面白少华，日渐消瘦，易感冒，舌淡体瘦，脉细无力。

②气血运行迟缓，渐至气滞血瘀，痰湿内停，经络阻滞，症见胸闷腹胀、二便不利，四肢胀痛、麻木、瘫软，关节肿胀而活动不便，形体肥胖或沉重，易发眩晕、心痛、中风等病。

(3) 劳神过度　思虑、阅读、计算、记忆、写作等脑力活动过度，则暗耗心血、脑髓，损伤心脾之气，而逐渐发病，症见头晕眼花、视力下降、心悸健忘、神思恍惚、心烦失眠、食少纳呆、脘痞嗳气、腹胀矢气、排便困难或便溏等。

(4) 房劳过度　性生活过繁，或早婚手淫，或多产堕胎，均可致肾精亏损、肾气不固，从而引发腰膝酸软疼痛、眩晕耳鸣、神疲健忘、齿摇发脱、尿频夜尿或尿后余沥不尽、白浊、性欲下降，或遗精滑精、阳痿早泄，或月经不调、滑胎不孕等。有过劳的经历，起病缓慢而症状逐渐显现。不同劳伤病因的病机、证候重点不同。如劳力过度可导致脾肺气虚及筋骨损伤的证候，劳神过度可导致心血不足和脾失健运的证候，房劳过度可导致肾虚证候。

四、食积与虫积辨证

（一）食积辨证

食积辨证是指以食积引起的内脏功能失调、气血紊乱为内容进行辨证的方法，就是通过辨证以确定食积的病因与病机。饮食失宜是常见病因，其中最多见者乃由暴饮暴食、贪食厚味及酗酒，以致饮食停滞于胃肠道而不能及时运化，遂形成食积证。

1. 致病特点
（1）妨碍胃肠通降，导致腑气逆滞的症状。
（2）食物停积不化则酸腐变质，产生异常气味。
（3）积食久停，可进而损脾、生痰或化热，形成脾虚证、痰证或里热证，在小儿可转化为疳积病。

2. 临床表现 胃脘胀满或疼痛，嗳腐吞酸，纳呆厌食，恶心或吐出酸腐不化的食物，舌苔厚腻浊垢，脉滑有力，为食滞胃脘；脐腹胀满疼痛，肠鸣而矢气频传，排便不爽，泄出糊状、水样粪便而臭如败卵，苔微黄而根厚腻，脉沉滑，为食滞肠道。临床中两组证候可兼见。若积食进一步伤脾，亦可生痰、化热，表现出相应的一些症状。以脘腹胀满或痛、嗳腐吞酸、纳呆厌食、排便臭如败卵、舌苔垢腻、脉滑有力为辨证要点。

（二）虫积辨证

虫积证是指寄生虫侵入机体生长繁殖，以致阻碍脏腑气机，耗伤营血等所表现的证候。虫积辨证就是通过辨证以确定寄生虫种类和虫积性质的方法。

1. 致病特点 肠道寄生虫作为一类病邪，有其特殊的致病特点：
（1）病位以肠道为主，有时亦可侵入胃、胆、肝等脏腑为患。
（2）虫积肠胃，以腑气滞逆及营血耗损为基本病机。
（3）诸虫致病具有一定的活动规律：如蛔虫易绞结于肠道而形成虫团，或上窜于胆道、食道，或下泄于肛门；而蛲虫常于夜间爬出肛门产卵等。
（4）不同的寄生虫可引起各自特有的症状、体征。如蛔虫的吐蛔、便蛔，蛲虫的肛门瘙痒，钩虫的多食易饥、血虚"黄胖"等。

2. 临床表现 脐周腹痛，时作时止，腹部可触及条索状虫团，胃脘嘈杂，大便失调，或吐虫便虫，或嗜食异物，或面目有虫斑，或发"蛔厥"等；或面色萎黄，形体消瘦，神疲乏力，头晕心悸，唇爪淡白无华，舌淡脉细弱等。虫积辨证的着重点在于：一是腹痛时作时止，吐虫便虫，或触及虫团；二是面黄肌瘦等营养不良的表现；三是大便镜检发现虫卵。

五、外伤辨证

外伤是指各种外力或外物直接作用于人体所造成的组织、器官、脏腑损伤的总称。外伤病因范围甚广，诸如跌打坠伤、撞击挤压伤、扭伤、金刃枪弹伤、烧烫伤、虫兽咬伤、冻伤、雷击电击伤、溺水等均属外伤范畴。外伤辨证，就是通过对临床资料的综合分析，判断导致外伤的病因、损伤程度及确定病机的一种辨证方法。

1. 致病特点　外伤致病的原因和部位，临床表现各不相同，但却有基本的致病特点：

（1）起病意外、突然、急速，外力（物）作用人体后立即或稍后即发病。

（2）以局部组织、器官的损伤为首要表现，如局部疼痛、肿胀、青紫、有创口、流血、筋断、骨折等。

（3）伤后的轻重程度迥异，轻者可不治自愈，重者则瞬间死亡。其轻重程度主要取决于外力（物）的种类、作用力强度和持续时间、受伤部位等因素。

2. 临床表现　软组织损伤，局部气滞血瘀而致肿胀、青紫、疼痛、活动受限、压痛等；体表创伤，可见伤口、弹孔、皮损、流血、剧痛；若感染毒气，局部迅速红肿热痛，化脓溃烂，伴恶寒发热或持续高热；骨折和脱臼，多见局部肿痛、拒按，活动受限，功能障碍；脏器及血管损伤，轻者局部疼痛、压痛，拒按，少量渗血，相关脏腑功能障碍，重者可致大出血、呼吸困难、神昏、生命体征消失，甚至死亡。至于烧烫伤、冻伤、雷击电击伤、虫兽咬伤、溺水等表现各异，不一一列举。辨证要点为有外伤史，伤后立即或稍后发病；伤处有痛、瘀、肿、伤口、流血表现，脱臼、骨折、内出血、脏器损伤可借助影像学检查确诊。

第三节　脏腑辨证

脏腑辨证是在全面认识脏腑的生理功能和病理变化的基础上，对四诊收集的临床资料进行综合分析，以判断疾病的病因病机、确定证候类型的一种辨证方法。简言之，即以脏腑为纲，对疾病进行辨证，是中医辨证体系中的重要组成部分，是临床各科诊断疾病的基本方法。中医临床应用的辨证方法固然很多，如八纲辨证、气血津液辨证、六经辨证、卫气营血辨证、三焦辨证等，尽管各具特色，各有侧重，但均与脏腑定位密切相关，最终都要落实到脏腑辨证上来。所以说，脏腑辨证是临床各科各种辨证的基础，是中医临床辨证论治的核心。脏腑辨证，包括五脏病辨证、六腑病辨证、脏腑兼病辨证，其中五脏病辨证是脏腑辨证的主体。

一、心与小肠病辨证

心居胸中，与小肠互为表里，心包络卫护其外。心主血脉，其华在面，主神明，开窍于舌。心病以血脉功能紊乱和神志功能异常为主要病理变化，常见症状有心悸、怔忡、失眠、健忘、心痛、谵语、神志失常、舌疮、脉结或代等。小肠主受盛、化物和分清别浊。小肠病以其分清泌浊功能失常为主要病理变化，常见症有尿赤涩灼痛、尿血等。心与小肠病的主要证候如下：

（一）心气虚证

心气虚证是指心气不足，推动无力所表现的证候。

【临床表现】心悸怔忡，胸闷气短，神疲自汗，活动后诸症加重，面白，舌淡，脉虚细。

【证候分析】本证多因体弱、久病、先天不足、年高气衰所致。心气不足，鼓动无力，则见心悸怔忡；心气虚，胸中宗气运转无力，则胸闷气短；"劳则气耗"，故活动后诸症加重；气虚卫外不固，鼓动运行气血无力，则自汗、神疲、面白、舌淡、脉虚细。临床以心悸怔忡伴气虚症状为辨证要点。

（二）心血虚证

心血虚证是指心血不足，心神失养所表现的证候。

【临床表现】心悸怔忡，头晕眼花，失眠多梦，健忘，面色苍白或萎黄，唇舌色淡，脉细无力。

【证候分析】本证可因脾虚生血不足，或失血过多，或久病失养或精亏化血不足，或气郁化火，暗耗阴血所致。心血不足，心失所养，而见心悸怔忡；血虚心神失养，神不守舍，则见失眠、多梦；血虚不能上荣头面，故头晕眼花，健忘，面、唇、舌色淡；血少无以充盈脉道，故见脉细无力。临床以心悸、失眠、健忘伴血虚症状为辨证要点。

（三）心阳虚证

心阳虚证是指心阳虚衰，温运失司，虚寒内生所表现的证候。

【临床表现】心悸怔忡，胸闷憋痛，面色㿠白（或青紫），畏寒肢冷，神疲乏力，气短自汗，舌淡胖或紫暗，苔白滑，脉细微或结代。

【证候分析】心阳虚由心气虚发展而来，阳虚生内寒所致。心阳虚衰，鼓动无力，心动失常，则心悸怔忡；阳虚寒盛，寒凝心脉，心脉痹阻，则心胸憋痛；阳虚生内寒而温运乏力，则畏寒肢冷、面白、舌淡胖、苔白滑；阳虚寒凝，血行不畅，则脉细微或结代。神疲乏力、气短自汗，为气虚之症。临床以心悸怔忡、胸闷憋痛且伴阳虚症状为辨证要点。

（四）心阴虚证

心阴虚证是指心阴亏损，心神失养，虚热内扰所致的证候。

【临床表现】心悸怔忡，心烦躁扰，失眠多梦，口干咽燥，形体消瘦，或见五心烦热，潮热盗汗，舌红，苔少，脉细数。

【证候分析】本证因思虑太过，暗耗心阴，或温热之邪，耗伤阴液，或肝肾阴亏累及所致。心阴不足，心失所养，故见心悸怔忡；心阴不足，心火独亢，虚火扰神，见心烦、失眠多梦；阴虚失濡，见口干咽燥、形体消瘦；阴虚阳亢，虚火内生，见五心烦热、潮热盗汗、舌红、苔少、脉细数。临床以心悸、心烦、失眠多梦伴阴虚症状为辨证要点。

（五）心阳暴脱证

心阳暴脱证是指心阳衰极，阳气暴脱所表现的一种亡阳证，属危重证候。

【临床表现】素有心阳虚证，突发大汗淋漓，四肢厥冷，面色苍白，呼吸微弱，心痛剧烈，口唇青紫，神志不清或昏迷，舌质紫黯，脉微欲绝。

【证候分析】本证由心阳虚证发展而来，或由寒邪暴伤心阳，或由失血亡津，气随液脱，或痰瘀阻滞心脉所致。心阳暴脱，津随气泄，则见大汗淋漓；阳衰不能温煦四末，则四肢厥冷；宗气外泄，不能助肺司呼吸，则呼吸微弱；阳衰寒凝，血行不畅，脉道痹阻，则见心痛剧烈、口唇青紫、舌质紫黯；阳亡气衰，心神涣散，则见神志不清或昏迷；阳气衰亡则脉微欲绝。临床以心痛、冷汗淋漓、肢厥、脉微为辨证要点。

（六）心脉痹阻证

心脉痹阻证是指心脏脉络在瘀、痰、寒、气等致病因素作用下导致痹阻不通的证候。

【临床表现】心悸怔忡，心胸憋闷疼痛，痛引肩背内臂，时发时止。血瘀心脉者，则心痛如刺，舌紫黯（或舌见瘀斑、瘀点），脉细涩或结代；痰阻心脉者，则心胸闷痛，身重困倦，体胖痰多，舌苔白腻，脉沉滑；寒凝心脉者，则突发胸部剧痛，遇寒加重，得温则减，畏寒肢冷，舌淡苔白，脉沉迟或沉紧；气滞心脉者，则心胸胀痛，胁胀，善太息，脉弦。

【证候分析】本证先因心气、心阳亏虚，又得劳倦、感寒、情志、痰浊所伤诱发或加重。病性多为本虚标实。心气、心阳不振，心失温养，心动失常，则心悸怔忡；心阳不足，血行无力，又因瘀、痰、寒、气诸邪内阻，使心脉阻滞不通，则见心胸憋闷疼痛；手少阴心经横出腋下，循肩背内臂而行，故痛引肩背内臂。血瘀心脉，以刺痛为特征，伴瘀血之脉症；痰阻心脉，以心胸闷痛为特征，伴痰湿内阻之见症；寒凝心脉，以突发心胸剧痛为特征，伴寒凝之见症；气滞心脉，以胸胁胀痛为特征，伴气滞见症。临床以心悸怔忡及心胸憋闷作痛、痛引肩背内臂、时作时止为辨证要点。

（七）心火亢盛证

心火亢盛证是指火热内炽，扰乱神明，迫血妄行所表现的证候。

【临床表现】身热面赤，心烦不寐，口渴喜饮，便秘溲黄，舌红，苔黄，脉数有力。或为口舌生疮，溃烂疼痛；或为小便短赤，灼热涩痛；或见吐血、衄血；或见神志不清，谵语狂躁。

【证候分析】本证因火热暑邪内侵，或七情久郁化火，或过食肥甘辛温之品，久蕴化火，内炽于心所致。里热炽盛，故身热面赤、口渴、便秘溲黄、舌红苔黄、脉数有力；舌为心之苗，心火亢盛，火热循经上扰，则口舌生疮，甚则腐烂疼痛；心与小肠相表里，火热循经下移小肠，则见小便短赤、灼热涩痛；热盛迫血妄行，则见吐血、衄血；热扰心神，则心烦不寐，甚则狂躁谵语、神志不清（也可见热闭心包）。临床以神志谵狂、吐衄、口舌生疮伴实热症状为辨证要点。

（八）痰蒙心窍证

痰蒙心窍证是指痰浊蒙闭心包，以神志昏蒙为主要表现的证候。

【临床表现】意识模糊，言语不清，面色晦暗，胸闷呕恶，苔腻脉滑。或为精神抑郁，神志痴呆，表情淡漠，喃喃自语，举止失常（癫证）；或为突然昏仆，不省人事，两目上视，喉中痰鸣，口吐涎沫，口中发出猪羊叫声，手足抽搐（痫证）。

【证候分析】本证由湿浊酿痰，或情志不舒，气郁生痰，或痰浊内盛，夹肝风内扰致痰浊蒙闭心窍而成。痰浊上蒙清窍，则意识模糊、表情淡漠、神志痴呆；痰浊上扰，气血不畅，则面色晦暗；痰浊中阻，胃失和降，则胸闷呕恶；痰浊内盛，则苔腻脉滑。肝风夹痰上扰心窍，则突然昏仆、不省人事；风痰走窜肝之经脉，则两目上视、手足抽搐；肝气上逆，气逆痰升，则喉中痰鸣、口吐涎沫、口中发出猪羊叫声。临床以抑郁性精神失常与痰浊壅盛症状为辨证要点。

（九）痰火扰心证

痰火扰心证是指痰浊火热交结，扰乱心神所致的证候。

【临床表现】身热气粗，面红目赤，喉间痰鸣，咳痰黄稠，神昏谵狂，舌红，苔黄腻，脉滑数。或见心烦失眠，头晕目眩，胸闷痰多；或见神志不清，言语错乱，哭笑无常，狂言怒骂，不避亲疏，登高而歌，弃衣而走，打人毁物，力逾常人，属狂证。

【证候分析】本证因情志所伤导致气郁，气郁化火，炼液为痰，或为外热内灼津液为痰，痰火内盛，扰乱心神所致。外感热邪，里热炽盛，则见身热气粗、面红目赤、舌红；热盛灼液成痰，则见喉间痰鸣、咳痰黄稠、苔黄腻、脉滑数。七情化火，炼液为痰，痰火扰心轻者，则心烦失眠，重者则神志不清、言语错乱、哭笑无常、狂言怒骂、不避亲疏；火（热）为阳邪、主动，火热为病可见登高而歌、弃衣而走、打人毁物、力逾常人。痰阻清窍，则头晕目眩；痰阻气道，气机郁闭，则胸闷、痰多。临床中外感病以高热、痰盛、神昏为辨证要点，内伤病以心烦失眠、神志狂乱为辨证要点。

（十）小肠实热证

小肠实热证是指心火移热小肠，小肠邪热炽盛，分泌失司所致的证候。

【临床表现】心烦口渴，口舌生疮，小便短、赤、涩、痛，或尿血，舌红，苔黄，脉数有力。

【证候分析】本证为心热循经下移小肠，或火热客阻下焦所致。心火炽盛则见心烦口渴；舌为心之苗，心火上炎则见口舌生疮；心火炽盛下移小肠，小肠泌别失司，则为小便短赤涩痛；热伤血络，则见尿血；里热亢盛，则舌红、苔黄、脉数有力。临床以小便涩痛与心火炽盛症状为辨证要点。

二、肺与大肠病辨证

肺居胸中，与大肠互为表里。肺主气司呼吸，主宣发肃降，通调水道，其华在皮毛，开窍于鼻。肺病以呼吸功能障碍、水液输布失常、卫外功能失调、宣降失司等为主要病理变化，常见症有咳嗽、气喘、咳痰、胸痛、鼻塞流涕、呼吸失常、水肿等。大肠主传导、排泄糟粕。大肠病以传导功能失常为要，常见症状有便秘、泄泻、腹胀、腹痛、肠鸣矢气、里急后重、痢下脓血等。肺与大肠病的主要证候如下：

（一）肺气虚证

肺气虚证是指肺气不足，卫外不固，宣降无力所致的证候。

【临床表现】咳喘无力声低，痰液清稀，少气不足以息，动则尤甚，伴面色淡白、神疲乏力、自汗、恶风，易于感冒，舌淡，苔白，脉细弱。

【证候分析】本证为久病肺气虚弱，或脾虚肺失充养所致。肺气虚弱，宗气不足，呼吸功能低下，宣降失常，则见咳喘无力声低、少气不足以息、动则尤甚；肺气虚弱，气不布津，痰饮内停，随气上逆则咳痰清稀；肺气虚弱，卫气不固，肌腠失密则自汗、恶风且易于感冒；面色淡白、神疲乏力、舌淡、苔白、脉虚弱，为气虚之象。临床以咳喘无力、痰液清稀伴气虚症状为辨证要点。

（二）肺阴虚证

肺阴虚证是指肺阴亏虚，虚火内生所致的证候。

【临床表现】干咳无痰，或痰少而黏不易咳出，或痰中带血，声音嘶哑，伴五心烦热、潮热盗汗、形体消瘦、两颧潮红、口燥咽干，舌红少苔，脉细数。

【证候分析】本证由燥邪伤肺，或痨虫蚀肺，或热病后期伤肺阴，或久病咳喘，肺阴虚损所致。肺为娇脏，喜柔润。肺阴不足，虚热内生，则见干咳无痰，或痰少而黏不易咳出；热伤肺络，则痰中带血；阴虚津亏，则口燥咽干，甚则声音嘶哑；津亏无以濡养肌肤形体，则形体消瘦；虚热内炽，则五心烦热、潮热盗汗、两颧潮红、舌红少苔、脉细数。临床以干咳无痰、痰少难咳伴阴虚症状为辨证要点。

（三）外邪袭肺证

外邪袭肺证是指外感风寒、风热、燥邪，致肺卫失宣所表现的证候。

【临床表现】以恶寒重发热轻、无汗、头身痛、咳喘、咳痰清稀、苔薄白、脉浮紧为主者，称风寒束肺证；以发热微恶寒、口微渴、咳嗽、咳痰黄稠、咽喉肿痛、流黄浊涕、舌边尖红、苔黄、脉浮数为主者，称风热犯肺证；以轻微恶寒发热、干咳无痰、痰少而黏且不易咳出，或痰中带血、口鼻咽唇干燥、苔薄干燥、脉浮紧或浮数为主者，称燥邪伤肺证。

【证候分析】外邪袭肺，正邪交争，肺卫失宣，故均见恶寒发热。其区别在于风寒外袭，则恶寒重发热轻；风热外袭，则发热重微恶寒；燥邪外袭则恶寒发热皆轻微。风寒束肺，卫阳被遏，经脉受阻，则无汗、头身痛；肺气失宣，鼻窍不通，则鼻流清涕；肺被寒束，肺气不利，则咳喘；苔薄白、脉浮紧为风寒束表之征。风热犯肺，肺失宣肃，则咳嗽；风热阳邪灼津，则口渴、痰黄稠、流浊涕；风热上扰，咽喉不利，则咽喉肿痛；舌边尖红、苔薄黄、脉浮数均为风热犯表之征。燥邪犯肺，肺失清肃滋润，则干咳无痰或痰少而黏，不易咳出；燥胜则干，肺津失布，则口鼻咽唇干燥、舌苔干燥；燥邪化火，灼伤肺络，则痰中带血；燥邪在表或夹寒或夹热，则脉浮紧或浮数。临床中风寒束肺证以咳喘、痰白清稀伴风寒表证为辨证要点；风热犯肺证以咳嗽痰黄伴风热表证为辨证要点；燥邪伤肺证以干咳少痰、口鼻干燥伴轻微表证为辨证要点。

（四）寒饮阻肺证

寒饮阻肺证是指素有伏饮，复感寒邪，水饮上逆，肺失宣肃所致的证候。

【临床表现】咳嗽，痰液清稀量多，背寒肢冷，咳喘倚息不得平卧，或伴恶寒发热，头痛，鼻塞流清涕，舌淡，苔白滑或白腻，脉弦紧。

【证候分析】本证为久咳，伏饮内停，又为外寒引动所致。寒饮内停，肺失宣肃，可见咳嗽、痰液清稀量多、咳喘倚息不得平卧；寒饮内停，损伤阳气，背为胸之府，故背寒；阳气不能外达四末，故肢冷；痰饮内盛，可见舌淡苔白滑或白腻、脉弦紧。外感寒邪可见恶寒发热、头痛、鼻塞流清涕。临床以咳喘不得平卧、痰液清稀量多伴实寒症状为辨证要点。

（五）肺热炽盛证

肺热炽盛证是指热邪壅盛于肺经，肺失宣降所致的证候。

【临床表现】壮热，口渴喜饮，呼吸气粗，咳嗽，痰黄稠，甚则呼吸困难，鼻翼扇动，衄血咯血，便结，尿短赤，舌红，苔黄，脉洪数或滑数。

【证候分析】本证为风寒化热入里，或风热内传于里所致。外邪化热入里，壅滞于肺，里热炽盛，则见壮热、舌红、苔黄、脉洪数或滑数；热盛津伤，则口渴喜饮、痰黄稠、大便干结、小便短赤；肺热炽盛，肺失宣降，气逆于上，则见呼吸气粗、咳嗽，甚则呼吸困难、鼻翼扇动；热伤肺络，络损血溢则见衄血、咯血。临床以咳喘气急、咽喉肿痛伴里热实证为辨证要点。

（六）痰热壅肺证

痰热壅肺证是指痰热互结，壅滞于肺，肺失宣肃所致的证候。

【临床表现】壮热，胸痛，咳喘，呼吸气粗，甚则鼻翼扇动，痰黄稠而量多或为脓血腥臭痰，小便黄赤，大便秘结，舌红，苔黄腻，脉滑数。

【证候分析】本证为温邪犯肺，或痰湿内盛，郁而化热，痰热阻肺所致。里热炽盛，则见壮热、小便黄赤、大便秘结；痰热壅肺，肺失清肃，气逆于上，则见咳喘、呼吸气粗，甚则鼻翼扇动；肺气壅塞则胸痛；痰热互结，上逆气道，则痰黄稠而量多；痰热交阻，热盛肉腐，则见脓血腥臭痰；痰热内盛，则舌红、苔黄腻、脉滑数。临床以咳喘、痰黄稠而量多或吐脓血腥臭痰伴里热实证为辨证要点。

（七）大肠湿热证

大肠湿热证是指湿热下注大肠，大肠传导失职所致的证候。

【临床表现】腹痛腹胀，下痢脓血，里急后重，或暴泻黄浊臭水，肛门灼热，小便短赤，或发热烦渴，舌红苔黄腻，脉滑数。

【证候分析】本证为夏月暑湿内蕴，或饮食不洁，湿热秽浊蕴结肠道所致。湿热之邪蕴结大肠，壅滞肠道，气滞不通，则见腹痛腹胀、里急后重；湿热内蕴，损伤肠络，则下痢脓血；湿热下注，气机紊乱，清浊不别，则暴泻黄浊臭水、肛门灼热；热甚伤津，则发热烦渴、小便短赤；舌红苔黄腻、脉滑数，为湿热内蕴之表现。临床以腹痛、下痢脓血、里急后重或暴泻黄浊臭水为辨证要点。

（八）肠热腑实证

肠热腑实证是指热邪与糟粕互结大肠所致的里实热证，又称阳明腑实证或大肠实热证。

【临床表现】壮热或日晡潮热，口渴，腹满胀痛拒按，大便秘结，或热结旁流，小便短赤，或时有谵语，舌红苔黄而焦燥，脉沉实有力。

【证候分析】本证因外感温热之邪，或误用汗法，里热炽盛，燥屎内结所致。阳明里热炽盛，而阳明经气旺于日晡之时，故见壮热或日晡潮热；热甚伤津，则口渴、小便短赤、舌红、苔黄而焦燥；热与燥屎内结，腑气不通，则见腹满胀痛拒按、大便秘结；或逼迫肠中津液从旁而下，则为热结旁流；热扰心神则时有神昏谵语；邪热与燥屎内结则脉沉实有力。临床以腹满胀痛拒按、大便秘结或热结旁流伴里热炽盛证为辨证要点。

（九）肠燥津亏证

肠燥津亏证是指大肠津液亏损，肠失濡润，传导失司所致的证候。

【临床表现】大便秘结干燥，难以排出，常数日一行，口干咽燥，或伴口臭头晕、腹胀，舌红少津，脉细涩。

【证候分析】本证因素体阴亏，或年老久病阴伤，或热病后期津伤，或汗、吐、下太过所致。各种原因导致体内津液不足，肠道失其濡润，则大便秘结干燥，难以排出，常数日一行；津液不足，无津上濡舌面，则口干咽燥；六腑以通为用，大便不行，腑气不通则腹胀，浊气上泛则口臭头晕；舌红少津、脉细涩为阴虚内热、津亏失充之征。临床以慢性、习惯性便秘及大便燥结并伴津亏症状为辨证要点。

（十）大肠虚寒证

大肠虚寒证是指脾肾阳虚，固摄失权，以致肠虚滑泻无度的证候。

【临床表现】大便泻下无度，或大便滑脱失禁，甚则脱肛，腹痛隐隐，喜温喜按，舌淡，苔白滑，脉沉弱。

【证候分析】本证为久泻久痢，伤及脾肾之阳所致。久泻久痢，下利伤阳，导致命门火衰，脾失健运，固摄无权，故大便泻下无度，或大便滑脱失禁，甚则脱肛；阳虚生内寒，中阳受损，则腹痛隐隐、喜温喜按；阳虚阴盛，则舌淡、苔白滑、脉沉弱。临床以便泻无度或大便失禁伴阳虚内寒症状为辨证要点。

三、脾与胃病辨证

脾居中焦，与胃互为表里。脾主运化，主统血，主升清，主肌肉、四肢，其华在唇，开窍于口，喜燥恶湿。脾病以运化功能失常，致气血生化不足、生湿生痰，以及脾不统血、清阳不升为主要病理变化，临床常见症状有食欲不振、腹满、便溏、内脏下垂、出血、水肿等。胃为水谷之海，主受纳腐熟水谷，以降为顺，喜湿恶燥；胃病以受纳腐熟功能障碍，胃失和降、胃气上逆为主要病理变化，常见症状有胃脘胀痛、恶心、呕吐、嗳气、呃逆等。脾与胃病的常见证候如下：

（一）脾胃气虚证

脾胃气虚证是指脾气不足，运化失司所致的证候。

【临床表现】腹胀纳呆，食后胀甚，胃脘隐痛喜按，大便溏薄，面色苍白或萎黄，少气懒言，肢体倦怠，或浮肿或消瘦，舌淡苔白，脉缓弱。

【证候分析】本证因饮食不节，思虑、吐泻太过伤脾，或劳累过度、先天禀赋不足、年高体弱、病后失养，耗伤脾气所致。脾胃气虚，水谷运化失司，可见腹胀纳呆、食后胀甚、胃脘隐痛喜按；脾失健运，水湿不化，则大便溏薄；脾气不足则气血化源不足，血脉不充，肌肉四肢失养，可见面色苍白或萎黄、少气懒言、肢体倦怠、日久形体消瘦；脾虚水湿不化，水溢皮肤、四肢则浮肿；舌淡苔白、脉缓弱，是脾气虚弱之征。临床以胃脘隐痛胀满、纳呆、便溏伴气虚症状为辨证要点。

（二）脾虚气陷证

脾虚气陷证是指脾气虚弱，升举无力，清阳下陷所致的证候（又称中气下陷证）。

【临床表现】脘腹坠胀，头晕耳鸣，久泻久痢，便意频作，肛门坠胀；或内脏、子宫下垂，脱肛，小便浑浊似米泔，伴气短懒言、神疲乏力，舌淡苔白，脉缓弱。

【证候分析】本证由脾气虚进一步发展而来，或久泻久痢，劳力太过，孕产太多，产后失于调养所致。脾气虚弱，中气下陷，升托无力，气坠于下，则脘腹坠胀，便意频作，肛门坠胀，或内脏、子宫下垂，脱肛或久泻久痢；脾气下陷，精微不能正常布散，清浊不分，下注膀胱，则小便浑浊似米泔；清阳不升，清窍失养，则头晕耳鸣；神疲乏力、气短懒言、舌淡苔白、脉缓弱均为脾气虚弱之征。临床以脘腹坠胀、久泻久痢、肛门坠胀、内脏下垂伴气虚症状为辨证要点。

（三）脾不统血证

脾不统血证是指脾气虚弱，不能统摄血行，而致血溢脉外的证候。

【临床表现】鼻衄、齿衄、肌衄、吐血、尿血、便血，或妇女月经过多、崩漏，伴见面色萎黄苍白、神疲乏力、气短懒言，舌淡苔白，脉细弱。

【证候分析】本证多由久病脾虚，过劳伤脾，损伤脾气而统摄无权所致。脾主统血，脾气虚弱，统摄无权，血溢脉外，则见各种慢性出血现象：溢于鼻窍，则为鼻衄；溢于齿龈，则为齿衄；溢于肌肤，则为肌衄（阴斑）；溢于胃肠，则为吐血、便血；溢于膀胱，则为尿血；溢于胞宫，则为月经过多，甚则崩漏。气虚则见面色无华、神疲乏力、气短懒言、舌淡苔白、脉缓弱。临床以各种慢性出血证伴脾气虚症状为辨证要点。

（四）脾胃阳虚证

脾胃阳虚证是指脾胃阳气虚衰，温运失司，阴寒内生所致的证候。

【临床表现】腹胀纳呆，脘腹冷痛绵绵，喜温喜按，形寒肢冷，神倦气短，口淡不渴，大便稀溏或完谷不化，小便清长，或尿少浮肿，或妇人带下清稀量多色白，舌淡胖边有齿痕，苔白滑，脉沉迟无力。

【证候分析】本证多由脾胃气虚发展而来，也可因外寒直中，或过食生冷或寒凉药物用之太过伤损脾阳，或肾阳虚衰累及脾阳所致。脾胃阳气虚损，水谷受纳与运化失司，则纳呆、脘腹胀满、大便稀溏或完谷不化；阳虚生内寒，寒凝气滞，则见脘腹冷痛绵绵、喜温喜按；阳气不能外达四末，则形寒肢冷；中阳不振，不能温化水湿，水湿内停，则为小便清长；水湿溢于肌肤，则尿少浮肿；阳虚湿甚，湿性趋下，则妇人带下清稀、量多、色白。舌淡胖边有齿痕、苔白滑、脉沉迟无力，均为阳虚内寒之象。临床以脘腹胀满、冷痛绵绵、喜温喜按伴脾胃气虚症状为辨证要点。

（五）寒湿困脾证

寒湿困脾证是指寒湿之邪内盛，困阻脾胃枢机所致的证候。

【临床表现】食欲不振，泛恶欲吐，脘痞腹胀，便溏，口淡不渴，头身困重，或身目发黄色暗如烟熏，或浮肿尿少，或妇人带下色白量多，舌淡胖，苔白腻，脉濡缓。

【证候分析】本证多为过食生冷肥甘，或冒雨涉水，或久居湿地，致寒湿内盛，脾阳受困所致。脾为湿土之脏，喜燥恶湿，寒湿内侵，阻遏气机，运化失司，则为食欲不振、脘痞腹胀、便溏；中阳受损，胃失和降，则泛恶欲吐；湿邪内甚，则口淡不渴；湿性重浊，湿邪循经上扰，清阳不展，则头身困重；寒湿阻遏中焦，肝胆疏泄失职，胆汁外溢，则身目发黄色暗如烟熏；寒湿困遏脾阳，水液代谢失常，则见尿少、浮肿；寒湿下流，带脉不固，则妇人带下色白量多；寒湿内甚，则为舌淡胖、苔白腻、脉濡缓。临床以脘腹胀痛、呕恶便溏伴寒湿内停症状为辨证要点。

（六）湿热蕴脾证

湿热蕴脾证是指湿热中阻，脾失健运所致的证候。

【临床表现】纳呆厌食，脘痞腹胀，呕恶口苦，身重肢倦，心中烦闷，大便溏泄不爽，或身目发黄色如鲜橘，或皮肤瘙痒，或身热不扬，汗出不解，小便短黄，舌红苔黄腻，脉濡数。

【证候分析】本证多为外感湿热，或过食肥甘、嗜烟酒，酿湿生热所致。湿热中阻，气机不畅，浊气不降，则见纳呆厌食、脘痞腹胀；胃气上逆，则见恶心呕吐；湿性重浊，则身重肢倦；湿热熏扰心胸，则见心中烦闷；湿热下注，则大便溏泄不爽、小便短黄；脾胃湿热熏蒸肝胆，胆汁外溢，则身目发黄色如鲜橘、口苦、皮肤瘙痒；湿遏热伏，热处湿中，故身热不扬、汗出不解。湿热内盛，则舌红、苔黄腻、脉濡数。临床以脘腹痞胀、口苦厌食、身目发黄伴湿热内蕴症状为辨证要点。

（七）胃阴亏虚证

胃阴亏虚证是指胃之津液受损，胃失濡润、和降所表现的证候。

【临床表现】胃脘隐隐灼痛，时断时续，饥不欲食，口燥咽干，胃脘嘈杂，干呕呃逆，大便干结，小便短少，舌红苔少，脉细数。

【证候分析】本证多为外感热病后期津液受损，或平素嗜食辛辣，或气郁化火伤津耗液，或温燥药物用之太过，或胃病迁延不愈所致。胃喜润恶燥，胃阴不足，虚热内生，则胃脘隐隐灼痛、时断时续；胃失和降，则饥不欲食；阴亏津不上承，则口燥咽干；肠失濡润，则大便干结、小便短少；虚热内扰，胃气上逆，则见胃脘嘈杂、干呕呃逆。阴虚火旺，则见舌红苔少、脉细数。临床以胃脘隐隐灼痛、饥不欲食伴阴虚症状为辨证要点。

（八）寒凝胃脘证

寒凝胃脘证是指寒邪犯胃，胃气郁滞，胃失和降所致的里寒实证候。

【临床表现】胃脘冷痛或剧痛，得温则减，遇寒痛甚，恶心呕吐，吐后痛缓，口淡不渴，或口泛清水，形寒肢冷，舌淡，苔白滑，脉沉紧。

【证候分析】本证多为外寒直中，或过食生冷，或脾胃阳气素虚又复感外寒所致。寒邪犯胃，寒性凝滞，气机郁滞，可见胃脘冷痛或疼痛剧烈；寒为阴邪，得阳始化，故得温痛减、遇寒痛甚；胃气上逆，则恶心呕吐，吐后邪减则痛缓；津液未伤，则口淡不渴；寒伤胃阳，水饮不化，随气上逆，则口泛清水；寒邪伤阳，肢体失于温煦，故形寒肢冷。胃寒甚，则舌淡苔白滑、脉沉紧。临床以胃脘冷痛剧烈、得温痛减伴实寒症状为辨证要点。

（九）胃火炽盛证

胃火炽盛证是指火热内壅于胃腑，胃失和降所致的里实热证候。

【临床表现】胃脘灼痛、拒按，吞酸嘈杂，渴喜冷饮，口臭，牙龈肿痛溃烂，齿缝流血，或消谷善饥，便秘，尿短赤，舌红苔黄，脉数有力。

【证候分析】本证多为饮食不节，或七情久郁化火，或过食辛辣之品所致。胃中积热，壅塞胃气，则胃脘灼痛、拒按；肝郁化火横逆犯胃，则见吞酸嘈杂；热伤胃津，则渴喜冷饮；胃中浊气上冲，则口臭；胃热循经上熏，则牙龈肿痛溃烂、齿缝流血；热能消谷，胃热炽盛，腐熟太过，则消谷善饥；热甚津伤，大肠失润，则大便秘结；热伤津液，则小便短赤；里热炽盛，则舌红、苔黄、脉数有力。临床以胃脘灼痛拒按、口臭、牙龈肿痛溃烂伴实热症状为辨证要点。

（十）食滞胃脘证

食滞胃脘证是指饮食不化，停滞于胃脘，胃气失和所致的证候。

【临床表现】胃脘胀满疼痛拒按，厌食，嗳腐吞酸，呕吐酸腐馊食，吐后觉舒，或肠鸣矢气，便泻不爽，泻下酸腐臭秽，舌苔厚腻，脉沉实或弦滑。

【证候分析】本证多为饮食不节，暴饮暴食所致，也可因脾胃虚弱，运化失司等原因导致。胃主受纳腐熟水谷，以降为和，暴饮暴食，饮食不化，积于胃肠，气滞不通，则胃脘胀满疼痛拒按；食积不化，拒于受纳，则厌食；食积化腐，腐食随浊气上泛，则嗳腐吞酸、呕吐酸腐馊食，吐后积滞得减则胀痛减轻；食浊下行大肠，气机阻塞，则见肠鸣矢气、便泻不爽、泻下酸腐臭秽如败卵；食积于内，则见舌苔厚腻、脉沉实或弦滑。临床以胃脘胀痛拒按、厌食、呕吐或泻下酸腐为辨证要点。

（十一）胃脘气滞证

胃脘气滞证是指胃肠气机阻滞，胃气失于和降所致的证候。

【临床表现】脘腹胀痛或脘胁窜痛，胀痛得嗳气、矢气则缓，时作吐泻，食少纳呆，诸症常随情绪波动而加重或减轻，苔白厚，脉弦。

【证候分析】本证多因情志不遂，或寒湿内侵，或痰饮、食积内停所致。邪气犯胃，胃气阻滞不通，故脘腹胀痛或脘胁窜痛；情绪舒畅或嗳气、矢气使胃肠气滞得以暂时减缓，则胀痛减轻；胃失和降，气逆于上则吐，下迫则泻；胃气阻滞纳化失司，故食少纳呆。苔白厚、脉弦为气郁不畅之象。临床以胃脘胀痛、走窜不定，并与情绪有关为辨证要点。

四、肝与胆病辨证

肝居右胁，与胆互为表里。肝主疏泄，主藏血，主筋，其华在爪，开窍于目。肝病以肝失疏泄、肝不藏血、阴血亏虚、筋脉失养、动风化火为主要病理变化，故肝病常见症状有精神抑郁，急躁易怒，头晕目眩，胸胁、少腹胀痛，肢体震颤，四肢抽搐，视物不清，月经不调等。胆主贮存和排泄胆汁，以助消化，并与情志活动有关。胆病以胆汁排泄失常和主决断失常为主要病理变化，常见症状有口苦、呕胆汁、黄疸、胆怯等。肝与胆病的常见证候如下：

（一）肝血虚证

肝血虚证是指肝血亏虚，机体失去濡养所表现的证候。

【临床表现】眩晕耳鸣，头晕眼花，视物模糊或夜盲，面色无华，夜寐多梦，或见四肢麻木，关节拘挛，手足震颤，肌肉瞤动，爪甲不荣，或妇人月经后期、量少、色淡，甚则闭经，舌淡苔白，脉细。

【证候分析】本证多为肾精亏虚，精不化血，或脾胃虚弱，生血不足，或久病重病，营血暗耗，或失血太过所致。肝血不足，不能上荣头面，则见面色无华、眩晕耳鸣、头晕眼花、视物模糊或夜盲；肝血不足，心失所养，则夜寐多梦；肝主筋，肝血虚，筋脉失养，则四肢麻木、关节拘挛、手足震颤、肌肉瞤动、爪甲不荣；肝藏血，女子以血为本，肝血亏损，冲任失调，则见妇人月经后期、量少、色淡，甚则闭经；舌淡苔白、脉细，均为血虚之象。临床以筋脉、目睛、爪甲失养伴血虚症状为辨证要点。

（二）肝阴虚证

肝阴虚证是指肝阴亏虚，阴不制阳，虚火内生所致的证候。

【临床表现】眩晕，两目干涩，视物模糊，面部烘热，或两颧潮红，五心烦热，潮热盗汗，或胁肋灼痛，或手足蠕动，口燥咽干，舌红少苔，脉弦细数。

【证候分析】本证多为热病后期，肝肾之阴亏损；或七情所伤，郁而化火，耗损肝阴；或肾阴不足，水不涵木，肝阴亏损；或肝郁化火，火灼阴伤所致。肝阴亏损，不能上濡头目，则为眩晕、两目干涩、视物模糊；阴虚火旺，虚火上冲，则面部烘热、两颧潮红；虚热内蒸，则见潮热、五心烦热；阴虚内热，热迫津泄，则见盗汗；阴虚火旺，灼伤肝络，则胁肋灼痛；肝阴不足，筋脉失养，则见手足蠕动；阴亏无津上承，则口燥咽干；舌红少苔、脉弦细数为阴虚火旺之象。临床以头目、筋脉、肝络失润伴阴虚症状为辨证要点。

（三）肝郁气滞证

肝郁气滞证是指肝气升发不及，气机郁滞所致的证候。

【临床表现】情志抑郁，易怒，胸胁、少腹胀闷窜痛，喜太息，或咽部有异物感，或见颈部瘿瘤、瘰疬，或胁下肿块，或妇人经前期乳房胀痛、月经不调、痛经，舌苔薄白，脉弦。

【证候分析】本证多为精神刺激，情志不舒，或其他病邪侵扰使肝失疏泄、条达所致。肝失疏泄，气机郁滞，失于条达，则情志抑郁易怒、喜太息；肝之经脉循行胁肋、少腹，气机失调，经气不利，则胸胁、少腹胀闷窜痛；肝气郁结，津聚成痰，痰随气逆，搏于咽喉，则咽部有异物感，或见颈部瘿瘤、瘰疬；气滞日久，肝脉瘀阻，可见胁下肿块；肝郁气滞，血行不畅，冲任失调，则见妇人经前期乳房胀痛、月经不调、痛经；肝郁气滞，则舌苔薄白、脉弦。临床以情志抑郁、易怒及肝经循行部位胀痛、妇女月经不调为辨证要点。

（四）肝火炽盛证

肝火炽盛证是指肝火炽盛，气火上逆所致的证候。

【临床表现】头晕胀痛，面红目赤，口干口苦，急躁易怒，耳鸣如潮，失眠或噩梦纷纭，胁肋灼痛，或吐血衄血，便结尿黄，舌红苔黄，脉弦数。

【证候分析】本证多因情志不遂，久郁化火，或他脏之火传变于肝，肝火内盛所致。肝火内盛，上冲头面，则头晕胀痛、面红目赤；火盛灼津，则口干口苦；火扰心神，神魂不宁，则噩梦纷纭、失眠；足少阳胆经入耳，肝火循经入耳，故耳鸣如潮；肝失条达，则急躁易怒、胁肋灼痛；热盛迫血妄行，血溢于脉外，则吐血、衄血；热盛津伤，则便结、尿赤。肝经火炽，则舌红、苔黄、脉弦数。临床以头晕胀痛、急躁易怒、胁肋灼痛伴实火症状为辨证要点。

（五）肝阳上亢证

肝阳上亢证是指肝肾之阴不足，阴不制阳，肝阳上亢所致的证候。

【临床表现】眩晕头胀，面红目赤，耳鸣耳聋，急躁易怒，失眠多梦，腰膝酸软，头重脚轻，舌红少津，脉弦细数。

【证候分析】本证多为肝肾阴亏，阴不制阳；或情志不遂，久郁化火，内耗阴血；或素体阴亏，房劳太过，年高阴亏，阴不制阳，阳亢于上所致。肝阴不足，肝阳上亢，气血并走于上，则见眩晕头胀、面红目赤、失眠多梦；虚火循经入耳，则见耳鸣耳聋；肝木失养，失其条达，则急躁易怒；肝肾之阴亏于下，肝阳亢于上，上盛下虚，则腰膝酸软、头重脚轻；阴虚阳亢，故舌红少津、脉弦细数。临床以头晕胀痛、腰膝酸软、头重脚轻为辨证要点。

（六）肝风内动证

肝风内动证是指具有眩晕、抽搐、震颤、蠕动等"动摇"特征的一类证候。根据其病因病机和临床表现的不同，又分为4类证候。

1. 肝阳化风证　是指肝阳上亢无制而引动肝风所致的证候。

【临床表现】头胀头痛，眩晕欲仆，步履不稳，项强肢颤，语言謇涩，手足麻木，或突然昏倒，不省人事，口眼喁斜，半身不遂，舌强不语，喉中痰鸣，舌红，苔白或腻，脉弦细或弦滑。

【证候分析】本证多为平素肝肾不足，阴不制阳，肝阳失潜，日久化风所致。肝阴不足，肝阳上亢，化风内旋，风阳上扰，则见头胀头痛、眩晕欲仆；阴亏于下，阳亢于上，上盛下虚，则见步履不稳；风夹痰阻络，则项强肢颤、手足麻木；足厥阴肝经络舌本，风痰扰络，则语言謇涩；若风盛夹痰上冲清窍，则见突然昏倒、不省人事、喉中痰鸣；风痰窜络，经气不利，则见口眼喁斜、半身不遂、舌强不语；肝阴不足，则为舌红、脉弦细。若内有痰浊，可见苔白或腻、脉弦滑。临床以素有肝阳上亢病史及突发动风或突然昏倒、半身不遂为辨证要点。

2. 热极生风证　是指热邪亢盛，筋脉失养，引动肝风所致的证候。

【临床表现】高热口渴，神昏谵妄，颈项强直，两目上视，牙关紧闭，四肢抽搐，甚或角弓反张，舌红，苔黄燥，脉弦数有力。

【证候分析】本证多为外感热病热入营血，热扰心神，燔灼肝经，引动肝风所致。热邪亢盛，充斥内外，则高热；热盛津伤，则口渴、苔黄燥；热闭心包，扰乱心神，则神昏谵妄；邪热炽盛，燔灼肝经，筋脉失养，则见颈项强直、两目上视、牙关紧闭、四肢抽搐，甚或角弓反张；邪热炽盛，则舌红苔黄；肝经火热亢盛，则脉弦数有力。临床以高热、神昏伴动风症状为辨证要点。

3. 阴虚生风证　是指肝肾阴亏，筋脉失养，虚风内动所致的证候。

【临床表现】手足蠕动甚或瘈疭，眩晕耳鸣，五心烦热，潮热盗汗，颧红咽干，形体消瘦，舌红，苔少，脉细数。

【证候分析】本证多为外感热病后期，伏热久耗真阴，水不涵木；或内伤久病，暗耗阴血，筋脉失养所致。热灼肝肾之阴，筋脉失却濡养，则见手足蠕动甚或瘈疭；风阳上扰，则眩晕耳鸣；阴虚生内热，则见五心烦热、潮热盗汗、颧红；阴伤无津上濡舌咽，则口燥咽干；阴液枯涸，不能濡养肌肤，则形体消瘦；阴虚火旺，则见舌红、苔少、脉细数。临床以阴虚与动风症状同见为辨证要点。

4. 血虚生风证　是指肝血亏虚，筋脉失养，虚风内动所致的证候。

【临床表现】眩晕耳鸣，肢体震颤，四肢麻木，肌肉瞤动，关节拘急不利，面色无华，爪甲不荣，舌淡苔白，脉弦细弱无力。

【证候分析】本证多因久病营血暗耗及各种急慢性出血，使筋脉失养所致。肝血虚，血不上荣清窍，则见眩晕耳鸣；肝血不足，筋脉爪甲失养，则爪甲不荣；血虚，筋脉肌肉失养，则肢体震颤、四肢麻木、肌肉瞤动、关节拘急不利；肝血不足，无以上荣头面，则面色无华、舌淡苔白；血虚无以充养脉道，则脉弦细弱无力。临床以血虚与动风症状同见为辨证要点。

（七）寒凝肝脉证

寒凝肝脉证是指寒邪内袭，客阻肝经，经气不利，气血凝滞所导致的证候。

【临床表现】少腹、睾丸坠胀冷痛，或阴囊收缩掣痛，或颠顶冷痛，形寒肢冷，得温则减，舌淡，苔白滑，脉沉紧或弦紧。

【证候分析】本证多为感受寒邪所致。足厥阴肝经环绕阴器，抵少腹，上颠顶，寒邪内侵肝经，导致气血运行不畅，经气不利，则少腹、睾丸坠胀冷痛，或阴囊收缩掣痛，或颠顶冷痛；寒邪伤阳，则见形寒肢冷、得温则减；弦为肝脉，阴寒内盛，则见舌淡、苔白滑、脉沉紧或弦紧。临床以肝经循行部位（少腹、阴部、颠顶）冷痛伴实寒症状为辨证要点。

（八）肝胆湿热证

肝胆湿热证是指湿热之邪蕴结肝胆，疏泄失职所致的证候。

【临床表现】胁肋胀痛，腹胀口苦，厌食油腻，大便不调，小便短赤，或寒热往来，或胁下有痞块，或身目发黄，或阴囊湿疹，或外阴瘙痒难忍，或睾丸灼痛肿胀，或妇人带下黄臭，舌红，苔黄腻，脉弦数。

【证候分析】本证多为外感湿热之邪；或嗜食肥甘，湿热内生；或脾胃失健，湿邪内生，湿郁化热所致。湿热蕴结肝胆，气机失于疏泄，则见胁肋胀痛；气滞血瘀，则见胁下有癥块；胆热郁蒸，胆汁上泛外溢，则口苦、身目发黄；肝木克脾土，脾失健运，则厌食油腻、腹胀、大便不调；少阳郁热，枢机不利，邪正交争，则为寒热往来；湿热下注，则小便短赤、阴囊湿疹，或外阴瘙痒难忍，或睾丸灼痛肿胀，或妇人带下黄臭；湿热并重于内，则见舌红、苔黄腻、脉弦数。临床以胁肋胀痛、厌食油腻、腹胀阴痒、身目发黄伴湿热症状为辨证要点。

（九）胆郁痰扰证

胆郁痰扰证是指胆失疏泄，痰热内扰所致的证候。

【临床表现】胆怯易惊，惊恐不宁，失眠多梦，烦躁不宁，眩晕耳鸣，胸胁胀闷，口苦欲呕，舌红苔黄腻，脉弦数。

【证候分析】本证多由情志不遂，肝胆失于疏泄，气郁生痰，郁久化热，痰热交阻，胆气被扰所致。胆为清净之腑且主决断，痰热内扰，胆气不宁，则见胆怯易惊、惊恐不宁；痰热扰神，则失眠多梦、烦躁不宁；胆居右胁，痰热内扰，经气不利，则胸胁胀闷；胆脉络头目，痰热上扰，则眩晕耳鸣；胆气上逆，则口苦；胆热犯胃，胃气上逆，则欲呕。舌红苔黄腻、脉弦数为胆热之征。临床以惊悸胆怯、失眠、眩晕、口苦欲呕为辨证要点。

五、肾与膀胱病辨证

肾居腰部，膀胱与之互为表里。肾藏精，主生长发育、生殖，主水，主纳气，主骨生髓通脑，其华在发，开窍于耳及二阴，为先天之本。肾病以人体生长发育、生殖、呼吸、水液代谢和骨、髓、脑、发、耳等功能失调为主要病理变化，常见症状有腰膝酸软或疼痛、耳鸣耳聋、齿动发脱、男子阳痿遗精或精少不育、女子经少经闭不孕、水肿、虚喘、二便排泄异常等。膀胱主贮存和排泄尿液。膀胱病以排尿异常为主要病理变化，常见症状有尿频、尿急、尿痛、尿闭、遗尿、小便失禁等。肾与膀胱病的主要证候如下：

（一）肾阴虚证

肾阴虚证是指肾阴不足，失于濡养，虚火内扰所致的证候。

【临床表现】腰膝酸软而痛，头晕目眩，耳鸣耳聋，失眠多梦，男子阳强易举、遗精早泄，女子经少或经闭、崩漏，伴咽干口燥，形体消瘦，五心烦热，潮热盗汗，午后颧红，舌红，少苔，脉细数。

【证候分析】本证多为先天不足，久病及肾，温病后期，或房劳过度，或过嗜温燥，暗耗阴液所致。肾阴亏损，腰膝失养，则为腰膝酸软而痛；肾阴不足，脑髓失养，则头晕目眩、耳鸣耳聋；肾阴虚导致心肾不交，则见失眠多梦；肾阴虚，阴不制阳，虚热内生，相火扰动，则男子阳强易举、遗精早泄；肾阴虚，精血化生不足，则女子经少或经闭、崩漏；阴虚火旺，则见咽干口燥、形体消瘦、五心烦热、潮热盗汗、午后颧红、舌红少苔、脉细数等虚热之象。临床以腰酸耳鸣、男子遗精、女子月经不调伴阴虚症状为辨证要点。

（二）肾阳虚证

肾阳虚证是指肾阳不足，失于温煦，虚寒内生所表现的证候（又称"命门火衰"）。

【临床表现】腰膝酸软而冷痛，形寒肢冷，下肢尤甚，神疲乏力，面色㿠白或黧黑，男子阳痿早泄，女子宫寒不孕，五更泄泻，或小便清长，夜尿频多，舌淡胖，苔白滑，脉沉迟无力。

【证候分析】本证多为素体阳虚、久病伤阳、房劳太过所致。肾阳亏损，失于温养，则见腰膝酸软而冷痛、形寒肢冷而下肢尤甚；阳气不足，精神不振，则神疲乏力；阳气虚弱，无力行血上荣，则面色㿠白或黧黑；命门火衰，性功能减退，则见男子阳痿早泄、女子宫寒不孕；肾阳虚衰，火不暖土，水谷失于健运，则为五更泄泻；肾阳虚，气化失职，肾气不固，则小便清长、夜尿频多；阳虚阴寒内盛，则舌淡胖苔白滑、脉沉迟无力。临床以腰膝冷痛、生殖能力下降伴虚寒症状为辨证要点。

（三）肾精不足证

肾精不足证是指肾精亏损，以生长发育、生殖功能障碍为临床特征的证候。

【临床表现】小儿发育迟缓，囟门迟闭，身材矮小，智力低下，骨骼痿软；成人早衰，发脱齿摇，耳鸣耳聋，腰膝酸软，足软无力，性功能低下，男子精少不育，女子经闭不孕，舌淡，脉细弱。

【证候分析】本证多为先天禀赋不足，或后天失养，房劳过度，久病伤肾，耗伤肾精所致。肾精为生长、发育的源泉，肾精亏损，则小儿发育迟缓、囟门迟闭、身材矮小、骨骼痿软，精少无以充脑则为智力低下；肾精亏损，则成人早衰，见发脱、齿摇；肾精不足，耳失所养，则耳鸣耳聋；肾精亏损，腰府失养，则腰膝酸软、足软无力；肾精亏虚，生殖功能减退，则见性功能低下、男子精少不育、女子经闭不孕。舌淡、脉细弱为虚弱之象。临床以儿童生长发育迟缓、成人早衰及生殖功能低下为辨证要点。

（四）肾气不固证

肾气不固证是指肾气不足，下元失固所致的证候。

【临床表现】腰膝酸软，神疲乏力，耳鸣耳聋，小便频数清长，夜尿增多，或尿后余沥不尽，小便失禁，遗尿，男子滑精早泄，女子带下清稀或胎动易滑，舌淡苔白，脉沉细弱。

【证候分析】本证多为先天不足，肾气不充；年老体弱，肾气亏损；久病、房劳、早婚伤肾所致。肾气亏虚，脑、腰膝、耳失养，则神疲乏力、腰膝酸软、耳鸣耳聋；肾气不足，气化无力，膀胱失约，则小便频数清长、夜尿增多、尿后余沥不尽，或小便失禁、遗尿；肾气亏虚，男子精关不固，则见男子滑精早泄；肾气亏虚，女子冲任不固，带脉失约，则见女子带下清稀或胎动易滑；肾气虚弱，则舌淡苔白、脉沉细弱。临床以滑精、滑胎、带下及小便失控症状为辨证要点。

（五）肾虚水泛证

肾虚水泛证是指肾阳亏虚，气化失司，水液泛滥所致的证候。

【临床表现】全身浮肿，腰以下为甚，按之没指，小便短少，腰膝冷痛，畏寒肢冷，脘腹胀满，心悸气短，咳喘痰鸣，舌淡胖苔白滑，脉沉迟无力。

【证候分析】本证多为素体阳虚，或久病房劳伤阳所致。肾阳虚衰，水液代谢失调，水邪泛溢肌肤，则为全身浮肿；阴水为患，湿性趋下则腰以下肿甚，按之没指；肾阳虚，温煦失职，则腰膝冷痛、形寒肢冷；肾阳虚衰，火不暖土，脾失健运，气机阻滞，则脘腹胀满；肾虚水泛，上凌于心，则心悸；寒水射肺，肺失宣肃，则见气短、咳喘痰鸣；肾阳虚，水饮内停，则见舌淡胖、苔白滑、脉沉迟无力。临床以浮肿、腰以下肿甚、尿少及肾阳虚症状为辨证要点。

（六）肾不纳气证

肾不纳气证是指肾气虚弱，清气失于摄纳所致的证候（又称肺肾气虚证）。

【临床表现】久病咳喘，呼多吸少，气不接续，动则喘甚，腰膝酸软，神疲自汗，舌淡苔白，脉沉弱。若咳喘重症，可见冷汗淋漓，肢冷面青，脉微欲绝；或气短息促，颧红，心烦躁扰，咽干口燥，舌红，脉细无力。

【证候分析】本证多为久病咳喘，年老肾亏，或过劳伤肾，导致肾不纳气所致。咳喘迁延，肺伤及肾，肾不纳气，气不归原，则见咳喘无力，呼多吸少，气不接续，动则喘甚；肺气虚弱，则神疲乏力，卫外不固则自汗；肾气虚，则腰膝酸软、舌淡苔白、脉沉弱。肾气虚极，损及肾阳致亡阳气脱，可见大汗淋漓、肢冷面青、脉微欲绝；阴阳互根，肾气久虚伤及肾阴，气阴两虚，则气短息促、颧红、心烦躁扰、咽干口燥；阴虚内热，则舌红、脉细无力。临床以久病咳喘、呼多吸少、气不接续伴肾虚症状为辨证要点。

（七）膀胱湿热证

膀胱湿热证是指湿热下注，蕴结膀胱，膀胱气化失司所致的证候。

【临床表现】尿频尿急、色黄短少，或尿有砂石，或尿血，小腹胀痛，或腰腹掣痛，舌红，苔黄腻，脉滑数。

【证候分析】本证多为湿热之邪内侵，或饮食不节，湿热内生，下注所致。湿热下迫膀胱，气化不利，则见尿频、尿急、尿道灼痛及小腹胀痛；湿热熏灼津液，则小便短少色黄；热灼津液，煎熬成垢，则尿有砂石；热盛灼伤血络，则见尿血；膀胱湿热累及肾脏，可见腰、腹牵引而痛。舌红、苔黄腻、脉滑数，为湿热内盛之象。临床以小便频急涩痛、小腹胀痛伴湿热症状为辨证要点。

六、脏腑兼病辨证

人体各脏腑之间，即脏与脏、脏与腑、腑与腑之间是一个有机联系的整体，生理上相互资生，相互制约。疾病发展到一定程度，可同时出现两个或两个以上脏腑证候，称脏腑兼病。脏腑兼病，并不等于脏腑间证候的简单相加，而是脏腑间有着密切的病理联系，如表里、生克、乘侮关系及功能联系。脏腑兼病在临床上证候复杂，证型较多，辨证中抓住要点，掌握脏腑病证发生发展和传变的规律，对认识和处理复杂病情具有重要意义。

（一）心肾不交证

心肾不交证是指心肾阴虚火旺，水火既济失调所致的证候。

【临床表现】心烦不寐，多梦，心悸健忘，头晕耳鸣，腰膝酸软，时有梦遗，潮热盗汗，五心烦热，咽干口燥，舌红，苔少，脉细数。

【证候分析】本证多因肾阴亏虚，心火独亢，水不济火所致。肾阴不足，阴虚火旺，则见头晕耳鸣、腰膝酸软、梦遗、潮热盗汗、五心烦热、口燥咽干；水不济火，心火独亢，扰乱心神，故见心烦不寐、多梦、心悸健忘。舌红苔少、脉细数为阴虚火旺之征。临床以心烦不寐、腰膝酸软、失眠多梦、梦遗伴阴虚症状为辨证要点。

（二）心肺气虚证

心肺气虚证是指心肺两脏气虚，推动无力，宣降失常所致的证候。

【临床表现】胸闷心悸，咳喘气短，动则尤甚，痰液清稀，面色苍白，神疲乏力，语声低弱，懒言自汗，舌淡，苔白，脉沉弱或结代。

【证候分析】本证多为久病咳喘，伤及心肺；或年高体弱、劳倦内伤、禀赋不足，心肺气虚所致。心肺气虚，故见胸闷心悸、咳喘气短动则尤甚，并伴其他气虚症状。临床以心悸咳喘、胸闷气短伴气虚症状为辨证要点。

（三）心脾两虚证

心脾两虚证是指脾气虚弱与心血不足所致的证候。

【临床表现】心悸怔忡，失眠多梦，眩晕健忘，食欲不振，腹胀便溏，面色苍白或萎黄，神疲乏力，或见皮下紫斑，或妇人月经后期、量少、色淡，淋沥不尽，舌质淡嫩，脉细弱。

【证候分析】本证多为思虑太过、久病失调、饮食不节，损伤脾气，气血生化不足，心血亏虚所致。脾气虚弱，运化失司，故见食欲不振、腹胀便溏；脾虚生化乏源，致心血不足，神失所养，故见心悸怔忡、失眠多梦、眩晕健忘。其他见症或为脾不统血，或为气血两虚之象。临床以心悸失眠、纳呆、便溏、慢性出血伴气血虚症状为辨证要点。

（四）心肝血虚证

心肝血虚证是指心肝两脏血虚，组织器官失养所致的证候。

【临床表现】心悸健忘，失眠多梦，眩晕耳鸣，面色萎黄或苍白，两目干涩，视物模糊，肢体麻木、拘挛、震颤，肌肉瞤动，爪甲不荣，或为妇人月经后期、量少、色淡，甚则闭经，舌淡苔白，脉细弱。

【证候分析】本证为多种原因导致心肝血虚所致的证候。心血不足，心神失养，故见心悸健忘、失眠多梦；肝血不足，筋脉官窍失养，则见两目干涩，视物模糊，肢体麻木、拘挛、震颤，肌肉瞤动，爪甲不荣，月经失调等。其他诸症均为血虚之常见症。临床以心悸失眠、目筋胞宫失养伴血虚症状为辨证要点。

（五）心肾阳虚证

心肾阳虚证是指心肾两脏阳气虚弱，失于温煦，阴寒内生所致的证候。

【临床表现】心悸怔忡，面色苍白，畏寒肢冷，肢体浮肿，下肢尤甚，小便不利，神疲欲睡，腰膝酸软冷痛，唇甲青紫，舌淡紫，苔白滑，脉沉弱。

【证候分析】本证多为心阳虚衰，久病及肾；或肾阳亏虚，气化无权，水气凌心所致。肾阳亏虚，气化无权，水湿内停，故见浮肿以下肢为甚、小便不利、腰膝酸软冷痛；水气凌心，心脉被阻，心神被扰，故见心悸怔忡、神疲欲睡、唇甲青紫。其他见症均为阳虚内寒之象。临床以心悸怔忡、腰膝冷痛、浮肿少尿伴虚寒症状为辨证要点。

（六）脾肺气虚证

脾肺气虚证是指肺脾两脏气虚，脏腑功能低下所致的证候。

【临床表现】食欲不振，腹胀便溏，久咳不止，气短而喘，痰多稀白，伴面色淡白、神疲乏力，舌淡苔白（滑），脉细弱。

【证候分析】本证多为肺病日久伤脾，或饮食劳倦伤脾，脾气不足，累及于肺，"母子"同病，形成脾肺气虚之证。脾气不足，运化失司，则食欲不振、腹胀便溏；肺气不足，宣降失司，故久咳不止、气喘、痰稀白。其他诸症为气虚之常见症。临床以食少、腹胀便溏、咳喘气短伴气虚症状为辨证要点。

（七）脾肾阳虚证

脾肾阳虚证是指脾肾两脏阳气虚弱，失于温煦，阴寒内生所致的证候。

【临床表现】形寒肢冷，面色㿠白，腰膝脘腹冷痛，久泻久痢，或完谷不化，五更泻，便质清稀，或面浮肢肿，小便不利，或见腹胀水臌，舌质淡胖边有齿痕，苔白滑，脉弱或沉迟无力。

【证候分析】本证多为泻痢日久，脾阳受损，累及肾阳而亏虚；或久病不愈，脾肾失于温养；或命门火衰，火不暖土，终致脾肾阳虚。脾肾阳虚，常见3类症候群：一是形休失于温煦之症（形寒肢冷，面色㿠白，腰膝脘腹冷痛）；二是大便失于统摄，燥化不及之症（久泻久痢，或完谷不化，五更泻，便质清稀）；三是温化无力，水湿内停之症（面浮肢肿，小便不利，或见腹胀水臌）。临床以脘腹冷痛、久泻久痢、浮肿伴阳虚症状为辨证要点。

（八）肺肾阴虚证

肺肾阴虚证是指肺肾两脏阴虚，虚火内扰所致的证候。

【临床表现】干咳痰少，或痰中带血，或声音嘶哑，口干咽燥，形体消瘦，腰膝酸软，骨蒸潮热，颧红盗汗，男子遗精，女子月经不调，舌红少苔，脉细数。

【证候分析】肺肾两脏，阴液互滋，生理上具有"金水相生"之特点。各种原因均可导致肺肾阴亏，而产生虚火内扰之病证。肾阴亏虚，虚火内扰，则见腰膝酸软、骨蒸潮热、颧红盗汗、遗精或月经不调；肺阴不足，肺系失润，宣肃失司，故见干咳少痰、痰中带血、声音嘶哑。其他诸症为阴虚火旺之象。临床以干咳，痰少，男子遗精、早泄，女子月经不调，伴阴虚症状为辨证要点。

（九）肝肾阴虚证

肝肾阴虚证是指肝肾两脏阴虚，虚火内盛所致的证候。

【临床表现】头晕目眩，耳鸣，健忘，失眠多梦，腰膝酸软，胁肋灼痛，咽干口燥，五心烦热，颧红盗汗，男子遗精，女子经少，舌红，少苔，脉细数。

【证候分析】肝肾同源，精血互生，各种原因均可导致肝肾阴亏，虚火内炽而出现本证。肾阴不足，虚火内扰，则见腰膝酸软、耳鸣、健忘、五心烦热、颧红盗汗、男子遗精、女子经少；肝阴亏损，虚火上炎，故见头晕目眩、胁肋灼痛。其他诸症均为阴虚内热常见症。临床以眩晕、耳鸣、腰膝酸软、胁痛、失眠伴阴虚症状为辨证要点。

（十）肝火犯肺证

肝火犯肺证是指肝郁化火，上逆灼肺，肺失肃降所致的证候。

【临床表现】面红目赤，头胀头晕，急躁易怒，胸胁灼痛，口苦而干，咳嗽阵作，痰黄而黏，甚则咯血，舌红，苔黄，脉弦数。

【证候分析】本证多为郁怒伤肝，气郁化火；或肝火内炽，反侮肺经，导致肝火犯肺证。肝火炽盛，则面红目赤、头胀头晕、急躁易怒、胸胁灼痛、口苦口干；肝火犯肺，肺失清肃，则阵咳、痰黄而黏，甚则咯血；舌红苔黄、脉弦数为肝火炽盛之征。临床以急躁易怒、胸胁灼痛、咳嗽咯血伴实热症状为辨证要点。

（十一）肝郁脾虚证

肝郁脾虚证是指肝郁乘脾，脾失健运所致的证候。

【临床表现】胸胁胀满窜痛，喜太息，情志抑郁或急躁易怒，腹痛欲泻，泻后痛减，纳呆腹胀，大便溏而不爽，肠鸣矢气，舌苔白或腻，脉弦。

【证候分析】本证病机为肝郁乘脾，脾失健运，肝郁为因，脾虚为果。肝气郁滞，失其条达，故胸胁胀满窜痛、喜太息、情志抑郁或急躁易怒，以及腹痛欲泻、泻后痛减；肝郁乘脾，脾运失司，则纳呆腹胀、大便溏而不爽、肠鸣矢气。临床以情志抑郁、胁肋胀痛、纳呆腹胀、便溏为辨证要点。

（十二）肝胃不和证

肝胃不和证是指肝失疏泄，横逆犯胃，胃失和降所致的证候。

【临床表现】胁肋、胃脘胀满窜痛，呃逆嗳气，恶心呕吐，嘈杂吞酸，情志不遂，烦躁易怒，喜太息，纳呆食少，舌淡红，苔薄黄，脉弦。

【证候分析】本证多为肝气郁结，横逆犯胃，胃失和降所致。肝气郁结，则见胁肋窜痛、情志不遂、烦躁易怒、喜太息、脉弦；肝气犯胃，胃失和降，胃气上逆，则见胃脘胀满窜痛、呃逆嗳气、恶心呕吐、嘈杂吞酸、纳呆食少。舌淡红、苔薄黄为化热之趋势。临床以胁肋、胃脘胀痛，以及善太息、嘈杂吞酸为辨证要点。

第四节 气血津液辨证

气、血、津液是维持人体生命活动的物质基础和动力，其不足和运行、输布失常，构成了人体疾病最基本的病理变化。气血津液辨证是运用气血津液理论，对收集到的病情资料进行分析、判断，以确定患者气、血、津液病变的具体病机和证型的一种辨证方法。

气血津液辨证不仅是八纲辨证在气、血、津液不同层面上的深化和具体化，也是对病因辨证的补充。病因辨证重在确定疾病原因和邪气性质，气血津液辨证着眼于邪气所引起的生命物质的盈亏。同时，气、血、津液是由脏腑功能气化而生，其疾病变化总伴有脏腑功能的失调。因此，学习气血津液辨证应与"脏腑辨证"中各脏腑功能失调所致的气血津液盈亏的相关内容互参。

一、气病辨证

气在维持人体生命活动过程中，具有营养物质和推动力的双重属性。因此，气病主要包括气的亏虚和气的运行障碍两方面的病理表现。气病辨证就是以气的生理功能为依据，分析、判断导致气病的病因、病机及证型的思维过程。气病的证型不外下述几种，其中，气虚证和气滞证分别是其虚证和实证的基础证型。

（一）气虚证

气虚是指元气不足，气的推动、温煦、固摄、防御、气化等功能减退的病理表现。气虚证是指元气不足导致气的基本功能减退所表现的虚弱证候。此处之"气"指元气。

【临床表现】神疲乏力，少气懒言，声音低微，呼吸气短，或有头晕目眩，面白少华，自汗，易感冒，活动后诸症加重，舌质淡嫩，脉虚弱。

【证候分析】由于元气不足，脏腑功能衰退，故出现气短、声低、懒言、神疲、乏力；气虚不能上荣，则头晕目眩、面白少华；卫气虚弱，不能固护肌表，故为自汗、易感冒；"劳则气耗"，所以活动劳累后诸症加重；营气虚不能上承于舌，故舌淡嫩；气虚鼓动血行之力不足，故脉象虚弱。以上仅为气虚证的一般症状，临床诊治必须结合脏腑辨证，才能确定为何种气虚。临床以神疲乏力、声低息弱、少气懒言、动则加重为辨证要点。

（二）气陷证

气陷证是指因气虚升举无力，清阳下陷所表现的虚弱证候。气陷证多在气虚证的基础上发展而成。

【临床表现】腰腹坠胀，久泻久痢不止，便意频频，白浊带下，头晕眼花，耳鸣，疲乏，气短难以接续，或内脏下垂，或有脱肛、阴挺等，同时伴有气虚的一般见症。

【证候分析】因气有固定脏器位置的功能，若气虚不举反而下陷，则见内脏下垂、脱肛、阴挺，以及腰腹坠胀、久泻久痢不止、便意频频、白浊滞下等证候；由于气虚是气陷的基础，故可见头晕眼花、耳鸣、疲乏、气短难以接续等一般气虚证的表现。必须指出的是，气陷是气虚的一种特殊表现形式，一般是指中焦脾虚气陷，故临床常称中气下陷证或脾虚气陷证。临床以腰腹下坠、久泻久痢及脏器下垂或脱出，伴气虚证一般见症为辨证要点。

（三）气虚不固证

气虚不固证是指因气虚导致对精、血、津液失其固摄所表现的虚弱证候。本证多从气虚证发展加重而来。

【临床表现】自汗不止，各种出血，尿频清长，尿后余沥不尽，遗尿，二便失禁，带下、月经过多，崩漏，滑胎，遗精，滑精，早泄，涕、泪、涎、唾量多清稀，久泻久痢，并伴气虚证的一般见症。

【证候分析】气虚不能固摄津液，津液外泄于腠理和孔窍，则自汗不止，涕、泪、涎、唾量多清稀；气虚不能摄血，血溢脉外，可导致各种出血；气虚而下元固摄失职，可致尿频清长，尿后余沥不尽，遗尿，二便失禁，带下、月经过多，崩漏，滑胎，遗精，滑精，早泄等。本证由气虚证发展而来，故常见一般气虚证的表现，如气短、疲乏、面白、舌淡、脉虚无力等。总之，气虚不固证的病机有三：一是"卫表不固"；二是"气不摄血"；三是"肾气不固"。临床中凡有气虚证的表现，加上精、血、津液三者之一过度外泄的症状，如汗多、二便失摄、各种出血、滑精、滑胎等，即是本证辨证要点。

（四）气脱证

气脱证是指元气衰极而气欲外脱的危急证候。气脱乃全身功能极度衰竭的表现，抢救不及会导致死亡。本证可由气虚、气陷或气虚不固发展而成，也可在大汗、大泻、大失血、急性中毒、严重外伤等情况下迅速出现。

【临床表现】呼吸微弱而不规则，或见昏迷，神情淡漠，大汗淋漓，面色苍白，口开目合，手撒身软，二便失禁，口唇青紫，脉微欲绝。

【证候分析】气脱是气虚、气陷或气虚不固的进一步发展，临床特点为气随血脱或气脱与亡阳并见。肺气衰竭，则呼吸微弱而不规则；心气衰极，故脉微欲绝、昏迷、神情淡漠、大汗淋漓、面色苍白、口唇青紫；脾肾气衰竭，故口开目合、手撒身软、二便失禁。临床以呼吸、脉搏的极度微弱，以及神志昏聩、二便失禁、脉微欲绝为辨证要点。

（五）气滞证

气滞证是指人体局部或全身气机不畅乃至停滞不行所致的证候，属实证范畴。

【临床表现】气滞证以局部或全身胀满、痞闷、胀痛等自觉症状为主症，且症状时轻时重，走窜不定，按之无形，叩之如鼓，随不良情绪诱发或加重，随心情好转或嗳气、太息、矢气而减轻，脉象多弦，可无明显舌象变化。

【证候分析】气机阻滞，不通则痛，故以胀满、痞闷、胀痛为主症，且走窜不定，按之无形。当嗳气、太息、矢气或情志舒畅时，气机暂通，故症状缓解；当情志不舒时，气滞加重，则发病或加剧。气滞于不同的脏腑、经络则临床表现各异。若气滞在头，则头闷痛、鼻塞；气滞于上焦，则胸闷、善太息、咳喘；气滞于中焦，则脘痞胀痛、胁胀或痛、叩之如鼓、嗳气、矢气；气滞于下焦，则小腹少腹胀痛、二便不畅或疝气、痛经；气滞于经络，经络所循行之处胀满、窜痛；气滞于肌肤，则肌肤肿胀（气肿），或局部胀闷不舒。临床辨证要点有三：一是胀满、痞闷或胀痛、窜痛、攻痛，按之无形；二是随嗳气、太息、矢气可缓解；三是症状每随情绪波动而改变，且其症状时轻时重，时发时止，部位不定。

（六）气逆证

气逆证是指体内气机应降反升或升发太过所致的证候。本证多为实证，也有虚实夹杂者。

【临床表现】咳嗽、哮喘、咳痰，为肺气上逆；呃逆、嗳气、恶心、呕吐、反胃，为胃气上逆；头痛、眩晕耳鸣、面红目赤，甚至昏仆、出血，为肝气上逆；气从少腹上冲胸咽，为奔豚气；妇女倒经衄血、妊娠恶阻，为冲任气逆。

【证候分析】邪气犯肺，肺失清肃，肺气上逆，则见咳喘、咳痰等症；邪阻胃脘，胃失和降而胃气上逆，则见呕恶、嗳气、呃逆、反胃；郁怒伤肝，肝气升发太过，气血上逆，则见头痛、眩晕耳鸣、面红目赤、晕厥、出血；邪阻冲任，冲任脉气上逆，则见奔豚气及倒经、妊娠恶阻等。临床中不同脏腑气逆虽各有特定的症状，但总的特点为肺、胃、肝气与冲任脉气上逆，气上冲经口鼻而出，或头面气血有过度充盈、瘀滞之见症。

（七）气闭证

气闭证是指脏腑及其官窍因气机闭塞不通所导致的危急证候。本证多为瘀血、痰浊、结石、蛔虫等导致心、脑、肺、胆等脏腑的经络、官窍阻塞，气机完全不通，多属病势危急之证，甚或有生命危险。

【临床表现】突然昏仆或神昏，喘急窒息，头、胸、腰、腹处剧痛或绞痛，四肢厥冷，胸腹闷胀，大小便闭，舌暗苔厚，脉沉实或涩、伏。

【证候分析】有形实邪阻塞心脑经络和窍道，蒙蔽神明，故突然昏仆、神昏；肺气阻塞，息道不通，故喘急、窒息；经络或管腔被有形之邪完全填塞，气血不通，故剧痛、绞痛，脉沉实或涩；阴阳格拒，气不顺接，则四肢厥冷而脉伏；脏腑气闭，传导气化失司，故胸闷腹胀、二便不通；舌暗苔厚亦为实邪内阻之象。

临床以突然昏仆、窒息、绞痛、二便不通及病情急骤而危重、病程较短为辨证要点。

二、血病辨证

血是维持生命活动最宝贵的营养物质，且在脉管内运行不息而布散周身，故血病的基本病机，不外乎血液不足和血行失常两方面。本节将血病分为血虚证、血瘀证、血热证和血寒证加以介绍。

1. 血虚证

【临床表现】面色淡白或萎黄，眼睑、唇爪色淡，头晕眼花，心悸怔忡，失眠多梦，手足发麻，妇女经血量少色淡、愆期，甚或经闭，舌质淡，脉细无力。

【证候分析】形成血虚的机理：一是生血不够，二是耗血过多。血液亏少，不能濡养头目，上荣舌、面，故见头晕眼花，唇、舌色淡，面色淡白或萎黄；血不养心、神无所依，则心神不宁，故见心悸怔忡、失眠多梦；血少不能濡养经脉、肌肤，则手足麻木、爪甲色淡；血海空虚，冲任失养，故妇女月经量少、色淡、愆期，甚或经闭；血虚而脉失充盈，故脉细无力。

临床以面色淡白或萎黄、头晕眼花、心悸失眠、舌淡脉细为辨证要点。

2. 血瘀证

【临床表现】血瘀证临床特点有：

(1) 疼痛状如针刺刀割，痛处不移而固定，常在夜间加重。

(2) 肿块在体表者，常呈青紫色包块；在腹内者，可触及较坚硬而推之不移的肿块。

(3) 出血色紫黯或夹有血块，或大便色黑如柏油状，或妇女痛经血色紫黯，夹有血块，或为血崩、漏下。

(4) 面色黧黑，或唇甲青紫，或皮下紫斑，或肌肤甲错，或腹部青筋显露，或皮肤出现丝状红缕（皮肤显露红色脉络）。

(5) 舌质紫黯或见瘀斑、瘀点，或舌下脉络曲张；脉象多细涩，或结、代。

【证候分析】血瘀致病均可致气机不通，不通则痛，故疼痛是血瘀证的突出症状，具有刺痛、固定、拒按、夜重的特点；积瘀不散而凝结，则可形成肿块，触之坚硬不移；瘀血阻塞脉络，使血液不能正常循经运行，而溢出脉外，故出现各种出血；瘀血在体内停留日久，故色紫暗并夹有血块；瘀阻脉络，血行障碍，全身缓慢而持久地得不到气血温煦濡养，故可出现面色黧黑，口唇、舌、指甲青紫，皮肤粗糙干涩，状如鳞甲，丝状红缕，腹壁青筋显露；舌质紫暗或见瘀斑、瘀点，舌下脉络曲张，脉细涩或结代，均为瘀血之征。

临床以起病缓慢、病程较长、疼痛状如针刺刀割、痛处固定、肿块不移，以及口唇、舌、指甲青紫等为辨证要点。

3. 血热证

【临床表现】身热夜甚和各种急性出血证，如咳血、咯血、吐血、便血、衄血、尿血、月经量多、崩漏等，且血色鲜红、量多，舌绛，脉滑数；或皮疹紫红密集，或疮疡红肿热痛，或烦躁、谵语，甚至狂乱等。

【证候分析】热入血分，迫血妄行，血溢脉外，故见各种急性出血证；热为阳邪，阳邪为患，故出血鲜红、量多，舌绛，脉滑数。热性升散，致体表脉络充血可见皮疹紫红密布；火邪壅阻肌肤，腐败血肉，则见疮疡红肿热痛；若热陷心营，扰乱心神则可见烦躁、谵语，甚至狂乱等。因热入血分，气分热反转轻，故发热夜甚，呈现昼轻夜甚的特点。

本证以出血势急、量多而色鲜红，身热夜甚，伴烦躁、神昏、狂乱、舌绛、脉数有力等为辨证要点。

临床以出血势急、量多而色鲜红，身热夜甚，伴烦躁、神昏、狂乱、舌绛、脉数有力等为辨证要点。

4. 血寒证

【临床表现】肢体局部冷痛、麻木、青紫、肿胀或溃烂，或小腹、少腹剧烈冷痛，得热则减，遇寒加重；或月经愆期，色红紫黯夹血块，或痛经、闭经，恶寒肢冷，面唇青紫，舌淡紫，脉沉迟或弦涩。

【证候分析】寒侵血脉，寒主凝滞收引，必然阻滞血液运行，不通则痛，故表现为手足、颜面、耳垂、关节、颠顶等局部冷痛、麻木、青紫，严重者可见肿胀、溃烂；寒邪凝滞肝脉，下焦气血凝滞，故小腹、少腹剧烈冷痛，且得温则减，遇寒加重；寒阻胞宫可见月经愆期、经色紫暗、夹有血块，或痛经、闭经等症；阴寒内生，阳气失却温煦故恶寒肢冷；面唇青紫、舌淡紫、脉弦涩或沉迟均为寒凝血瘀之象。

临床以局部冷痛、青紫、肿胀，得温则减，舌淡紫，脉弦涩或沉迟为辨证要点。

三、津液病辨证

津液是体内一切正常水液的总称，具有濡润、充养全身脏腑组织官窍及精血的重要生理功能。津液的化生、输布和排泄是维持人体生命不可缺少的代谢活动。津液的代谢过程，是在五脏六腑的共同参与、密切配合下完成的，而主要依赖于肺、脾、肾三脏的代谢功能，尤其是肾脏起着主导作用。因此，津液的不足和输布、排泄的失常，是其基本的病理变化。津液病辨证，就是根据津液代谢的生理特点，分析、判断津液代谢异常的病因病机及相关脏腑病变的一种辨证方法。其内容如下：

（一）津液亏虚证

【临床表现】皮肤干燥、皲裂，口燥咽干，毛发干枯，神疲乏力，口渴喜饮，干咳少痰，小便短少，大便干结，苔黄而干，脉细，称为津亏证。若肌肤缺乏弹性，甚或干瘪，面色枯槁，目眶深陷，唇焦或裂，骨瘦如柴，两目干涩，啼哭无泪，尿极少或无尿，精神萎靡或烦躁不宁，舌红绛干瘦，少苔或无苔，脉细数劲急，称为液脱证。

【证候分析】津液亏虚的形成，不外水分摄入不足和津液消耗过度。各种原因导致的津液亏乏，不能濡润头面官窍、肌表组织，则见口、鼻、咽喉干燥，口唇干裂，毛发干枯，皮肤干燥，甚至皲裂；津亏神衰，则神疲乏力；津液不足，虚热内生，则口渴喜饮、干咳少痰、小便短少、大便秘结、苔黄而燥、脉细；津液大亏，则见肌肤缺乏弹性、目眶深陷、面色枯槁、骨瘦如柴；若五脏津液耗竭，则见两目干涩、啼哭无泪、尿极少或无尿；液脱则五脏得不到润养，神气失调，故精神萎靡或烦躁不宁；津液属阴，液脱则虚火浮炽，阴虚火旺，故舌红绛干瘦、少苔或无苔、脉细数劲急。干，即肌肤、毛发、官窍、大便、舌苔干燥；渴，即口渴喜饮；瘦，即慢性消瘦、目眶深陷；细，即脉细或细数。

临证要抓住"干、渴、瘦、细"4个字为辨证要点。

（二）津液内停证

津液内停证是指体内水液输布、排泄障碍而停聚体内所表现的证候。总由肺、脾、肾三脏功能失调，导致津液的输布、排泄障碍，使津液内停而变生痰、饮、水、湿等病理产物，进而形成痰证、饮证、水停证和内湿证。

1. 痰证 "痰"是指津液内停所形成的病理产物中质地稠浊而黏滞者。其特点是流动性小、不易消散，致病具有多样性和奇异性，故有"怪病多属于痰"之说，且有"有形之痰"与"无形之痰"之分。凡由痰邪引起的证候，统称为痰证。

【临床表现】有形之痰，多见咳喘咳痰，呕吐痰涎，喉中痰鸣，痰核、瘿瘤、乳癖，大便溏泄，关节肿痛、屈伸不利，苔厚腻；无形之痰，可见眩晕，心悸，胸闷脘痞，肢麻偏瘫，舌强言謇，怔忡惊悸，失眠，梅核气，昏仆，癫、狂、痫、痴、肥胖，白带量多而不孕，脉滑。

【证候分析】痰聚于肺，宣降失职，肺气上逆，故见咳嗽、胸闷、咳痰、喉中痰鸣；痰停于胃，痰浊中阻，胃失和降，则脘腹痞满、纳呆、泛恶、呕痰涎等；痰聚于肠，见大便溏泄、肠中辘辘有声；痰质黏稠，流动性小而难以消散，故常停积于某些局部，出现圆滑柔韧的瘰疬、瘿瘤、乳癖；痰浊流注经络四肢，则关节肿痛、屈伸不利，或四肢麻木不仁，或偏瘫；痰气郁结于咽喉，可致梅核气；痰浊蓄积于肌肤腠理，则形体肥胖；痰湿停滞于胞宫，冲任受阻，则白带量多而不孕；痰浊上干清窍，则头重眩晕；痰浊蒙闭心窍，则见神昏，或怔忡惊悸、失眠，或发为癫、狂、痴、痫等；苔腻、脉滑，为痰浊内阻的表现。

有形之痰，可见、可闻、可触及；无形之痰以上述特定症状加苔腻脉滑为要点。

2. 饮证　　"饮"是指津液内停所形成的病理产物中质地较清稀而易流动者。饮为阴邪而具寒象，属有形之邪，常停积于肺、心、胃肠及胸胁处。凡由饮邪引起的证候，统称为饮证。

【临床表现】饮分4类：

（1）痰饮　脘腹胀满，胃脘振水音，肠鸣辘辘，泛吐清涎，大便泄泻。

（2）悬饮　咳唾引痛，胸胁饱满，支撑胀痛，随呼吸、咳嗽、转侧而疼痛加剧。

（3）溢饮　四肢水肿，发汗不解，身体疼重，畏寒肢冷。

（4）支饮　咳逆倚息不得卧，气喘息涌，张口抬肩，咳痰清稀、量多、色白，背心恶寒。

【证候分析】饮留胃肠，上逆于胃则呕吐清涎，阻滞腑气则脘痞腹胀；水饮停蓄，流动于胃、肠之间，则可闻及振水音和肠鸣音；饮邪下趋则泄泻；有形饮邪停聚胸腔，故胸胁饱满胀痛，按之有波动感，活动则气滞加重而痛剧；饮邪流行，归于四肢，则四肢水溢肿胀；寒饮停肺，阻塞息道，肺气上逆，则见咳嗽哮喘、痰多而清稀、背心恶寒、胸膈胀闷、张口抬肩、不能平卧；饮证乃阳虚津液不化所致，故兼畏寒肢冷、口不渴或渴喜热饮、小便不利等症。舌淡胖、苔白滑、脉沉弦，为阳虚饮停之象。

本证以咳痰清稀量多、呕吐清涎、胃脘振水音和肠鸣音、胸胁积水征及舌淡胖、苔白滑、脉弦等为辨证要点。

3. 水停证　　"水"是指津液内停所形成的病理产物中，质地最为清稀而最易流动，渗透性最强者，易于渗透至肌肤、腠理等组织间隙及空腔而产生全身或局部水肿和胸腹腔积水等，也称"水气"。凡由水邪引起的水停体内的证候，统称为水停证。

【临床表现】全身或局部肌肤水肿，按之凹陷不起，小便不利，或腹部胀大，按之有波动感，叩之音浊，可随体位而改变，舌淡胖边有齿痕，苔腻滑，脉沉缓。

【证候分析】水为有形之邪，泛溢肌肤，则局部或全身水肿、按之凹陷不即起是其特征。由于水的流动性大且有下趋之特征，故水肿可随体位而改变；津液渗溢肌肤且肾之气化失司，故小便短少；水邪蓄积于腹腔，故腹部胀大，按之如水囊，叩之音浊；舌胖、脉濡，乃水湿内停之征。

根据水肿起因和发病原因及病势，又有阴水和阳水之分。因外邪侵袭，起病迅速，表现为眼睑、颜额先肿，迅速遍及全身，伴咽喉肿痛、咳嗽及表证者，为阳水；因脏腑功能失调，起病缓慢，表现为病程长，足胫、下肢先肿，渐及全身，无表证而多兼里虚寒证者，为阴水。阳水乃风邪（多为风热）侵犯肺卫，故见发热恶风、头痛身疼、咽喉不利、脉浮数等表证；风性轻扬升散、善行数变，风水相搏，故浮肿先见于头面，迅速遍及全身。阴水多因脾肾阳气内伤，气化失司，水湿渐积而成，故水肿先见于下肢，逐渐发展至全身；脾失运化，则食少纳呆、脘痞腹胀、大便溏薄；阳气虚衰而水湿停聚，故神疲乏力、畏寒肢冷、舌淡胖苔白滑、脉沉缓。

本证以全身或局部水肿，尤其是颜、睑、足胫浮肿，按之凹陷不起，小便不利，或有腹水为辨证要点。其中，阳水发病急骤，进展迅速，初期兼表证；阴水多逐渐起病，进展缓慢，以里证、虚证、寒证为主。

4. 内湿证

【临床表现】脘痞腹胀，恶心呕吐，食少纳呆，口淡不渴或渴不欲饮，肠鸣泄泻，肢重体困，嗜卧思睡，小便短少，或下肢微肿，痰涎、白带质稠浊而量多，舌苔白腻，脉濡缓，病势缠绵，病程较长。内湿常与热邪或寒邪互结，或与脾气虚并见，分别称为湿热证、寒湿证或脾虚湿困证，而兼见相应的热、寒、气虚征象。

【证候分析】内湿停于胃肠，阻滞中焦气机，则脘痞腹胀、食少纳呆、肠鸣尿少；脾胃受困，升降失常，则见呕恶、泄泻；内湿外渗于肌肉关节，故肢重体困、下肢浮肿；下流于阴窍，则白带质稠量多；上逆于肺胃，则咳吐痰涎稠浊；湿为阴邪，易伤阳气，故嗜卧思睡；湿性黏滞难去，故病势缠绵而病程较长。苔白腻、脉濡缓，俱属湿邪内停之征。

本证以脘痞腹胀、呕恶纳呆、便溏不爽等胃肠症状为主，常伴身重体困、分泌物稠浊量多、苔腻脉濡等为辨证要点。

四、气血津液兼病辨证

气为血和津液化生的动力，属阳；血和津液作为气的功能活动基础，属阴；血和津液同属阴，二者生理上互相补充和转化。气和血、津液之间存在相互依存、相互转化的密切关系，病理上彼此累及和影响。因此，在疾病过程中，气、血、津液的病变既可互为因果，亦常兼夹并见，形成多种兼病证型。

（一）气血两虚证

【临床表现】面色淡白无华或萎黄，眩晕心悸，神疲乏力，失眠健忘，唇爪无华，或食欲不振，形体消瘦，或手足麻木，肢体酸困，舌淡苔薄白，脉细弱。

【证候分析】气血亏虚，不能上荣于头面，则面色淡白或萎黄、眩晕、舌淡；气虚则形神失养，故神疲、气短；心主血藏神，血虚则心神失养、神无所守，故心悸健忘、失眠多梦；脾气虚弱，运化失职，则食纳不振、形体消瘦；气血不足，肌肤失养，脉道不充，故手足麻木、肢体酸困、唇爪色淡无华、脉细弱。

本证以面色淡白或萎黄、心悸气短、眩晕乏力伴气血亏虚的基本见症为辨证要点。

（二）气虚血瘀证

【临床表现】面色淡白无华或晦暗，神疲乏力，气短纳呆，或体表局部青紫、肿胀、刺痛不移而拒按，或肢体瘫痪、麻木，或腹内可触及肿块而质硬，舌淡紫或有瘀点、瘀斑，脉涩。

【证候分析】气虚血瘀时，气虚常先发为因，推动无力而血行缓慢，血瘀多继发为果。属本虚标实证。气虚不荣于面，则面色淡白无华，舌淡；气虚则功能减退，形体失养，故神疲乏力、气短懒言、食少纳呆、脉细无力；瘀阻血脉或血溢脉外，迁延不散，故面色晦暗，舌紫或有瘀点、瘀斑，或局部青紫、肿胀；瘀血内阻，经络不通，则局部刺痛不移而拒按、脉涩；气滞血瘀，脉道不通，筋脉肌肤失养，故肢体瘫痪、麻木；血瘀日久，结聚日深，则逐渐形成肿块而质硬。

本证以神疲、乏力、气短，局部青紫肿硬、刺痛或瘫痪，舌淡紫或有瘀点、瘀斑为辨证要点。

（三）气不摄血证

【临床表现】吐血、便血、尿血、齿衄、肌衄、崩漏等慢性出血，并见面白无华，神疲气短，头晕乏力，食少纳呆，腹胀便溏，舌淡嫩苔薄白，脉弱或芤。

【证候分析】气有统摄血液的功能，气虚则统摄无权，血不归经而溢于脉外，遂见多种慢性出血症状；出血同时元气耗伤，元气虚则生命功能衰减，则表现为神疲、气短、乏力；心脑失养，故头晕心悸；气虚血不上荣，络脉不充，则面白无华、舌淡嫩、脉弱；脾气虚而运化失司，则食少纳呆、腹胀便溏；失血日久量多，则可见芤脉。

本证以慢性出血与面白气短、神疲乏力、舌淡脉弱同见为辨证要点。

（四）气随血脱证

【临床表现】大量出血（如吐血、鼻出血、咯血、便血、崩漏、产后大出血、创伤出血等）的同时，出现面色苍白，气少息微，大汗淋漓，四肢厥冷，神情淡漠或昏聩，二便失禁，舌淡而枯瘦，脉微欲绝或浮数无根。

【证候分析】血为气之母，血以载气，因此，大出血的同时，气无所依，随血脱而耗，故见气随血脱之征。肺气衰竭，则气少息微；心气衰竭，则面色苍白、大汗淋漓、神情淡漠或昏聩、脉微欲绝；肾气衰竭，则二便失禁；阳气散越而虚极，则四肢厥冷、脉浮数无根。"有形之血不能速生，无形之气所当急固"，故在治疗中，本证虽起于失血，但气脱证表明生命已至垂危关头，故诊断和治疗应以气脱证为先为急。

本证以大出血的同时，出现气少息微、大汗淋漓、神情淡漠或昏聩等气脱征象为辨证要点。

（五）气滞血瘀证

【临床表现】身体局部胀痛、窜痛，继之出现刺痛、拒按而不移；或腹部肿块坚硬，局部青紫肿胀；或情志抑郁，急躁易怒，健忘失眠，甚则狂乱；或面色晦暗，皮肤青筋暴露，肌肤甲错；或妇女乳胀、痛经、闭经、产后恶露不尽，血色紫暗夹块；舌紫暗或有瘀点、瘀斑，脉弦涩或结代。

【证候分析】气行则血行，气滞则血瘀，故本证大多由气滞而致血瘀。胀痛、窜痛为气滞证的基本症状。肝气郁滞，则情志抑郁或急躁易怒、乳胀、舌暗、脉弦；刺痛拒按而不移、肿块坚硬、局部青紫肿胀、舌紫暗或有瘀点瘀斑、脉涩或结代，俱属血瘀之征；瘀血扰乱心神，则健忘失眠，甚则狂乱；瘀血阻滞体表络脉，肌肤失荣，则皮肤青筋暴露、面色晦暗、肌肤甲错；妇女气郁血瘀，冲任经脉受阻，则乳胀、痛经、闭经、产后恶露不尽，血色紫暗夹块。由于气滞无形而易变，血瘀有形而难消，诊疗本证时常以血瘀证为重点。

本证以局部胀满、刺痛、拒按，以及面色晦暗、舌紫或有瘀斑、脉弦涩伴气滞症状为辨证要点。

（六）气虚津泄证

【临床表现】气短息微，声低懒言，神疲乏力，自汗不止，或尿频清长、遗尿或尿后余沥不尽，或咳吐大量清稀痰涎，大便溏薄或久泻，或妇女带下清稀量多，或涕泪清稀量多，舌淡苔薄白，脉缓弱。

【证候分析】津液的排泄物包括汗、尿、唾、涕、泪、白带、大便等，其排泄活动主要受脏气所控制。脏气虚弱则固摄津液的功能低下，以致排泄过多、过频而质地清稀。若肺卫气虚不固，则自汗不止、鼻流清涕、咳吐大量稀痰；脾胃气虚，则呕吐清涎、便溏或久泻、带下清稀量多；肾气虚，则尿频清长、遗尿或尿后余沥不尽；而气短息弱、声低懒言、神疲乏力、舌淡苔薄白、脉缓弱，均属一般气虚的表现。

本证以一般气虚症状加上汗、尿、涎、白带等任何一方面排泄过多而清稀为辨证要点。

（七）气随津脱证

【临床表现】在大汗不止、尿频清长、暴泻久泻或反复呕吐的同时，出现面色苍白，气息低微，神情淡漠或昏聩，四肢厥冷，全身软瘫，舌淡瘦而干，脉微欲绝或芤。

【证候分析】津液能化气、载气。津液大量、急速耗失，可引起气的暴脱而发生气脱证。长期大量出汗、排尿、呕吐或泄泻等皆是津液急剧耗损的途径，因而气息微弱；大汗淋漓、神情淡漠或昏聩、四肢厥冷、全身软瘫、脉微欲绝等皆是气脱证的表现。舌淡瘦而干、脉芤，为气津两伤之征。本证虽起于津液大泄，但气脱表明生命已至垂危关头，故诊断和治疗应以气脱为先为急，此时津液外泄反而处于次要地位。

本证以伴随津液外泄的同时出现气脱证的主要表现，即以气息微弱、神情淡漠和昏聩、脉微欲绝等为辨证要点。

（八）气滞津停证

【临床表现】气滞证多见胸胁苦满，喜太息，局部胀满、痞闷、胀痛；津停证具有痰证、饮证、水证、内湿证的临床表现。

【证候分析】气的推动和气化功能是津液运行输布和排泄的动力和前提，故气行则津行、气滞则津停，并转化为痰、饮、水、湿等内生病邪，进而分别形成痰证、饮证、水证及内湿证。本证以津停为主要矛盾，气滞则为次要矛盾。

本证以津液内停证和气滞证并见，尤以头身困重或浮肿、咳喘痰多、呕恶纳呆、脘痞腹胀、小便不利、苔滑腻、脉弦滑为辨证要点。

（九）津血俱亏证

【临床表现】口唇、鼻腔、咽喉、皮肤干燥或燥裂，毛发干枯，口渴喜饮，小便短少，大便干结，面、唇、爪甲淡白无华，头晕眼花，心悸怔忡，心烦失眠，手足麻木，四肢拘急，形体消瘦，舌淡嫩而干瘦，脉细数无力。

【证候分析】津、血互化、互补，津亏可致血虚，血虚亦可致津亏，最终形成津血俱亏证。津液亏损，则肌肤、孔窍失于濡润，故口唇、鼻腔、咽喉、舌苔、皮肤干燥，甚至燥裂，毛发干枯，形体消瘦；脏腑缺乏津液的润养，则口渴、尿少、便结；血液亏虚，脑心失养而心神不安、面唇淡白无华、头晕眼花、心悸怔忡、心烦失眠；肌肤、筋脉得不到足够津血的濡养，则手足麻木、四肢拘急；舌淡瘦、脉细数无力，均为津血不足之征。若津亏导致血虚，以津亏证为主；若血虚导致津亏，则以血虚证为主。

本证以孔窍干燥、尿少渴饮和面唇淡白、眩晕心悸、舌淡脉细为辨证要点。

（十）痰瘀互结证

【临床表现】局部肿块坚硬难消，或肢体麻木、偏瘫，或局部持续性胀痛、刺痛、闷痛，痛处拒按不移，或痴呆癫狂，或胸闷脘痞，喉中痰鸣，或关节肿大变形，面色晦暗无华，舌淡紫、紫暗或有瘀斑，苔厚腻，脉弦滑或沉涩。

【证候分析】痰为津聚的产物，瘀为血滞所为，二者俱属阴邪，痰、瘀二邪在体内相遇而胶结难解，故病情顽固，病势缠绵。痰瘀结于心脑，则心胸闷痛、绞痛，或头目胀痛、痴呆、癫狂、偏瘫；痰瘀结于肺，则胸闷、胸痛，咳喘、喉中痰鸣；痰瘀结于腹中，则腹部癥积坚硬难消、刺痛拒按；痰瘀结于经络、关节，则见瘿瘤、关节肿大变形、肢体麻木；而面色晦暗无华，舌淡紫、紫暗或有瘀斑，苔厚腻，脉弦滑或沉涩，俱属痰浊、瘀血内停之象。

本证以起病缓慢、缠绵难愈、持续性疼痛而拒按不移、肿块坚硬难消、舌紫暗苔厚腻、脉弦滑为辨证要点。

第五节 六经辨证

六经即太阳、阳明、少阳、太阴、厥阴和少阴。其含义与经络学中的含义不尽相同，它代表外感病六类证候的名称，故常称"六经病证"。凡病位偏表在腑、正气旺盛、病势亢奋者为三阳病证；病位偏里在脏、正气不足、病势减退者为三阴病证。

六经辨证将外感病的各种证候以阴阳为纲加以概括，作为论治的依据。其三阳病证以六腑及阳经病变为主，三阴病证以五脏及阴经病变为主。可见，六经病证实质上是对十二经脉、五脏六腑病理变化的归纳，且贯穿了八纲辨证的内容。因此，六经辨证不仅作为外感病的辨证纲领，也可指导内伤杂病的辨证。

一、六经纲领证

（一）太阳病证

太阳病证是指外感伤寒病初期所表现的证候。太阳统摄营卫，主一身之大表，为诸经之藩篱。太阳为三阳之首，外邪侵袭人体，多从肌表而入，太阳首当其冲与邪抗争，故最先表现出太阳病证。《伤寒论》太阳病之提纲为"太阳之为病，脉浮，头项强痛而恶寒"。临床上只要见到上述主脉主症，即可辨为太阳病。根据其发病后的不同表现，又可分为太阳经证和太阳腑证。

1. 太阳经证　有中风和伤寒的区别。

（1）**太阳中风证**　是指风邪袭表，营卫不和所致的证候。

临床表现：发热恶风，头痛，自汗出，脉浮缓，或见鼻鸣干呕。

证候分析：太阳主表，统摄营卫，风邪袭表，营卫失调，卫阳被郁则恶风；卫气与外邪抗争则发热；邪客肌表，卫外不固，营阴不能内守则汗出；风邪袭表，汗出肌腠疏松，营阴不足，故脉浮缓；风邪壅滞，肺胃宣降失职，则鼻鸣干呕。

本证以恶风、发热、汗出、脉浮缓为辨证要点。

（2）**太阳伤寒证**　是指寒邪袭表，卫阳被束，营阴郁滞所致的证候。

临床表现：恶寒发热，头项强痛，体痛，无汗而喘，脉浮紧。

证候分析：寒邪袭表，卫阳被郁，"分肉"失却温养则恶寒；卫气与寒邪交争则发热；卫阳被遏，寒性收凝，营阴郁滞，筋脉失煦则头项强痛、周身疼痛；寒束于表，腠理闭塞，故无汗；风寒束表，肺失宣肃则喘；正气祛邪于外，而寒邪紧束于表，故见脉浮紧。

本证以恶寒、无汗、头身痛、脉浮紧为辨证要点。

太阳中风与伤寒二证，均有太阳病主要脉症。但前者的病机是风邪袭表，营卫失调；后者的病机为寒邪束表，卫阳被郁。

2. 太阳腑证　有太阳蓄血、太阳蓄水之不同。

（1）**太阳蓄水证**　是指太阳经邪内传，膀胱气化不利，水气停蓄所致的证候。

临床表现：发热恶寒，汗出，小便不利，少腹满，消渴，或水入即吐，脉浮或浮数。

证候分析：太阳经邪未解而内传，故发热恶寒、脉浮等表证仍在。邪热内传入腑，气与水内结于膀胱，水气不化，故小便不利、少腹满；邪水互结，气不化津，津不上承，则见消渴；口渴是由津液不升而非津伤，水停不化，反逆于胃，故见水入即吐之"水逆"证。

本证以少腹满、小便不利与太阳经证并见为辨证要点。

（2）**太阳蓄血证**　指太阳经邪化热内传，热与瘀互结于少腹所致的证候。

临床表现：少腹急结、硬痛，小便自利，如狂或发狂，善忘，大便色黑如漆，脉沉涩或沉结。

证候分析：太阳经热内传，血热搏结于少腹，则少腹急结、硬痛；瘀热互结，上扰心神，故轻则如狂、重则发狂；瘀血下行随大便而出，则见大便色黑如漆；邪在血分，膀胱气化正常，则小便自利；瘀热内阻，则脉沉涩或沉结。

本证以少腹急硬、小便自利、如狂、便黑为辨证要点。

太阳蓄水与蓄血二证，均由太阳病经邪不解内传于腑所致。其区别在于：蓄水证为邪传气分，膀胱气化受阻，津液内停；蓄血证为邪传血分，经热与瘀血结于下焦。故前者小便不利而渴，后者小便自利而便黑。

（二）阳明病证

阳明病证是指伤寒病发展过程中，阳热亢盛，胃肠燥热所表现的证候，阳明病的主要病机是"胃家实"。胃家，包括胃与大肠；实，指邪热亢盛。故阳明病的性质属里实热证，为正邪斗争的极期阶段。阳明病证又有经证与腑证之别。

1. 阳明经证　是指邪热亢盛，充斥阳明之经，而肠中糟粕尚未结成燥屎所表现的证候。

【临床表现】身大热，汗大出，大渴引饮，面赤心烦，气粗，舌苔黄燥，脉洪大。

【证候分析】本证多为太阳少阳之邪不解，内传阳明所致。邪入阳明，化燥化火，无形热邪充斥弥漫全身则大热；热甚迫津外泄则为大汗出；热甚且汗出，津液大伤，则大渴引饮；火热炎上，阳明热盛，热邪上蒸，扰乱心神，则面赤心烦；热迫于肺，肺气不利则气粗；里热亢盛，则见舌红、苔黄燥、脉洪大。

本证以大热、大汗、大渴、脉洪大"四大"证候为辨证要点。

2. 阳明腑证　是指邪热内传大肠，热与糟粕互结，腑气不通所致的证候。

【临床表现】日晡潮热，手足濈然汗出，脐腹胀满疼痛、拒按，大便秘结，甚则谵语、狂乱，不得眠，舌红，苔黄而焦躁或起芒刺，脉沉实。

【证候分析】本证多因阳明经证大热伤津，或误用汗法耗津，使热与肠中燥屎互结，腑气不通所致。阳明经之经气旺于日晡，阳明热盛，正邪相搏，则见日晡潮热；四肢禀气于阳明，阳明热盛，迫津外出，则见手足濈然汗出；六腑以通为用，热邪与大肠糟粕互结，腑气不通，则为脐腹胀满疼痛拒按、大便秘结；阳明之热，循经上扰心神，见谵语、狂乱、不得眠；邪热内结，津液被劫，故苔黄而焦躁或起芒刺；脉沉实为阳明腑实之象。

本证以日晡潮热、手足濈然汗出、腹胀满疼痛拒按、苔黄燥、脉沉实为辨证要点。

阳明病经证与腑证均为里热实证，其区别在于：经证在先，里热炽盛，耗伤津液，致肠燥便结，后形成腑证。一般而言，腑证较经证为重。就临床而言，腑证往往多于经证，故张仲景以"胃家实"为阳明正病。

（三）少阳病证

少阳病证是指邪犯少阳胆腑，正邪交争，枢机不利所致的证候。病入少阳，从其病位上来看，邪已离开太阳之表，未入阳明之里，处于表里之间，故称为半表半里证。

【临床表现】寒热往来，胸胁苦满，口苦咽干，目眩，默默不欲饮食，心烦喜呕，脉弦。

【证候分析】本证多为太阳经传入，或厥阴病转出，或邪入少阳而致。邪出于表与阳争，正胜则发热；邪入于里与阴争，邪胜则恶寒；邪正相争于半表半里，故见寒热往来；胆热扰心则心烦，上炎则口苦，灼津则咽干，上扰清窍则目眩；邪郁少阳，经气不利，则为胸胁胀满；胆热横逆犯胃，胃气上逆，则默默不欲饮食、喜呕；胆气被郁故脉弦。

本证以寒热往来、胸胁苦满、口苦、咽干、目眩、脉弦为辨证要点。

（四）太阴病证

太阴病证是指脾阳虚弱，邪从寒化，寒湿内生所致的证候。脾属太阴，为三阴之屏障，邪犯三阴，太阴首当其冲，故太阴病证为三阴病证之初期阶段。

【临床表现】腹满欲吐，食不下，时腹自痛，自利，口不渴，脉沉缓而弱。

【证候分析】本证多为三阳病失治、误治，或外邪直中太阴，脾阳受损所致。脾阳不足，寒湿内生，气机阻滞，升降失常，则见脘腹胀满、时腹自痛；寒湿犯胃，胃气上逆，则时欲呕；脾失健运，则食不下、自利；脾阳虚弱，寒湿内停，故口不渴；脉沉缓而弱为脾阳虚弱鼓动乏力所致。

本证以腹满时痛、自利、口不渴等虚寒表现为辨证要点。

太阴脾与阳明胃互为表里，故两经病证在一定条件下常相互转化。若阳明经证清、下太过，损伤脾阳，可转化为太阴病证；若太阴病证滥用温燥，或寒湿郁久化热，亦可转化为阳明病证。故张仲景有"实则阳明（热），虚则太阴（寒）"之说。

（五）少阴病证

少阴病证是指外感病后期阶段，全身阴阳衰惫所致的证候。少阴经属心肾，为水火之脏，人身之根本。病至少阴，已属伤寒病的危重阶段。病性从阴化寒则为少阴寒化证，从阳化热则为少阴热化证。

1. 少阴寒化证　是指少阴心肾阳虚阴盛，邪从寒化所致的虚寒证候。

【临床表现】无热恶寒，脉微细，但欲寐，四肢厥冷，下利清谷，呕不能食，或食入即吐，或身热反不恶寒，面赤。

【证候分析】本证为少阴阳衰，阴寒内盛所致。少阴阳气衰微，阴寒内盛，失于温养，则无热恶寒、但欲寐、四肢厥冷；肾阳虚，火不暖土，脾胃纳运、升降失职，故下利清谷、呕不能食或食入即吐；若阴寒内盛，格阳于外，见真寒假热之象，则身热反不恶寒；戴阳于上则为面赤；心肾阳虚，鼓动无力，则脉微细欲绝。

本证以无热恶寒、肢厥、下利、脉微为辨证要点。

2. 少阴热化证　是指少阴心肾阴虚阳亢，邪从热化所致的虚热证候。

【临床表现】心烦不得眠，口燥咽干，舌尖红少津，脉细数。

【证候分析】本证为少阴阴虚，虚热内生所致。邪入少阴，从阳化热，灼伤真阴，水不济火，心火独亢，火扰心神，则见心烦不得眠；阴虚火旺，灼伤津液，则口燥咽干；舌尖红、少津、脉细数为阴虚之象。

本证以心烦不得眠伴阴虚内热症状为辨证要点。

少阴兼水火二气，寒热并居，故邪入少阴，既可从阴化寒，也可从阳化热，其临床表现正好相反。

（六）厥阴病证

厥阴病证是指外感病后期，病传厥阴，阴阳对峙，寒热交错，厥热胜复所致的证候。厥阴为阴之尽、阳之始，阴中有阳。病至厥阴，为伤寒病发展传变的最后阶段，虽其临床表现十分复杂，但总以上热下寒证为其辨证提纲。

【临床表现】消渴，气上撞心，心中疼热，饥而不欲食，食则吐蛔。

【证候分析】邪入厥阴，阴阳交争，寒热错杂，总以上热下寒为其基本的病理变化。肝气上逆，阳热趋上，木火上炎，故见气上撞心、心中疼热；热甚伤津，故消渴饮水。下焦有寒，脾失健运，又因木乘土，故饥而不能食、强食则呕；上热下寒，蛔虫不安，则见吐蛔。

本证以消渴、气上撞心、心中疼热、食则吐蛔为辨证要点。

二、六经病证的传变

六经病证循着一定的趋向和规律发展、变化，谓之传变。其传变方式有传经、直中、合病、并病 4 种。

1. 传经　是指病邪自外侵入，逐渐向里发展，由某一经病证转变为另一经病证，称为“传经”。若按伤寒六经的顺序相传，即太阳病证、阳明病证、少阳病证、太阴病证、少阴病证、厥阴病证的传变过程，称为“循经传”；若是隔一经或两经以上相传者，称为“越经传”；若互为表里的两经相传者，称为“表里传”，如太阳病证传少阴病证。

2. 直中　是指伤寒病初起不从三阳经传入，而病邪直入三阴经。

3. 合病　是指伤寒病不经过传变，两经或三经同时出现的病证。如太阳阳明合病、太阳太阴合病等。

4. 并病　是指伤寒病凡一经病证未罢，又见他经病证。如太阳少阴并病、太阴少阴并病等。

第六节　卫气营血辨证

卫气营血辨证，是一种诊治外感温热病的辨证方法。即将外感温热病发展过程中，不同病理阶段所反映的证候，分为卫分证、气分证、营分证、血分证 4 类，用以说明病位的深浅、病情的轻重和传变规律，并指导临床治疗。具体而言，卫分主表，病位在肺及体表，病情轻浅；气分主里，病位在肺、胸膈、胆、三焦、胃、肠，病情较重；营分为热邪进入心营，病位在心与包络，病情深重；血分为热邪深入心、肝、肾，已经动血耗血，病情极危。

一、卫气营血证候

（一）卫分证

卫分证是指风热之邪侵袭人体肌表，卫外功能失调，肺卫失宣所致的证候。

【临床表现】发热，微恶风寒，舌边尖红，苔薄黄，脉浮数，伴头痛、少汗或无汗、咽喉肿痛、咳嗽、口微渴等症状。

【证候分析】本证为温热病的初起阶段。温邪袭表，卫气被郁则发热、微恶风寒；风热属阳邪，故多见发热重、恶寒轻；热性炎上，故舌边尖红；风热在表，脉气外浮，故苔薄黄、脉浮数；温邪循经上扰清空，则见头痛；卫气被郁，腠理开阖失司，则见少汗或无汗；肺主皮毛，邪犯肺经，肺失宣肃则咳嗽；咽喉为肺胃之门户，风热上扰，则见咽喉肿痛；热伤津液则口微渴。

本证以发热、微恶风寒、舌边尖红、脉浮数为辨证要点。

（二）气分证

气分证是指温热病邪内传脏腑，正盛邪实，阳热亢盛所致的证候。气分证具有范围广、兼症多的特点。凡温热病邪不在卫分，未及营、血分的一切证候，均属气分证。气分证涉及肺、胸膈、脾、胆、胃、肠多个脏腑器官，证候较为复杂，现以热盛阳明胃腑为例说明之。

【临床表现】壮热，不恶寒反恶热，汗出，口渴喜饮，心烦，便秘尿赤，舌红，苔黄燥，脉数有力。

【证候分析】本证多为温热之邪由卫表及里，或温邪直入气分所致。邪热入里，邪正交争，里热亢盛，则壮热、不恶寒反恶热；热盛迫津外泄，则汗出；热盛津伤，则口渴喜饮、便秘、尿赤；热扰心神，则心烦；阳明热炽，则舌红、苔黄燥、脉数有力。

本证以壮热、不恶寒反恶热、舌红苔黄、脉数有力为辨证要点。

（三）营分证

营分证是指温邪内陷，营阴受损，心神被扰所表现的证候。

【临床表现】身热夜甚，口不甚渴或不渴，心烦不寐，甚或神昏谵语，斑疹隐隐，舌红绛，脉细数。

【证候分析】本证多为气分证转来，或卫分证逆传所致的证候。邪热入营，灼伤营阴，阴虚则身热夜甚；邪热蒸腾营阴上潮于口，则不甚渴饮或口不渴；营行脉中，通达于心，心神被扰，则心烦不寐，甚则神昏、谵语；热伤血络，则斑疹隐隐；热盛营阴受损，则舌红绛、脉细数。

本证以身热夜甚、心烦或谵语、舌红绛、脉细数为辨证要点。

（四）血分证

血分证是指温邪深入血分，热盛动血、伤阴、动风所表现的证候。血分证是温病的极期阶段，病变涉及心、肝、肾三脏，病证有热盛动血、热盛动风、热盛伤阴等多种类型。

【临床表现】身热夜甚，躁扰不宁，甚则神昏谵语，斑疹显露、色紫黑，吐血、衄血、便血、尿血，舌质深绛，脉细数；或见抽搐，颈项强直，角弓反张，目睛上视，牙关紧闭等；或见持续低热，暮热早凉，五心烦热，神疲，耳聋，形瘦；或见手足蠕动、瘛疭等。

【证候分析】血分热盛，阴血受损，夜间阳入于阴，故身热夜甚；血热内扰心神，则燥扰不宁，甚或神昏、谵语；热盛动血，迫血妄行，故见出血诸证；营血热炽，故舌深绛或紫；血热伤阴耗血，故脉细数。若血热燔灼肝经，肝风内动，则见抽搐、颈项强直、角弓反张、目睛上视、牙关紧闭等"热极生风"之症。若血热久羁，劫灼肝肾之阴，阴虚内热，故见持续低热、暮热早凉、五心烦热、神疲、耳聋、形瘦等"热伤阴血"之症；甚则筋脉失养，而见手足蠕动或瘛疭等"虚风内动"之症。

本证以身热夜甚、神昏谵语、斑疹紫暗、出血动风、舌深绛为辨证要点。

二、卫气营血证候的传变

温热病的发展过程，实际上就是卫气营血的传变过程，究其传变规律，有顺传、逆传两种：顺传是指温热病邪循卫、气、营、血的次序传变，由卫分开始，渐次内传入气分，然后入营分，最后入血分，标志着邪气步步深入，病情逐渐加重；逆传是指邪入卫分后，不经过气分阶段而直接传入营分、血分，而"逆传"实际上是顺传中的一种特殊类型，提示病情急剧、重笃。

此外，由于病邪及机体反应的特殊性，温病也有不按上述形式传变的。若卫分证未罢，又见气、营分证，称之为"卫气同病""卫营同病"；气分证尚存又见营、血分证，称之为"气营两燔""气血两燔"。这些提示病情相对复杂，病情较重。

第七节 三 焦 辨 证

三焦辨证，是将外感温热病的证候归纳为上焦病证、中焦病证、下焦病证，用以阐明三焦所属脏腑在外感温热病中各个不同阶段的病理变化、临床表现及其传变规律。上焦病证包括手太阴肺经和手厥阴心包经的病变；中焦病证包括手阳明大肠经、足阳明胃经和足太阴脾经的病变；下焦病证包括足少阴肾经和足厥阴肝经的病变。

一、三焦病证候特点

（一）上焦病证

上焦病证是指温邪侵袭肺卫及陷入心包所表现的证候。其病证有邪袭肺卫、热邪壅肺、邪陷心包三类。

【临床表现】发热，微恶风寒，头痛，鼻塞，咳嗽，微汗，口干，舌边尖红，脉浮数；或身热烦渴，咳喘，汗出，口渴，苔黄，脉数；甚则高热，神昏谵语或昏聩不语，舌謇肢厥，舌质红绛。

【证候分析】温邪上受，首先犯肺，肺主表统卫，热邪犯表，卫气失和，肺气失宣，故见发热、微恶风寒、鼻塞、咳嗽、舌边尖红、脉浮数；温邪上扰清窍则头痛，伤津则口渴，开泄腠理则微汗出。若表邪入里，热壅于肺，肺失宣降，肺气上逆则咳喘；里热炽盛，充斥内外，则身热、烦躁；迫津外泄，则汗多、口渴；苔黄、脉数均为热盛之征。若肺卫热邪不解，内陷心包，热扰或热闭心神，则高热、神昏谵语或昏聩不语、舌蹇；舌质红绛为热入心营之征。

本证以发热汗出、咳嗽气喘或谵语神昏为辨证要点。

（二）中焦病证

中焦病证是指温热之邪侵袭中焦脾胃，邪从燥化或从湿化所表现的证候。

【临床表现】邪入阳明而从燥化，则见身热恶热，日晡益甚，面目俱赤，呼吸气粗，口干唇裂，渴喜冷饮，腹满便秘，苔黄或焦黑，脉沉实；邪入太阴而从湿化，则身热不扬，头身困重，脘腹痞满，泛恶欲吐，小便短黄灼热，大便不爽或便溏，舌苔黄腻，脉数。

【证候分析】阳明主燥，温邪传入阳明，燥热炽盛，则身热恶热、日晡益甚；热性上炎则面目俱赤、呼吸气粗，津伤则口干唇裂、渴喜冷饮；热炽津伤，胃肠失润，燥屎内结，腑气不通，故腹满便秘。苔黄或焦黑、脉沉实，均为燥热内结之征。太阴主湿，邪入中焦，湿热困脾，运化失司，升降无权，则见脘腹痞满、泛恶欲吐、小便短黄灼热、大便不爽或便溏；湿遏热伏，郁于肌表，故身热不扬；湿性重浊，郁阻经脉，气机不畅，故头身重痛；舌苔黄腻、脉濡数，均为湿热内蕴之象。

本证以发热口渴、腹满便秘，或身热不扬、呕恶便溏为辨证要点。

（三）下焦病证

下焦病证是指温热之邪传入下焦，劫耗肝肾之阴所表现的证候。

【临床表现】低热颧红，手足心热甚于手足背，口干舌燥，耳聋，神疲，舌红少苔，脉虚数；或手足蠕动或瘛疭，心中憺憺大动，甚则时时欲脱。

【证候分析】本证为温病后期，邪传下焦，劫耗肝肾之阴所致。肾阴亏耗，耳失充养故耳聋，神失充养故神疲；阴亏不能制阳，虚热内生，则见低热颧红、口燥咽干、手足心热甚于手足背、舌绛苔少、脉虚数；热灼真阴，水亏木旺，筋失所养，虚风内动，则见手足蠕动甚或瘛疭、心中憺憺大动等症。

本证以低热颧红、手足蠕动或瘛疭、舌绛苔少为辨证要点。

二、三焦病证的传变

三焦病证多由上焦开始，传入中焦，继而传入下焦，此为"顺传"，标志着病情由浅入深、由轻到重的病理进程。若病邪从肺卫直接传入心包者，称为"逆传"，提示邪热炽盛，病情危重。上述自上而下的传变，是一般的规律。但临床上既有上焦病证治疗而愈不传者，也有上焦病证未罢又见中焦病证者，或上焦病证径直传入下焦者，还有病邪弥漫三焦者，病情变化因感邪的性质及患者的体质而发生各种变化，故而对三焦病势的判断，应根据临床症状进行全面分析，正确诊断，不必拘泥。

第八章 防治原则与治法

第一节 预 防

预防的内容包括未病先防和既病防变两个方面：

一、未病先防

未病先防，即在未发生疾病之前，采取各种措施，做好预防工作，以防止疾病的发生。正气不足是疾病发生的内在因素，而邪气则是发病的重要条件，因此，未病先防就必须重视邪正双方的盛衰变化，而调养正气、增强体质是提高抗病能力的关键。

（一）增强人体正气

增强人体正气，中医是通过养生的方法来实现的。《素问·上古天真论》中"上古之人，其知道者，法于阴阳，和于术数，饮食有节，起居有常，不妄作劳，故能形与神俱，而尽终其天年，度百岁乃去"，就是对养生基本原则的精辟论述。

1. 顺应自然规律 《素问·四气调神大论》提出："春夏养阳，秋冬养阴，以从其根。"即顺应四时阴阳消长规律进行养生，从而使人体生理活动与自然界变化的周期同步，保持机体内外环境的协调统一。

2. 形神调养 一是动形怡神：动形可促进气血调和，经络通达，使人精神焕发，心旷神怡，从而增强体质，提高抗御病邪的能力；二是养静藏神：心神为一身之统领，任诸物而理万机，具有易动难静的特点，故清静养神十分重要；三是移情易性：通过排遣不良情绪使注意力转移到另外的事物上，或改变其错误认识、不良生活习惯等，尽量避免外界环境对人体的不良刺激，或使不良的情绪情感适度宣泄，以恢复愉悦平和的心境。

3. 护肾保精 肾中精气是人生命活动的原动力，全身阴阳之根本，过于消耗，必致亏虚，往往导致性功能减退、全身虚弱，甚至早衰，故肾精不可不惜。

4. 调摄饮食 "食能排邪而安脏腑，悦情爽志以资气血"。食养亦需遵循一定的原则：一是辨饮食之宜忌，提倡饮食定时定量、注意饮食卫生、克服饮食偏嗜等；二是平衡膳食，要求食养中膳食的调配要尽可能全面、合理、互补；三是药膳保健，药膳兼有药、食二者之长，这是中医养生中颇具特色的方法。

5. 药物调养、推拿、针灸等　补益扶正是药物养生的基本法则，调补肾脾是药物养生的中心环节。推拿、针灸等，是通过各种手法，作用于体表的特定部位，以调节机体的生理、病理状况，达到治疗效果和保健强身的方法。

（二）防止病邪侵害

慎避外邪，是寓于养生学中的一条重要原则。其主要体现在三个方面：一是"虚邪贼风，避之有时"；二是"避其毒气"；三是实施药物预防。

二、既病防变

既病防变是指在疾病的初始阶段，应该力求做到早期诊断、早期治疗，以防止疾病的发展和传变。

1. 早期诊治　在疾病发生的初期阶段，应力求做到早期诊断、早期治疗，将疾病消灭于萌芽状态，防止其深入传变或危变。

2. 防止传变　一是阻截病传途径，任何疾病的发展都有一定的传变规律和途径。既病之后，根据其传变规律，及时诊治，就可主动有效地控制住病情发展，防止其深化。二是先安未受邪之地，疾病之传变常为五脏之间、脏腑之间和经络之间的传变。只要掌握了疾病的传变规律，实施预见性治疗，当可控制其病理传变。如《金匮要略·脏腑经络先后病脉证》有"见肝之病，知肝传脾，当先实脾"，这里的实脾，是指在治疗肝病的基础上佐以补脾、健脾。临床上遵此法治疗肝病，确实可使脾气旺盛而不致受邪。

第二节　治则与治法

治则与治法二者既有区别，又有联系。治则是治疗疾病时指导治法的总原则，具有原则性和普遍性意义，如扶正祛邪、调整阴阳等。治法是从属于一定治则的具体治疗大法（如"八法"：汗、吐、下、和、温、清、消、补）、治疗方法（如辛温解表），其较为具体而灵活。本节主要讲述治则的相关内容。

中医理论体系中最高层次的治疗原则就是治病求本。治病求本，是指在治疗疾病时，必须辨析出疾病的病因病机，寻求出疾病的本质进行治疗。在此原则指导下，治则的基本内容包括以下几个方面：

一、正治与反治

（一）正治

正治是指逆疾病的证候性质而治的一种最常用的治疗原则。采用与疾病证候性质相反的方药进行治疗，如寒者热之，故又称为"逆治"。适用于疾病的征象与其本质相一致的疾病。常用的正治法主要有以下4种。

1. 寒者热之　寒性病证表现寒的征象，用温热性质的方药来治疗的方法。

2. 热者寒之　热性病证表现热的征象，用寒凉性质的方药来治疗的方法。

3. 虚则补之　虚损病证表现虚的征象，用补益功效的方药来治疗的方法。

4. 实则泻之　邪实病证表现实的征象，用攻邪泻实的方药来治疗的方法。

（二）反治

反治是指顺从疾病外在表现的假象而治的一种治疗法则。其所采用的方药性质与疾病证候中假象的性质相同，故又称为"从治"。常用的反治法有以下几种：

1. 寒因寒用　系指用寒凉性质的药物治疗具有假寒征象的病证，又称为"以寒治寒"。适用于阳盛格阴的真热假寒证。

2. 热因热用　系指用温热性质的药物治疗具有假热征象的病证，又称为"以热治热"。适用于阴盛格阳的真寒假热证。

3. 塞因塞用　系指用补益的药物治疗具有闭塞不通症状的虚证，又称为"以补开塞"。适用于因体质虚弱，脏腑精气功能减退而出现闭塞症状的真虚假实证。

4. 通因通用　系指用通利的药物治疗具有通泻症状的实证，又称为"以通治通"。适用于因实邪内阻出现通泻症状的真实假虚证。

二、治标与治本

标和本是一个相对的概念，就其在治则中的运用可划分：以邪正关系言，则正气为本，邪气为标；就病因与症状言，则病因为本，症状为标；以先后病言，则先病为本、后病为标，原发病为本、继发病为标；就表里病位言，则脏腑病为本，肌表经络病为标。

从治病言，总以治本为要务。但是根据疾病过程中的不同阶段、病证先后、矛盾主次和病情缓急等又有灵活变动。

1. 急则治标　是指在标证比较急重，可能危及生命或影响本病治疗时，先治其标。如对于大出血病证，不论何种原因引起，皆应紧急止血以治标，待血止病情稳定后，再审其病因而治其本。

2. 缓则治本　是指在标证并不急重时，治标当求其本。如慢性病和急性病恢复期的治疗。

3. 标本兼治　当标本并重或标本均不太急时，当标本兼治。如素体气虚，反复外感，标本俱急，治当标本兼顾，治宜益气解表。

三、扶正祛邪

疾病的过程，从邪正关系来说，是正邪斗争的过程。正邪斗争的消长盛衰决定着疾病的发生、发展变化及其转归。因而，治疗疾病的一个基本原则，就是扶助正气、祛除邪气。扶正祛邪，两者相辅相成，相互为用，应用时可有以下几种情况：

1. 单独使用　扶正，适用于纯虚证、真虚假实证，以及正虚邪不盛等，以正虚为矛盾主要方面的病证。祛邪，适用于纯实证、真实假虚证，以及邪盛正不虚等，以邪盛为矛盾主要方面的病证。

2. 合并使用　扶正与祛邪的合并使用，体现为攻补兼施，适用于虚实夹杂的病证。据虚实主次之别，又有扶正兼祛邪、祛邪兼扶正两种情况。

3. 先后使用　先祛邪后扶正，适用于邪盛为主，若扶正则助邪，以及正虚不甚，邪势方张，正气尚能耐攻者。先扶正后祛邪，适用于正虚为主，机体不能耐受攻伐者。

四、调整阴阳

调整阴阳，系指纠正疾病过程中机体阴阳的偏盛偏衰，损其有余而补其不足，恢复人体阴阳相对平衡的一种治疗原则。主要包括损其有余、补其不足和损益兼用 3 个方面。

（一）损其有余

损其有余，又称损其偏盛，即"实则泻之"，适用于人体阴阳中任何一方偏盛有余的实证。

1. 泻其阳盛　对于"阳胜则热"的实热证，运用"热者寒之"的方法，采用寒凉药物以泻其偏盛之阳热。

2. 损其阴盛　对于"阴胜则寒"的实寒证，运用"寒者热之"的方法，采用温热药物以消解其偏盛之阴寒。

（二）补其不足

补其不足，又称补其偏衰，即"虚则补之"，适用于人体阴阳中任何一方虚衰不足的病证。调补阴阳有以下几个方面的内容：

1. 阴阳互制之调补阴阳　一是滋阴以制阳，对阴虚阳亢的虚热证，采用滋阴的方法以制约阳亢，又称为"阳病治阴"，"壮水之主，以制阳光"。二是扶阳以制阴，对阳虚阴盛的虚寒证，采用扶阳的方法以消退阴盛，又称为"阴病治阳"，"益火之源，以消阴翳"。

2. 阴阳互济之调补阴阳　一是根据阴阳互根的原理，治疗阳气偏衰的虚寒证时，在扶阳剂中适当佐用滋阴药，使"阳得阴助而生化无穷"，称为"阴中求阳"。二是根据阴阳互根的原理，治疗阴气偏衰的虚热证时，在滋阴剂中适当佐用扶阳药，使"阴得阳升而泉源不竭"，称为"阳中求阴"。

3. 阴阳并补　对于阴阳互损所表现的阴阳两虚证，须分清主次而阴阳双补。一是阳损及阴者，则应在充分补阳的基础上辅以滋阴之剂；二是阴损及阳者，则应在充分滋阴的基础上辅以补阳之品。

4. 回阳救阴　适用于阴阳亡失证。亡阳证，重在益气回阳固脱；亡阴证，又当益气救阴固脱。

五、调理精气血津液

精、气、血、津液是人体生理活动的物质基础，虽然生理功能有异，但彼此间相互为用。因此，病理上则会出现各自的功能失调及互用关系失调，而调理精气血津液就是针对失调所制定的治疗原则。

（一）调精

1. 填精 填精补髓主要适用于肾精亏虚证。精为病多以亏虚为主，其主要表现为生殖功能低下或不孕不育、生长发育迟缓及气血神的生化不足等。

2. 固精 固精适用于失精，见滑精、遗精、早泄及精泄不止的精脱证。

3. 疏利精气 疏利精气适用于精瘀证，常见于生殖器脉络阻塞，导致败精、浊精郁结滞留，或肝失疏泄，气机郁滞以致男子不排精。

（二）调气

1. 补气 适用于较单纯的气虚证。补气多为补益脾、肺、肾。

2. 调理气机 一是顺应脏腑气机的升降规律，如脾气主升、肝气疏泄升发、肺胃之气主降；二是调理气机紊乱的病理状态，如气滞者宜行气、气逆者宜降气、气陷者宜补气升气、气闭者宜顺气开窍通闭、气脱者宜益气固脱。

（三）理血

1. 补血 适用于单纯的血虚证。补血以调理脾胃、心、肝、肾等脏腑的功能为主。

2. 调理血运 血瘀者宜活血化瘀；血寒者宜温经散寒行血；血热者宜清热凉血；出血者宜止血，且需根据出血的不同病机而施以清热、补气、活血等法。

（四）调津液

1. 滋养津液 适用于津液不足证。

2. 祛除水湿痰饮 适用于水湿痰饮证。

（五）调理精气血津液的关系

1. 调理气与血的关系 气血之间有着互根互用的关系，气血失调常有气病及血或血病及气的病理变化，导致气血同病。故治疗上需调理两者的关系。

2. 调理气与津液的关系 气与津液生理上互用，病理上也常有气虚及津和津伤及气的相互影响，故治疗上需调理两者失常的关系。

3. 调理气与精的关系 生理上气能疏利精行，精与气又能互相化生。病理上气滞导致精阻而排出困难，治宜疏利精气；若精亏不化气可致气虚，气虚不化精又可致精亏，治宜补气填精并用。

4. 调理精血津液的关系 因"精血同源"，故精亏者在填精补髓的同时，可补血；而血虚者在补血的同时，也可填精补髓。"津血同源"，因而临床常有津血同病而见津血亏少或津枯血燥，治当补血养津或养血润燥。

六、三因制宜

三因制宜，包括因时制宜、因地制宜和因人制宜。

1. 因时制宜　根据不同季节的天时气候特点，来制订适宜的治疗原则，称为"因时制宜"。因时之"时"的含义：一是指自然界的时令气候特点；二是指年、月、日的时间变化规律。如夏季外感病少用辛热发散之品、寒冬外感慎用寒凉之品。

2. 因地制宜　根据不同的地域环境特点，来制订适宜的治疗原则，称为"因地制宜"。我国西北地区气候寒燥，人体腠理闭塞，常多用麻黄、桂枝等辛温发汗力强的解表药，且药量较重；而东南地区，气候温暖，人体腠理疏松，故多用荆芥、防风之类微温发汗解表药，且药量也较轻。

3. 因人制宜　根据患者的年龄、性别、体质等不同特点，来制订适宜的治疗原则，称为"因人制宜"。如老年人多虚，治宜补法，若实邪需攻，应兼顾扶正，中病即止；小儿脏腑娇嫩，气血未充，但生机旺盛，患病易虚易实，易寒易热，病情变化快，治疗慎补益、忌峻攻，药量宜轻。男子以肾为先天，治宜在护肾基础上结合具体病机而用药；女子以肝为先天，以血为本，故必须注意经、带、产、胎等不同生理阶段的特点，掌握用药的宜忌。体质弱者，患病多虚或虚实夹杂，治宜补法，忌攻伐，祛邪药量宜轻；体质壮实者，患病多实，攻伐药量可稍重。

中　篇

第九章　中　药

第一节　导　　论

中药是我国传统药物的总称。凡是在中医学理论指导下的临床用药，通称为中药，包括植物药、动物药、矿物药及部分化学、生物制品类药物。由于其中植物药比较多，应用最广泛，也称"本草"。

一、中药的产地、采收和炮制

（一）中药的产地和采收

天然药材的分布主要依赖于自然条件，有一定的地域性。同种药材的产地不同则质量有异，形成了"道地药材"的概念。如甘肃的当归，宁夏的枸杞，青海的大黄，内蒙古的黄芪，东北的人参、细辛、五味子，山西的党参，河南的地黄、牛膝、山药、菊花，云南的三七、茯苓，四川的黄连、川芎、贝母，乌头，山东的阿胶，浙江的贝母，江苏的薄荷，广东的陈皮、砂仁等，都是著名的道地药材。

中药采收时节和方法对确保药物质量有着密切的关系。是否采收，通常以入药部分的成熟程度作依据，应在有效成分含量最多时采收。

（二）炮制

炮制是指药物在应用或制成各种剂型前进行的必要加工处理过程，古代称"炮炙"。药物经过挑拣修治，清洁，才能使其纯净，保证质量，发挥作用。将洗净后的中药材，经过软化、切削、干燥等工序，制成一定规格的药材（如片、段、丝、块等），称为"饮片"，便于准确称量、计量，按方调剂，同时增加药材与溶剂之间的接触面积，利于有效成分的煎出，便于制剂。一些矿物或介壳类药物经烧、醋淬等处理，使之酥脆，有效成分易于煎出。药材经晒干、阴干、烘干、炒制等加热处理，使所含酶类失去活性，防止霉变，利于贮存。一些具有活性的药材，必须加热干燥，才能防止变质。动物药，不经炮制则更难保存。药材的酒制品、醋制品均有防腐作用。一些动物药及一些具有特殊臭味的药物，经过麸炒、酒制、醋制后，能起到矫味和矫臭的作用，便于服用。对一些毒副作用较强的药物经过加工炮制后，可降低药物毒性及其副作用，确保安全用药。如巴豆压油取霜，醋煮甘遂、大戟等，均能降低毒副作用。炮制亦可增强药效，如延胡索醋制以后能增强活血止痛功效，麻黄、紫菀、款冬花蜜制后增强润肺止咳作用，红花酒制后活血作用增强，淫羊藿用羊脂炒后能增强补肾助阳作用。生地黄功专清热凉血、滋阴生津，酒制成熟地黄后则成滋阴补血、生精填髓之品，改变了药物性能；生首乌经黑豆汁拌蒸成制首乌后，功专滋补肝肾、补益精血、涩精止崩。由此可见，药物经炮制之后，可以改变性能，扩大应用范围。

炮制方法一般分以下 5 类：一是修治，包括纯净、粉碎、切制三道工序；二是水制，用水或其他辅料处理药材的方法，常见的方法有漂洗、闷润、浸泡、喷洒、水飞等；三是火制，是将药物经火加热处理的方法，可分为炒、炙、烫、煅、煨、炮、燎、烘等 8 种；四是水火共制，既要用水又要用火，包括蒸、煮、炖、潬、淬等方法；五是其他制法，如制霜、发酵、发芽等。

二、中药的药性

中药的药性也称性能，是中药作用的基本性质和特征的高度概括，是据药物治疗作用总结出来的用药规律。基本内容包括四气五味、升降浮沉、归经、有毒无毒、配伍、禁忌等。

（一）四气五味

四气五味是中药药性基本理论之一。

1. 四气 是指寒、热、温、凉四种不同的药性，又称"四性"，反映药物对人体阴阳盛衰、寒热变化的作用倾向。寒凉属阴，温热属阳。还有平性药，为寒热界限不很明显、药性平和、作用较缓和的一类药。

2. 五味 是指药物有酸、苦、甘、辛、咸五种不同的味道。

（1）辛 "能散、能行"，即具有发散、行气行血的作用。一般来讲，解表药、行气药、活血药多具有辛味。

（2）甘 "能补、能和、能缓"，即具有补益、和中、调和药性和缓急止痛的作用。多用治正气虚弱、身体诸痛及调和药性、中毒解救等几个方面。

（3）酸 "能收、能涩"，即具有收敛、固涩的作用。一般固表止汗、敛肺止咳、涩肠止泻、固精缩尿、固崩止带的药物多具有酸味。

（4）苦　"能泄、能燥、能坚"，即具有清泄火热、泄降气逆、通泄大便、燥湿、泻火存阴等作用。一般来讲，清热泻火、下气平喘、降逆止呕、通利大便、清热燥湿、苦温燥湿、泻火存阴的药物多具有苦味。

（5）咸　"能下、能软"，即具有泻下通便、软坚散结的作用。常用于大便燥结、痰核、瘿瘤、癥瘕痞块等，一般来讲，泻下或润下通便及软化坚硬、消散结块的药物多具有咸味。

另有淡和涩味。淡则"能渗、能利"，即具有渗湿利小便的作用，故有些利水渗湿的药物具有淡味。涩与酸味药的作用相似，多用治虚汗、泄泻、尿频、遗精、滑精、出血等证。

四气和五味是辨别药物功效的重要依据，两者必须综合起来才能说明药物的作用。一般来讲，气味相同，作用相近，同一类药物大都如此。气味之偏，作用有主次之别，气味不同的药物，作用不同；气同味异或味同气异的药物，作用则同中有异、异中有同；对于一药兼有数味，则常有多种治疗作用。

（二）升降浮沉

升降浮沉是指药物在人体内的不同作用趋势。升，即上升提举，趋向于上；降，即下达降逆，趋向于下；浮，即向外发散，趋向于外；沉，向内收敛，趋向于内。升降浮沉就是指药物对机体有向上、向下、向外、向内四种不同作用趋向，是与疾病所表现的趋向性相对而言的。其中，升与降、浮与沉是对立的，但它们既有区别，又有交叉，难以截然分开，在实际应用升与浮、沉与降又常相提并论。影响药物升降浮沉的因素，主要与四气五味及药物质地轻重有密切关系，并受到炮制和配伍的影响。

（三）归经

归经是指药物对于机体某部分的选择性作用，即主要对某经（脏腑或经络）或某几经发生明显的作用，而对其他经则作用较小，甚至无作用。归经指明了药物治病的适用范围，说明了药效所在。药物的归经不同，其治疗作用也不同。

归经是以脏腑、经络理论为基础，以药物所治疗的具体病证为依据，经过长期临床实践总结出来的用药理论。由于经络能沟通人体内外表里，所以一旦机体发生病变，体表病变可以通过经络影响到内在脏腑，内在脏腑病变也可以反映到体表上来。发病所在脏腑及经络循行部位不同，所表现症状就各不相同。归经理论是通过脏腑辨证用药，从临床疗效观察中总结出来的。

（四）毒性

毒性是指药物对机体所产生的不良影响及损害性。历来对毒性的认识存在着两种观点：一种观点认为，药物用于治疗疾病的偏性，即是毒性；另一种观点认为，毒性是药物对机体的伤害性。中药学将药物对人体产生的副作用或毒性，统称为"不良反应"。

副作用是指在常用剂量时出现与治疗需要无关的不适反应，一般比较轻微，对机体危害不大，停药后可自行消失。毒性反应，指药物对机体组织或器官造成损害，或对正常生理功能的破坏。

中药的毒性值得注意，不可错误地认为中药大都直接来源于天然药材，毒性较小，安全系数大。应坚持"有毒观念，无毒用药"的原则，确保用药的安全性。

三、中药的应用

（一）配伍

按照病情的需要和药物的特点，选择两种或两种以上的药物合在一起应用叫配伍。疾病复杂时，单味药往往不能起全面作用，多种药物经过适当配伍，能更好地发挥诸药的综合作用，或产生新的作用。在长期的用药实践中把药物配伍关系总结为七种。

1. 单行　用一味药治疗疾病是单行。如人参治疗气虚。

2. 相须　凡属两种以上功效相似的药物合用，以增强疗效叫相须。如石膏配知母能增强清热泻火的作用。

3. 相使　凡一种药物为主，另一种药物为辅，以提高主药的功效，为相使。如黄芪与茯苓同用，茯苓能提高黄芪补气利水的作用。

4. 相畏　即一种药物的毒副作用能被另一种药物所抑制。如半夏畏生姜，即生姜可以抑制半夏的毒副作用；甘遂畏大枣，大枣可抑制甘遂峻下逐水、耗伤正气的作用。

5. 相杀　即一种药物能够消除另一种药物的毒副作用。如绿豆杀巴豆毒、生白蜜杀乌头毒等。

相畏和相杀没有质的区别，是从自身的毒副作用受到对方的抑制和自身能消除对方毒副作用的不同角度提出来的配伍方法，也就是同一配伍关系的两种不同提法。

6. 相恶　即一种药物能破坏另一种药物的功效。如人参恶莱菔子，莱菔子能削弱人参的补气作用；生姜恶黄芩，黄芩能削弱生姜温胃止呕的作用。

7. 相反　就是两种药物同用后相互作用，能产生剧烈的毒副作用。如"十八反""十九畏"中的若干药物。

（二）禁忌

为了确保疗效、安全用药、避免毒副作用的产生，必须注意用药禁忌。中药的用药禁忌主要包括配伍禁忌、妊娠禁忌和服药饮食禁忌等几个方面：

1. 配伍禁忌　就是指某些药物合用会产生剧烈的毒副作用或降低和破坏药效，因而应该避免配合应用。金元时期将反药概括为"十八反""十九畏"并编成歌诀，便于诵读。

（1）十八反歌诀　本草明言十八反，半蒌贝蔹及攻乌，藻戟芫遂俱战草，诸参辛芍叛藜芦。

（2）**十九畏歌诀** 硫黄原是火中精，朴硝一见便相争；水银莫与砒霜见，狼毒最怕密陀僧；巴豆性烈最为上，偏与牵牛不顺情；丁香莫与郁金见，牙硝难合京三棱；川乌草乌不顺犀，人参最怕五灵脂；官桂善能调冷气，若逢石脂便相欺；大凡修合看顺逆，炮爁炙煿莫相依。

2. 妊娠禁忌 是指妇女妊娠期治疗用药的禁忌。某些药物具有损害胎元以致堕胎的副作用，应为妊娠禁忌药物。根据药物对于胎元损害程度的不同，一般可分为慎用与禁用两大类：慎用药物包括通经祛瘀、行气破滞及辛热滑利之品，如桃仁、红花、牛膝、大黄等；禁用药物是指毒性较强或药性猛烈的药物，如巴豆、牵牛、大戟、麝香、三棱、莪术等。

3. 服药饮食禁忌 是指服药期间对某些食物的禁忌，简称"食忌"，就是通常所说的"忌口"。因在服药期间，某些食物可减弱或消除药物的功效，或产生不良反应及毒性作用。临床可结合辨证结果来选择适宜的食物，有利于提高疗效。

（三）剂量

剂量是指一剂药中每味药物的成人一日用量。剂量过小，起不到治疗作用；剂量过大，损伤正气。剂量的大小必须根据药物的性能、质地、配伍及患者的病情、年龄、体质等来掌握。如毒性大、性质猛的用量宜小；一般病情轻、病势缓、病程长者用量宜小；病情重、病势急、病程短者用量宜大。由于年龄、体质的不同，对药物耐受程度不同，则药物用量也就有了差别。一般老人、小儿、妇女产后及体质虚弱的患者，都要减少用量，成人及平素体质壮实的患者用量宜大些。一般5岁以下的小儿用成人的1/4药量；5岁以上的儿童按成人用量减半服用。此外，还应依据季节、气候、区域或环境考虑，因时因地制宜。

（四）具体使用

1. 煎药法 煎药器皿以砂锅、瓦罐为好，铝锅、搪瓷罐次之，忌用钢铁锅，以免发生化学变化。先将器皿洗干净，将药材浸泡30～60分钟，用水量以高出药面2～3cm为度。一般中药煎煮两次，第二煎加水量为第一煎的1/3～1/2。两次煎液去渣滤净混合后分两次服用。煎煮的火候和时间，根据药物性能而定。一般来讲，解表药、清热药宜武火煎煮，时间宜短，煮沸后煎3～5分钟即可；补养药需用文火慢煎，时间宜长，煮沸后再续煎30～60分钟。某些药物因其质地不同，煎法比较特殊，处方上需加以注明，归纳起来有先煎、后下、包煎、另煎、溶化、泡服、冲服、煎汤代水等不同煎煮法。

2. 服药法 一般汤剂宜温服。但解表药要偏热服，服后还需温覆盖好衣被或进热粥，以助汗出。寒证用热药宜热服，热证用寒药宜冷服。对胃肠道有刺激的药宜饭后服。一般情况，每天一剂，可分两次服，早晚各一次。特殊疾病除外。

第二节 解 表 药

凡具有发散功效，以发散表邪为主要作用，以解除表证为主的药物，称解表药。

一、发散风寒药

以发散肌表、祛风寒邪气为主要作用，主治风寒表证的药物，称为发散风寒药。

麻 黄

本品为麻黄科植物草麻黄 Ephedra sinica Stapf. 、中麻黄 Ephedra intermedia Schrenk et C. A. Mey. 或木贼麻黄 Ephedra equisetina Bge. 的草质茎。主产于河北、山西、内蒙古、甘肃等地。秋季采割绿色的草质茎，晒干，除去木质茎、残根，切段。生用、蜜炙或捣绒用。

【性味归经】辛、微苦，温。归肺、膀胱经。

【功效】发汗解表，宣肺平喘，利水消肿。

【临床应用】

(1) 风寒感冒 麻黄为发汗解表之要药。宜用于风寒外邪致腠理闭密无汗的外感风寒表实证，与桂枝相须为用，以增强发汗散寒解表之力。

(2) 咳嗽气喘 麻黄为治疗肺气壅遏所致喘咳的要药，与杏仁、甘草配伍用于风寒束肺之喘咳证。

(3) 风水水肿 使肌肤之水湿从毛窍外散，并通调水道、下输膀胱以下助利尿之力，与甘草、生姜、白术等发汗解表药配伍，可利水退肿。

【用法用量】煎服，2~9g。发汗解表宜生用，止咳平喘多炙用。

【使用注意】本品发汗宣肺力强，凡表虚自汗、阴虚盗汗及肺肾虚喘者均当慎用。

桂 枝

本品为樟科植物肉桂 Cinnamomum cassia Presl 的干燥嫩枝。主产于广东、广西及云南等地。春、夏二季采收，除去叶，晒干或切片晒干。生用。

【性味归经】辛、甘，温。归心、肺、膀胱经。

【功效】发汗解肌，温通经脉，助阳化气。

【临床应用】

(1) 风寒感冒 善于宣阳气于卫分，畅营血于肌表，不论表实无汗还是表虚有汗及阳虚受寒者，均宜使用。表实无汗者，常与麻黄同用；表虚有汗者，与白芍同用；若素体阳虚、外感风寒者，与附子、细辛配伍，以发散风寒、温助阳气。

(2) 寒凝血滞诸痛证 本品具有温通经脉、散寒止痛之效。如胸阳不振，心脉瘀阻，胸痹心痛者，与枳实、薤白等同用；若中焦虚寒，脘腹冷痛，与白芍、饴糖等同用；若妇女寒凝血滞，月经不调，经闭痛经，产后腹痛，与当归、吴茱萸等同用；寒痹与附子等同用。

（3）痰饮、蓄水证　为治疗痰饮病、蓄水证的常用药。如脾阳不运，水湿内停所致的痰饮病眩晕、心悸、咳嗽者，与茯苓、白术同用；若膀胱气化不行，水肿、小便不利者，与茯苓、猪苓、泽泻等同用。

（4）心悸　本品能助心阳，通血脉，止悸动。如心阳不振，不能宣通血脉，见心悸动、脉结代者，与甘草、人参、麦冬等同用。

【用法用量】煎服，3~9g。

【使用注意】本品辛温助热，易伤阴动血，凡外感热病、阴虚火旺、血热妄行等，均当忌用。孕妇及月经过多者慎用。

紫　苏

本品为唇形科植物紫苏 Perilla frutescens（L.）Britt. 的茎、叶，其叶称紫苏叶，其茎称紫苏梗。我国南北均产。夏秋季采收。晒干，生用。

【性味归经】辛，温。归肺、脾经。

【功效】解表散寒，行气宽中。

【临床应用】

（1）风寒感冒　发汗解表散寒之力较为缓和，轻症可以单用，重症须与其他发散风寒药合用。外能解表散寒，内能行气宽中，兼化痰止咳之功，故风寒表证而兼气滞、胸脘满闷、恶心呕逆或咳喘痰多者，较为适宜。

（2）脾胃气滞，胸闷呕吐　能行气以宽中除胀、和胃止呕，兼有理气安胎之功，可治中焦气机郁滞之胸脘胀满、恶心呕吐。偏寒者，与砂仁、陈皮、丁香等同用；偏热者，常与黄连、芦根等清胃止呕药同用；若胎气上逆，胸闷呕吐，胎动不安者，常与砂仁、陈皮等理气安胎药配伍。梅核气常与半夏、厚朴、茯苓等同用。

【用法用量】煎服，5~9g，不宜久煎。

防　风

本品为伞形科植物防风 Saposhnikovia divaricata（Turcz.）Schischk. 的根。主产于东北及内蒙古东部。春、秋二季采挖未抽花茎植株的根，除去须根，晒干。切片，生用或炒炭用。

【性味归经】辛、甘，微温。归膀胱、肝、脾经。

【功效】祛风解表，胜湿止痛，止痉。

【临床应用】

（1）外感表证　散寒、胜湿、止痛，且甘缓微温不峻烈，故外感风寒、风湿、风热表证均可配伍使用。治风寒表证，头痛身痛、恶风寒者，配以荆芥、羌活、独活等；治外感风湿，头痛如裹、身重肢痛者，与羌活、藁本、川芎等药同用；治风热表证，发热恶风、咽痛口渴者，常配伍薄荷、蝉蜕、连翘等；卫气不足，肌表不固，而感冒风邪者，本品与黄芪、白术等益卫固表药同用。

(2) 风疹瘙痒　本品能祛风止痒，可以治疗多种皮肤病，尤以风邪所致之隐疹瘙痒较为常用。治疗风寒者，常与麻黄、白芷、苍耳子等配伍；治疗风热者，常配伍薄荷、蝉蜕、僵蚕等药；治疗湿热者，可与土茯苓、白鲜皮、赤小豆等同用；若血虚风燥者，常与当归、地黄等配伍；若兼里实热结者，常配伍大黄、芒硝、黄芩等药。

(3) 风湿痹痛　本品能祛风散寒、胜湿止痛，为较常用的祛风湿、止痹痛药。治疗风寒湿痹，肢节疼痛、筋脉挛急者，配伍羌活、独活、桂枝、姜黄等祛风湿、止痹痛药。若风寒湿邪郁而化热，关节红肿热痛，成为热痹者，与地龙、薏苡仁、乌梢蛇等药同用。

(4) 破伤风证　本品能散外风，又能息内风以止痉。用治风毒内侵，贯于经络，引动内风而致肌肉痉挛、四肢抽搐、项背强急、角弓反张的破伤风证，与天麻、天南星、白附子等祛风止痉药同用。

【用法用量】煎服，4.5～9g。

【使用注意】本品药性偏温，阴血亏虚、热病动风者不宜使用。

羌　活

本品为伞形科植物羌活 Notopterygium incisum Tncisum Ting ex H. T. Chang 或宽叶羌活 Notopterygium forbesii de Boiss. 的干燥根茎及根。主产于四川、云南、青海、甘肃等地。春、秋二季采挖，晒干。切片，生用。

【性味归经】辛、苦，温。归膀胱、肾经。

【功效】解表散寒，祛风胜湿，止痛。

【临床应用】

(1) 风寒感冒　本品善于升散发表，有较强的解表散寒、祛风胜湿、止痛之功。外感风寒夹湿，恶寒发热，肌表无汗，头痛项强，肢体酸痛较重者，尤为适宜，与防风、细辛、川芎等祛风解表止痛药配伍；若风湿在表，头项强痛，腰背酸重，一身尽痛者，配伍独活、藁本、防风等药。

(2) 风寒湿痹　本品有较强的祛风湿、止痛作用，与其他祛风湿、止痛药配伍，主治风寒湿痹之肢节疼痛。因其善入足太阳膀胱经，以除头项肩背之痛见长，上半身风寒湿痹见肩背肢节疼痛者，与防风、姜黄、当归等药同用；若风寒、风湿所致的头风痛，与川芎、白芷、藁本等药配伍。

【用法用量】煎服，3～9g。

【使用注意】本品辛香温燥之性较烈，故阴血亏虚者慎用；用量过多，易致呕吐，脾胃虚弱者不宜服。

白　芷

本品为伞形科植物白芷 Angelica dahurica (Fisch. ex Hoffm.) Benth. et Hook. f. 或杭白芷 Angelica dahuriea (Fisch. ex Hoffm.) Benth. et Hook. f. var. formosana (Boiss.) Shan et Yuan 的干燥根。产于河南长葛、禹县者习称"禹白芷"，产于河北安国者习称"祁白芷"。此外，陕西和东北亦产。产于浙江、福建、四川等地者，习称"杭白芷"和"川

白芷"。夏、秋间叶黄时采挖，除去须根，晒干或低温干燥。切片，生用。

【性味归经】辛，温。归肺、胃、大肠经。

【功效】解表散寒，祛风止痛，通鼻窍，燥湿止带，消肿排脓。

【临床应用】

(1) 风寒感冒　本品以止痛、通鼻窍见长，用于外感风寒，见头身疼痛、鼻塞流涕，与防风、羌活、川芎等祛风散寒止痛药同用。

(2) 头痛、牙痛、痹痛等多种疼痛证　本品长于止痛，善入足阳明胃经，故阳明经头额痛以及牙龈肿痛多用。治疗阳明头痛，眉棱骨痛，属外感风寒者，可单用，或与防风、细辛、川芎等祛风止痛药同用；属外感风热者，配伍薄荷、菊花、蔓荆子等药。治疗风冷牙痛，与细辛、全蝎、川芎等同用；治疗风热牙痛，配伍石膏、荆芥穗等药；风寒湿痹，关节疼痛，屈伸不利者，与苍术、草乌、川芎等药同用。

(3) 鼻渊　本品通鼻窍而止疼痛，故用治鼻渊，鼻塞不通，浊涕不止，前额疼痛，与苍耳子、辛夷等散风寒、通鼻窍药同用。

(4) 带下证　本品善除阳明经湿邪而燥湿止带。治疗寒湿下注，白带过多者，与鹿角霜、白术、山药等温阳散寒、健脾除湿药同用；若湿热下注，带下黄赤者，与车前子、黄柏等清热利湿、燥湿药同用。

(5) 疮痈肿毒　对于疮疡初起，红肿热痛者，可散结消肿止痛，与金银花、当归、穿山甲等药配伍；若脓成难溃者，与人参、黄芪、当归等益气补血药同用，共奏托毒排脓之功。

【用法用量】煎服，3~9g。外用适量。

【使用注意】本品辛香温燥，阴虚血热者忌服。

其他发散风寒药见表9-1。

表9-1　其他发散风寒药简表

药名	性味	归经	功效	主治	用量
生姜	辛、温	肺、脾、胃	解表散寒 温中止呕 温肺止咳	风寒感冒 脾胃寒证，胃寒呕吐 肺寒咳嗽	3~9g
荆芥	辛、微温	肺、肝	祛风解表 透疹消疮 止血	外感表证 麻疹不透、风疹瘙痒及 疮疡初起兼有表证 吐衄下血	3~9g
细辛	辛、温，有小毒	肺、肾、心	解表散寒 祛风止痛 通窍	风寒感冒，肺寒咳喘 头痛牙痛，风湿痹痛 鼻渊	1~3g
香薷	辛、微温	肺、胃、脾	发汗解表 化湿和中 利水消肿	暑湿证 水肿	3~9g

续表

药名	性味	归经	功效	主治	用量
藁本	辛、温	膀胱、肝	祛风散寒 胜湿止痛	外感风寒 颠顶头痛，风寒湿痹	3～9g
苍耳子	辛、苦、温， 有小毒	肺	祛风解表 宣通鼻窍 除湿止痛	风寒表证 鼻渊 痹证	3～9g
葱白	辛、温	肺、胃	发汗解表 散寒通阳	风寒表证 阴盛格阳证	3～9g
胡荽	辛、温	肺、胃	解表透疹 健胃消食	麻疹透发不畅 胃寒食滞	3～6g
柽柳	辛、平	肺、胃、心	解表透疹 祛风除湿	麻疹透发不畅 风寒湿痹	3～10g
辛夷	辛、温	肺、胃	发散风寒 宣通鼻窍	风寒头痛鼻塞 鼻渊头痛	3～9g
鹅不食草	辛、温	肺、肝	祛风散寒 宣通鼻窍 化痰止咳	风寒头痛 鼻渊鼻塞 湿疮肿毒，寒痰咳喘	6～10g

二、发散风热药

以发散风热为主要作用，主治风热感冒及温病初起邪在卫分的药物，称发散风热药。

薄　荷

本品为唇形科植物薄荷 Mentha haplocalyx Briq. 的干燥地上部分。主产于江苏、浙江及湖南等地。夏、秋二季茎叶茂盛或花开至三轮时，选晴天，分次采割，晒干或阴干。切段，生用。

【性味归经】辛，凉。归肺、肝经。

【功效】疏散风热，清利头目，利咽透疹，疏肝行气。

【临床应用】

(1) 风热感冒，温病初起　本品辛散之性较强，为疏散风热常用之品，故风热感冒和温病卫分证常用。用治风热感冒或温病初起，邪在卫分，见发热、微恶风寒、头痛等症，与金银花、连翘、牛蒡子、荆芥等配伍。

(2) 头痛眩晕，目赤多泪，咽喉肿痛　本品善疏散上焦风热，清头目、利咽喉。用治风热上攻之头痛眩晕，与川芎、石膏、白芷等祛风、清热、止痛药配伍。治疗风热上攻之目赤多泪，与桑叶、菊花、蔓荆子等同用；用治风热壅盛之咽喉肿痛，常配伍桔梗、生甘草、僵蚕等药。

(3) 麻疹不透，风疹瘙痒　本品有宣毒透疹，祛风止痒之功，用治风热束表，麻疹不透，配伍蝉蜕、牛蒡子、柽柳等药。治疗风疹瘙痒，与荆芥、防风、僵蚕等祛风止痒药同用。

（4）肝郁气滞，胸闷胁痛　本品入肝经，能疏肝行气，配伍柴胡、白芍、当归等疏肝理气调经之品，治疗肝郁气滞，胸胁胀痛，月经不调。

【用法用量】煎服，3～6g；宜后下。薄荷叶长于发汗解表，薄荷梗偏于行气和中。

【使用注意】本品芳香辛散，发汗耗气，故体虚多汗者不宜使用。

桑　　叶

本品为桑科植物桑 Morus alba L. 的干燥叶。我国各地大都有野生或栽培。初霜后采收，除去杂质，晒干。生用或蜜炙用。

【性味归经】甘、苦，寒。归肺、肝经。

【功效】疏散风热，清肺润燥，平抑肝阳，清肝明目。

【临床应用】

（1）风热感冒，温病初起　本品疏散风热作用较为缓和，能清肺热、润肺燥，常用于风热感冒，或温病初起，温热犯肺，见发热、咽痒、咳嗽等症，与菊花相须为用，并配伍连翘、薄荷、桔梗等药。

（2）肺热咳嗽，燥热咳嗽　本品可用于肺热或燥热伤肺，咳嗽痰少、色黄而黏稠，或干咳少痰、咽痒等症。轻者可配杏仁、沙参、贝母等同用；重者可配生石膏、麦冬、阿胶等同用。

（3）肝阳上亢　本品入肝经，有平降肝阳之效，可用治肝阳上亢，头痛眩晕、烦躁易怒者，与菊花、石决明、白芍等平抑肝阳药同用。

（4）目赤昏花　本品用治风热上攻、肝火上炎所致的目赤、涩痛、多泪，配伍菊花、蝉蜕、夏枯草、决明子等疏散风热、清肝明目之品。若肝肾精血不足，目失所养，见眼目昏花、视物不清，配伍滋补精血之黑芝麻。若肝热引起的头昏、头痛，可与菊花、石决明、夏枯草等清肝药同用。

【用法用量】煎服，5～9g；或入丸、散。桑叶蜜炙能增强润肺止咳的作用，故肺燥咳嗽多用蜜炙桑叶。

菊　　花

本品为菊科植物菊 Chrysanthemum morifolium Ramat. 的干燥头状花序。主产于浙江、安徽、河南等地。9～11月花盛开时分批采收，阴干或焙干，或熏蒸后晒干。生用。药材按产地和加工方法的不同，分为"亳菊""滁菊""贡菊""杭菊"等，以亳菊和滁菊品质最优。由于化的颜色不同，又有黄菊花和白菊花之分。

【性味归经】辛、甘、苦，微寒。归肺、肝经。

【功效】疏散风热，平抑肝阳，清肝明目，清热解毒。

【临床应用】

（1）风热感冒，温病初起　本品能疏散肺经风热，但发散表邪之力不强。用治风热感冒，或温病初起，温邪犯肺，见发热、头痛、咳嗽等症，与桑叶相须为用，常配伍连翘、薄荷、桔梗等药。

(2) **肝阳上亢**　本品入肝经，能清肝热、平肝阳，用治肝阳上亢之头痛、眩晕，与石决明、珍珠母、白芍等平肝潜阳药同用。若肝火上攻而眩晕、头痛，以及肝经热盛、热极动风者，与羚羊角、钩藤、桑叶等清肝热、息肝风药同用。

(3) **目赤昏花**　本品既能疏散肝经风热，又能清泄肝热以明目，可用治肝经风热，或肝火上攻所致目赤肿痛。肝经风热，与蝉蜕、木贼、白僵蚕等疏散风热明目药配伍；肝火上攻，与石决明、决明子、夏枯草等清肝明目药同用。若肝肾精血不足，目失所养，见眼目昏花、视物不清，又常配伍枸杞子、熟地黄、山茱萸等滋补肝肾、益阴明目药。

(4) **疮痈肿毒**　治疮痈肿毒，常与金银花、生甘草同用。因其清热解毒、消散痈肿之力不及野菊花，故临床较野菊花少用。

【用法用量】煎服，5～9g。疏散风热宜用黄菊花；平肝、清肝明目宜用白菊花。

柴　胡

本品为伞形科植物柴胡 Bupleurum chinense DC. 或狭叶柴胡 Bupleurum scorzonerifolium Willd. 的干燥根。主产于河北、河南、辽宁、湖北、陕西、四川、安徽、黑龙江、吉林等地。春、秋二季采挖，除去茎叶，干燥。切段，生用或醋炙用。

【性味归经】苦、辛，微寒。归肝、胆经。

【功效】解表退热，疏肝解郁，升举阳气。

【临床应用】

(1) **表证发热及少阳证**　本品善于祛邪解表退热和疏散少阳半表半里之邪，对于外感表证发热，无论风热、风寒表证，皆可使用。治疗风寒感冒，见恶寒发热、头身疼痛，与防风、生姜等药配伍。若外感风寒，寒邪入里化热，见恶寒渐轻、身热增盛者，多与葛根、羌活、黄芩、石膏等同用，以解表清里。治疗风热感冒，见发热、头痛等症，与菊花、薄荷、升麻等辛凉解表药同用。若伤寒邪在少阳，见寒热往来、胸胁苦满、口苦咽干、目眩，本品用之最宜，为治少阳证之要药，常与黄芩等同用，以清半表半里之热，共收和解少阳之功。

(2) **肝郁气滞**　本品善条达肝气，疏肝解郁。治疗肝失疏泄，气机郁阻所致的胸胁或少腹胀痛、情志抑郁、妇女月经失调、痛经等症，与香附、川芎、白芍等同用。若肝郁血虚，脾失健运，见妇女月经不调、乳房胀痛、胁肋作痛、神疲食少、脉弦而虚者，配伍当归、白芍、白术、茯苓等。

(3) **气虚下陷，脏器脱垂**　本品能升举脾胃清阳之气，可用治中气不足，气虚下陷所致的脘腹重坠作胀，食少倦怠，久泻脱肛，子宫、肾等脏器下垂，与人参、黄芪、升麻等同用，以补气升阳。

【用法用量】煎服，3～9g。解表退热宜生用，用量宜稍重；疏肝解郁宜醋炙，升阳可生用或酒炙，其用量均宜稍轻。

其他发散风热药见表9-2。

表9-2 其他发散风热药简表

药名	性味	归经	功效	主治	用量
升麻	辛、微甘、微寒	肺、脾、胃、大肠	解表透疹 清热解毒 升举阳气	外感表证，麻疹不透 齿痛口疮，咽喉肿痛， 温毒发斑 气虚下陷，脏器脱垂	3~9g
葛根	甘、辛，凉	脾、胃	解肌退热， 透疹 生津止渴 升阳止泻	表证发热，项背强痛 麻疹不透 热病口渴 热泄热痢，脾虚泄泻	9~15g
牛蒡子	辛、苦、寒	肺、胃	发散风热 宣肺透疹 利咽散结 解毒消肿	外感风热 麻疹初起 风热或热毒上攻 热毒疮疡及痄腮	6~12g
蔓荆子	辛、苦、微寒	肺、肝、膀胱、胃	发散风热 清利头目	风热头晕、头痛 风热上扰目赤肿痛	3~10g
淡豆豉	甘、辛、凉	肺、胃	解表 除烦	外感表证 胸中烦闷，虚烦不眠	5~9g
浮萍	辛、寒	肺、膀胱	发汗解表 透疹止痒 利水消肿	外感风热，发热无汗 疹出不畅，风疹瘙痒 水肿，小便不利	6~12g
木贼	甘、苦、平	肺、肝	疏散风热 明目退翳	风热目赤 翳障多泪	3~9g

第三节 清 热 药

以清解里热为主要功效，用以治疗里热证为主的药物，称为清热药。

一、清热泻火药

以清泄气分邪热为主要作用，主治温热病邪入气分实热证或脏腑火热证的药物，称清热泻火药。

石 膏

本品为硫酸盐类矿物硬石膏族石膏，主含含水硫酸钙（$CaSO_4 \cdot 2H_2O$）。主产于湖北、甘肃、四川、安徽等地。全年可采，采挖后，除去泥沙及杂石，研细。生用或煅用。

【性味归经】甘、辛，大寒。归肺、胃经。

【功效】生用清热泻火，除烦止渴；煅用敛疮生肌，收湿，止血。

【临床应用】

(1) 温热病气分实热证　本品清胃热、除烦渴，为清泄肺、胃气分实热之要药。治温热病气分实热，症见壮热、烦渴、汗出、脉洪大者，与知母相须为用；本品善清泄气分实热，若配清热凉血之玄参等，可治温病气血两燔，症见神昏谵语、发斑者；本品清热泻火、除烦止渴，能祛暑，配益气养阴之人参、麦冬等，用治暑热初起，伤气耗阴，或热病后期，余热未尽，气津两亏，症见身热、心烦、口渴者。

(2) 肺热喘咳证　本品善清肺经实热，配止咳平喘之麻黄、杏仁等，治肺热喘咳、发热口渴者。

(3) 胃火牙痛，头痛，消渴证　本品可用治胃火上攻之牙龈肿痛，配黄连、升麻等；若治胃火头痛，可配川芎；配知母、生地黄、麦冬等，可用治胃热上蒸、耗伤津液之消渴证。

(4) 溃疡不敛，湿疹瘙痒，水火烫伤，外伤出血　火煅外用，有敛疮生肌、收湿、止血等作用。溃疡不敛，配红粉研末置患处；湿疹瘙痒，配枯矾；湿疮肿痒，配黄柏研末；水火烫伤，配青黛。

【用法用量】生石膏煎服，15～60g，宜先煎。煅石膏适量外用，研末撒敷患处。

【使用注意】脾胃虚寒及阴虚内热者忌用。

知　母

本品为百合科植物知母 Anemarrhena asphodeloides Bge. 的干燥根茎。主产于河北、山西及山东等地。春、秋二季采挖，除去须根，晒干，切片入药。生用，或盐水炙用。

【性味归经】苦、甘，寒。归肺、胃、肾经。

【功效】清热泻火，生津润燥。

【临床应用】

(1) 热病烦渴　本品苦寒能清热泻火除烦，甘寒质润能生津润燥止渴，善治外感热病见高热烦渴者，常与石膏相须为用。

(2) 肺热燥咳　本品泄肺热、润肺燥。用治肺热燥咳，配贝母等药同用；若配杏仁、莱菔子等药，可治肺燥久嗽气急。

(3) 骨蒸潮热　本品能滋肾阴、泻肾火、退骨蒸，用治阴虚火旺所致骨蒸潮热、盗汗、心烦者，常配黄柏、生地黄等药用。

(4) 内热消渴　本品泻肺火、滋肺阴，泻胃火、滋胃阴，泻肾火、滋肾阴。用治阴虚内热之消渴证，配天花粉、葛根等药用。

(5) 肠燥便秘　本品滋阴润燥，可用治阴虚肠燥便秘证，常配生地黄、玄参、麦冬等药。

【用法用量】煎服，6～12g。

【使用注意】本品性寒质润，有滑肠作用，故脾虚便溏者不宜用。

天　花　粉

本品为葫芦科植物瓜蒌 Trichosanthes kirilowii Maxim. 或双边瓜蒌 Trichosanthes rosthornii Harms 的干燥根。全国南北各地均产。秋、冬二季采挖，洗净，除去外皮，切厚片。鲜用或干燥用。

【性味归经】甘、微苦，微寒。归肺、胃经。

【功效】清热泻火，生津止渴，消肿排脓。

【临床应用】

（1）热病烦渴　本品甘寒，能清肺胃二经实热，生津止渴，常用治热病烦渴，配芦根、麦冬等同用；若配沙参、麦冬、玉竹等同用，可治燥伤肺胃之咽干口渴。

（2）肺热燥咳　本品清肺热，润肺燥。用治燥热伤肺，干咳少痰、痰中带血等肺热燥咳症，可配天冬、麦冬、生地黄等药；与人参等同用，治燥热伤肺，气阴两伤之咳喘咯血。

（3）内热消渴　本品可用治积热内蕴，化燥伤津之消渴证，配麦冬、芦根、白茅根等药；若配人参等，则治内热消渴，气阴两伤者。

（4）疮疡肿毒　本品能清热解毒，消肿排脓。用治疮疡初起，热毒炽盛，未成脓者可使消散，脓已成者可溃疮排脓，与金银花、白芷、穿山甲等同用；本品配薄荷，等份为末，西瓜汁送服，可治风热上攻之咽喉肿痛。

【用法用量】煎服，10～15g。

【使用注意】不宜于乌头类药材同用。

其他清热泻火药见表9－3。

表9－3　其他清热泻火药简表

药名	性味	归经	功效	主治	用量
寒水石	咸、寒	心、胃、肾	清热泻火	热病烦渴 丹毒 烫伤	10～15g
竹叶	甘、辛、淡、寒	心、胃、小肠	清热泻火，除烦生津，利尿	热病烦渴 口疮尿赤	6～15g
芦根	甘、寒	肺、胃	清热生津 除烦止渴 利尿	肺热咳嗽，肺痈咳吐脓血 热病烦渴 热淋涩痛	15～30g
淡竹叶	甘、淡、寒	心、胃、小肠	清热除烦 利尿	热病烦渴 口舌生疮，尿赤淋浊	6～9g
鸭趾草	甘、苦、寒	肺、胃、膀胱	清热泻火 解毒 利水	热病，咽痛 疮疡及毒蛇咬伤 水肿，热淋	15～30g
栀子	苦、寒	心、肝、肺、胃、三焦	泻火除烦 清热利湿 凉血解毒	热病烦闷 湿热黄疸 血热出血，热毒疮疡	5～10g
夏枯草	辛、苦、寒	肝、胆	清肝明目 消肿散结	目赤肿痛，头痛眩晕 瘰疬瘿瘤	9～15g

续表

药名	性味	归经	功效	主治	用量
决明子	苦、咸、微寒	肝、肾、大肠	清肝明目 润肠通便	目赤肿痛，目暗不明 头痛眩晕，肠燥便秘	10~15g
谷精草	辛、肝、凉	肝、胃	疏散风热 明目退翳	头痛齿痛 目赤翳障	5~10g
密蒙花	甘、微寒	肝	清肝养肝 明目退翳	目赤翳障	9~15g
青葙子	苦、微寒	肝	清肝明目退翳	目赤翳障	10~15g

二、清热燥湿药

以清热燥湿为主要作用，主治湿热证的药物，称清热燥湿药。

黄　芩

本品为唇形科植物黄芩 Scutellaria baicalensis Georgi 的干燥根。主产于河北、山西、内蒙古、河南、陕西等地。春、秋两季采挖，去除须根，晒后撞去粗皮，蒸透或开水润透切片，晒干。生用、酒炙或炒炭用。

【性味归经】苦，寒。归肺、胆、脾、胃、大肠、小肠经。

【功效】清热燥湿，泻火解毒，止血，安胎。

【临床应用】

(1) 湿温、暑湿之胸闷呕恶，湿热痞满，黄疸泻痢　本品清热燥湿，善清肺胃胆及大肠之湿热，尤长于清中上焦湿热。治湿温、暑湿证，湿热阻遏气机而致胸闷恶心呕吐、身热不扬、舌苔黄腻者，常配滑石、白豆蔻、通草等药；若配黄连、干姜、半夏等，可治湿热中阻，痞满呕吐；若配黄连、葛根等药，可治大肠湿热之泄泻、痢疾；若配茵陈、栀子，可治湿热黄疸。

(2) 肺热咳嗽，高热烦渴　本品善清泻肺火及上焦实热，用治肺热壅遏所致咳嗽痰稠，可单用；若配苦杏仁、桑白皮、苏子，可治肺热咳嗽气喘；若配法半夏，可治肺热咳嗽痰多。本品苦寒，清热泻火力强，配薄荷、栀子、大黄等，可用治外感热病，中上焦热盛所致之高热烦渴、面赤唇燥、尿赤便秘、苔黄脉数者。

(3) 血热吐衄　本品治火毒炽盛，迫血妄行之吐血、衄血等，常配大黄同用；本品经配伍，也可用治其他出血证，如配地榆、槐花，用治血热便血；配当归，用治崩漏。

(4) 痈肿疮毒　治火毒炽盛之痈肿疮毒，与黄连、黄柏、栀子配伍；若治热毒壅滞之痔疮热痛，则常配黄连、大黄、槐花等药。

(5) 胎动不安　气虚血热，配白术等；肾虚有热，配熟地黄、续断、人参等。

【用法用量】煎服，3~10g。清热多生用，安胎多炒用，清上焦热可酒炙用，止血可炒炭用。

【使用注意】本品苦寒伤胃，脾胃虚寒者不宜使用。

黄　　连

本品为毛茛科植物黄连 Coptis chinensis Franch.、三角叶黄连 Coptis deltoidea C. Y. Cheng et Hsiao 或云连 Coptis teeta Wall. 的干燥根茎。主产于四川、云南、湖北。秋季采挖，除去须根，干燥。生用或清炒、姜汁炙、酒炙、吴茱萸水炙用。

【性味归经】苦，寒。归心、脾、胃、胆、大肠经。

【功效】清热燥湿，泻火解毒。

【临床应用】

(1) 湿热痞满、呕吐吞酸　本品大苦大寒，长于清中焦湿热。治湿热阻滞中焦，气机不畅所致脘腹痞满、恶心呕吐，常配苏叶、黄芩、干姜、半夏；若配石膏，可治胃热呕吐；若配吴茱萸，可治肝火犯胃所致胁肋胀痛、呕吐吞酸；若配人参、白术、干姜等，可治脾胃虚寒，呕吐酸水。

(2) 湿热泻痢　本品为治泻痢要药，单用有效。若配木香，可治湿热泻痢，腹痛里急后重；若配葛根、黄芩等药，可治湿热泻痢兼表证发热；若配乌梅，可治湿热下痢，脓血日久。

(3) 高热神昏、心烦不寐，血热吐衄　高热神昏，配黄芩、黄柏、栀子等；心烦不寐，配黄芩、白芍、阿胶等；血热吐衄，配大黄、黄芩等。

(4) 痈肿疔疮、目赤牙痛　痈肿疔毒，与黄芩、黄柏、栀子等同用；目赤肿痛，配淡竹叶等；胃火牙痛，配生地黄、升麻、牡丹皮等。

(5) 消渴　本品治胃火炽盛，消谷善饥之消渴证，常配麦冬，或配黄芩以增强泻火之力；若配生地黄，可用治肾阴不足、胃火炽盛之消渴。

(6) 外治湿疹、湿疮、耳道流脓　本品取之制为软膏外敷，可治皮肤湿疹、湿疮；浸汁涂患处，可治耳道流脓；煎汁滴眼，可治眼目红肿。

【用法用量】煎服，2～5g。外用适量。

【使用注意】本品大苦大寒，过服久服易伤脾胃，脾胃虚寒者忌用；苦燥易伤阴津，阴虚津伤者慎用。

黄　　柏

本品为芸香科植物黄皮树 Phellodendron chinense Schneid. 或黄檗 Phellodendron amurense Rupr. 的干燥树皮。主产于辽宁、吉林、四川、贵州、湖北、云南等地。清明之后剥取树皮，除去粗皮，晒干压平，切片或切丝。生用或盐水炙、炒炭用。

【性味归经】苦，寒。归肾、膀胱、大肠经。

【功效】清热燥湿，泻火除蒸，解毒疗疮。

【临床应用】

(1) 湿热带下，热淋　本品清泄下焦湿热。用治湿热下注之带下黄浊臭秽，配山药、芡实、车前子等药；若治湿热下注膀胱，见小便短赤热痛，常配草薢、茯苓、车前子等药。

(2) 湿热泻痢、黄疸　湿热泻痢，配白头翁、黄连、秦皮等药；黄疸，配栀子等。

（3）**湿热脚气、痿证** 湿热脚气，配苍术、牛膝等；痿证，配知母、熟地黄、龟甲等药。

（4）**骨蒸劳热、盗汗、遗精** 本品善泻相火、退骨蒸。用治阴虚火旺，见潮热盗汗、腰酸遗精，常与知母相须为用，并配生地黄、山药等，或配熟地黄、龟甲等。

（5）**疮疡肿毒、湿疹瘙痒** 内服外用均可，配黄芩、黄连、栀子等；也可配大黄为末，醋调外搽；湿疹瘙痒，配荆芥、苦参、白鲜皮等；亦可配煅石膏等份为末，外撒或油调搽患处。

【用法用量】煎服，3~12g。外用适量。

龙　胆

本品为龙胆科植物条叶龙胆 Gentiana manshurica Kitag.、龙胆 Gentiana scabra Bge.、三花龙胆 Gentiana triflora Pall. 或坚龙胆 Gentiana rigescens Franch. 的干燥根及根茎。以东北产量最大。春、秋二季采挖，洗净，晒干，切段。生用。

【性味归经】苦，寒。归肝、胆经。

【功效】清热燥湿，泻肝胆火。

【临床应用】

（1）**湿热黄疸、阴肿阴痒、带下、湿疹瘙痒** 本品清热燥湿，善清下焦湿热，常用治下焦湿热证。湿热黄疸，配苦参、栀子、大黄、白茅根等药；阴肿阴痒、湿疹瘙痒、带下，配泽泻、木通、车前子等药。

（2）**肝火头痛、目赤耳聋、胁痛口苦** 本品善泻肝胆实火，治上述诸症常配柴胡、黄芩、栀子等药。

（3）**惊风抽搐** 治肝经热盛，热极生风所致高热惊风抽搐，配牛黄、青黛、黄连等，或配黄柏、大黄、芦荟等药。

【用法用量】煎服，3~6g。

【使用注意】脾胃寒者不宜用，阴虚津伤者慎用。

其他清热燥湿药见表9-4。

表9-4　其他清热燥湿药简表

药名	性味	归经	功效	主治	用量
秦皮	苦、涩、寒	大肠、肝、胆	清热解毒 燥湿止痢 清肝明目	热毒泻痢 湿热带下 目赤肿痛，目生翳障	6~12g
苦参	苦、寒	心、肝、胃、大肠、膀胱	清热燥湿 杀虫 利尿	湿热之泻痢、黄疸、带下 皮肤瘙痒，疥癣，麻风 小便涩痛	5~10g
白鲜皮	苦、寒	脾、胃	清热燥湿 解毒 祛风	湿热疮毒，湿疹，疥癣 湿热黄疸 湿热痹痛	5~10g

三、清热解毒药

以清热解毒为主要作用，主治各种热毒证的药物，称清热解毒药。

金　银　花

本品为忍冬科植物忍冬 Lonicera japonica Thund.、红腺忍冬 Lonicera hypoglauca Miq.、山银花 Lonicera confusa DC. 或毛花柱忍冬 Lonicera dasystyla Rehd. 的干燥花蕾或带初开的花。我国南北各地均有分布，主产于河南、山东等地。夏初花开放前采摘，阴干。生用，炒用或制成露剂使用。

【性味归经】甘，寒。归肺、心、胃经。

【功效】清热解毒，疏散风热。

【临床应用】

(1) 痈肿疔疮　本品为治一切内痈外痈之要药。治疗痈疮初起，红肿热痛者，可单用本品煎服，用渣敷患处，亦可配皂角刺、穿山甲、白芷等；用治疗疮肿毒，坚硬根深者，配紫花地丁、蒲公英、野菊花等；治肺痈咳吐脓血者，可配鱼腥草、芦根、桃仁等。

(2) 外感风热，温病初起　本品善散肺经热邪，透热达表，常与连翘、薄荷、牛蒡子等同用，治疗外感风热或温病初起，见身热头痛、咽痛口渴；本品善清心胃热毒，有透营转气之功，配伍水牛角、生地黄、黄连等药，可治热入营血，见舌绛神昏、心烦少寐；若与香薷、厚朴、连翘同用，可治疗暑温之发热烦渴、头痛无汗。

(3) 热毒血痢　清热解毒，凉血止痢，常用治热毒痢疾，下利脓血可单用本品浓煎口服，亦可与黄芩、黄连、白头翁等药同用。

【用法用量】煎服，6~15g。疏散风热、清泄里热以生品为佳；炒炭宜用于热毒血痢；露剂多用于暑热烦渴。

【使用注意】脾胃虚寒及气虚疮疡脓清者忌用。

连　翘

本品为木犀科植物连翘 Forsythia suspensa（Thunb.）Vahl 的干燥果实。产于我国东北、华北、长江流域至云南。秋季果实初熟尚带绿色时采收，除去杂质，蒸熟，晒干，习称"青翘"；果实熟透时采收，晒干，除去杂质，习称"老翘"或"黄翘"。青翘采得后即蒸熟晒干，筛取籽实作"连翘心"用。生用。

【性味归经】苦，微寒，归肺、心、小肠经。

【功效】清热解毒，消肿散结，疏散风热。

【临床应用】

(1) 痈肿疮毒，瘰疬痰核　本品为"疮家圣药"。治痈肿疮毒，常与金银花、蒲公英、野菊花等同用；若疮痈红肿未溃，常与穿山甲、皂角刺等配伍；若疮疡脓出、红肿溃烂，常与牡丹皮、天花粉等同用；治瘰疬痰核，与夏枯草、浙贝母、玄参、牡蛎等同用。

(2) 风热外感, 温病初起　治风热外感, 常与金银花、薄荷、牛蒡子等同用。治温热病热入心包, 连翘心与麦冬、莲子心等配伍; 治热入营血, 与水牛角、生地黄、金银花等同用。

(3) 热淋涩痛　本品清心利尿, 常与车前子、白茅根、竹叶、木通等药配伍。

【用法用量】煎服, 6~15g。

【使用注意】脾胃虚寒及气虚脓清者不宜用。

蒲 公 英

本品为菊科植物蒲公英 Taraxacum mongolicum Hand. – Mazz. 、碱地蒲公英 Taraxacum borealisinense Kitag. 或同属数种植物的干燥全草。全国各地均有分布。夏至秋季花初开时采挖, 除去杂质, 洗净, 切段, 晒干。鲜用或生用。

【性味归经】苦、甘, 寒。归肝、胃经。

【功效】清热解毒, 消肿散结, 利湿通淋。

【临床应用】

(1) 痈肿疔毒, 乳痈内痈　可单用本品浓煎内服; 或以鲜品捣汁内服, 渣敷患处; 也可与全瓜蒌、金银花、牛蒡子等药同用。治疗毒肿痛, 常与野菊花、紫花地丁、金银花等药同用; 治肠痈腹痛, 常与大黄、牡丹皮、桃仁等同用; 治肺痈吐脓, 常与鱼腥草、冬瓜仁、芦根等同用; 解毒消肿散结, 与板蓝根、玄参等配伍。

(2) 热淋涩痛, 湿热黄疸　治热淋涩痛, 常与白茅根、金钱草、车前子等同用; 治湿热黄疸, 常与茵陈、栀子、大黄等同用。

【用法用量】煎服, 9~15g。外用鲜品适量捣敷或煎汤熏洗患处。

【使用注意】用量过大, 可致缓泻。

青 黛

本品为爵床科植物马蓝 Baphicacanthus cusia (Nees) Bremek. 、蓼科植物蓼蓝 Polygonum tinctorium Ait 或十字花科植物菘蓝 Isatis indigotica Fort. 的叶或茎叶经加工制得的干燥粉末或团块。主产于福建、云南、江苏、安徽、河北等地。秋季采收以上植物的落叶, 加水浸泡, 至叶腐烂, 叶落脱皮时, 捞去落叶, 加适量石灰乳, 充分搅拌至浸液由乌绿色转为深红色时, 捞取液面泡沫, 晒干而成。研细用。

【性味归经】咸, 寒。归肝、肺经。

【功效】清热解毒, 凉血消斑, 清肝泻火, 定惊。

【临床应用】

(1) 温毒发斑, 血热吐衄　本品善治温毒发斑, 常与生地黄、生石膏、栀子等药同用; 治血热妄行, 常与生地黄、牡丹皮、白茅根等药同用。

(2) 咽痛口疮, 火毒疮疡　治咽喉肿痛, 常与板蓝根、甘草同用; 治口舌生疮, 多与冰片同用, 撒敷患处; 治火毒疮疡, 与寒水石共研为末, 外敷患处。

（3）**咳嗽胸痛，痰中带血** 本品泄肺热，凉血止血。治肝火犯肺，见咳嗽胸痛、痰中带血，常与海蛤粉同用；若肺热咳嗽，见痰黄而稠者，可配海浮石、瓜蒌仁、川贝母等同用。

（4）**暑热惊痫，惊风抽搐** 本品善清肝火，祛暑热，有息风止痉之功。治暑热惊痫，常与甘草、滑石同用；治小儿惊风抽搐，多与钩藤、牛黄等同用。

【用法用量】内服 1.5～3g，本品难溶于水，一般作散剂冲服，或入丸剂服用。外用适量。

【使用注意】胃寒者慎用。

鱼 腥 草

本品为三白草科植物蕺菜 Houttuynia cordata Thunb. 的干燥地上部分。分布于长江流域以南各省。夏季茎叶茂盛花穗多时采割，除去杂质，迅速洗净，切段，晒干。生用。

【性味归经】辛，微寒。归肺经。

【功效】清热解毒，消痈排脓，利尿通淋。

【临床应用】

（1）**肺痈吐脓，肺热咳嗽** 本品为治肺痈之要药，常与桔梗、芦根、瓜蒌等药同用；治肺热咳嗽，与黄芩、贝母、知母等药同用。

（2）**热毒疮毒** 与野菊花、蒲公英、金银花等同用，亦可单用鲜品捣烂外敷。

（3）**湿热淋证** 本品清热除湿、利水通淋，善清膀胱湿热，与车前草、白茅根、海金沙等药同用。

【用法用量】煎服，15～25g。鲜品用量加倍，水煎或捣汁服。外用适量，捣敷或煎汤熏洗患处。

【使用注意】本品含挥发油，不宜久煎。虚寒证及阴性疮疡忌服。

其他清热解毒药见表9－5。

表9－5 其他清热解毒药简表

药名	性味	归经	功效	主治	用量
穿心莲	苦、寒	肺、胃、大肠、小肠	清热解毒 燥湿	温病初起，肺热咳嗽 痈肿疮毒，毒蛇咬伤 湿热泻痢，湿疹瘙痒及热淋	6～9g
大青叶	苦、大寒	心、肺、胃	清热解毒 凉血消斑	疮痈丹毒，口疮，咽痛 外感风热，温病初起 热入营血，高热斑疹	9～15g
板蓝根	苦、寒	心、胃	清热解毒 凉血 利咽	外感发热，温病初起，咽喉肿痛，温毒发斑，痄腮，丹毒，痈肿疮毒	9～15g
贯众	苦、微寒；有小毒	肝、脾	清热解毒 凉血止血 杀虫	热毒斑疹，痄腮 吐血衄血，便血崩漏 多种肠道寄生虫病	4.5～9g

续表

药名	性味	归经	功效	主治	用量
紫花地丁	苦、寒	心、肝	清热解毒 消痈散结	疮痈疔肿，乳痈肠痈 毒蛇咬伤	15～30g
野菊花	苦、辛、微寒	肺、肝	清热解毒	疮痈疔肿，咽喉肿痛，风火 赤眼	10～15g
漏芦	苦、寒	胃	清热解毒 消痈通乳	疮痈，乳痈 乳房胀痛，乳汁不下	5～9g
土茯苓	甘、淡、平	肝、胃	解毒利咽 通利关节	热淋 带下，湿疹	15～60g
金荞麦	苦、微寒	肺、脾、 胃	清热解毒 消痈利咽 祛风湿	肺痈吐脓，痈肿疮疔 肺热咳嗽，咽喉肿痛 风湿痹痛	15～45g
红藤	苦、平	大肠、肝	清热解毒 活血止痛	肠痈，疮痈 跌打损伤，经行腹痛 风湿痹痛	5～15g
败酱草	辛、苦、微寒	肝、胃、 大肠	清热解毒 消痈排脓 祛瘀止痛	肠痈，肺痈，疮痈 产后瘀阻腹痛	6～15g
射干	苦、寒	肺	清热解毒 利咽祛痰	咽喉肿痛 痰痈咳喘	3～9g
山豆根	苦、寒	肺、胃	清热解毒 利咽消肿	热毒壅结之咽喉肿痛 牙龈肿痛	3～6g
马勃	辛、平	肺	清热解毒 利咽止血	咽喉肿痛，咳嗽失音 吐血衄血，外伤出血	1.5～6g
金果榄	苦、寒	肺、大肠	清热解毒 利咽止痛	咽喉肿痛，疮痈肿痛，泻痢 腹痛	3～9g
木蝴蝶	苦、甘、凉	肺、肝、 胃	清热利咽 疏肝和胃	咽痛肿痛 肝胃气痛	1.5～3g
白头翁	苦、寒	大肠	清热解毒 凉血止痢	热毒血痢	9～15g
马齿苋	酸、寒	肝、大肠	清热解毒 凉血止痢 通淋	热毒血痢，疮痈肿毒，崩漏 便血 热淋，血淋	9～15g
鸦胆子	苦、寒，有 小毒	大肠、肝	清热解毒 止痢截疟 腐蚀赘疣	热毒血痢 休息痢，疟疾 鸡眼赘疣	0.5～2g

续表

药名	性味	归经	功效	主治	用量
地锦草	苦、辛、平	肝、胃、大肠	清热解毒 活血止血 利湿退黄	热毒泻痢，热毒疮痈，毒蛇咬伤，多种出血证 湿热黄疸	9~20g
半边莲	甘、淡、寒	心、小肠、肺	清热解毒 利水消肿	疮痈肿毒，毒蛇咬伤 大腹水肿	10~15g
白花蛇舌草	苦、甘、寒	胃、大肠、小肠	清热解毒 消痈利湿 通淋	疮疡肿毒，毒蛇咬伤 肠痈腹痛 热淋	15~60g
山慈菇	辛、寒，有小毒	肝、胃	清热解毒 消痈散结	痈疽疔毒 瘰疬痰核	3~9g
千里光	苦、寒	肝	清热解毒 清肝明目	疮痈疖肿，水火烫伤 目赤肿痛	9~15g
白蔹	苦、辛、微寒	心、胃	清热解毒 消痈敛疮	疮痈肿痛或溃久不敛 水火烫伤	4.5~9g
四季青	苦、涩、寒	肺、心	清热解毒 凉血止血 敛疮	水火烫伤，湿疹，疮痈 肺热咳嗽，热淋涩痛 外伤出血	15~30g
绿豆	甘、寒	心、胃	清热解毒 消暑利尿	疮痈肿毒，药食中毒 暑热烦渴，小便短赤	15~30g

四、清热凉血药

以清解营分、血分热邪为主要作用，主治营分、血分等实热证的药物，称清热凉血药。

生 地 黄

本品为玄参科植物地黄 Rehmannia glutinosa Libosch. 的新鲜或干燥块根。主产于河南、河北、内蒙古及东北。全国大部分地区有栽培。秋季采挖，去除芦头、须根。鲜用，或干燥生用。

【性味归经】甘、苦，寒。归心、肝、肾经。

【功效】清热凉血，养阴生津。

【临床应用】

(1) 热入营血之舌绛烦渴、斑疹吐衄　本品为清热、凉血、止血之要药，其性甘寒质润，能清热生津止渴，常用治温热病热入营血，见壮热烦渴、神昏舌绛者，多配玄参、连翘、丹参等药；若治血热吐衄，常与大黄等同用；若治血热便血、尿血，常与地榆等同用；若治血热崩漏或产后下血不止、心神烦乱，可配益母草等。

(2) 阴虚内热，骨蒸劳热　本品入肾经而滋阴降火。治阴虚内热，潮热骨蒸，可配知母、地骨皮等；若与青蒿、鳖甲、知母等同用，治温病后期，余热未尽，阴津已伤，邪伏阴分，症见夜热早凉、舌红脉数者。

(3) **津伤口渴，内热消渴，肠燥便秘** 热病伤阴，配麦冬、沙参、玉竹等药；阴虚内热，配山药、黄芪、山茱萸等；温病津伤，配玄参、麦冬等。

【用法用量】煎服，10~15g。鲜品用量加倍，或以鲜品捣汁入药。

【使用注意】脾虚湿滞，腹满便溏者不宜使用。

玄 参

本品为玄参科植物玄参 Scrophularia ningpoensis Hemsl. 的干燥根。产于我国长江流域及陕西、福建等地，野生、家种均有。冬季茎叶枯萎时采挖。除去根茎、幼芽、须根，晒或烘至半干，堆放3~6天，反复数次至干燥。生用。

【性味归经】甘、苦、咸，微寒。归肺、胃、肾经。

【功效】清热凉血，泻火解毒，滋阴。

【临床应用】

(1) **温邪入营，内陷心包，温毒发斑** 热入营分，配生地黄、丹参、连翘等药；邪陷心包，配麦冬、连翘心等药；温毒发斑，配石膏、知母等药。

(2) **热病伤阴，津伤便秘，骨蒸劳嗽** 热病伤阴，津伤便秘，配生地黄、麦冬等药；骨蒸劳嗽，配百合、生地黄、贝母等药。

(3) **目赤咽痛，瘰疬，白喉，痈肿疮毒** 治肝经热盛之目赤肿痛，配栀子、大黄、羚羊角等药；治瘟毒热盛之咽喉肿痛、白喉，配黄芩、连翘、板蓝根等药；治痰火郁结之瘰疬，配浙贝母、牡蛎等药；治痈肿疮毒，配金银花、连翘、蒲公英等药。

【用法用量】煎服，10~15g。

【使用注意】脾胃虚寒，食少便溏者不宜服用。反藜芦。

牡 丹 皮

本品为毛茛科植物牡丹 Paeonia suffruticosa Andr. 的干燥根皮。主产于安徽、山东等地。秋季采挖根部，除去细根，剥取根皮，晒干。生用或酒炙用。

【性味归经】苦、甘，微寒。归心、肝、肾经。

【功效】清热凉血，活血祛瘀。

【临床应用】

(1) **温毒发斑，血热吐衄** 本品善清营分、血分实热，清热凉血止血。治温病热入营血，配水牛角、生地黄、赤芍等药；治温毒发斑，配栀子、大黄、黄芩等药；治血热吐衄，配大黄、大蓟、茜草根等药。

(2) **温病伤阴，阴虚发热，见夜热早凉、无汗骨蒸** 本品入血分，善清透阴分伏热，为治无汗骨蒸之要药，常配鳖甲、知母、生地黄等药。

(3) **血滞经闭、痛经、跌打伤痛** 本品有活血祛瘀之功。治血滞经闭、痛经，可配桃仁、川芎、桂枝等药；治跌打伤痛，与红花、乳香、没药等配伍。

(4) **痈肿疮毒** 本品清热凉血，善于散瘀消痈。治火毒炽盛，痈肿疮毒，配大黄、白芷、甘草等药。

【用法用量】煎服，6～12g。清热凉血宜生用，活血祛瘀宜酒炙用。

【使用注意】血虚有寒、月经过多及孕妇不宜用。

赤　芍

本品为毛茛科植物赤芍 Paeonia lactiflora Pall. 或川赤芍 Paeonia veitchii Lynch 的干燥根。全国大部分地区均产。春、秋二季采挖，除去根茎、须根，晒干，切片。生用，或炒用。

【性味归经】苦、微寒。归肝经。

【功效】清热凉血，散瘀止痛。

【临床应用】

(1) 温毒发斑，血热吐衄　本品入肝经，善清泻肝火，泄血分郁热，治温毒发斑，配水牛角、牡丹皮、生地黄等药；治血热吐衄，配生地黄、大黄、白茅根等药。

(2) 目赤肿痛，痈肿疮疡　治肝经风热之目赤肿痛，配荆芥、薄荷、黄芩等药；本品有清热凉血、散瘀消肿之功，治热毒壅盛，痈肿疮疡，配金银花、天花粉、乳香等药。

(3) 肝郁胁痛，经闭痛经，癥瘕腹痛，跌打损伤　本品入肝经血分，有活血散瘀止痛之功，治肝郁胁痛，配柴胡、牡丹皮等药；治血滞经闭、痛经、癥瘕腹痛，配当归、川芎、延胡索等药；治跌打损伤，配虎杖、桃仁、红花、当归等药。

【用法用量】煎服，6～12g。

【使用注意】血寒经闭者不宜用。反藜芦。

紫　草

本品为紫草科植物新疆紫草 Arnebia euchroma（Royle）Johnst. 或内蒙古紫草 Arnebia guttata Bunge 的干燥根。主产于辽宁、湖南、河北、新疆等地。春、秋二季采挖，干燥。生用。

【性味归经】甘、咸，寒。归心、肝经。

【功效】清热凉血，活血，解毒透疹。

【临床应用】

(1) 温病血热毒盛，见斑疹紫黑、麻疹不透　本品有凉血活血、解毒透疹之功。治温毒发斑，血热毒盛，斑疹紫黑者，配赤芍、蝉蜕、甘草等药；治麻疹不透，配牛蒡子、山豆根、连翘等药。

(2) 疮疡，湿疹，水火烫伤　本品清热解毒，活血消肿。治痈肿疮疡，配金银花、连翘、蒲公英等药；治疮疡久溃不敛，配当归、白芷、血竭等药；治湿疹，配黄连、黄柏、漏芦等药。治水火烫伤，以植物油浸泡，滤取油液，外涂患处；或配黄柏、牡丹皮、大黄等药，加麻油熬膏外搽。

【用法用量】煎服，5～10g。外用适量，熬膏或用植物油浸泡涂搽。

【使用注意】本品性寒而滑利，脾虚便溏者忌服。

水 牛 角

本品为牛科动物水牛 Bubalus bubalis Linnaeus 的角。主产于华南、华东地区。取角后，水煮，除去角塞，干燥，镑片或锉成粗粉。生用，或制为浓缩粉用。

【性味归经】苦，寒。归心、肝经。

【功效】清热凉血，解毒，定惊。

【临床应用】

(1) 温病高热，神昏谵语，惊风，癫狂　治温病高热，见神昏谵语、惊风抽搐，以水牛角浓缩粉，配石膏、玄参、羚羊角等药；治热病神昏，或中风偏瘫，神志不清，配牛黄、珍珠母、黄芩等药；治血热癫狂，配石菖蒲、玄参、连翘等药。

(2) 血热妄行之斑疹、吐衄　本品有清热凉血之功，常配生地黄、牡丹皮、赤芍等药。

(3) 痈肿疮疡，咽喉肿痛　本品有清热解毒之功，常配黄连、黄芩、连翘等药。

【用法用量】薄片或粗粉煎服，15～30g，宜先煎 3 小时以上。水牛角浓缩粉冲服，每次 1.5～3g，每日 2 次。

【使用注意】脾胃虚寒者忌用。

其他清热凉血药见表 9-6。

表 9-6　其他清热凉血药简表

药名	性味	归经	功效	主治	用量
地骨皮	甘，寒	肺、肝、肾	凉血除蒸	阴虚发热，盗汗骨蒸	9～15g
			清肺降火	肺热咳嗽，血热出血证	
白薇	苦、咸，寒	胃、肝	清虚热，凉血	阴虚发热，产后虚热，	4.5～9g
			利尿通淋	热淋，血淋	
			解毒疗疮	疮痈咽痛，毒蛇咬伤	
银柴胡	甘、微寒	肝、胃	清虚热	阴虚发热	3～9g
			除疳热	疳积发热	
胡黄连	苦、寒	肝、胃、大肠	清虚热	阴虚发热	1.5～9g
			除疳热	疳积发热	
			清湿热	湿热泻痢，痔疮肿痛	

五、清虚热药

以清虚热、退骨蒸为主要作用的药物称清虚热药，主治肝肾阴虚所致骨蒸潮热等。

青 蒿

本品为菊科植物黄花蒿 Artemisia annua L. 的地上部分。全国大部地区均有分布。夏秋季花将开时采割，除去老茎。鲜用，或阴干切段生用。

【性味归经】苦、辛，寒。归肝、胆经。

【功效】清透虚热，凉血除蒸，解暑，截疟。

【临床应用】

(1) 温邪伤阴，夜热早凉　本品苦寒清热，长于清透阴分伏热，故可用治温病后期，余热未清，邪伏阴分，伤阴劫液，见夜热早凉、热退无汗，或热病后低热不退等，常与鳖甲、知母、牡丹皮、生地黄等同用。

(2) 阴虚发热，劳热骨蒸　本品入肝走血，具有清退虚热、凉血除蒸的作用。治阴虚发热，见骨蒸劳热、潮热盗汗、五心烦热、舌红少苔者，常与银柴胡、胡黄连、知母、鳖甲等同用。

(3) 暑热外感，发热口渴　本品善解暑热，故可用治外感暑热，见头昏头痛、发热口渴等症，常与连翘、滑石、西瓜翠衣等同用。

(4) 疟疾寒热　本品入肝胆经，截疟之功甚强，尤善除疟疾寒热，为治疗疟疾之良药。单用较大剂量鲜品捣汁服，或配黄芩、滑石、青黛、通草等同用。

【用法用量】煎服，6~12g，不宜久煎；或鲜用绞汁服。

【使用注意】脾胃虚弱，肠滑泄泻者忌服。

第四节　泻　下　药

以泻下通便为主要作用，主治胃肠积滞和燥屎等证的药物，称泻下药。

一、攻下药

有较强的攻下通便作用，又具有清热泻火作用，主治实热积滞的药物，称攻下药。

大　黄

本品为蓼科植物掌叶大黄 Rheum palmatum L.、唐古特大黄 Rheum tanguticum Maxim. ex Balf. 或药用大黄 Rheum officinale Baill. 的干燥根及根茎。主产于四川。于秋末茎叶枯萎或次春发芽前采挖。除去须根，刮去外皮切块干燥。生用，或酒炒、酒蒸、炒炭用。

【性味归经】苦，寒。归脾、胃、大肠、肝、心包经。

【功效】泻下攻积，清热泻火，凉血解毒，逐瘀通经。

【临床应用】

(1) 积滞便秘　本品有较强的泻下作用，能荡涤肠胃，推陈致新，为治疗积滞便秘之要药。大黄苦寒沉降，善能泄热，故实热便秘尤为适宜，常与芒硝、厚朴、枳实配伍，以增强泻下攻积之力，为急下之首剂，用治阳明腑实证。若大黄用量较轻，与麻仁、杏仁、蜂蜜等润肠药同用，则泻下力缓和。若里实热结而正气虚者，当与补虚药配伍，以攻补兼施，标本并顾。如热结而气血不足者，配人参、当归等药；如热结津伤者，配麦冬、生地黄、玄参等；若脾阳不足，冷积便秘，须与附子、干姜等配伍。

(2) 血热吐衄，目赤咽肿　本品清热泻火，凉血止血。常与黄连、黄芩同用，治血热妄行之吐血、衄血、咯血；单用大黄粉治疗上消化道出血，有较好疗效。若与黄芩、栀子等药同用，可治火邪上炎所致的目赤、咽喉肿痛、牙龈肿痛等。

(3) 热毒疮疡，烧烫伤　本品内服外用均可。内服能清热解毒、泻下通便，使热毒下泄。治热毒痈肿疔疮，与金银花、蒲公英、连翘等同用；治肠痈腹痛，与牡丹皮、桃仁、芒硝等同用。本品外用能泻火解毒、凉血消肿，治热毒痈肿疔疮。如用治乳痈，与粉草共研末，以酒熬成膏外用；治口疮糜烂，与枯矾等份为末擦患处；治烧烫伤，可单用粉，或配地榆粉，用麻油调敷患处。

（4）瘀血证　本品为治疗瘀血证的常用药。治妇女产后瘀阻腹痛，与桃仁、土鳖虫等同用；治瘀血经闭，与桃仁、桂枝等配伍；治跌打损伤，瘀血肿痛，与当归、红花、穿山甲等同用。

（5）湿热痢疾、黄疸、淋证　本品泻下通便、祛湿热，用治湿热蕴结之证。如治湿热痢疾，单用即可见效，或与黄连、黄芩、白芍等同用；治湿热黄疸，配茵陈、栀子等药；治湿热淋证，配木通、车前子、栀子等。

【用法用量】煎服，5～15g；入汤剂应后下，或用开水泡服。外用适量。

【使用注意】本品为峻烈攻下之品，易伤正气，如非实证，不宜妄用；本品苦寒，易伤胃气，脾胃虚弱者慎用；其性沉降，且善活血祛瘀，故妇女怀孕、月经期、哺乳期应忌用。

芒　硝

本品为含硫酸钠的天然矿物经精制而成的结晶体。主含含水硫酸钠（$Na_2SO_4 \cdot 10H_2O$）。主产于河北、河南、山东、江苏、安徽等地。将天然产品用热水溶解，滤过，放冷析出结晶，通称皮硝。再取萝卜洗净切片，置锅内加水与皮硝共煮，取上层液，放冷析出结晶，即芒硝。以青白色、透明块状结晶、清洁无杂质者为佳。芒硝经风化失去结晶水而成白色粉末，称玄明粉（元明粉）。

【性味归经】咸、苦，寒。归胃、大肠经。

【功效】泻下攻积，润燥软坚，清热消肿。

【临床应用】

（1）积滞便秘　本品泻下攻积、清热，味咸润燥软坚，对实热积滞之大便燥结者尤为适宜。常与大黄相须为用，以增强泻下通便作用。现常用于胆石症见腹痛便秘者。

（2）咽痛、口疮、目赤及痈疮肿痛　本品外用有清热消肿作用。治咽喉肿痛、口舌生疮，与硼砂、冰片、朱砂同用；治目赤肿痛，用芒硝置豆腐上化水或用玄明粉配制眼药水，外用滴眼；治乳痈初起，可用本品化水或用纱布包裹外敷；治肠痈初起，与大黄、大蒜同用，捣烂外敷；治痔疮肿痛，可单用本品煎汤外洗。

【用法用量】10～15g，冲入药汁内或开水溶化后服。外用适量。

【使用注意】孕妇及哺乳期妇女忌用或慎用。

其他攻下药见表9-7。

表9-7　其他攻下药简表

药名	性味	归经	功效	主治	用量
番泻叶	甘、苦、寒	大肠	泻下导滞	便秘	1.5～3g

二、润下药

以润滑大肠促排便而不至于峻泻为主要作用，主治年老津枯、产后血虚或热病伤津等肠燥便秘证的药物，称润下药。

火 麻 仁

本品为桑科植物大麻 Cannabis sativa L. 的干燥成熟果实。全国各地均有栽培。主产于山东、河北、黑龙江、吉林、辽宁、江苏等地。秋季果实成熟时采收，除去杂质，晒干。生用，用时打碎。

【性味归经】甘，平。归脾、胃、大肠经。

【功效】润肠通便。

【临床应用】本品质润多脂，能润肠通便，兼有滋养补虚作用，适用于老人、产妇及体弱津血不足的肠燥便秘证。单用有效，或与郁李仁、瓜蒌仁、苏子、杏仁等润肠通便药同用，或与大黄、厚朴等配伍。

【用法用量】煎服，10～15g。

郁 李 仁

本品为蔷薇科植物欧李 Prunus humilis Bge.、郁李 Prunus japonica Thunb. 或长柄扁桃 Prunus pedunculata Maxim. 的干燥成熟种子。主产于内蒙古、河北、辽宁等地。夏、秋二季采收成熟果实，除去果肉及核壳，取出种子，干燥。生用，去皮捣碎用。

【性味归经】辛、苦、甘，平。归脾、大肠、小肠经。

【功效】润肠通便，利水消肿。

【临床应用】

(1) 肠燥便秘 本品质润多脂，润肠通便作用较火麻仁强，可行大肠之气滞，常与火麻仁、柏子仁、杏仁等润肠药配伍，用于大肠气滞之肠燥便秘；若治产后肠胃燥热，大便秘滞，可与朴硝、当归、生地黄配伍。

(2) 水肿胀满，脚气浮肿 本品能利水消肿，与桑白皮、赤小豆等药同用。

【用法用量】煎服，6～12g。

【使用注意】孕妇慎用。

其他润下药见表9－8。

表9－8 其他润下药简表

药名	性味	归经	功效	主治	用量
松子仁	甘，温	肺、肝、大肠	润燥滑肠 润肺止咳	肠燥便秘 肺燥咳嗽 血燥生风	5～10g

三、峻下逐水药

能使体内潴留的水饮通过二便排出体外，消除肿胀，用以治疗全身水肿、大腹胀满及停饮等证的药物，称峻下逐水药。

甘 遂

本品为大戟科植物甘遂 Euphorbia kansui T. N. Liou ex T. P. Wang 的干燥块根。春季开花前或秋末茎叶枯萎后采挖，除去外皮，晒干。生用或醋制用。

【性味归经】苦，寒。有毒。归肺、肾、大肠经。

【功效】泻水逐饮，消肿散结。

【临床应用】

(1) 水肿，鼓胀，胸胁停饮　本品苦寒性降，善行经隧之水湿，泻下逐饮力峻，药后可连续泻下，使潴留水饮排出体外。凡水肿、大腹鼓胀、胸胁停饮，正气未衰者，均可用之。可单用研末服，或与牵牛子同用；或与大戟、芫花为末，枣汤送服。与大黄、阿胶配伍，治疗妇人少腹满如敦状、小便微难而不渴。

(2) 风痰癫痫　本品尚有逐痰作用。临床上以甘遂为末，入猪心煨后，与朱砂末为丸服，用于风痰癫痫之证。

(3) 疮痈肿毒　本品外用能消肿散结，治疮痈肿毒，可用甘遂为末，水调外敷；现多以青核桃枝、三七、甘遂、生甘草共为末，外贴，治疗乳腺肿瘤。

【用法用量】入丸、散服，每次 0.5～1g。外用适量，生用。内服醋制用，以减轻毒性。

【使用注意】体质虚弱者及孕妇忌用。不宜与甘草同用。

巴 豆

本品为大戟科植物巴豆 Croton tiglium L. 的干燥成熟果实。主产于四川、广西、云南、贵州等地。秋季果实成熟时采收。用仁或制霜。

【性味归经】辛，热。有大毒。归胃、大肠经。

【功效】峻下冷积，逐水退肿，祛痰利咽，外用蚀疮。

【临床应用】

(1) 寒积便秘　本品辛热，能峻下冷积，开通肠道闭塞。单用巴豆霜装入胶囊服，或配大黄、干姜制丸服，适用于寒邪食积，阻结肠道，大便不通，腹满胀痛，病起急骤，气血未衰者。

(2) 腹水鼓胀　本品峻泻，逐水退肿作用较强。用治腹水鼓胀，可用巴豆配杏仁为丸服。近代用本品配绛矾、神曲为丸，用治血吸虫病晚期肝硬化腹水。

(3) 喉痹痰阻　本品祛痰利咽以利呼吸。治喉痹痰涎壅塞气道，呼吸困难，甚则窒息欲死者，可单用巴豆，去皮，线穿纳入喉中，牵出即苏；近代用于白喉及喉炎引起的喉梗阻，用巴豆霜吹入喉部，引起呕吐，排出痰涎，使梗阻症状得以缓解。治痰涎壅塞、胸膈窒闷、肢冷汗出之寒实结胸者，常与贝母、桔梗同用。

(4) 痈肿未溃、疥癣恶疮　本品外用有蚀腐肉、疗疮毒作用。治痈肿成脓未溃者，常与乳香、没药、木鳖子等熬膏外敷，蚀腐皮肤，促进破溃排脓；治恶疮，单用本品炸油，以油调雄黄、轻粉末，外涂疮面即可。

【用法用量】入丸、散服，每次 0.1~0.3g。大多数制成巴豆霜用，以减轻毒性。外用适量。

【使用注意】孕妇及体弱者忌用。不宜与牵牛子同用。

其他峻下逐水药见表9-9。

表9-9 其他峻下逐水药简表

药名	性味	归经	功效	主治	用量
芫花	辛、苦、温；有毒	肺、肾、大肠	泻水逐饮 祛痰止咳 杀虫疗疮	胸胁停饮，水肿，鼓胀 咳嗽痰喘，痈疽肿毒 秃疮，顽癣	1.5~3g
商陆	苦、寒；有毒	肺、肾、大肠	泻下利水 消肿散结	水肿，鼓胀 大便秘结，小便不利 疮痈肿毒	5~10g
京大戟	苦、寒；有毒	肺、脾、肾	泻水逐饮 消肿散结	水肿，鼓胀，胸胁停饮 痈肿疮毒，瘰疬痰核	1~3g
牵牛子	苦、寒；有毒	肺、肾、大肠	泻下 逐水 去积，杀虫	热结便秘 水肿，鼓胀 痰壅喘咳，虫积腹痛	3~9g
千金子	辛、温；有毒	肝、肾、大肠	泻水逐饮 破血消癥	水肿，鼓胀 癥瘕，经闭，顽癣，癫 疮，黑痣疣赘及蛇咬伤	1~2g

第五节 祛 风 湿 药

以祛风湿之邪为主，治疗风湿痹证的药物，称祛风湿药。

一、祛风寒湿药

以祛风、除湿、散寒、止痛、通经等为主要作用，主治风寒湿痹的药物，称祛风寒湿药。

独 活

本品为伞形科植物重齿毛当归 Angelica pubescens Maxim. f. biserrata Shan et Yuan 的干燥根。主产于四川、湖北、安徽等地。春初或秋末采挖，除去须根，炕至半干，堆置2~3天，发软后再炕至全干。切片，生用。

【性味归经】辛、苦，微温。归肾、膀胱经。

【功效】祛风湿，止痛，解表。

【临床应用】

(1) 风寒湿痹　本品祛风湿、止痹痛，为治风湿痹痛主药，凡风寒湿邪所致之痹证，无论新久，均可应用；其性善下行，尤以腰膝、腿足关节疼痛，属下部寒湿者为宜。治感受风寒湿邪的风寒湿痹，见肌肉、腰背、手足疼痛，常与当归、白术、牛膝等同用；若与桑寄生、杜仲、人参等配伍，可治痹证日久正虚，见腰膝酸软、关节屈伸不利者。

(2) 风寒夹湿表证　本品散风寒湿而解表，治外感风寒夹湿所致的头痛头重、一身尽痛，多配羌活、藁本、防风等。

(3) 少阴头痛　本品善入肾经而搜伏风，与细辛、川芎等相配，治风扰肾经之少阴头痛。

【用法用量】煎服，3~9g。外用，适量。

川　乌

本品为毛茛科植物乌头 Aconitum carmichaeli Debx. 的干燥母根。主产于四川、云南、陕西、湖南等地。6 月下旬至 8 月上旬采挖，除去子根与须根，晒干。生用或制后用。

【性味归经】辛、苦，热。有大毒。归心、肝、肾、脾经。

【功效】祛风湿，温经止痛。

【临床应用】

(1) 风寒湿痹　本品善于祛风除湿、温经散寒，有明显的止痛作用，为治风寒湿痹证之佳品，尤宜于寒邪偏盛之风湿痹痛。治寒湿侵袭，历节疼痛、不可屈伸者，常与麻黄、芍药、甘草等配伍；若与草乌、地龙、乳香等同用，可治寒湿瘀血留滞经络，见肢体筋脉挛痛、关节屈伸不利、日久不愈者。

(2) 心腹冷痛，寒疝疼痛　本品散寒止痛，常用于阴寒内盛之心腹冷痛。治心痛彻背、背痛彻心者，配赤石脂、干姜、蜀椒等；治寒疝，绕脐腹痛、手足厥冷者，多与蜂蜜同煎。

(3) 跌打损伤，麻醉止痛　本品可止痛，治跌打损伤、骨折瘀肿疼痛，与自然铜、地龙、乌药等同用；本品可作麻醉止痛药，多以生品与生草乌并用，配伍羊踯躅、姜黄等内服；外敷麻醉，配生南星、蟾酥等外用。

【用法用量】煎服，1.5~3g；宜先煎、久煎。外用，适量。

【使用注意】孕妇忌用；不宜与贝母类、半夏、白及、白蔹、天花粉、瓜蒌类同用；内服一般应炮制用，生品内服宜慎；酒浸、酒煎服易致中毒，应慎用。

蕲　蛇

本品为蝰科动物五步蛇 Agkistrodon acutus（Güenther）的干燥体。主产于湖北、江西、浙江等地。多于夏、秋两季捕捉，剖开蛇腹，除去内脏，洗净，干燥。去头、鳞，切段生用、酒炙，或黄酒润透，去鳞、骨用。

【性味归经】甘、咸，温。有毒。归肝经。

【功效】祛风，通络，止痉。

【临床应用】

（1）风湿顽痹，中风半身不遂 本品具走窜之性，性温通络，能内走脏腑、外达肌表而透骨搜风，以祛内外之风邪，为截风要药；又能通经络，凡风湿痹证无不宜之，尤善治病深日久之风湿顽痹，经络不通，麻木拘挛，以及中风口眼㖞斜、半身不遂者，常与防风、羌活、当归等配伍。

（2）小儿惊风，破伤风 本品祛外风、息内风，为治抽搐痉挛常用药。治小儿急慢惊风、破伤风之抽搐痉挛，多与乌梢蛇、蜈蚣同用。

（3）麻风，疥癣 本品外走肌表而祛风止痒，以毒攻毒，故风毒之邪壅于肌肤亦为常用之品。治麻风，每与大黄、蝉蜕、皂角刺等相配；治疥癣，与荆芥、薄荷、天麻等同用。

【用法用量】煎汤，3~9g；研末吞服，每次1~1.5g，每日2~3次。或酒浸、熬膏、入丸散服。

【使用注意】阴虚内热者忌服。

其他祛风寒湿药见表9-10。

表9-10 其他祛风寒湿药简表

药名	性味	归经	功效	主治	用量
蚕沙	甘、辛、温	肝、脾、胃	祛风除湿 舒筋活络 化湿和中	风湿痹痛 吐泻转筋	5~15g
伸筋草	苦、辛、温	肝、脾、肾	祛风除湿 舒筋活血	风湿痹痛，筋脉拘挛，皮肤不仁，跌打损伤	3~12g
威灵仙	辛、咸、温	膀胱	祛风湿，通络止痛，消骨鲠	风湿痹证 骨鲠咽喉	6~9g
寻骨风	辛、苦、平	肝	祛风除湿 通络止痛	风湿痹痛，肢体麻木 跌打伤痛，胃痛，牙痛	10~15g
木瓜	酸、温	肝、脾	舒筋活络 和胃化湿	风湿痹证，吐泻转筋 脚气水肿	6~9g
松节	辛、苦、温	肝、肾	祛风除湿，止痛	风寒湿痹，历节风痛，跌打损伤	10~15g
海风藤	辛、苦、微温	肝	祛风湿，通经络	风湿痹痛，筋脉拘挛，跌打损伤瘀肿	6~12g

续表

药名	性味	归经	功效	主治	用量
丁公藤	辛、温、有小毒	肝、脾、胃	祛风除湿	风寒湿痹	3～6g
			消肿止痛	跌打肿痛	
路路通	苦、平	肝、肾	祛风活络	风湿痹痛，跌打损伤	5～9g
			利水	水肿，小便不利	
			通经下乳	经闭，乳胀，少乳	

二、祛风湿热药

具有祛风除湿、通络止痛、清热消肿之功，主治风湿热痹的药物，称祛风湿热药。

秦 艽

本品为龙胆科植物秦艽 Gentiana macrophylla Pall. 、麻花秦艽 Gentiana straminea Maxim. 、粗茎秦艽 Gentiana crassicaulis Duthie ex Burk. 或小秦艽 Gentiana dahurica Fiseh. 的干燥根。主产于陕西、甘肃、内蒙古、四川等地。春、秋二季采挖，晒干。切片，生用。

【性味归经】辛、苦，平。归胃、肝、胆经。

【功效】祛风湿，通络止痛，退虚热，清湿热。

【临床应用】

(1) 风湿痹证　本品为风药中之润剂，风湿痹痛，筋脉拘挛，骨节酸痛，寒热新久均可配伍应用。其性偏凉，有清热作用，故对热痹尤为适宜，多配防己、牡丹皮、络石藤、忍冬藤等；若配天麻、羌活、当归、川芎等，可治风寒湿痹。

(2) 中风不遂　本品能祛风邪、舒筋络，又善"活血荣筋"，用于中风半身不遂、口眼㖞斜、四肢拘急、舌强不语等，单用大量水煎服即能奏效；若与升麻、葛根、防风、芍药等配伍，可治中风口眼㖞斜、言语不利、恶风恶寒者；与当归、熟地黄、白芍、川芎等同用，可治血虚中风者。

(3) 骨蒸潮热，疳积发热　本品为治虚热要药。治骨蒸日晡潮热，常与青蒿、地骨皮、知母等同用；若与人参、鳖甲、柴胡等配伍，可治肺痿骨蒸劳嗽；治小儿疳积发热，多与薄荷、炙甘草相伍。

(4) 湿热黄疸　本品能清肝胆湿热而退黄，可单用为末服，亦可与茵陈、栀子、大黄等配伍。

【用法用量】煎服，3～9g。

防 己

本品为防己科植物粉防己 Stephania tetrandra S. Moore 及马兜铃科植物广防己 Aristolochia fangchi Y. C. Wu ex L. D. Chou et S. M. Hwang 的干燥根。主产于安徽、浙江、江西、福建、广西、云南等地。秋季采挖，洗净，除去粗皮，切段，粗根纵切两半，晒干。切厚片，生用。

【性味归经】苦、辛，寒。归膀胱、肺经。

【功效】祛风湿，止痛，利水消肿。

【临床应用】

(1) 风湿痹证 本品祛风除湿止痛、清热，对风湿痹证湿热偏盛，肢体酸重、关节红肿疼痛，以及湿热身痛者，尤为有效，常与滑石、薏苡仁、蚕沙、栀子等配伍；若与麻黄、肉桂、茯苓等同用，用于风寒湿痹之四肢挛急者。

(2) 水肿，小便不利，脚气 本品善下行而泄下焦膀胱湿热，用于下肢水肿、小便不利者。常与黄芪、白术、甘草等配伍，用于风水脉浮、身重汗出恶风者；若与茯苓、黄芪、桂枝等同用，可治全身浮肿、小便短少；与椒目、葶苈子、大黄合用，治湿热腹胀水肿。治脚气足胫肿痛、重着、麻木，可与吴茱萸、槟榔、木瓜等同用；治脚气肿痛，则配木瓜、牛膝、桂枝、枳壳煎服。

(3) 湿疹疮毒 本品燥湿清热，治湿疹疮毒，可与苦参、金银花等配伍。

【用法用量】煎服，4.5～9g。

【使用注意】本品大苦大寒，易伤胃气，胃纳不佳及阴虚体弱者慎服。

桑 枝

本品为桑科植物桑 Morus alba L. 的干燥嫩枝。全国各地均产。春末夏初采收，去叶，晒干，或趁鲜切片，晒干。生用或炒用。

【性味归经】微苦，平。归肝经。

【功效】祛风湿，利关节。

【临床应用】本品祛风湿而善达四肢经络，通利关节，痹证新久、寒热均可应用，多用于风湿热痹，肩臂、关节酸痛麻木者。单用煎服治风热痹痛，古书记载单味熬膏治筋骨酸痛、四肢麻木。因单用力弱，多随寒热新久之不同，配伍其他药物。偏寒者，配桂枝、威灵仙等；偏热者，配络石藤、忍冬藤等；偏气血虚者，配黄芪、鸡血藤、当归等。

【用法用量】煎服，9～15g。外用适量。

其他祛风湿热药见表9-11。

表9-11 其他祛风湿热药简表

药名	性味	归经	功效	主治	用量
豨莶草	苦、辛、寒	肝、肾	祛风除湿	风湿痹痛，肢体麻木	9～12g
			通经活络	半身不遂	
			清热解毒	疮痈肿毒，湿疹瘙痒	
臭梧桐	辛、苦、凉、甘	肝	祛风除湿	风湿痹痛	5～15g
			通络止痛	肢体麻木	
			平肝	半身不遂	

续表

药名	性味	归经	功效	主治	用量
海桐皮	苦、辛、平	肝	祛风除湿 通络止痛 杀虫止痒	风湿痹痛，四肢拘挛 疥癣，风疹，湿疹	5～15g
络石藤	苦、微寒	心、肝、肾	祛风通络 凉血消肿	风湿痹痛，筋脉拘挛 喉痹，疮肿	6～12g
雷公藤	辛、苦、寒； 有大毒	肝、肾	祛风除湿 通络止痛 杀虫解毒	风湿顽痹 疔疮肿毒 麻风，顽癣	10～25g
老鹳草	辛、苦、平	肝、肾、脾	祛风除湿 解毒止痢	风湿痹痛 湿热泻痢	9～15g
穿山龙	苦、甘、温	肺、肝、肾	祛风除湿 活血通络 化痰止咳	风湿痹痛，跌打损伤 疮肿，乳汁不下及经闭 咳嗽痰多	10～15g
丝瓜络	甘、平	肺、胃、肝	祛风通络 活血下乳	风湿痹 疮肿乳痈，乳汁不下	4.5～9g

三、祛风湿强筋骨药

具有祛风除湿，兼有补肝肾、强筋骨作用，主治风湿日久，亦用于肾虚腰痛等证的药物，称祛风湿强筋骨药。

五 加 皮

本品为五加科植物细柱五加 Acanthopanax gracilistylus W. W. Smith 的干燥根皮。主产于湖北、河南、安徽等地。夏、秋采挖，剥取根皮，晒干。切厚片，生用。

【性味归经】辛、苦，温。归肝、肾经。

【功效】祛风湿，补肝肾，强筋骨，利水。

【临床应用】

(1) 风湿痹证　本品燥湿祛寒，兼有补益之功，为强壮筋骨的祛风湿药，适宜于老人及久病体虚者。治风湿痹证，腰膝疼痛、筋脉拘挛，可单用或配当归、牛膝、地榆等，亦可与木瓜、松节等同用。

(2) 筋骨痿软，小儿行迟　本品补肝肾，强筋骨。治肝肾不足之筋骨痿软者，常与杜仲、牛膝等配伍；治小儿行迟，则与龟甲、牛膝、木瓜等同用。

(3) 水肿，脚气　本品温肾除湿利水。治水肿之小便不利，与茯苓皮、大腹皮、生姜皮、地骨皮配伍；若风寒湿壅滞之脚气肿痛，与远志等同用。

【用法用量】煎服，4.5～9g；或酒浸，入丸、散服。

桑　寄　生

本品为桑寄生科植物桑寄生 Taxillus chinensis（DC.）Danser 的干燥带叶茎枝。主产于广东、广西、云南等地。冬季至次春采割，除去粗茎，切段，干燥，或蒸后干燥。切厚片，生用。

【性味归经】苦、甘，平。归肝、肾经。

【功效】祛风湿，补肝肾，强筋骨，安胎。

【临床应用】

（1）风湿痹证　本品祛风湿、补肝肾、强筋骨，对痹证日久，伤及肝肾，见腰膝酸软、筋骨无力者尤宜，常与独活、杜仲、牛膝、桂心等同用。

（2）崩漏经多，妊娠漏血，胎动不安　本品补肝肾，养血，固冲任，安胎。治肝肾亏虚，见月经过多、崩漏、妊娠下血、胎动不安者，与阿胶、续断、当归、香附等配伍，或配阿胶、续断、菟丝子等。

【用法用量】煎服，9～15g。

其他祛风湿强筋骨药见表 9-12。

表 9-12　其他祛风湿强筋骨药简表

药名	性味	归经	功效	主治	用量
狗脊	苦、甘、温	肝、肾	祛风湿 补肝肾，强腰膝	风湿腰痛 肾虚腰软	6～12g
千年健	苦、辛、温	肝、肾	祛风湿 强筋骨，止痹痛	风湿痹痛 筋骨无力	4.5～9g
雪莲花	微苦、甘温	肝、肾	祛风湿，强筋骨 温肾阳，活血通经	风寒湿痹 肾虚，月经不调	0.6～3g
鹿衔草	甘、苦、温	肝、肾	祛风湿，强筋骨 调经止血	风湿痹痛 崩漏经多	25～50g

四、化湿药

以化湿运脾为主要作用的药物，称为化湿药。

藿　香

本品为唇形科植物广藿香 Pogostemon cablin（Blanco）Benth 的地上部分。主产于广东、海南等地。夏秋季枝叶茂盛时采割，切段，生用。

【性味归经】辛，微温。归脾、胃、肺经。

【功效】化湿，止呕，解暑。

【临床应用】

（1）湿阻中焦证　本品为芳香化湿浊要药。其性微温，多用于寒湿困脾所致的脘腹痞闷、少食作呕、神疲体倦等症，常与苍术、厚朴等同用。

(2) 呕吐 本品化湿，和中止呕。治湿浊中阻所致之呕吐，本品最为重要，常与半夏、丁香等同用。偏于湿热者，配黄连、竹茹等；治妊娠呕吐，配砂仁、苏梗等；脾胃虚弱者，配党参、白术等。

(3) 暑湿、湿温 本品化湿解暑。治暑月外感风寒、内伤生冷而致恶寒发热、头痛脘闷、呕恶吐泻者，配紫苏、厚朴、半夏等；若湿温病初起，湿热并重者，与黄芩、滑石、茵陈等同用。

【用法用量】煎服，5~10g。鲜品加倍。

【使用注意】阴虚血燥者不宜用。

苍 术

本品为菊科植物茅苍术 Atractylodes lancea（Thunb.）DC. 或北苍术 Atractylodes chinensis（DC.）Koidz. 的干燥根茎。主产于江苏、湖北、内蒙古、山西、辽宁等地。春、秋二季采挖，晒干。切片，生用、麸炒或米泔水炒用。

【性味归经】辛、苦，温。归脾、胃、肝经。

【功效】燥湿健脾，祛风散寒。

【临床应用】

(1) 湿阻中焦证 本品燥湿祛湿浊，健脾和胃。对湿阻中焦，脾失健运而致脘腹胀闷、呕恶食少、吐泻乏力、舌苔白腻等症最为适宜，常与厚朴、陈皮等配伍。治脾虚湿聚，水湿内停的痰饮或外溢之水肿，与茯苓、泽泻、猪苓等利水渗湿药同用。治湿热或暑湿证，则可与清热燥湿药同用。

(2) 风湿痹证 本品长于祛湿，故痹证湿胜者尤宜，常与薏苡仁、独活等祛风湿药同用。若湿热痹痛，可配石膏、知母等清热泻火药；或与黄柏、薏苡仁、牛膝配伍合用，用于湿热痿证。若与龙胆草、黄芩、栀子等清热燥湿药同用，可治下部湿浊带下、湿疮、湿疹等。

(3) 风寒夹湿表证 本品能开肌腠而发汗，祛肌表之风寒表邪，因其长于胜湿，故以风寒表证夹湿者最为适宜，常与羌活、白芷、防风等同用。

【用法用量】煎服，5~10g。

【使用注意】阴虚内热、气虚多汗者忌用。

砂 仁

本品为姜科植物阳春砂 Amomum uillosum Lour. 、绿壳砂 Amomum uillosum Lour. Var. xanthioides T. L. Wu et Senjen 或海南砂 AAmomum longiligulare T. L. Wu 的干燥成熟果实。主产于广东、广西、云南、福建等地。夏、秋间果实成熟时采收，晒干或低温干燥。用时打碎生用。

【性味归经】辛，温。归脾、胃、肾经。

【功效】化湿行气，温中止泻，安胎。

【临床应用】

（1）湿阻中焦及脾胃气滞证 本品化湿醒脾、行气温中之效均佳，"为醒脾调胃要药"。故凡湿阻或气滞所致之脘腹胀痛等脾胃不和诸证常用，以寒湿气滞者最为适宜。治湿阻中焦，与厚朴、陈皮、枳实等同用；治脾胃气滞，可与木香、枳实同用；治脾胃虚弱之证，可配健脾益气之党参、白术、茯苓等。

（2）脾胃虚寒吐泻 本品温中暖胃、止呕止泻，重在温脾。单用研末吞服，或与干姜、附子等药同用。

（3）气滞妊娠恶阻及胎动不安 本品行气和中，止呕安胎。若妊娠呕逆不能食，可单用，或与苏梗、白术等配伍；若气血不足，胎动不安者，可与人参、白术、熟地黄等配伍，以益气养血安胎。

【用法用量】煎服，3~6g，入汤剂宜后下。

【使用注意】阴虚血燥者慎用。

其他化湿药见表9-13。

表9-13 其他化湿药简表

药名	性味	归经	功效	主治	用量
豆蔻	辛、温	肺、脾、胃	化湿行气 温中止呕	湿滞中焦，呕吐 脾胃气滞	3~6g
草豆蔻	辛、温	脾、胃	燥湿行气 温中止呕	寒湿中阻，脾胃气滞 虚寒夹湿，久泻	3~6g
厚朴	苦、辛、温	脾、胃、肺、大肠	燥湿消痰 下气除满	湿阻中焦，脘腹胀满 食积气滞，腹胀便秘 痰饮喘咳	3~10g
佩兰	辛、平	脾、胃、肺	化湿，解暑	湿阻中焦 暑湿、湿温	5~10g
草果	辛、温	脾、胃	燥湿散寒 除痰截疟	寒湿中阻 疟疾	3~6g

第六节 利水渗湿药

以通利水道、渗泄水湿为主要功效，治疗水湿内停证的药物，称利水渗湿药。

一、利水消肿药

使小便畅利，水肿消退，具有利水消肿作用，治疗水湿内停之水肿及泄泻、痰饮等证的药物，称利水消肿药。

茯 苓

本品为多孔菌科真菌茯苓 Poria cocos（Schw.）Wolf 的干燥菌核。寄生于松科植物赤松或马尾松等树根上。野生或栽培，主产于云南、安徽、湖北、河南、四川等地。多于7～9月采挖。加工后生用。

【性味归经】甘、淡，平。归心、脾、肾经。

【功效】利水消肿，渗湿，健脾，宁心安神。

【临床应用】

(1) 水肿　本品既可祛邪，又可扶正，利水而不伤正气，为利水消肿之要药，用治寒热虚实各种水肿。治疗水湿内停所致之水肿、小便不利，与泽泻、猪苓、白术、桂枝等同用；治脾肾阳虚水肿，与附子、生姜等同用；治水热互结，阴虚小便不利、水肿，与滑石、阿胶、泽泻等合用。

(2) 痰饮　本品治痰饮之目眩心悸，与桂枝、白术、甘草等同用；若饮停于胃而呕吐者，多与半夏、生姜等合用。

(3) 脾虚泄泻　本品健脾渗湿止泻，用于脾虚湿盛泄泻，与山药、白术、薏苡仁等同用；善入脾经，能健脾补中，配以人参、白术、甘草，治疗脾胃虚弱，倦怠乏力、食少便溏。

(4) 心悸，失眠　本品益心脾，宁心安神。治心脾两虚，气血不足之心悸、失眠、健忘，多与黄芪、当归、远志等同用；若心气虚，不能藏神，惊恐而不安卧者，与人参、龙齿、远志等同用。

【用法用量】煎服，9～15g。

【使用注意】虚寒精滑者忌服。

泽　泻

本品为泽泻科植物泽泻 Alisma orientalis (Sam.) Juzep. 的干燥块茎。主产于福建、四川、江西等地。冬季茎叶开始枯萎时采挖，洗净，干燥，除去须根及粗皮，以水润透切片，晒干。麸炒或盐水炒用。

【性味归经】甘，寒。归肾、膀胱经。

【功效】利水消肿，渗湿，泄热。

【临床应用】

(1) 水肿，小便不利，泄泻　本品利水作用较强，治疗水湿停蓄之水肿、小便不利，与茯苓、猪苓、桂枝等合用；泻能利小便而实大便，治脾胃伤冷，水谷不分，泄泻不止，与厚朴、苍术、陈皮合用；泄水湿，行痰饮，治痰饮停聚，清阳不升之头目昏眩，与白术等同用。

(2) 淋证，遗精　本品清膀胱之热，泻肾经之虚火，下焦湿热者尤为适宜。治湿热淋证，与木通、车前子等药同用；对肾阴不足，相火偏亢之遗精、潮热，与熟地黄、山茱萸、牡丹皮等同用。

【用法用量】煎服，5～10g。

其他利水消肿药见表9-14。

表 9－14　其他利水消肿药简表

药名	性味	归经	功效	主治	用量
冬瓜皮	甘、凉	肺、小肠	利水消肿 清热解暑	水肿，小便不利 暑热烦渴	15～30g
玉米须	甘、平	膀胱、肝、胆	利水消肿 利湿退黄	水肿，小便不利 淋证，黄疸	30～60g
葫芦	甘、平	肺、肾	利水消肿 通淋退黄	面目浮肿，大腹水肿 脚气肿胀	15～30g
薏苡仁	甘、淡、凉	脾、胃、肺	利水消肿 渗湿，健脾 除痹 清热排脓	水肿，小便不利，脚气 脾虚泄泻 湿痹拘挛 肺痈，肠痈	9～30g
猪苓	甘、淡、平	肾、膀胱	利水消肿，渗湿	水肿，小便不利，泄泻	6～12g
香加皮	辛、苦、温，有毒	肝、肾、心	利水消肿 祛风湿，强筋骨	水肿，小便不利 风湿痹痛，肝肾不足，筋骨痿软无力	3～6g
泽漆	辛、苦、微寒，有毒	大肠、小肠、肺	利水消肿 化痰止咳 散结	大腹水肿，四肢面目浮肿 肺热咳嗽及痰饮喘咳 瘰疬，痰核，癣疮	5～10g
蝼蛄	咸、寒	膀胱、小肠	利水消肿	水肿，小便不利，石淋，癃闭	6～9g

二、利尿通淋药

以清利下焦湿热、利尿通淋为主要作用的药物，称利尿通淋药。

车　前　子

本品为车前科植物车前 Plantago asiatica L. 或平车前 P. depressa Willd. 的干燥成熟种子。前者分布于全国各地，后者分布于北方各省。夏、秋二季种子成熟时采收果穗。晒干，搓出种子，除去杂质。生用或盐水炙用。

【性味归经】甘，微寒。归肝、肾、肺、小肠经。

【功效】利尿通淋，渗湿止泻，明目，祛痰。

【临床应用】

（1）淋证，水肿　本品善通利水道，清膀胱热结。治疗湿热下注于膀胱而致小便淋沥涩痛者，与木通、滑石、瞿麦等清热利湿药同用；治水湿停滞水肿、小便不利，可与猪苓、茯苓、泽泻同用；若病久肾虚，腰重脚肿，可与牛膝、熟地黄、山茱萸、肉桂等同用。

（2）泄泻　本品利水湿，分清浊而止泻，即利小便以实大便。对于小便不利之水泻，可单用本品研末，米饮送服；若脾虚湿盛泄泻，可与白术同用；若暑湿泄泻，可与香薷、茯苓、猪苓等同用。

（3）目赤肿痛，目暗昏花，翳障　车前子善清肝热而明目，故治目赤涩痛，多与菊花、决明子等同用；若肝肾阴亏，两目昏花，则配熟地黄、菟丝子等养肝明目药。

（4）痰热咳嗽　本品清肺化痰止咳。治肺热咳嗽痰多，多与瓜蒌、浙贝母、枇杷叶等清肺化痰药同用。

【用法用量】煎服，9~15g。宜包煎。

【使用注意】肾虚遗滑者慎用。

滑　石

本品为硅酸盐类矿物滑石族滑石，主含含水硅酸镁 $[Mg_3 \cdot (Si_4O_{10}) \cdot (OH)_2]$。主产于山东、江西、山西、辽宁等地。全年可采。采挖后，除去泥沙及杂石，洗净，砸成碎块，研粉用，或水飞晾干用。

【性味归经】甘、淡，寒。归膀胱、肺、胃经。

【功效】利尿通淋，清热解暑，收湿敛疮。

【临床应用】

（1）热淋，石淋，尿热涩痛　本品清膀胱湿热而通利水道，为治淋证常用药。若治湿热下注之小便不利、热淋及尿闭等，与木通、车前子、瞿麦等同用；若用于石淋，可与海金沙、金钱草、木通等同用。

（2）暑湿，湿温　本品利水湿、解暑热，是治暑湿之常用药。若暑热烦渴，小便短赤，与甘草同用，即六一散；若湿温初起及暑温夹湿，见头痛恶寒、身重胸闷、脉弦细而濡，则与薏苡仁、白蔻仁、杏仁等同用。

（3）湿疮，湿疹，痱子　本品外用有清热收湿敛疮作用。治疗湿疮、湿疹，可单用或与枯矾、黄柏等为末，撒布患处；治疗痱子，与薄荷、甘草等制成痱子粉外用。

【用法用量】煎服，10~20g。宜包煎。外用适量。

【使用注意】脾虚、热病伤津者及孕妇忌用。

其他利尿通淋药见表9-15。

表9-15　其他利尿通淋药简表

药名	性味	归经	功效	主治	用量
瞿麦	苦、寒	心、小肠、膀胱	利尿通淋	热淋	9~15g
萹蓄	苦、微寒	膀胱	利尿通淋 杀虫止痒	热淋，血淋 湿疹阴痒，虫积腹痛	9~15g
关木通	苦、寒；有毒	心、小肠、膀胱	利尿通淋 清心火 通经下乳	热淋涩痛，水肿 口舌生疮，心烦尿赤 经闭乳少	3~6g
通草	甘、淡、微寒	肺、胃	利尿通淋 通气下乳	淋证，水肿 产后乳汁不下	6~12g

续表

药名	性味	归经	功效	主治	用量
地肤子	辛、苦、寒	膀胱、肾	清热利湿 止痒	热淋 湿疹，风疹 皮肤瘙痒，阴痒	9～15g
海金沙	甘、咸、寒	膀胱、小肠	利尿通淋	各种淋证	6～15g
石韦	苦、甘、微寒	肺、膀胱	利尿通淋 清肺止咳 凉血止血	热淋，石淋，血淋 肺热咳喘 血热出血证	6～12g
冬葵子	甘、寒	大肠、小肠、膀胱	利水通淋 下乳 润肠通便	淋证，水肿 产后乳汁不下，乳房胀痛，肠燥便秘	3～9g
灯心草	甘、淡、微寒	心、肺、小肠	利尿通淋 清心除烦	热淋 心烦失眠，小儿夜啼，口舌生疮，咽痛	1～3g
萆薢	苦、平	脾、胃	利湿浊 祛风湿	膏淋、白浊 风湿痹证	10～15g

三、利湿退黄药

以清利湿热、利胆退黄为主要作用，主治湿热黄疸的药物，称利湿退黄药。

茵　陈

本品为菊科植物滨蒿 Artemisia scoparia Waldst. et Kit. 或茵陈蒿 Artemisia capillaries Thunb. 的干燥地上部分。我国大部分地区有分布，主产于陕西、山西、安徽等地。春季幼苗高 6～10cm 时采收，或秋季花蕾长成时采割。春季采收的习称"绵茵陈"，秋季采割的称"茵陈蒿"。除去杂质及老茎，晒干。生用。

【性味归经】苦、辛，微寒。归脾、胃、肝、胆经。

【功效】利湿退黄，解毒疗疮。

【临床应用】

(1) 黄疸　本品清利脾胃肝胆湿热，使之从小便而出，为治黄疸之要药。若治疗身目发黄、小便短赤之阳黄证，与栀子、黄柏、大黄等同用；若黄疸湿重于热者，可与茯苓、猪苓等同用；若治疗脾胃寒湿郁滞，阳气不得宣运之阴黄，多与附子、干姜等配用。

(2) 湿疮瘙痒　本品有解毒疗疮之功，用于湿热内蕴之风瘙隐疹、湿疮瘙痒，可单味煎汤外洗，也可与黄柏、苦参、地肤子等同用。

【用法用量】煎服，6～15g。外用适量，煎汤熏洗。

【使用注意】蓄血发黄及血虚萎黄者慎用。

金 钱 草

本品为报春花科植物过路黄 Lysimachia christinae Hance 的干燥全草。江南各省均有分布。夏、秋二季采收。除去杂质,晒干。切段,生用。

【性味归经】 甘、咸,微寒。归肝、胆、肾、膀胱经。

【功效】 利湿退黄,利尿通淋,解毒消肿。

【临床应用】

(1) 湿热黄疸 本品清肝胆之火,除下焦湿热,有清热利湿退黄之功。治湿热黄疸,常与茵陈、栀子、虎杖等同用。

(2) 石淋,热淋 本品利尿通淋,善消结石,善治石淋,可单用大剂量金钱草煎汤代茶饮,或与海金沙、鸡内金、滑石等同用;治热淋,与车前子、萹蓄等同用;能清肝胆湿热,消胆石,常与茵陈、大黄、郁金等同用。

(3) 痈肿疔疮,毒蛇咬伤 本品解毒消肿,治恶疮肿毒、毒蛇咬伤等,可用鲜品捣汁内服或捣烂外敷,或与蒲公英、野菊花等同用。

【用法用量】 煎服,15~60g。鲜品加倍。外用适量。

其他利湿退黄药见表9-16。

表9-16 其他利湿退黄药简表

药名	性味	归经	功效	主治	用量
地耳草	苦、平	肝、胆	利湿退黄	湿热黄疸	15~30g
			清热解毒	肺痈,肠痈,痈疮肿毒	
			活血消肿	跌打损伤	
垂盆草	甘、淡、微酸、凉	肝、胆、小肠	利湿退黄	湿热黄疸	15~30g
			清热解毒	痈疮肿毒,毒蛇咬伤	
虎杖	微苦、微寒	肝、胆、肺	利湿退黄	湿热黄疸,淋浊,带下	9~15g
			清热解毒	水火烫伤,痈肿疮毒,	
			散瘀止痛	毒蛇咬伤	
			化痰止咳	经闭,癥瘕,跌打损伤	
				肺热咳嗽	

第七节 温 里 药

以温里祛寒为主要功效,治疗里寒证的药物,称温里药,又称"祛寒药"。

附 子

本品为毛茛科植物乌头 Aconitum carmichaeli Debx. 的子根的加工品。主产于四川、湖北、湖南等地。6月下旬至8月上旬采挖,除去母根、须根。加工炮制为盐附子、黑附片、白附片、淡附片、炮附片。

【性味归经】辛、甘，大热。有毒。归心、肾、脾经。

【功效】回阳救逆，补火助阳，散寒止痛。

【临床应用】

(1) 亡阳证　本品上助心阳、中温脾阳、下补肾阳，为"回阳救逆第一品药"。与干姜、甘草同用，治吐利汗出、发热恶寒、四肢拘急、手足厥冷，或大汗、大吐、大泻所致亡阳证；本品回阳救逆，人参能大补元气，二者同用，可治亡阳兼气脱者；若寒邪入里，直中三阴，见四肢厥冷、恶寒蜷卧、吐泻腹痛、脉沉迟无力或无脉者，可与干姜、肉桂、人参同用。

(2) 阳虚证　本品峻补元阳、益火消阴，凡肾、脾、心诸脏阳气衰弱者皆可应用。配肉桂、山茱萸、熟地黄等，可治肾阳不足，命门火衰所致阳痿滑精、宫寒不孕、腰膝冷痛、夜尿频多者；配党参、白术、干姜等，可治脾肾阳虚、寒湿内盛所致脘腹冷痛、大便溏泻等；与茯苓、白术等同用，可治脾肾阳虚，水气内停所致小便不利、肢体浮肿者；若治心阳衰弱，见心悸气短、胸痹心痛者，可与人参、桂枝等同用；治阳虚兼外感风寒者，常与麻黄、细辛等同用。

(3) 寒痹证　本品温经通络，逐经络中风寒湿邪，有较强的散寒止痛作用，尤善治寒痹痛剧者，常与桂枝、白术、甘草等同用。

【用法用量】煎服，3～15g；本品有毒，宜先煎0.5～1小时，以口尝无麻辣感为度。

【使用注意】孕妇及阴虚阳亢者忌用。反半夏、瓜蒌、贝母、白蔹、白及。生品外用，内服须炮制。若内服过量，或炮制、煎煮方法不当，可引起中毒。

肉　桂

本品为樟科植物肉桂 Cinnamomum cassia Presl 的干燥树皮。主产于广东、广西、海南、云南等地。多于秋季剥取，刮去栓皮，阴干。生用。

【性味归经】辛、甘，大热。归肾、脾、心、肝经。

【功效】补火助阳，散寒止痛，温经通脉，引火归原。

【临床应用】

(1) 阳痿，宫冷　本品补火助阳、益阳消阴，为治命门火衰之要药。配附子、熟地黄、山茱萸等，用治肾阳不足，命门火衰之阳痿宫冷、腰膝冷痛、夜尿频多、滑精遗尿等。

(2) 腹痛，寒疝　本品助阳以补虚，辛热散寒以止痛，善去痼冷沉寒。治寒邪内侵或脾胃虚寒的脘腹冷痛，可单用研末，以酒煎服，或与干姜、高良姜、荜茇等同用；治寒疝腹痛，多与吴茱萸、小茴香等同用。

(3) 腰痛，胸痹，阴疽，闭经，痛经　本品行气血、运经脉、散寒止痛。与独活、桑寄生、杜仲等同用，治风寒湿痹，尤以治寒痹腰痛为主；与附子、干姜、川椒等同用，可治胸阳不振，寒邪内侵的胸痹心痛；与鹿角胶、炮姜、麻黄等同用，治阳虚寒凝，血滞痰阻的阴疽、流注等；若与当归、川芎、小茴香等同用，可治冲任虚寒，寒凝血滞的闭经、痛经等。

(4) 虚阳上浮诸证　　本品能使因下元虚衰所致上浮之虚阳回归故里，故曰引火归原。用治元阳亏虚，虚阳上浮，症见面赤、虚喘、汗出、心悸、失眠、脉微弱者，与山茱萸、五味子、人参、牡蛎等同用。

此外，久病体虚、气血不足者，在补气益血方中加入少量肉桂，有鼓舞气血生长之效。

【用法用量】煎服，1~4.5g，宜后下；研末冲服，每次1~2g。

【使用注意】阴虚火旺，里有实热，血热妄行出血者及孕妇忌用。畏赤石脂。

其他温里药见表9-17。

表9-17　其他温里药简表

药名	性味	归经	功效	主治	用量
小茴香	辛、温	肝、脾、胃、肾	散寒止痛 理气和中	寒疝腹痛，少腹冷痛，痛经，中寒气滞证	3~6g
丁香	辛、温	肺、脾、胃、肾	温中降逆 散寒止痛 温肾助阳	胃寒呕吐、呃逆 腹冷痛 肾虚阳痿	1~3g
高良姜	辛、热	脾、胃	散寒止痛 温中止呕	胃寒腹痛 胃寒呕吐	3~6g
干姜	辛、热	脾、胃、肾、心、肺	温中散寒 回阳通脉 温肺化饮	腹痛，呕吐，泄泻 亡阳证 寒饮喘咳	3~10g
吴茱萸	辛、苦、热；有小毒	肝、脾、胃、肾	散寒止痛 降逆止呕 助阳止泻	寒凝疼痛 胃寒呕吐 虚寒泄泻	1.5~4.5g
胡椒	辛、热	大肠、胃	温中止痛 下气消痰	脾胃寒证 癫痫	2~4g
花椒	辛、热	脾、胃、肾	温中止痛 杀虫止痒	脾胃寒证 湿疹瘙痒，阴痒，蛔虫腹痛	3~6g

第八节　理　气　药

以疏理气机为主要功效，治疗气机不畅之气滞、气逆证的药物，称理气药，又称行气药。

陈　皮

本品为芸香科植物橘 Citrus reticulata Blanco 及其栽培变种的成熟干燥果皮。主产于广东、福建、四川、浙江、江西等地。秋末冬初果实成熟时采收果皮，晒干或低温干燥。以陈久者为佳，故称陈皮。切丝，生用。

【性味归经】辛、苦，温。归脾、肺经。

【功效】理气健脾，燥湿化痰。

【临床应用】

（1）脾胃气滞证　本品行气止痛、健脾和中，对寒湿阻中之气滞最宜。治疗中焦寒湿，脾胃气滞，见脘腹胀痛、恶心呕吐、泄泻等，常与苍术、厚朴等同用；若食积气滞，见脘腹胀痛，可配山楂、神曲等同用；若外感风寒，内伤湿滞之腹痛、呕吐、泄泻，可配藿香、苏叶等同用；若脾虚气滞，见腹痛喜按、不思饮食、食后腹胀、便溏舌淡者，可与党参、白术、茯苓等同用；若脾胃气滞较甚，脘腹胀痛较剧者，与木香、枳实等同用，以增强行气止痛之功。

（2）呕吐、呃逆证　本品善疏理气机，调畅中焦，使之升降有序。治呕吐、呃逆，配伍生姜、竹茹、大枣等；若脾胃寒冷，呕吐不止，与生姜、甘草等同用。

（3）湿痰、寒痰咳嗽　本品燥湿化痰，温化寒痰，宣肺止咳，为治痰之要药。治湿痰咳嗽，多与半夏、茯苓等同用；若治寒痰咳嗽，多与干姜、细辛、五味子等同用；治脾虚失运而致痰湿犯肺者，可配党参、白术等同用。

（4）胸痹证　本品温通，入肺走胸，行气通痹止痛。治疗胸痹胸中气塞、短气，可配伍枳实、生姜等药。

【用法用量】煎服，3～9g。

枳　　实

本品为芸香科植物酸橙 Citrus aurantium L. 及其栽培变种或甜橙 Citrus sinensis Osbeck 的干燥幼果。主产于四川、江西、福建、江苏等地。5～6月间采集自落的果实，自中部横切为两半，晒干或低温干燥，较小者直接晒干或低温干燥。用时洗净、闷透，切薄片，干燥。生用或麸炒用。

【性味归经】苦、辛、酸，温。归脾、胃经。

【功效】破气除痞，化痰消积。

【临床应用】

（1）胃肠积滞，湿热泻痢　本品善破气除痞、消积导滞。治饮食积滞之脘腹痞满胀痛，与山楂、麦芽、神曲等同用；若胃肠积滞，热结便秘之腹满胀痛，与大黄、芒硝、厚朴等同用；治湿热泻痢，里急后重，与黄芩、黄连等同用。

（2）胸痹、结胸　本品行气化痰以消痞，破气除满而止痛。治胸阳不振、痰阻胸痹之胸中满闷、疼痛，多与薤白、桂枝、瓜蒌等同用；治痰热结胸，与黄连、瓜蒌、半夏同用；治心下痞满、食欲不振，可与半夏曲、厚朴等同用。

（3）气滞胸胁疼痛　本品善破气行滞而止痛，治疗气血阻滞之胸胁疼痛，常与川芎配伍；若属寒凝气滞，可配桂枝。

（4）产后腹痛　本品行气助活血止痛，与芍药等份为末服用，用治产后瘀滞腹痛、烦躁，或与当归、益母草同用。

【用法用量】煎服，3～9g，大量可用至30g。炒后性较平和。

【使用注意】孕妇慎用。

乌 药

本品为樟科植物乌药 Lindera aggregata（Sims）Kosterm. 的块根。主产于浙江、安徽、江苏、陕西等地。全年均可采挖，除去细根，洗净，趁鲜切片，晒干。生用或麸炒用。

【性味归经】辛，温。归肺、脾、肾、膀胱经。

【功效】行气止痛，温肾散寒。

【临床应用】

(1) 寒凝气滞之胸腹诸痛证　本品入肺而宣通，入脾而宽中，治胸腹胁肋闷痛，常与香附、甘草等同用，或与薤白、瓜蒌皮、延胡索等同用；若治脘腹胀痛，可配伍木香、青皮、莪术等，或与香附、木香、陈皮等同用；治寒疝腹痛，多与小茴香、青皮、高良姜等同用；治寒凝气滞痛经，可与当归、香附、木香等同用。

(2) 尿频，遗尿　本品入肾与膀胱经，温肾散寒，缩尿止遗。与益智仁、山药等同用，治肾阳不足、膀胱虚冷之小便频数、小儿遗尿。

【用法用量】煎服，3 ~ 9g。

其他理气药见表9 – 18。

表9 – 18　其他理气药简表

药名	性味	归经	功效	主治	用量
檀香	辛、温	脾、胃、肺	理气调中 散寒止痛	寒凝气滞，胃脘冷痛 呕吐食少	2 ~ 5g
川楝子	苦、寒；有小毒	肝、胃、小肠、膀胱	疏肝泄热 行气止痛 杀虫疗癣	肝郁化火 胁肋胀痛 虫积腹痛	4.5 ~ 9g
青木香	辛、苦、微寒	肝、胃	行气止痛 解毒消肿	肝胃气滞证 痈疮疔毒，皮肤湿疮， 毒蛇咬伤	3 ~ 9g
青皮	苦、辛、温	肝、胆、胃	疏肝破气 消积化滞	肝郁气滞，脘腹疼痛 食积腹痛，癥瘕积聚， 久疟痞块	3 ~ 9g
木香	辛、苦、温	脾、胃、大肠、胆、三焦	行气止痛 健脾消食	脾胃气滞，泻痢里急后 重，腹痛胁痛，黄疸， 疝气疼痛，气滞血瘀之 胸痹	1.5 ~ 6g
沉香	辛、苦、微温	脾、胃、肾	行气止痛 温中止呕 纳气平喘	胸腹胀痛 胃寒呕吐 虚喘证	1 ~ 3g
佛手	辛、苦、温	肝、脾、胃、肺	疏肝解郁 理气和中 燥湿化痰	肝郁胸胁胀痛 气滞脘腹疼痛 久咳痰多，胸闷作痛	3 ~ 9g

续表

药名	性味	归经	功效	主治	用量
薤白	辛、苦、温	肺、胃、大肠	通阳散结 行气导滞	胸痹证 脘腹痞满胀痛 泻痢里急后重	5～10g
荔枝核	辛、微苦、温	肝、胆	理气止痛 祛寒散结	疝气痛，睾丸肿痛 痛经，产后腹痛	4.5～9g
香附	辛、微苦、微甘、平	肝、三焦	疏肝理气 调经止痛	肝郁气滞诸痛 月经不调证	6～9g
玫瑰花	甘、微苦、温	肝、胃	行气解郁 活血止痛	肝胃不和证 气滞血瘀证，外伤肿痛	1.5～6g
大腹皮	辛、微温	脾、胃、大肠、小肠	行气导滞 利水消肿	胃肠气滞证 水肿，脚气肿痛	4.5～9g
甘松	辛、肝、温	脾、胃	行气止痛 开郁醒脾	中焦寒凝气滞 脾胃不和证	3～6g
九香虫	咸、温	肝、脾、肾	理气止痛 温肾助阳	肝胃气滞，胸胁胀痛 肾阳不足证	3～9g
刀豆	甘、温	胃、肾	降气止呃 温肾助阳	虚寒呃逆 肾虚腰痛	6～9g
柿蒂	苦、平	胃	降气止呃	呃逆证	4.5～9g

第九节 消 食 药

以消化食积为主要功效，治疗饮食积滞的药物，称为消食药。

山 楂

本品为蔷薇科植物山里红 Crataegus pinnatifida Bge. var. major N. E. Br. 或山楂 Crataegus pinnatifida Bge. 的成熟果实。主产于河南、山东、河北等地，以山东产量大而质佳。多为栽培品。秋季果实成熟时采收，切片，干燥。生用或炒用。

【性味归经】酸、甘，微温。归脾、胃、肝经。

【功效】消食化积，行气散瘀。

【临床应用】

(1) 饮食积滞证 本品功善消食化积，治各种饮食积滞，为消化油腻肉食积滞之要药。凡肉食积滞之脘腹胀满、嗳气吞酸、腹痛便溏者，以单味煎服；若配莱菔子、神曲等，可加强消食化积之功。若配木香、青皮以行气消滞，治积滞脘腹胀痛。

(2) 泻痢腹痛，疝气痛 本品生能行气散结止痛，炒用兼能止泻止痢。治泻痢腹痛，单用焦山楂水煎服，或用山楂炭研末服，亦可配木香、槟榔等同用。治疝气痛，常与橘核、荔枝核等同用。

(3) 瘀阻胸腹痛，痛经　本品通行气血，活血祛瘀止痛。治瘀血阻滞之胸胁痛，与川芎、桃仁、红花等同用；若治疗产后瘀阻腹痛、恶露不尽或痛经、经闭，单用本品加糖水煎服，或与当归、香附、红花等同用。

【用法用量】煎服，10～15g，大剂量可用至30g。生山楂、炒山楂多用于消食散瘀，焦山楂、山楂炭多用于止泻痢。

【使用注意】脾胃虚弱而无积滞者或胃酸分泌过多者均慎用。

鸡 内 金

本品为雉科动物家鸡 Gallus gallus domesticus Brisson 的沙囊内壁。全国各地均产。杀鸡后，取出鸡肫，趁热剥取内壁，洗净，干燥。生用、炒用或醋制入药。

【性味归经】甘，平。归脾、胃、小肠、膀胱经。

【功效】消食健胃，涩精止遗。

【临床应用】

(1) 饮食积滞，小儿疳积　本品消食化积作用较强，健运脾胃，广泛用于米面薯芋乳肉等各种食积证。病情较轻者，单味研末服即有效；若配山楂、麦芽等，可增强消食导滞作用，治疗食积较重者。若与白术、山药、使君子等同用，可治小儿脾虚疳积。

(2) 肾虚遗精、遗尿　本品固精缩尿止遗，单味炒焦研末，温酒送服治遗精；若以本品配菟丝子、桑螵蛸等，可治遗尿。

(3) 石淋证，胆结石　本品有化坚消石之功，治小便淋沥、痛不可忍。现常与金钱草等药同用，治石淋证或胆结石。

【用法用量】煎服，3～10g；研末服，每次1.5～3g。研末服效果比煎剂好。

【使用注意】脾虚无积滞者慎用。

其他消食药见表9－19。

表9－19　其他消食药简表

药名	性味	归经	功效	主治	用量
谷芽	甘、平	脾、胃	消食健胃	食积停滞	9～15g
莱菔子	辛、甘、平	脾、胃、肺	消食除胀 降气化痰	食积气滞 痰盛气喘	6～10g
神曲	甘、辛、温	脾、胃	消食和胃	饮食积滞	6～15g
麦芽	甘、平	脾、胃、肝	消食健胃 回乳消胀	米面薯芋食滞 断乳、乳房胀痛	10～15g
鸡矢藤	甘、苦、微寒	脾、胃、肝、肺	消食健胃 化痰止咳 清热解毒 止痛	饮食积滞，小儿疳积 热痰咳嗽，咽喉肿痛 热毒泻痢 疮痈肿毒及多种痛证	15～60g

第十节 驱 虫 药

以驱除或杀灭人体内寄生虫为主要功效，治疗虫证的药物，称驱虫药。

槟 榔

本品为棕榈科植物槟榔 Areca catechu L. 的干燥成熟种子。主产于海南、福建、云南、广西、台湾等地。春末至秋初采收成熟果实，用水煮后，干燥，除去果皮，取出种子，晒干。浸透切片或捣碎用。

【性味归经】苦、辛，温。归胃、大肠经。

【功效】杀虫消积，行气，利水，截疟。

【临床应用】

(1) 多种肠道寄生虫病 本品对绦虫、蛔虫、蛲虫、钩虫、姜片虫等肠道寄生虫均有驱杀作用，同时有泻下驱除虫体之优点。但治绦虫病疗效最佳，可单用，或与木香同用；现代多与南瓜子同用，其杀绦虫效果更佳。与使君子、苦楝皮等同用，治蛔虫病、蛲虫病；与乌梅、甘草等配伍，治姜片虫病。

(2) 食积气滞，泻痢后重 本品善行胃肠之气，消积导滞，缓泻通便。与木香、青皮、大黄等同用，治疗食积气滞、腹胀便秘等；与木香、黄连、芍药等同用，可治湿热泻痢，如芍药汤。

(3) 水肿，脚气肿痛 本品利水行气。与商陆、泽泻、木通等同用，治疗水肿实证之二便不利；与木瓜、吴茱萸、陈皮等配伍，用治寒湿脚气肿痛。

(4) 疟疾 本品截疟，与常山、草果等同用。

【用法用量】煎服，3～10g。驱绦虫、姜片虫30～60g。生用力佳，炒用力缓。

【使用注意】脾虚便溏或气虚下陷者忌用；孕妇慎用。

其他驱虫药见表9-20。

表 9 - 20 其他驱虫药简表

药名	性味	归经	功效	主治	用量
南瓜子	甘、平	胃、大肠	杀虫	绦虫病	60～120g
鹤草芽	苦、涩、凉	肝、小肠、大肠	杀虫	绦虫病	30～45g
使君子	甘、温	脾、胃	杀虫消积	蛔虫病，蛲虫病 小儿疳积	9～12g
苦楝皮	苦、寒，有毒	肝、脾、胃	杀虫 疗癣	蛔虫、蛲虫、钩虫等病 疥癣，湿疮	4.5～9g
雷丸	苦、寒，有小毒	胃、大肠	杀虫	绦虫病、钩虫病、蛔虫病	15～20g
鹤虱	苦、辛、平，有小毒	脾、胃	杀虫消积	虫积腹痛	3～10g

药名	性味	归经	功效	主治	用量
榧子	甘、平	肺、胃、大肠	杀虫消积通便，润肺	虫积腹痛、肠燥便秘肺燥咳嗽	10～15g
芜荑	辛、苦、温	脾、胃	杀虫，消积	虫积腹痛、小儿疳积外用祛湿杀虫止痒	3～10g

第十一节 止 血 药

以制止体内、外出血为主要功效，治疗各种出血病证的药物，称止血药。

一、凉血止血药

具有清热作用，又有止血功效的药物，称为凉血止血药。

小 蓟

本品为菊科植物刺儿菜 Cirsium setosum（Willd.）MB. 或刻叶刺儿菜 Cephanoplos setosum（Willd.）Kitarn. 的地上部分或根。全国大部分地区均产。夏、秋季花期采集。除去杂质，晒干。生用或炒炭用。

【性味归经】甘、苦，凉。归心、肝经。

【功效】凉血止血，散瘀解毒消痈。

【临床应用】

(1) 血热出血证　本品善清血分之热而凉血止血，血热妄行所致诸血证皆可选用。单用本品捣汁服，治九窍出血；本品捣烂外涂，治金疮出血；与大蓟、侧柏叶、茅根、茜草等同用，治疗多种出血证。本品利尿通淋，善治尿血、血淋，可单味应用，或配伍生地黄、滑石、山栀、淡竹叶等。

(2) 热毒痈肿　本品清热解毒、散瘀消肿，治疗热毒疮疡之初起肿痛，可单用鲜品捣烂敷患处，也可与乳香、没药等同用。

【用法用量】煎服，10～15g，鲜品加倍。外用适量，捣敷患处。

地 榆

本品为蔷薇科植物地榆 Sanguisorba officinalis L. 或长叶地榆 Sanguisorba officinalis L. var. longifolia（Bert.）Yu et Li 的根。主产于安徽、浙江、江苏、江西等地。春季将发芽时或秋季植株枯萎后采挖。除去须根，洗净，晒干。生用，或炒炭用。

【性味归经】苦、酸、涩，微寒。归肝、大肠经。

【功效】凉血止血，解毒敛疮。

【临床应用】

(1) 血热出血证　本品凉血止血、收敛止血，治多种血热出血证，尤宜于下焦之下血。用治因热便血者，配伍生地黄、白芍、黄芩、槐花等；治痔疮出血，血色鲜红者，与槐角、防风、黄芩、枳壳等配伍；治血热甚，崩漏量多色红，兼见口燥唇焦者，与生地黄、黄芩、牡丹皮等同用。本品清热解毒、凉血涩肠而止痢，对血痢不止者亦有良效，常与甘草等同用。

（2）烫伤、湿疹、疮疡痈肿　本品泻火解毒、敛疮，为治水火烫伤之要药，可单味研末以麻油调敷，或配大黄粉，或配黄连、冰片研末调敷；治湿疹及皮肤溃烂，可以本品浓煎外洗，或用纱布浸药外敷，亦可配煅石膏、枯矾研末外掺患处。本品清热凉血、解毒消肿，治疮疡痈肿，无论成脓与否均可应用。若初起未成脓者，可单用地榆煎汁浸洗，或湿敷患处；若已成脓者，可用单味鲜地榆叶，或配伍其他清热解毒药，捣烂外敷局部。

【用法用量】煎服，10～15g，大剂量可用至30g；或入丸、散。外用适量。止血多炒炭用，解毒敛疮多生用。

其他凉血止血药见表9-21。

表9-21　其他凉血止血药简表

药名	性味	归经	功效	主治	用量
侧柏叶	苦、涩、微寒	肺、肝	凉血止血	各种出血	10～15g
			祛痰止咳	咳嗽痰多	
				外敷可治丹毒、疖腮等	
白茅根	甘、寒	肺、胃、膀胱	凉血止血	血热出血	15～30g
			清热利尿	热淋，水肿，小便不利	
大蓟	甘、苦、凉	心、肝	凉血止血	血热出血	10～15g
			散瘀解毒消痈	热毒痈肿	
槐花	苦、微寒	肝、大肠	凉血止血	血热出血	10～15g
			清肝泻火	目赤、头痛	
苎麻根	甘、寒	心、肝	凉血止血	血热出血	10～30g
			安胎	胎漏下血，胎动不安	
			清热解毒	热毒疮痈，蛇虫咬伤	

二、化瘀止血药

能止血又能化瘀，有止血而不留瘀的特点，主治瘀血内阻，血不循经之出血病证的药物，称化瘀止血药。

三　七

本品为五加科植物三七 Panax notoginseng（Burk.）F. H. Chen 的干燥根。主产于云南、广西等地。夏末秋初开花前或冬季种子成熟后采挖，去尽泥土，洗净，晒干。生用或研细粉用。

【性味归经】甘、微苦，温。归肝、胃经。

【功效】化瘀止血，活血定痛。

【临床应用】

（1）出血证　本品功善止血，化瘀生新，有止血不留瘀、化瘀不伤正的特点，各种出血，无论有无瘀滞，均可应用。单味内服、外用均有良效。治吐血、衄血、崩漏，单用本品，米汤调服；若治咳血、吐血、衄血及二便下血，可与花蕊石、血余炭合用；治各种外伤出血，可单用本品研末外掺，或配龙骨、血竭、象皮等同用。

（2）跌打损伤，瘀血肿痛　本品活血化瘀、消肿定痛，为治瘀血诸证之佳品，亦为伤科之要药。凡跌打损伤或筋骨折伤、瘀血肿痛等，本品皆为首选药物，可单味应用，以三七为末，黄酒或白开水送服；若皮破者，亦可用三七粉外敷。若配伍活血行气药，活血定痛之功更著。本品有散瘀止痛、活血消肿之功，对痈疽肿痛也有良效。治无名痈肿，疼痛不已，以本品研末，米醋调涂；治痈疽破烂，常与乳香、没药、儿茶等同用。

【用法用量】多研末吞服，1～1.5g；煎服，3～10g；亦入丸、散。外用适量，研末外掺或调敷。

【使用注意】孕妇慎用。

茜 草

本品为茜草科植物茜草 Rubia cordifolia L. 的干燥根及根茎。主产于安徽、江苏、山东、河南、陕西等地。春、秋二季采挖，除去茎苗及细须根，洗净，晒干。生用或炒用。

【性味归经】苦，寒。归肝经。

【功效】凉血化瘀止血，通经。

【临床应用】

（1）出血证　本品善走血分，既能凉血止血，又能活血行血，故用于血热妄行或血瘀脉络之出血诸证。治吐血不止，单用本品为末煎服；若治衄血，与艾叶、乌梅同用；治血热崩漏，常配生地黄、生蒲黄、侧柏叶等；与黄芪、白术、山茱萸等同用，可治气虚不摄的崩漏下血；治尿血，常与小蓟、白茅根等同用。

（2）血瘀经闭，跌打损伤，风湿痹痛　本品通经络、行瘀滞，故用治经闭、跌打损伤、风湿痹痛等血瘀经络闭阻之证，为妇科调经要药。治血滞经闭，单用本品，以酒煎服，或配桃仁、红花、当归等同用；治跌打损伤，可单味泡酒服，或与三七、乳香、没药等同用；治痹证，也可单用浸酒服，或与鸡血藤、海风藤、延胡索等同用。

【用法用量】煎服，10～15g，大剂量可用至30g；亦入丸、散。止血炒炭用，活血通经生用或酒炒用。

其他化瘀止血药见表9-22。

表9-22　其他化瘀止血药简表

药名	性味	归经	功效	主治	用量
蒲黄	甘、平	肝、心包	化瘀，止血 通淋	出血诸证，瘀血痛证 血淋尿血	3～10g
花蕊石	酸、涩、平	肝	收敛止血，化瘀	各种出血证	10～15g
降香	辛、温	肝、脾	化瘀止血 活血止痛 降气辟秽	各种出血证 血瘀气滞疼痛 跌打损伤疼痛	3～6g

三、收敛止血药

既有收敛又有止血作用，治疗各种出血而无瘀滞证的药物，称收敛止血药。

白 及

本品为兰科植物白及 Bletilla striata（Thunb.）Reichb. f. 的块茎。主产于贵州、四川、湖南、湖北、河南等地。夏、秋二季采挖，除去须根，洗净，晒干。生用。

【性味归经】苦、甘、涩，寒。归肺、胃、肝经。

【功效】收敛止血，消肿生肌。

【临床应用】

（1）出血证　本品为收敛止血之要药，可用治体内外诸出血证。治诸内出血证，用单味研末，糯米汤调服；治咯血，可配伍枇杷叶、阿胶等；治吐血，与茜草、生地黄、牡丹皮、牛膝等煎服；治衄血，可以本品为末，童便调服；治外伤或金刃创伤出血，可单味研末外掺或水调外敷；治创伤出血不止，与白蔹、黄芩、龙骨等研细末，掺疮口上。

（2）痈肿疮疡，手足皲裂，水火烫伤　本品为外疡消肿生肌的常用药。对于疮疡，无论未溃或已溃，均可应用。若疮疡初起，可单用研末外敷，或与金银花、皂角刺、乳香等同用；若疮痈已溃，久不收口者，与黄连、贝母、轻粉、五倍子等为末外敷；治手足皲裂，可以之研末，麻油调涂，能促进裂口愈合；治水火烫伤，可以本品研末，用油调敷，或以白及粉、煅石膏粉、凡士林调膏外用，能促进生肌结痂。

【用法用量】煎服，3～10g，大剂量可用至30g；亦可入丸、散，入散剂，每次用2～5g；研末吞服，每次1.5～3g。外用适量。

【使用注意】不宜与乌头类药材同用。

仙 鹤 草

本品为蔷薇科植物龙牙草 Agrimonia pilosa Ledeb. 的全草。主产于浙江、江苏、湖南、湖北等地。夏、秋二季茎叶茂盛时采割，除去杂质，晒干。生用或炒炭用。

【性味归经】苦、涩，平。归心、肝经。

【功效】收敛止血，止痢，截疟，补虚。

【临床应用】

（1）出血证　本品收敛止血，用于全身各部之出血证。其药性平和，凡出血诸证，不分寒热虚实，皆可应用。如治血热妄行之出血证，可与生地黄、侧柏叶、牡丹皮等凉血止血药同用；若用于虚寒性出血证，可与党参、熟地黄、炮姜、艾叶等益气补血、温经止血药同用。

（2）腹泻、痢疾　本品涩肠止泻止痢，能补虚，又能止血，故对于血痢及久病泻痢尤为适宜。可单用本品水煎服，治疗赤白痢，也可配伍其他药物同用。

（3）疟疾寒热　本品解毒截疟。治疗疟疾寒热，可单以本品研末，于疟发前2小时吞服，或水煎服。

（4）**脱力劳伤** 本品补虚、强壮，用治劳力过度所致的脱力劳伤，症见神疲乏力、面色萎黄而纳食正常者，与大枣同煮，食枣饮汁；若气血亏虚，见神疲乏力、头晕目眩者，可与党参、熟地黄、龙眼肉等同用。

【用法用量】煎服，3～10g，大剂量可用至30～60g。外用适量。

其他收敛止血药见表9–23。

表 9 – 23　其他收敛止血药简表

药名	性味	归经	功效	主治	用量
紫珠	苦、涩、凉	肝、肺、胃	凉血收敛 清热解毒	各种内外出血证 痈疽疮毒，毒蛇咬伤， 烧烫伤	10～15g
棕榈	苦、涩、平	肺、肝、大肠	收敛止血	各种出血证	3～10g
血余炭	苦、涩平	肝、胃、大肠	收敛止血 化瘀，利尿	各种出血证 小便不利，石淋，血淋 瘀阻黄疸	6～10g
藕节	甘、涩、平	肝、肺、胃	收敛止血 散瘀	各种出血证	10～15g
桄木	甘、苦、涩、凉	肝、胃、大肠	收敛止血 清热解毒 止泻	各种出血证 泄泻，痢疾	6～10g

四、温经止血药

能温里散寒，又有固冲脉止血作用的药物，称温经止血药。

艾 叶

本品为菊科植物艾 Artemisia argyi Levl. et Vent. 的叶。全国大部分地区均产。夏季花未开时采摘，除去杂质，晒干或阴干。生用、捣绒或制炭用。

【性味归经】辛、苦，温。有小毒。归肝、脾、肾经。

【功效】温经止血，散寒调经，安胎。

【临床应用】

（1）**出血证** 本品温可散寒，暖气血而温经脉，为温经止血之要药，适用于虚寒性出血病证，尤宜于崩漏。主治下元虚冷，冲任不固所致的崩漏下血，可单用本品，水煎服，或与阿胶、芍药、干地黄等同用。配伍生地黄、生荷叶、生柏叶等清热凉血药，治疗血热妄行所致的吐血、衄血、咯血等多种出血证。艾叶可加强止血作用，又可防大寒凉药物而致凉遏留瘀之弊。

（2）**月经不调、痛经** 本品能温经脉、逐寒湿、止冷痛、调经，为治妇科下焦虚寒或寒客胞宫之要药。治疗下焦虚寒，见月经不调、经行腹痛、宫寒不孕及带下清稀等症，与香附、川芎、白芍、当归等同用；若虚冷较甚者，再配伍吴茱萸、肉桂等。治脾胃虚寒所致的脘腹冷痛，可用单味艾叶煎服，或以之炒热熨敷脐腹，或配伍温中理气之品。

（3）胎动不安　本品为妇科安胎之要药。艾叶以酒煎服，或与阿胶、桑寄生等同用。

【用法用量】煎服，3 ~ 10g。外用适量。温经止血宜炒炭用。

其他温经止血药见表9 – 24。

表9 – 24　其他温经止血药简表

药名	性味	归经	功效	主治	用量
炮姜	苦、涩、温	脾、肝	温经止血	出血证	3 ~ 6g
			温中止痛	腹痛、腹泻	
灶心土	辛、温	脾、胃	温中止血	出血证	15 ~ 30g
			止呕	胃寒呕吐	（布包先煎）
			止泻	脾虚久泻	

第十二节　活血化瘀药

以通利血脉、促进血行、消散瘀血为主要功效，治疗瘀血证的药物，称活血化瘀药。

一、活血止痛药

既有活血行气，又有止痛之功效，治疗气血瘀滞所致的各种痛证的药物，称活血止痛药。

川　芎

本品为伞形科植物川芎 Ligusticum chuanxiong Hort. 的根茎。主产于四川、贵州、云南等地。系人工栽培。5 月采挖，除去泥沙，晒后烘干，再去须根。切片生用或酒炙。

【性味归经】辛，温。归肝、胆、心包经。

【功效】活血行气，祛风止痛。

【临床应用】

（1）血瘀气滞痛证　本品为"血中之气药"，治心脉瘀阻之胸痹心痛，与丹参、桂枝、檀香等同用；治肝郁气滞之胁痛，配柴胡、白芍、香附；治肝血瘀阻，积聚痞块，多与桃仁、红花等同用；治跌仆损伤，瘀肿疼痛，配乳香、没药、三七等药。川芎善"下调经水，中开郁结"，为妇科要药，能活血调经，用治多种妇产科疾病。治血瘀经闭、痛经，与赤芍、桃仁等同用；治寒凝血瘀，配桂心、当归等；治产后恶露不下、瘀阻腹痛，配当归、桃仁、炮姜等；治月经不调，经期超前或错后，配益母草、当归等。

（2）头痛，风湿痹痛　本品能"上行头目"，为治头痛要药，无论风寒、风热、风湿、血虚、血瘀头痛，均可随证配伍用之，故李东垣言"头痛须用川芎"。治风寒头痛，配羌活、细辛、白芷等药；治风热头痛，配菊花、石膏、僵蚕等药；治风湿头痛，配羌活、独活、防风等药；治血虚头痛，配当归、白芍等药；治血瘀头痛，配赤芍、麝香等药。

【用法用量】煎服，3~9g。

【使用注意】阴虚火旺、多汗、热盛及无瘀之出血证者和孕妇慎用。

乳 香

本品为橄榄科植物乳香树 Boswellia carterii Birdw. 及其同属植物皮部渗出的树脂。主产于非洲索马里、埃塞俄比亚等地。野生或栽培。春夏季采收。将树干的皮部由下向上切伤，使树脂渗出，数天后凝成固体，即可采收。可打碎生用，内服多炒用。

【性味归经】辛、苦，温。归心、肝、脾经。

【功效】活血行气止痛，消肿生肌。

【临床应用】

(1) 跌打损伤、疮疡痈肿　本品为外伤科要药。治跌打损伤，与没药、血竭、红花等药同用；治疮疡初起，配没药、金银花、白芷、穿山甲等；治痈疽、瘰疬、痰核，肿块坚硬不消，配没药、麝香、雄黄等；治疮疡溃破，久不收口，配没药等研末外用。

(2) 气滞血瘀之痛证　本品能"定诸经之痛"。治胃脘疼痛，与没药、延胡索、香附等同用；治胸痹心痛，配丹参、川芎等同用；治痛经、经闭、产后瘀阻腹痛，配当归、丹参、没药等同用；治风寒湿痹，与羌活、防风、秦艽、当归等同用。

【用法用量】煎服，3~10g，宜炒去油用。外用适量，生用或炒用，研末外敷。

【使用注意】胃弱者慎用，孕妇及无瘀滞者忌用。

其他活血止痛药见表9-25。

表9-25　其他活血止痛药简表

药名	性味	归经	功效	主治	用量
延胡索	辛、苦、温	心、肝、脾	活血，行气，止痛	血瘀气滞诸痛证	3~10g
郁金	辛、苦、寒	肝、心、胆	活血止痛	血瘀气滞之胸胁腹痛	5~12g
			行气解郁	热病神昏，癫痫等证	
			凉血清心	肝胆湿热证	
			利胆退黄	肝郁化火，气火上逆，破血妄行之吐血、衄血及妇女倒经等	
姜黄	辛、苦、温	肝、脾	活血行气 通经止痛	气滞血瘀所致的心胸胁腹诸痛及风湿痹痛	3~10g
没药	辛、苦、平	心、肝、脾	活血止痛 消肿生肌	跌打损伤，瘀滞疼痛痈疽肿痛	3~10g
五灵脂	苦、甘、温	肝、脾	化瘀止血 活血止痛	瘀血内阻之出血证、诸痛证，小儿疳积	3~10g

二、活血调经药

具有活血散瘀、通经止痛作用，治疗血行不畅、瘀血阻滞所致月经诸证及产后瘀滞腹痛的药物，称活血调经药。

丹　参

本品为唇形科植物丹参 Salvia miltiorrhiza Bge. 的根。多为栽培，全国大部分地区均有。主产于四川、安徽、江苏、河南、山西等地。春、秋两季采挖，除去茎叶，洗净，润透，切成厚片，晒干。生用或酒炙用。

【性味归经】苦，微寒。归心、心包、肝经。

【功效】活血调经，祛瘀止痛，凉血消痈，除烦安神。

【临床应用】

(1) 月经不调、闭经痛经及产后瘀滞腹痛　本品为妇科调经常用药，古有"一味丹参散，功同四物汤"之说。单用研末，以酒调服，或配川芎、当归、益母草等药；治寒凝血滞，与吴茱萸、肉桂等同用。

(2) 血瘀心痛、脘腹疼痛、癥瘕积聚、跌打损伤及风湿痹证　本品用于各种瘀血病证。如治血脉瘀阻之胸痹心痛，与砂仁、檀香等同用；治癥瘕积聚，配伍三棱、莪术、鳖甲等药；治跌打损伤，与当归、乳香、没药等同用；治风湿痹证，可配伍防风、秦艽等药。

(3) 疮痈肿毒　本品凉血活血、清热消痈，用于热毒瘀阻引起的疮痈肿毒，配伍清热解毒药。如治乳痈初起，与金银花、连翘等同用。

(4) 热病烦躁神昏及心悸失眠　本品清热凉血，除烦安神。治热病烦躁，配伍生地黄、玄参、黄连、竹叶等；治失眠、心悸，与生地黄、酸枣仁、柏子仁等同用。

【用法用量】煎服，5～15g。活血化瘀宜酒炙用。

【使用注意】反藜芦。孕妇慎用。

红　花

本品为菊科植物红花 Carthamus tinctorius L. 的筒状花冠。全国各地多有栽培，主产于河南、湖北、四川、云南、浙江等地。夏收开花，花色由黄转为鲜红时采摘，阴干或微火烘干。

【性味归经】辛，温。归心、肝经。

【功效】活血通经，祛瘀止痛。

【临床应用】

(1) 血滞经闭，痛经，产后瘀滞腹痛　本品为活血祛瘀、通经止痛之要药，是妇产科血瘀病证的常用药，常与当归、川芎、桃仁等相须为用。治痛经，单用奏效，以本品一味与酒煎服，亦可配伍赤芍、延胡索、香附等以理气活血止痛；治经闭，配伍当归、赤芍、桃仁等；治产后瘀滞腹痛，与荷叶、蒲黄、牡丹皮等配伍。

(2) 癥瘕积聚　本品活血通经，祛瘀消癥。治疗癥瘕积聚，配伍三棱、莪术、香附等药。

(3) 胸痹心痛，血瘀腹痛，胁痛　本品活血通经、祛瘀止痛，善治瘀阻之心腹胁痛。若治胸痹心痛，常配桂枝、瓜蒌、丹参等药；治瘀滞腹痛，常与桃仁、川芎、牛膝等同用；治胁肋刺痛，可与桃仁、柴胡、大黄等同用。

(4) 跌打损伤，瘀滞肿痛　本品为治跌打损伤、瘀滞肿痛之要药，配木香、苏木、乳香、没药等，或制为红花油、红花酊涂擦。

(5) 瘀滞斑疹色暗　本品活血通脉、化滞消斑，用于瘀热郁滞之斑疹色暗，配伍清热凉血透疹的紫草、大青叶等药。

【用法用量】煎服，3～10g。外用适量。

【使用注意】孕妇忌用。有出血倾向者慎用。

牛　膝

本品为苋科植物牛膝（怀牛膝）Achyranthes bidentata Blume. 和川牛膝（甜牛膝）Cyathula officinalis Kuan 的根。以栽培为主，也有野生者。怀牛膝主产于河南，川牛膝主产于四川、云南、贵州等地。冬季苗枯时采挖，洗净，晒干。生用或酒炙用。

【性味归经】苦、甘、酸，平。归肝、肾经。

【功效】活血通经，补肝肾，强筋骨，利水通淋，引火（血）下行。

【临床应用】

(1) 瘀血阻滞之经闭、痛经、经行腹痛、胞衣不下及跌仆伤痛　本品活血祛瘀力较强，性善下行，长于活血通经，多用于妇科经产诸疾及跌仆伤痛。治瘀阻经闭、痛经、月经不调、产后腹痛，常配当归、桃仁、红花等；治胞衣不下，与当归、瞿麦、冬葵子等同用；治跌打损伤、腰膝瘀痛，与续断、当归、乳香、没药等同用。

(2) 腰膝酸痛，下肢痿软　本品补肝肾，强筋骨，活血化瘀。治肝肾亏虚之腰痛、腰膝酸软，配伍杜仲、续断、补骨脂等；治痹痛日久，腰膝酸痛，配伍独活、桑寄生等；治下肢痿软，与苍术、黄柏等同用。

(3) 淋证、水肿、小便不利　本品性善下行，利水通淋，活血祛瘀。治淋证，配冬葵子、瞿麦、车前子、滑石等；治水肿及小便不利，配地黄、泽泻、车前子等。

(4) 火热上炎，阴虚火旺之头痛、眩晕、齿痛、口舌生疮、吐血、衄血　本品引血下行，以降上炎之火。治肝阳上亢之头痛眩晕，与代赭石、生牡蛎、生龟甲等配伍；治胃火上炎之齿龈肿痛、口舌生疮，与地黄、石膏、知母等同用；治气火上逆，迫血妄行之吐血、衄血，配白茅根、栀子、代赭石等以引血下行、降火止血。

【用法用量】煎服，6～15g。活血通经、利水通淋、引火（血）下行宜生用；补肝肾、强筋骨宜酒炙用。

【使用注意】本品为动血之品，性专下行，孕妇及月经过多者忌服。中气下陷、脾虚泄泻、下元不固见多梦遗精者慎用。

益 母 草

本品为唇形科植物益母草 Leonurus heterophyllus Sweet（japonicus Houtt）的地上部分。我国大部分地区均产，野生或栽培。通常在夏季茎叶茂盛，花未开或初开时采割，除去杂质，洗净，润透，切段后干燥。生用或熬膏用。

【性味归经】辛、苦，微寒。归心、肝、膀胱经。

【功效】活血调经，利水消肿，清热解毒。

【临床应用】

（1）血滞经闭、痛经、经行不畅及产后恶露不尽、瘀滞腹痛　本品为妇产科要药，故名益母草。治血滞经闭、痛经、月经不调，可单用熬膏服，亦可配当归、丹参、川芎、赤芍等药；治产后恶露不尽、瘀滞腹痛，或难产、胎死腹中，既可单味煎汤或熬膏服用，亦可配当归、川芎、乳香等药。

（2）水肿，小便不利　本品利水消肿，可单用，亦可与白茅根、泽兰等同用；治血淋尿血，与车前子、石韦、木通同用。

（3）跌打损伤，疮痈肿毒，皮肤隐疹　治跌打损伤，与川芎、当归等同用；治疮痈肿毒，可单用外洗或外敷，亦可配黄柏、蒲公英、苦参等煎汤内服。

【用法用量】10～30g，煎服；或熬膏，入丸剂。外用适量捣敷或煎汤外洗。

【使用注意】无瘀滞及阴虚血少者忌用。

其他活血调经药见表9－26。

表9－26　其他活血调经药简表

药名	性味	归经	功效	主治	用量
鸡血藤	苦、甘、温	肝	活血补血 舒筋活络	血瘀或血虚之月经不调、痛经、经闭等，痹痛，肢体麻木，半身不遂	10～30g
王不留行	苦、平	肝、脾	活血通经 下乳消痈 利水通淋	血瘀痛经、经闭等 产后乳汁不下或乳痈 热淋、血淋、石淋等证	5～10g
桃仁	苦、甘、平	心、肝、大肠	活血祛瘀 润肠通便 止咳平喘	瘀血阻滞病证 肺痈、肠痈，肠燥便秘 咳嗽气喘	5～10g
泽兰	苦、辛、微温	肝、脾	活血调经 祛瘀消痈 利水消肿	血瘀经闭、痛经、产后瘀滞腹痛，跌打损伤，瘀肿疼痛及疮痈肿毒，水肿、腹水	10～15g
月季花	甘、温	肝	活血调经 解郁消肿	肝郁血滞之月经不调、痛经、闭经及胸腹胀痛，疮痈肿痛，瘰疬，跌打损伤	2～5g

药名	性味	归经	功效	主治	用量
凌霄花	辛、微寒	肝	破血通经 凉血祛风	血瘀经闭，月经不调， 癥瘕积聚，风热痒疹	3～10g

三、活血疗伤药

具有活血化瘀、消肿止痛、续筋接骨、止血生肌敛疮作用，治疗跌打损伤、瘀肿疼痛、骨折筋损、金疮出血等骨伤科疾病的药物，称活血疗伤药。

土 鳖 虫

本品为鳖蠊科昆虫地鳖 Eupolyphaga sinensis Walk. 或冀地鳖 Steleophaga plancyi (Boleny) 雌虫的全体。全国均有，产于湖北、湖南、江苏、河南、江苏者最佳。野生者夏季捕捉，饲养者全年可捕捉。用沸水烫死，晒干或烘干。

【性味归经】咸，寒。有小毒。归肝经。

【功效】破血逐瘀，续筋接骨。

【临床应用】

(1) 跌打损伤，筋伤骨折，瘀肿疼痛 本品性善走窜，能活血消肿止痛、续筋接骨疗伤，为伤科常用药，多用于骨折筋伤、瘀血肿痛。可单用研末调敷，或研末黄酒冲服，或与自然铜、骨碎补、乳香等同用。骨折筋伤后期，筋骨软弱，常与续断、杜仲等同用。

(2) 血瘀经闭，产后瘀滞腹痛，积聚痞块 本品破血逐瘀、消积通经，用于经产瘀滞之证及积聚痞块。治血瘀经闭、产后瘀滞腹痛，与大黄、桃仁等同用；治经闭腹满、肌肤甲错者，配伍大黄、水蛭、虻虫等；治积聚痞块，常配伍柴胡、桃仁、鳖甲等。

【用法用量】煎服，3～10g；研末服，1～1.5g，黄酒送服。外用适量。

【使用注意】孕妇忌服。

马 钱 子

本品为马钱科植物云南马钱 Strychnose pierriana A. W Hill. 或马钱 S. nux‐vomica L. 的成熟种子。前者主产于云南、广东、海南等地；后者主产于印度、越南、缅甸、泰国等地。野生或栽培。冬季果实成熟时采收，除去果肉，取出种子，晒干，炮制后入药。

【性味归经】苦，寒。有大毒。归肝、脾经。

【功效】散结消肿，通络止痛。

【临床应用】

(1) 跌打损伤，骨折肿痛 本品善散结消肿止痛，为伤科疗伤止痛之佳品。治跌打损伤、骨折肿痛，配麻黄、乳香、没药，等份为丸，亦可与穿山甲等同用。

(2) 痈疽疮毒，咽喉肿痛 本品有毒，散结消肿，攻毒止痛。治痈疽疮毒，多作外用，单用即效；治喉痹肿痛，配青木香、山豆根，等份为末，吹喉。

(3) 风湿顽痹，麻木瘫痪 本品搜筋骨间风湿、开通经络、透达关节、止痛，是治疗风湿顽痹、拘挛疼痛、麻木瘫痪之常用药。单用有效，亦可配麻黄、乳香、全蝎等为丸服，或配甘草等份为末，炼蜜为丸服，以治手足麻木、半身不遂。

【用法用量】0.3～0.6g，炮制后入丸、散用。外用适量，研末调涂。

【使用注意】内服不宜生用及多服久服。本品所含有毒成分能被皮肤吸收，故外用亦不宜大面积涂敷。孕妇禁用，体虚者忌用。

自 然 铜

本品为天然黄铁矿，主含二硫化铁（FeS_2）。主产于四川、湖南、云南、广东等地。全年均可采集。采后除去杂质，砸碎，以火煅透，醋淬，研末或水飞用。

【性味归经】辛，平。归肝经。

【功效】散瘀止痛，接骨疗伤。

【临床应用】本品活血散瘀、续筋接骨，促进骨折愈合，为伤科要药，外敷内服均可，与乳香、没药、当归等药同用，或配伍苏木、血竭等。

【用法用量】煎服，10～15g。入丸、散，醋淬研末服，每次0.3g。外用适量。

【使用注意】不宜久服。凡阴虚火旺、血虚无瘀者慎用。

其他活血疗伤药见表9-27。

表9-27 其他活血疗伤药简表

药名	性味	归经	功效	主治	用量
骨碎补	苦、温	肝、肾	活血续筋 补骨强骨	跌打损伤，筋伤骨折，瘀肿疼痛，肾虚腰痛，足膝痿弱，耳鸣耳聋，牙痛及久泻	10～15g
血竭	甘、咸、平	心、肝	活血化瘀止痛 止血敛疮生肌	跌打损伤，瘀滞心腹刺痛，外伤出血及疮疡不敛等	1～2g
儿茶	苦、涩、凉	心、肺	活血疗伤 止血生肌敛疮	外伤瘀肿、出血，湿疮	1～3g
刘寄奴	辛、苦、温	心、肝、脾	破血，通经 止痛，止血 消食化积	跌打损伤 血瘀经闭，产后瘀阻腹痛，食积	3～10g

四、破血消癥药

药性峻猛，走而不守，能破血逐瘀、消癥散积，治疗瘀滞时间长、程度重的癥瘕积聚证的药物，称破血消癥药。

莪 术

本品为姜科植物蓬莪术 Curcuma phaeocaulis Val. 或温郁金 C. wenyujin Y. H. Chenet C. Ling、广西莪术 C. kwangsiensis S. lee et C. F. Liang 的根茎。主产于四川、广东、广西、浙江等地。秋、冬两季茎叶枯萎后采挖。除去地上部分、须根、鳞叶，洗净蒸或煮至透心，晒干，切片。生用或醋制用。

【性味归经】辛、苦，温。归肝、脾经。

【功效】破血行气，消积止痛。

【临床应用】

(1) 癥瘕积聚、经闭及心腹瘀痛　本品既入血分，又入气分，能破血散瘀、消癥化积、行气止痛，适用于气滞血瘀、食积日久而成的癥瘕积聚，以及气滞、血瘀、食停、寒凝所致的诸般痛证，常与三棱相须为用。治癥瘕痞块，与三棱、当归、香附等同用；治胁下痞块，配丹参、三棱、鳖甲、柴胡等；治血瘀经闭、痛经，配当归、红花、牡丹皮等；治胸痹心痛，与丹参、川芎等同用；治体虚而瘀血久留不去，配伍黄芪、党参等以消补兼施。

(2) 食积脘腹胀痛　本品行气止痛、消食化积，用于食积不化之脘腹胀痛，配伍青皮、槟榔；或配伍党参、茯苓、白术等药，治脾虚食积。

【用法用量】煎服，3~15g。醋制后可加强祛瘀止痛作用。外用适量。

【使用注意】孕妇及月经过多者忌用。

其他破血消癥药见表9-28。

表9-28　其他破血消癥药简表

药名	性味	归经	功效	主治	用量
水蛭	咸、苦、平、有小毒	肝	破血逐瘀消癥	癥瘕积聚，血瘀经闭跌打损伤	1.5~3g
虻虫	苦、微寒，有毒	肝	破血通经逐瘀消癥	癥瘕痞块，血瘀经闭跌打损伤，血瘀肿痛	1~1.5g
三棱	辛、苦、平	肝、脾	破血行气消积止痛	癥瘕积聚、经闭及心腹瘀痛，食积脘腹胀痛	3~10g
斑蝥	辛、寒，有大毒	肝、肾、胃	破血逐瘀消癥攻毒蚀疮散结	经闭，癥瘕痈疽，顽癣，瘰疬，狂犬咬伤	0.03~0.06g
穿山甲	咸、微寒	肝、胃	活血消癥通经下乳消肿排脓	瘀血阻滞之癥瘕积聚，经闭，风湿痹痛，产后乳汁不下，痈肿疮毒，瘰疬等	3~10g

第十三节　化痰止咳平喘药

凡以祛痰或消痰为主要功效，治疗痰证的药物，称化痰药。

一、温化寒痰药

有温肺祛寒、燥湿化痰作用，治疗寒痰、湿痰证的药物，称温化寒痰药。

半　夏

本品为天南星科植物半夏 Pinellia ternata（Thunb）Breit. 的块茎。全国大部分地区均有。主产于四川、湖北、江苏、安徽等地。夏、秋二季茎叶茂盛时采挖，除去外皮及须根，晒干，此为生半夏。一般用姜汁、明矾制过入药。

【性味归经】辛，温。有毒。归脾、胃、肺经。

【功效】燥湿化痰，降逆止呕，消痞散结；外用消肿止痛。

【临床应用】

(1) 湿痰，寒痰　本品燥湿化痰，为温化寒痰之要药，善治脏腑之湿痰、寒痰，常与陈皮、茯苓等同用；治湿痰上犯清阳之头痛、眩晕，配天麻、白术等以化痰息风。

(2) 呕吐　本品降逆和胃，为止呕要药，常与生姜同用；治胃热，配黄连；治阴虚，配石斛、麦冬等；治胃气虚，与人参、白蜜等药同用。

(3) 心下痞，结胸，梅核气　本品辛开散结，化痰消痞。治痰热阻滞致心下痞满者，配干姜、黄连、黄芩等；治痰热结胸，配瓜蒌、黄连等；治梅核气，气郁痰结者，配紫苏、厚朴、茯苓等。

(4) 瘿瘤，痰核，痈疽肿毒及毒蛇咬伤　本品内服能消痰散结，外用能消肿止痛。治瘿瘤痰核，配昆布、海藻、贝母等；治痈疽发背、无名肿毒初起，或毒蛇咬伤，可以生品研末调敷，或鲜品捣敷。

炮制品中有姜半夏、法半夏等。其中姜半夏长于降逆止呕，法半夏长于燥湿且温性较弱，半夏曲则有化痰消食之功，竹沥半夏能清化热痰，主治热痰、风痰之证。

【用法用量】煎服，3～10g，一般宜制过用。外用适量。

【使用注意】不宜与乌头类药材同用。其性温燥，阴虚燥咳、血证、热痰、燥痰者应慎用。

天　南　星

本品为天南星科植物天南星 Arisaema erubcscens（Wall.）Schott、异叶天南星 Arisaema heterophyllum Bl. 或东北天南星 Arisaema amurense Maxim. 的块茎。主产于河南、河北、四川、江苏、浙江、辽宁、吉林等地。秋、冬二季采挖，除去须根及外皮，晒干，即生南星；用姜汁、明矾制过用，为制南星。

【性味归经】苦、辛，温。有毒。归肺、肝、脾经。

【功效】燥湿化痰，祛风解痉；外用散结消肿。

【临床应用】

(1) 痰证　本品有较强的燥湿化痰之功。治湿痰阻肺，见咳喘痰多、胸膈胀闷，常与半夏相须为用，并配枳实、橘红；若配黄芩等，可用于热痰咳嗽。

(2) 风痰眩晕、中风、癫痫、破伤风　本品走经络，善祛风痰而止痉厥。治风痰眩晕，配半夏、天麻等；治风痰留滞经络，见半身不遂、手足顽麻、口眼㖞斜等，配半夏、川乌、白附子等；治破伤风，配白附子、天麻、防风等；治癫痫，与半夏、全蝎、僵蚕等同用。

(3) 痈疽肿痛，蛇虫咬伤　本品外用能消肿散结止痛。治痈疽肿痛、痰核，可研末以醋调敷；治毒蛇咬伤，配雄黄外敷。

【用法用量】煎服，3~10g，多制用。外用适量。

【使用注意】阴虚燥痰者及孕妇忌用。

白 附 子

本品为天南星科植物独角莲 Typhonium giganteum Engl. 的块茎。主产于河南、甘肃、湖北等地。秋季采挖，除去残茎、须根外皮，用硫黄熏 1~2 次，晒干，或用白矾、生姜制后切片。

【性味归经】辛、甘，温。有毒。归胃、肝经。

【功效】祛风痰，止痉，止痛，解毒散结。

【临床应用】

(1) 中风痰壅之口眼㖞斜、惊风癫痫及破伤风　本品善祛风痰，解痉止痛。治中风口眼㖞斜，与全蝎、僵蚕等同用；治风痰壅盛之惊风、癫痫，配半夏、南星等；治破伤风，配防风、天麻、南星等药。

(2) 痰厥头痛、眩晕　本品祛风痰、止痛，其性上行，尤善治头面部诸疾。治痰厥头痛、眩晕，配半夏、天南星等；治偏头痛，可与白芷等配伍。

(3) 瘰疬痰核，毒蛇咬伤　治瘰疬痰核，可以鲜品捣烂外敷；治毒蛇咬伤，可磨汁内服并外敷，亦可与其他解毒药同用。

【用法用量】煎服，3~5g；研末服0.5~1g，宜炮制后用。外用适量。

【使用注意】本品辛温燥烈，阴虚、血虚动风或热盛动风者及孕妇均不宜用。生品一般不内服。

其他温化寒痰药见表9-29。

表9-29　其他温化寒痰药简表

药名	性味	归经	功效	主治	用量
白芥子	辛、温	肺	温肺化痰 利气散结 通络止痛	寒痰壅肺，悬饮 痰湿阻滞经络之肢 体关节肿痛，阴疽 流注	3~6g
皂荚	辛、咸、温； 有小毒	肺、大肠	祛顽痰 开窍通闭 祛风杀虫	顽痰阻肺之咳喘痰 多证，痰涎壅盛之 官窍闭阻	10~1.5g

续表

药名	性味	归经	功效	主治	用量
旋覆花	苦、辛、咸、微温	肺、脾、胃、大肠	降气化痰 降逆止呕	痰饮壅肺或痰饮蓄结证，噫气，呕吐	3～10g
白前	辛、苦、微温	肺	降气消痰 止咳	肺气壅实，肺气上逆，咳嗽痰多，或咳痰不爽，胸满喘急等	3～10g

二、清化热痰药

有清热化痰作用，主治热痰证的药物，称清化热痰药。

川 贝 母

本品为百合科植物川贝母 Fritillaria cirrhosa D. Don、暗紫贝母 Fritillaria unibracteata Hsiao et K. C. Hsia、甘肃贝母 Fritillaria przewalskii Maxim. 或梭砂贝母 Fritillaria delavayi Franch. 的鳞茎。主产于四川、云南、甘肃等地。夏、秋二季采挖，除去须根、粗皮，晒干。生用。

【性味归经】苦、甘，微寒。归肺、心经。

【功效】清热化痰，润肺止咳，散结消肿。

【临床应用】

(1) 虚劳咳嗽，肺热燥咳　本品清泄肺热，化痰润肺止咳，用于内伤久咳、燥痰、热痰之证。治肺阴虚劳嗽，久咳有痰者，常配沙参、麦冬等以养阴润肺、化痰止咳；治肺热、肺燥咳嗽，常配知母以清肺润燥、化痰止咳。

(2) 瘰疬，乳痈，肺痈　本品清化郁热，化痰散结。治痰火郁结之瘰疬，常配玄参、牡蛎等药；治热毒壅结之乳痈、肺痈，常配蒲公英、鱼腥草等以清热解毒、消肿散结。

【用法用量】煎服，3～10g；研末服 1～2g。

【使用注意】不宜与乌头类药材同用。脾胃虚寒及有湿痰者不宜用。

其他消化热痰药见表9-30。

表9-30　其他清化热痰药简表

药名	性味	归经	功效	主治	用量
浙贝母	苦、寒	肺、心	清热化痰 散结消痈	风热、痰热咳嗽 瘰疬，瘿瘤，乳痈疮毒，肺痈	3～10g
瓜蒌	甘、微苦、寒	肺、胃、大肠	清热化痰 宽胸散结 润肠通便	痰热咳喘 胸痹、结胸 肺痈，肠痈，乳痈，肠燥便秘	10～20g

药名	性味	归经	功效	主治	用量
天竺黄	甘、寒	心、肝	清热化痰 清心定惊	小儿惊风，中风癫痫，热病 神昏，痰热咳喘	3～6g
竹茹	甘、微寒	肺、胃	清化热痰 开郁除烦 清胃止呕	肺热咳嗽 痰火内扰之心烦失眠 胃热呕吐	6～10g
竹沥	甘、寒	心、肺、肝	清热化痰 定惊利窍	肺热痰壅咳喘 中风痰迷，惊痫癫狂	30～50g
前胡	苦、辛、微寒	肺	降气化痰 宣散风热	痰热阻肺证 外感风热之咳嗽有痰	6～10g
桔梗	苦、辛、平	肺	开宣肺气 祛痰排脓 利咽	肺气不宣的咳嗽痰多、胸闷 不畅，热毒壅肺之肺痈 咽喉肿痛，失音	3～10g
胖大海	甘、寒	肺、大肠	清热利咽 润肺开音 清热通便	咽喉肿痛 咳嗽失音 燥热便秘	2～4 枚
海藻	咸、寒	肝、胃、肾	消痰软坚 利水消肿	瘿瘤，瘰疬，睾丸肿痛 脚气浮肿及水肿	10～15g
昆布	咸、寒	肝、胃、肾	消痰散结 利水消肿	瘿瘤、瘰疬等证 水肿、脚气浮肿等证	6～12g
黄药子	苦、寒，有 小毒	肺、肝	化痰软坚 散结消瘿 清热解毒 凉血止血	瘿瘤 疮疡肿毒 血热出血	5～15g
海蛤壳	苦、咸、寒	肺、胃	清热化痰 软坚散结 制酸止痛 利水消肿	肺热，痰火之咳喘 痰核，瘿瘤，瘰疬 胃痛吐酸 腹水、浮肿	10～15g
海浮石	咸、寒	肺	清热化痰 软坚散结 利尿通淋	痰热咳喘 瘿瘤，瘰疬 淋证	10～15g
瓦楞子	咸、平	肺、胃、肝	消痰软坚 化瘀散结 制酸止痛	顽痰积结，瘰疬，瘿瘤 癥瘕痞块	10～15g
礞石	肝、咸、平	肺、肝	坠痰下气 平肝镇惊 涤痰消食 软坚消痞	顽痰，气逆咳喘 痰火内盛的癫狂，惊风	6～10g

三、止咳平喘药

具有宣肺、降肺、泻肺、润肺、敛肺及化痰等作用，达到止咳平喘目的，治疗咳嗽喘息的药物，称止咳平喘药。

苦 杏 仁

本品为蔷薇科植物山杏 Prunues armeniaca L. var. ansu Maxim、西伯利亚杏 Prunues sibirica L.、东北杏 Prunues mandshurica（Maxim.）Koehne 或杏 Prunues armeniaca L. 的成熟种子。主产于我国东北、内蒙古、华北、西北及长江流域。夏季采收成熟果实，除去果肉及核壳，晾干。生用或炒用。

【性味归经】苦，微温。有小毒。归肺、大肠经。

【功效】止咳平喘，润肠通便。

【临床应用】

(1) 咳嗽气喘　本品为治咳喘之要药，随症配伍可治多种咳喘病证。如风寒咳喘、胸闷气逆，配麻黄、甘草，以散风寒宣肺平喘；若风热咳嗽、发热汗出，配桑叶、菊花，以散风热、宣肺止咳；若燥热咳嗽、痰少难咯，配桑叶、贝母、沙参，以清肺润燥止咳；肺热咳喘，配石膏等以清肺泄热、宣肺平喘。

(2) 肠燥便秘　本品质润多脂、下气、润肠通便，常配柏子仁、郁李仁等同用。

【用法用量】煎服，3～10g，宜打碎入煎，或入丸、散。

【使用注意】阴虚咳喘及大便溏泻者忌用。本品有小毒，用量不宜过大；婴儿慎用。

紫 苏 子

本品为唇形科植物紫苏 Perilla frutescens（L.）Britt 的成熟果实。主产于江苏、安徽、河南等地。秋季果实成熟时采收，晒干。生用或微炒，用时捣碎。

【性味归经】辛，温。归肺、大肠经。

【功效】降气化痰，止咳平喘，润肠通便。

【临床应用】

(1) 咳喘痰多　本品降肺气，化痰涎。用治痰壅气逆，咳嗽气喘，痰多胸痞，甚则不能平卧之症，常配白芥子、莱菔子等药。治上盛下虚之久咳痰喘，则配肉桂、当归、厚朴等温肾化痰下气之品。

(2) 肠燥便秘　本品润燥滑肠、降泄肺气，以助大肠传导，常配杏仁、火麻仁、瓜蒌仁等。

【用法用量】煎服，5～10g；煮粥食或入丸、散。

【使用注意】阴虚喘咳及脾虚便溏者慎用。

其他止咳平喘药见表9－31。

表 9-31　其他止咳平喘药简表

药名	性味	归经	功效	主治	用量
百部	甘、苦、微温	肺	清肺止咳 杀虫灭虱	新久咳嗽，顿咳，肺痨咳嗽 蛲虫，阴道滴虫，头虱及 疥癣	5～15g
紫菀	苦、辛、微温	肺	润肺下气 化痰止咳	咳嗽有痰	5～10g
马兜铃	苦、微寒	肺、大肠	清肺化痰 止咳平喘	肺热咳嗽	3～10g
款冬花	辛、微苦、温	肺	润肺下气 止咳化痰	咳喘诸证	5～10g
葶苈子	苦、辛、大寒	肺、膀胱	泻肺平喘 利水消肿	痰涎壅盛，喘息不得平卧 水肿，悬饮	5～10g
枇杷叶	苦、微寒	肺胃	清肺化痰止咳 降逆止呕	肺热咳嗽 胃热呕逆	5～10g
桑白皮	甘、寒	肺	泻肺平喘 利水消肿	肺热咳喘 水肿	5～15g
白果	甘、苦、涩、 平；有毒	肺	敛肺平喘 收涩止带 固精缩尿	咳喘咳嗽 带下，白浊 小便频数，遗尿	5～10g
矮地茶	苦、辛、平	肺、肝	止咳平喘 清热利湿 活血化瘀	咳喘痰多证 黄疸，淋证，水肿 跌打损伤，风湿痹痛，闭经	10～30g
洋金花	辛、温；有毒	肺、肝	止咳平喘 止痛 止痉	咳嗽哮喘 诸痛证 癫痫及慢惊风，麻醉	0.2～0.6g
罗汉果	甘、凉	肺、大肠	清热润肺 生津止渴 润肠通便	肺热燥咳 邪热伤津，咽痛失声 肠燥便秘	10～30g

第十四节　安　神　药

以安定神志为主要功效，主治心神不宁病证的药物，称安神药。

一、重镇安神药

具有质重沉降之性，又有重镇安神、平惊定志、平肝潜阳等作用，治疗实证心悸、失眠、多梦等心神不宁病证的药物，称重镇安神药。

朱　砂

本品为硫化物类矿物辰砂族辰砂，主含硫化汞（HgS）。主产于湖南、贵州、四川、广西、云南等地，以产于古之辰州（今湖南沅陵）者为道地药材。采挖后，选取纯净者，用磁铁吸净含铁的杂质，再用水淘去杂石和泥沙，照水飞法研成极细粉末，晾干或40℃以下干燥。

【性味归经】甘，微寒。有毒。归心经。

【功效】清心镇惊，安神解毒。

【临床应用】

(1) 心神不宁，心悸，失眠　本品重镇安神、清心安神，为镇心、清火、安神定志之要药。治心火亢盛，内扰神明之心神不宁、惊悸怔忡、烦躁不眠者，与黄连、栀子、磁石、麦冬等合用，以增强清心安神之效；与当归、生地黄、炙甘草等同用，治心火亢盛，阴血不足之失眠多梦、惊悸怔忡、心中烦热；治阴血虚者，还可与酸枣仁、柏子仁、当归等配伍。

(2) 惊风，癫痫　本品有镇惊止痉之功。治温热病，热入心包或痰热内闭所致的高热烦躁、神昏谵语、惊厥抽搐者，与牛黄、麝香等开窍息风药同用；如治小儿惊风，与牛黄、全蝎、钩藤配伍；治癫痫卒昏抽搐，与磁石同用；治小儿癫痫，与雄黄、珍珠等药研细末为丸服之。

(3) 疮疡肿毒，咽喉肿痛，口舌生疮　本品不论内服、外用，均有清热解毒作用。治疮疡肿毒，常与雄黄、山慈菇、大戟等同用；治咽喉肿痛、口舌生疮，可配冰片、硼砂外用。

【用法用量】内服，只宜入丸、散，每次0.1~0.5g；不宜入煎剂。外用适量。

【使用注意】本品有毒，内服不可过量或持续服用，孕妇及肝功能不全者禁服。入药只宜生用，忌火煅。

其他重镇安神药见表9-32。

表9-32　其他重镇安神药简表

药名	性味	归经	功效	主治	用量
龙骨	甘、涩、平	心、肝	镇惊安神 平肝潜阳 收敛固涩	心神不宁，惊痫癫狂 肝阳眩晕 滑脱诸证，湿疮痒疹、疮疡久溃不愈	15~30g
琥珀	甘、平、	心、肝、膀胱	镇惊安神 活血散瘀 利尿通淋	心神不宁，惊风癫痫 瘀血阻滞证 淋证，癃闭	1.5~3g
磁石	咸、寒	心、肝、肾	镇惊安神 平肝潜阳 聪耳明目 纳气平喘	心神不宁，惊悸，失眠，癫痫 头晕目眩 耳鸣耳聋，视物昏花 肾虚气喘	15~30g

二、养心安神药

具有甘润滋养之性，又有养心安神作用，治疗虚证心悸怔忡、虚烦不眠、健忘多梦等病证的药物，称养心安神药。

酸 枣 仁

本品为鼠李科植物酸枣 Ziziphus jujuba Mill. var. spinosa（Bunge）Hu ex H. F. Chou 的干燥成熟种子。主产于河北、陕西、辽宁、河南、山西、山东、甘肃等地。秋末冬初采收成熟果实，除去果肉及核壳，收集种子，晒干。生用或炒用，用时捣碎。

【性味归经】甘、酸，平。归心、肝、胆经。

【功效】养心益肝，安神，敛汗。

【临床应用】

(1) 心悸失眠　本品养心阴、益肝血，为养心安神要药。治疗心肝阴血亏虚，心失所养，神不守舍之心悸、怔忡、健忘、失眠、多梦、眩晕等症，常与当归、白芍、何首乌、龙眼肉等补血、补阴药配伍；若治肝虚有热之虚烦不眠，与知母、茯苓、川芎等同用；治心脾气血亏虚，见惊悸不安、体倦失眠者，以本品与黄芪、当归、党参等补养气血药配伍应用；治心肾不足，阴亏血少，见心悸失眠、健忘梦遗者，与麦冬、生地黄、远志等合用。

(2) 自汗，盗汗　本品有收敛止汗之功效，治疗体虚自汗、盗汗，与五味子、山茱萸、黄芪等益气固表止汗药同用。

【用法用量】煎服，9～15g；研末吞服，每次 1.5～2g。本品炒后质脆易碎，便于煎出有效成分，可增强疗效。

远 志

本品为远志科植物远志 Polygala tenuifolia Willd. 或卵叶远志 Polygala sibirica L. 的干燥根。主产于山西、陕西、吉林、河南、河北等地。春季出苗前或秋季地上部分枯萎后，挖取根部，除去须根及泥沙，晒干。生用或炙用。

【性味归经】苦、辛，温。归心、肾、肺经。

【功效】安神益智，祛痰开窍，消散痈肿。

【临床应用】

(1) 失眠多梦，心悸怔忡，健忘　本品善宣泄通达，开心气而宁心安神，通肾气而强志不忘，为交通心肾、安定神志、益智强识之佳品。主治心肾不交之心神不宁、失眠、惊悸等症，与茯神、龙齿、朱砂等镇静安神药同用；治健忘证，与人参、茯苓、茯神、石菖蒲等同用。

(2) 癫痫惊狂　本品能利心窍，逐痰涎，治痰阻心窍所致之癫痫抽搐、惊风发狂等症。治癫痫昏仆、痉挛抽搐者，与半夏、天麻、全蝎等化痰息风药配伍；治疗惊风狂证发作，常与石菖蒲、郁金、白矾等祛痰开窍药同用。

（3）**咳嗽痰多**　本品祛痰止咳，治疗痰多黏稠、咳吐不爽，或外感风寒、咳嗽痰多者，常与杏仁、贝母、瓜蒌、桔梗等同用。

（4）**痈疽疮毒，乳房肿痛，喉痹**　本品功擅疏通气血之壅滞而消散痈肿，用于痈疽疮毒、乳房肿痛，内服、外用均有疗效。内服可单用为末，黄酒送服。外用可隔水蒸软，加少量黄酒捣烂敷患处。本品入肺，开宣肺气，以利咽喉，治喉痹作痛。

【用法用量】煎服，3~9g。外用适量。化痰止咳宜炙用。

【使用注意】凡实热或痰火内盛者，以及有胃溃疡或胃炎者慎用。

其他养心安神药见表9-33。

表9-33　其他养心安神药简表

药名	性味	归经	功效	主治	用量
灵芝	甘、平	心、肾、肺	安神补虚 祛痰止咳	心悸失眠，健忘多梦 痰多咳嗽、喘促及虚劳证	6~12g
首乌藤	甘、平	心、肝	养心安神 祛风通络	虚烦不眠，多梦 血虚身痛，风湿痹痛	9~15g
柏子仁	甘、平	心、肾、大肠	养心安神 润肠通便	心悸失眠 肠燥便秘	10~20g
合欢花	甘、平	心、肝、肺	安神解郁 活血消肿	愤怒忧郁，烦躁不眠 跌打骨折，血瘀肿痛及痈肿疮毒	6~12g

第十五节　平肝息风药

以平肝潜阳或息风止痉为主要功效，治疗肝阳上亢或肝风内动病证的药物，称平肝息风药。

一、平抑肝阳药

以平抑或潜镇肝阳为主要功效，主治肝阳上亢或肝阳化风病证的药物，称平抑肝阳药。

石　决　明

本品为鲍科动物杂色鲍（光底石决明）Haliotis diversicolor Reeve、皱纹盘鲍（毛底石决明）Haliotis discus hannai Ino、羊鲍 Haliotis ovina Gmelin、澳洲鲍 Haliotis ruber (Leach)、耳鲍 Haliotis asinina Linnaeus 或白鲍 Haliotis laevigata (Donovan) 的贝壳。主产于广东、海南、山东、福建、辽宁等沿海地区。夏、秋二季捕捉，去肉，洗净，干燥。生用或煅用，用时打碎。

【性味归经】咸，寒。归肝经。

【功效】平肝潜阳，清肝明目。

【临床应用】

(1) 肝阳上亢，头晕目眩　本品有清泄肝热、镇潜肝阳、利头目之效，为凉肝镇肝之要药，又兼滋养肝阴之功，对肝肾阴虚、肝阳眩晕，尤为适宜。治邪热灼阴，见筋脉拘急、手足蠕动、头目眩晕之症，与白芍、生地黄、牡蛎等养阴平肝药配伍应用；若肝阳独亢而有热象，见头晕头痛、烦躁易怒者，与夏枯草、黄芩、菊花等清热平肝药同用。

(2) 目赤，翳障，视物昏花　本品治疗肝火上炎之目赤肿痛，与黄连、龙胆草、夜明砂等同用，亦常配伍夏枯草、决明子、菊花等。治疗风热目赤，翳膜遮睛，与蝉蜕、菊花、木贼等配伍；治目生翳障，配伍木贼、荆芥、桑叶、白菊花、谷精草、苍术等；治肝虚血少，目涩昏暗、雀盲眼花者，与熟地黄、枸杞子、菟丝子等配伍；治青盲雀目，可与苍术、猪肝等同用。

【用法用量】煎服，3～15g；应打碎先煎。平肝、清肝宜生用，外用点眼宜煅用、水飞。

【使用注意】本品咸寒易伤脾胃，故脾胃虚寒之食少便溏者慎用。

牡　蛎

本品为牡蛎科动物长牡蛎 Ostrea gigas Thunberg、大连湾牡蛎 Ostrea talienwhanensis Crosse 或近江牡蛎 Ostrea rivularis Gould 的贝壳。我国沿海一带均有分布。全年均可采收，采得后，去肉，取壳，洗净，晒干。生用或煅用，用时打碎。

【性味归经】咸，微寒。归肝、肾经。

【功效】重镇安神，潜阳补阴，软坚散结，收敛固涩。

【临床应用】

(1) 心神不安，惊悸失眠　本品治心神不安、惊悸怔忡、失眠多梦等症，与龙骨相须为用，亦可配伍朱砂、琥珀、酸枣仁等安神之品。

(2) 肝阳上亢，头晕目眩　本品有平肝潜阳、益阴之功。治水不涵木，阴虚阳亢，见头目眩晕、烦躁不安、耳鸣者，与龙骨、龟甲、白芍等同用；治热病日久，灼烁真阴，虚风内动，四肢抽搐，与生地黄、龟甲、鳖甲等养阴息风止痉药配伍。

(3) 痰核，瘰疬，瘿瘤，癥瘕积聚　本品软坚散结。治痰火郁结之痰核、瘰疬、瘿瘤等，常与浙贝母、玄参等配伍；治气滞血瘀之癥瘕积聚，常与鳖甲、丹参、莪术等同用。

(4) 滑脱诸证　本品煅后有收敛固涩作用，通过不同配伍可治疗自汗、盗汗、遗精、滑精、尿频、遗尿、崩漏、带下等滑脱之症。治自汗、盗汗，常与麻黄根、浮小麦等同用，或用牡蛎粉扑撒汗处，有止汗作用；治肾虚遗精、滑精者，与沙苑子、龙骨、芡实等配伍；治尿频、遗尿，可与桑螵蛸、金樱子、益智仁、龙骨等同用；治疗崩漏、带下证，常与海螵蛸、山茱萸、山药、龙骨等配伍。

【用法用量】煎服，9～30g；宜打碎先煎。外用适量。收敛固涩宜煅用。

其他平抑肝阳药见表9－34。

表 9 – 34　其他平抑肝阳药简表

药名	性味	归经	功效	主治	用量
紫贝齿	咸、平	肝	平肝潜阳 镇惊安神 清肝明目	肝阳上亢 惊悸失眠 目赤翳障	10 ~ 15g
赭石	苦、寒	肝、心、肺、胃	平肝潜阳 重镇降逆 凉血止血	肝阳上亢 气逆喘息 血热吐衄，崩漏	10 ~ 30g
珍珠母	咸、寒	肝、心	平肝潜阳 安神 定惊明目	肝阳上亢，头晕目眩 惊悸失眠，心神不宁 目赤翳障，视物昏花	10 ~ 25g
蒺藜	苦、辛、平	肝	平肝疏肝 祛风明目	肝阳上亢，肝郁气滞，风热上攻，风疹瘙痒	6 ~ 9g
罗布麻	甘、苦、凉	肝	平抑肝阳 清热，利尿	头晕目眩 水肿、小便不利	3 ~ 15g

二、息风止痉药

以平息肝风、制止痉挛抽搐为主要功效，治疗温热病热极动风、肝阳化风及血虚生风等所致病证的药物，称息风止痉药。

羚 羊 角

本品为牛科动物赛加羚羊 Saiga tatarica Linnaeus 的角。主产于俄罗斯等地。全年均可捕捉，以秋季猎取最佳。猎取后锯取其角，晒干，镑片或粉碎成细粉。

【性味归经】咸，寒。归肝、心经。

【功效】平肝息风，清肝明目，散血解毒。

【临床应用】

(1) 肝风内动，惊痫抽搐　本品为治惊痫抽搐之要药，尤宜于热极生风所致者。治温热病热邪炽盛之高热、神昏、惊厥抽搐者，与钩藤、白芍、菊花、桑叶、生地黄同用；治妇女子痫，与防风、独活、茯神、酸枣仁等配伍；治癫痫、惊悸等，与钩藤、天竺黄、郁金、朱砂等同用。

(2) 肝阳上亢，头晕目眩　本品有平肝潜阳之功。治肝阳上亢所致头晕目眩、烦躁失眠、头痛如劈等症，与石决明、龟甲、生地黄、菊花等同用。

(3) 肝火上炎，目赤头痛　本品善清泻肝火而明目。治肝火上炎之头痛、目赤肿痛、羞明流泪等症，与决明子、黄芩、龙胆草、车前子等同用。

(4) 温热病壮热神昏，热毒发斑　本品可使气血两清，清热凉血散血，泻火解毒，用于温热病壮热神昏、谵语躁狂甚或抽搐、热毒斑疹等症，与石膏、寒水石、麝香等配伍；以羚羊角、犀角（用代用品）加入白虎汤中，治温热病壮热、谵语发斑等。

【用法用量】煎服，1~3g；宜单煎2小时以上。磨汁或研粉服，每次0.3~0.6g。

【使用注意】本品性寒，脾虚慢惊者忌用。

牛 黄

本品为牛科动物牛 Bos taurus domesticus Gmelin 干燥的胆结石。主产于北京、天津、内蒙古、陕西、新疆、青海、河北、黑龙江等地。牛黄分为胆黄和管黄两种，以胆黄质量为佳。宰牛时，如发现胆囊、胆管或肝管中有牛黄，即滤去胆汁，将牛黄取出，除去外部薄膜，阴干，研极细粉末。

【性味归经】苦，凉。归心、肝经。

【功效】化痰开窍，凉肝息风，清热解毒。

【临床应用】

(1) 热病神昏　本品清心，祛痰，开窍醒神。治温热病热入心包及中风、惊风、癫痫等痰热阻闭心窍所致神昏谵语、高热烦躁、口噤、舌蹇等痰涎壅塞症，与麝香、冰片、朱砂、黄连、栀子等开窍醒神、清热解毒之品配伍。

(2) 小儿惊风，癫痫　本品有凉肝、息风止痉之功。治小儿急惊风之壮热、神昏、惊厥抽搐等症，与朱砂、全蝎、钩藤等清热息风止痉药配伍；若治痰蒙清窍之癫痫发作，症见突然仆倒、昏不知人、口吐涎沫、四肢抽搐者，可与珍珠、远志、胆南星等豁痰开窍、醒神、止痉药配伍。

(3) 口舌生疮，咽喉肿痛，牙痛，痈疽疔毒　本品为清热解毒之良药，治火毒郁结之口舌生疮、咽喉肿痛、牙痛，常与黄芩、雄黄、大黄等同用；若咽喉肿痛、溃烂，与珍珠为末吹喉；治痈疽、疔毒、疖肿等，与金银花、草河车、甘草等同用；治乳岩、痰核、流注、瘰疬、恶疮等，与麝香、乳香、没药等同用。

【用法用量】入丸、散剂，每次0.15~0.35g。外用适量，研末敷患处。

【使用注意】非实热证不宜用，孕妇慎用。

钩 藤

本品为茜草科植物钩藤 Uncaria rhyunchophylla（Miq.）Jacks.、大叶钩藤 Uncaria macrophylla Wall.、毛钩藤 Uncaria hirsuta Havil.、华钩藤 Uncaria sinensis（Oliv.）Havil. 或无柄果钩藤 Uncaria sessilifructus Roxb. 的干燥带钩茎枝。主产于长江以南至福建、广东、广西等地。秋、冬二季采收带钩的嫩枝，去叶，切段，晒干。

【性味归经】甘，凉。归肝、心包经。

【功效】清热平肝，息风定惊。

【临床应用】

(1) 头痛，眩晕　本品清肝热、平肝阳，多用于肝火上攻或肝阳上亢之头胀头痛、眩晕等症。属肝火者，常与夏枯草、龙胆草、栀子、黄芩等配伍；属肝阳者，常与天麻、石决明、怀牛膝、杜仲、茯神等同用。

(2) 肝风内动，惊痫抽搐　本品息风止痉，清泄肝热，故用于热极生风、四肢抽搐及小儿高热惊风症。如治小儿急惊风，见壮热神昏、牙关紧闭、手足抽搐者，与天麻、全蝎、僵蚕、蝉衣等同用；治温热病热极生风之痉挛抽搐，与羚羊角、白芍、菊花、生地黄等同用；治诸痫啼叫、痉挛抽搐，与天竺黄、蝉蜕、黄连、大黄等同用。

【用法用量】煎服，3~12g；入煎剂宜后下。

天　麻

本品为兰科植物天麻 Gastrodia elata Bl. 的干燥块茎。主产于四川、云南、贵州等地。立冬后至次年清明前采挖，冬季茎枯时采挖者名"冬麻"，质量优良；春季发芽时采挖者名"春麻"，质量较差。采挖后，立即洗净，蒸透，敞开低温干燥。用时润透或蒸软，切片。

【性味归经】甘，平。归肝经。

【功效】息风止痉，平抑肝阳，祛风通络。

【临床应用】

(1) 肝风内动，惊痫抽搐　本品息风止痉，药性平和，故对于各种病因致肝风内动，惊痫抽搐，不论寒热虚实，皆可应用。如治小儿急惊风，常与羚羊角、钩藤、全蝎等药同用；治小儿脾虚慢惊，与人参、白术、白僵蚕等药配伍；治小儿诸惊，与全蝎、制南星、白僵蚕同用；治破伤风之痉挛抽搐、角弓反张，与天南星、白附子、防风等药配伍。

(2) 眩晕，头痛　本品息肝风、平肝阳，为治眩晕、头痛之要药。不论虚证、实证，皆可应用。治肝阳上亢之眩晕、头痛，与钩藤、石决明、牛膝等同用；治风痰上扰之眩晕、头痛，与半夏、陈皮、茯苓、白术等同用；治偏正头痛，配等量川芎为丸，如天麻丸。

(3) 肢体麻木，手足不遂，风湿痹痛　本品祛外风，通经络，止痛。治中风手足不遂、筋骨疼痛等，与没药、制乌头、麝香等药配伍；治妇人风痹、手足不遂，可与牛膝、杜仲、附子浸酒服；若治风湿痹痛之关节屈伸不利者，多与秦艽、羌活、桑枝等祛风湿药同用。

【用法用量】煎服，3~9g。研末冲服，每次1~1.5g。

地　龙

本品为钜蚓科动物参环毛蚓 Pheretima aspergillum（E. Perrier）、通俗环毛蚓 Pheretima vulgaris Chen、威廉环毛蚓 Pheretima guillelmi（Michaelsen）或栉盲环毛蚓 Pheretima pectinifera Michaelsen 的干燥体。主产于广东、广西、福建等地。捕捉后及时剖开腹部，除去内脏及泥沙，洗净，晒干或低温干燥。生用或鲜用。

【性味归经】咸，寒。归肝、脾、膀胱经。

【功效】清热定惊，通络，平喘，利尿。

【临床应用】

(1) 高热惊痫，癫狂　本品息风止痉、清热定惊，故用于热极生风所致的神昏谵语、痉挛抽搐及小儿惊风，或癫狂痫等证。治狂热癫痫，以本品同盐化为水，饮服；治小儿急慢惊风，则用本品研烂，同朱砂作丸服；治高热抽搐惊痫之症，多与钩藤、牛黄、白僵蚕、全蝎等息风止痉药同用。

(2) 气虚血滞，半身不遂　本品善于通行经络，与黄芪、当归、川芎等补气活血药配伍，治疗中风后气虚血滞，经络不利，见半身不遂、口眼㖞斜等症。

(3) 痹证　本品长于通络止痛，适用于多种原因导致的经络阻滞、血脉不畅、肢节不利诸症。尤适用于热痹，与防己、秦艽、忍冬藤、桑枝等除湿热、通经络药物配伍；治风寒湿痹，见肢体关节麻木、疼痛尤甚、屈伸不利等症，应与川乌、草乌、南星、乳香等祛风散寒、通络止痛药配伍。

(4) 肺热哮喘　本品清肺平喘。治邪热壅肺，肺失肃降之喘息不止、喉中哮鸣有声者，单用研末内服即效；亦可用鲜地龙水煎，加白糖收膏用；或与麻黄、杏仁、黄芩、葶苈子等同用，以加强清肺化痰、止咳平喘之功。

(5) 小便不利，尿闭不通　本品下走入肾，清热结而利水道。治疗热结膀胱之小便不通，可单用，或配伍车前子、木通、冬葵子等同用。

【用法用量】煎服，4.5~9g。鲜品10~20g。研末吞服，每次1~2g。外用适量。

其他息风止痉药见表9-35。

表9-35　其他息风止痉药简表

药名	性味	归经	功效	主治	用量
珍珠	甘、咸、寒	心、肝	镇惊安神 明目祛翳 收敛生肌	心神不宁，心悸失眠，惊风，癫痫，目赤翳障，视物不清，口舌生疮，疮疡久溃不愈	0.1~0.3g
全蝎	辛、平、有毒	肝	息风止痉 攻毒散结 通络止痛	痉挛抽搐 疮疡肿毒、瘰疬结核 风湿顽痹，顽固性偏正头痛	3~6g
蜈蚣	辛、温、有毒	肝	息风止痉 攻毒散结 通络止痛	痉挛抽搐 疮疡肿毒、瘰疬结核，风湿顽痹，顽固性头痛	3~5g
僵蚕	咸、辛、平	肝、肺	息风止痉 祛风止痛 化痰散结	惊痫抽搐 风中经络，口眼㖞斜 风热头痛、目赤、咽肿或风疹，痰核、瘰疬	5~9g

第十六节　开　窍　药

以开窍醒神为主要功效，治疗闭证神昏的药物，称为开窍药。

麝　香

本品为鹿科动物林麝 Moschus berezovskii Flerov、马麝 Moschus sifanicus Przewalski 或原麝 Moschus moschiferus Linnaeus 成熟雄体香囊中的干燥分泌物。主产于四川、西藏、云南、陕西、甘肃、内蒙古等地。野生麝多在冬季至次春猎取，猎取后，割取香囊，阴干，习称"毛壳麝香"，用时剖开香囊，除去囊壳，称"麝香仁"，其中呈颗粒状者称"当门子"。人工驯养麝多直接从香囊中取出麝香仁，阴干。本品应密闭，避光贮存。

【性味归经】辛，温。归心、脾经。

【功效】开窍醒神，活血通经，消肿止痛。

【临床应用】

(1) 闭证神昏　本品有很强的开窍通闭、辟秽化浊作用，为醒神回苏之要药。对于各种原因所致之闭证神昏，无论寒闭、热闭，用之均有效。治温病热陷心包、痰热蒙闭心窍、小儿惊风及中风痰厥等热闭神昏，常配伍牛黄、冰片、朱砂等，组成凉开之剂；因其性温，故寒闭证尤宜，治中风卒昏、中恶胸腹满痛等寒浊或痰湿阻闭气机，蒙闭神明之寒闭神昏，常配伍苏合香、檀香、安息香等药，组成温开之剂。

(2) 疮疡肿毒，瘰疬痰核，咽喉肿痛　本品活血散结、消肿止痛，用治疮疡肿毒、瘰疬痰核、咽喉肿痛诸症，内服、外用均有良效。治疮疡肿毒，常与雄黄、乳香、没药同用，或与牛黄、乳香、没药同用。治咽喉肿痛，与牛黄、蟾酥、珍珠等配伍。

(3) 血瘀经闭，癥瘕，心腹暴痛，头痛，跌打损伤，风寒湿痹　本品具活血通经、止痛之效。治血瘀经闭证，常与丹参、桃仁、红花、川芎等药同用；治癥瘕痞块等血瘀重症，可与水蛭、虻虫、三棱等配伍。本品开心脉、祛瘀滞，为治心腹暴痛之佳品，常配伍木香、桃仁等；治偏正头痛、日久不愈者，常与赤芍、川芎、桃仁等合用。本品为伤科要药，善于活血祛瘀、消肿止痛，治跌仆肿痛、骨折扭挫，不论内服、外用均有良效，常与乳香、没药、红花等配伍；治风寒湿痹证疼痛、顽固不愈者，可与独活、威灵仙、桑寄生等同用。

【用法用量】入丸、散，每次 0.03~0.1g。外用适量。不宜入煎剂。

【使用注意】孕妇禁用。

其他开窍药见表 9-36。

表 9-36　其他开窍药简表

药名	性味	归经	功效	主治	用量
苏合香	辛、温	心、脾	开窍醒神 辟秽止痛	寒闭神昏 胸腹冷痛，满闷	0.3~1g

续表

药名	性味	归经	功效	主治	用量
冰片	辛、苦、微寒	心、脾、肺	开窍醒神 清热止痛	闭证神昏 目赤肿痛，喉痹口疮，疮疡肿痛，疮溃不敛，水火烫伤	0.15～0.3g
石菖蒲	辛、苦、温	心、胃	开窍宁神 化湿和胃	痰湿蒙闭清窍 湿阻中焦证	3～9g

第十七节 补 虚 药

以气血阴阳不足为主要功效治疗虚证的药物，称补虚药，也称"补益药"或"补养药"。

一、补气药

以补气为主要功效的药物，称补气药。

人 参

本品为五加科植物人参 Panax ginseng C. A. Mey. 的根。主产于吉林、辽宁、黑龙江。一般应栽培 6～7 年后收获。鲜参洗净后干燥者称"生晒参"；蒸制后干燥者称"红参"；加工断下的细根称"参须"。山参经晒干称"生晒山参"。切片或粉碎用。

【性味归经】甘、微苦，微温。归肺、脾、心、肾经。

【功效】大补元气，补脾益肺，生津，安神益智。

【临床应用】

(1) 元气虚脱证　本品能大补元气、复脉固脱，为拯危救脱要药，适用于因大汗、大泻、大失血或大病、久病所致元气虚极欲脱，见气短神疲、脉微欲绝的危重证候，单用有效。若气虚欲脱兼见汗出、四肢逆冷者，与回阳救逆之附子同用，以补气固脱与回阳救逆；若气虚欲脱兼见汗出身暖、渴喜冷饮、舌红干燥者，本品兼能生津，与麦冬、五味子配伍，以补气养阴、敛汗固脱。

(2) 肺脾心肾气虚证　本品为补肺脾要药，补肺与五味子、苏子、杏仁等药同用；补脾应与白术、茯苓或黄芪、白术等药同用；补益心气，与酸枣仁、柏子仁等药配伍；补益肾气，治虚喘，常与蛤蚧、五味子、胡桃等药同用；治肾阳虚衰、肾精亏虚之阳痿，与鹿茸等配伍。

(3) 热病气虚津伤口渴及消渴证　本品既能补气，又能生津。治热伤气津者，常与知母、石膏同用。消渴病致气阴两伤，本品既能补益肺脾肾之气，又能生津止渴，故治消渴的方剂中亦较常用。

【用法用量】煎服，3～19g；挽救虚脱可用 15～30g。宜文火另煎，分次兑服。野山参研末吞服，每次 2g，日服 2 次。

【使用注意】不宜与藜芦、五灵脂同用。

党　参

本品为桔梗科植物党参 Codonopsis pilosula（Franch.） Nannf.、素花党参 Codonopsis Pilosula Nannf. Var. modesta（Nannf.） L. T. Shen 或川党参 Codonopsis tangshen Oliv. 的根。主产于山西、陕西、甘肃。秋季采挖洗净，晒干，切厚片。生用。

【性味归经】甘，平。归脾、肺经。

【功效】补脾肺气，补血，生津。

【临床应用】

(1) 脾肺气虚证　本品补脾肺之气为其主要作用。治疗中气不足的体虚倦怠、食少便溏等，常与白术、茯苓等同用；治疗肺气亏虚的咳嗽气促、语声低弱等，可与黄芪、蛤蚧等同用。

(2) 气血两虚证　本品既能补气，又能补血，常用于气虚不能生血或血虚无以化气，见面色苍白或萎黄、乏力、头晕、心悸等气血两虚证，配伍黄芪、白术、当归、熟地黄等药，以增强其补气补血效果。

(3) 气津两伤证　本品有补气生津作用，适用于气津两伤的轻症，宜与麦冬、五味子等养阴生津之品同用。

【用法用量】煎服，9 ~ 30g。

【使用注意】本品不宜与藜芦同用。

黄　芪

本品为豆科植物蒙古黄芪 Astragalus membranaceus（Fisch.） Bge. var. mongholicus（Bge.） Hsiao 或膜荚黄芪 Astragalus membranaceus（Fisch.） Bge. 的根。主产于内蒙古、山西、黑龙江等地。春秋二季采挖，除去须根及根头，晒干，切片。生用或蜜炙用。

【性味归经】甘，微温。归脾、肺经。

【功效】健脾补中，升阳举陷，益卫固表，利尿，托毒生肌。

【临床应用】

(1) 脾气虚证　本品为补中益气要药。治脾气虚弱，见倦怠乏力、食少便溏者，可单用熬膏服，或与党参、白术等补气健脾药配伍；本品能升阳举陷，故治疗脾虚中气下陷之久泻脱肛、内脏下垂，常与人参、升麻、柴胡等品同用；若脾虚水湿失运，以致浮肿尿少者，本品补脾益气，利尿消肿，标本兼治，为治气虚水肿之要药，常与白术、茯苓等利水消肿之品配伍；本品补气生血，治血虚证，常与补血药当归同用；对脾虚不能统血所致失血证，本品补气摄血，与人参、白术等品同用；对脾虚不能布津之消渴，本品补气生津，促进津液的生成与输布，有止渴之效，与天花粉、葛根等品同用。

(2) 肺气虚证　本品用于肺气虚弱，见咳喘日久、气短神疲者，与紫菀、款冬花、杏仁等祛痰止咳平喘药配伍。

（3）气虚自汗证　本品能补脾肺之气、益卫固表，常与牡蛎、麻黄根等止汗之品同用；若治因卫气不固，表虚自汗而易感风邪者，与白术、防风等品同用。

（4）气血亏虚，疮疡难溃难腐　本品补气，托毒生肌。疮疡中期，正虚毒盛不能托毒外达，疮形平塌，根盘散漫，难溃难腐者，用本品补气生血、扶助正气，托脓毒外出，与人参、当归、升麻、白芷等药同用；溃疡后期，因气血虚弱，脓水清稀，疮口难敛者，用本品补气生血，有生肌敛疮之效，与人参、当归、肉桂等药同用。

【用法用量】煎服，9～30g。蜜炙可增强其补中益气作用。

白　术

本品为菊科植物白术 Atractylodes macrocephala Koidz. 的根茎。主产于浙江、湖北、湖南等地。冬季采收，烘干或晒干，除去须根，切厚片。生用或土炒、麸炒用。

【性味归经】甘、苦，温。归脾、胃经。

【功效】健脾益气，燥湿利尿，止汗，安胎。

【临床应用】

（1）脾气虚证　本品健脾、燥湿为其主要作用，为"补气健脾第一要药"。治脾虚有湿，食少便溏或泄泻，与人参、茯苓等品同用；治脾虚中阳不振，痰饮内停者，宜与温阳化气、利水渗湿之品配伍；治脾虚水肿，与茯苓、桂枝等药同用；治脾虚湿浊下注，带下清稀者，与健脾燥湿之品同用。

（2）气虚自汗　本品补脾益气，固表止汗。单用本品治汗出不止有效；脾肺气虚，卫气不固，表虚自汗，易感风邪者，与黄芪、防风等补益脾肺、祛风之品配伍，以固表御邪。

（3）脾虚胎动不安　本品益气安胎。治疗脾虚胎儿失养者，与人参、阿胶等配伍；治脾虚失运，妊娠恶阻，与人参、茯苓、陈皮等配伍。

【用法用量】煎服，6～12g。炒用可增强补气健脾止泻作用。

【使用注意】本品性偏温燥，热病伤津及阴虚燥渴者不宜用。

甘　草

本品为豆科植物甘草 Glycyrrhiza uralensis Fisch. 、胀果甘草 Glycyrrhiza inflata Bat. 或光果甘草 Glycyrrhiza glabra L. 的根及根茎。主产于内蒙古、新疆、甘肃等地。春、秋季采挖，以秋季采者为佳。除去须根，晒干，切厚片。生用或蜜炙用。

【性味归经】甘，平。归心、肺、脾、胃经。

【功效】补脾益气，祛痰止咳，缓急止痛，清热解毒，调和诸药。

【临床应用】

（1）心气不足之脉结代、心动悸　本品补益心气，益气复脉。对于心气不足致脉结代、心动悸者，单用本品；若属气血两虚，宜与补气养血之品配伍，与人参、阿胶、生地黄等品同用。

（2）脾气虚证　本品具有补益脾气之力。因其作用缓和，宜作为辅助药用，能"助参芪成气虚之功",常与人参、白术、黄芪等补脾益气药配伍,用于脾气虚弱证。

(3)**咳喘** 本品止咳,祛痰,平喘。单用有效;亦可随症配伍,用于寒热虚实多种咳喘,有痰无痰均宜。

(4)**脘腹、四肢挛急疼痛** 本品善于缓急止痛。对脾虚肝旺的脘腹挛急作痛或阴血不足之四肢挛急作痛,均常与白芍同用;临床常以芍药、甘草为基础,随症配伍用于血虚、血瘀、寒凝等多种原因所致的脘腹、四肢挛急作痛。

(5)**热毒疮疡、咽喉肿痛及药物、食物中毒** 本品还长于解毒,应用十分广泛。治热毒疮疡,可单用煎汤浸渍,或熬膏内服,或与紫花地丁、连翘等清热解毒、消肿散结之品配伍;治热毒咽喉肿痛,与板蓝根、桔梗、牛蒡子等清热解毒利咽之品配伍。古书记载,本品对附子等多种药物所致中毒,或多种食物所致中毒,有一定解毒作用。

(6)**调和药性** 本品在许多方剂中都可发挥调和药性的作用。通过解毒,可降低方中某些药的毒烈之性;通过缓急止痛,可缓解方中某些药刺激胃肠引起的腹痛;其甜味浓郁,可矫正方中药物的滋味。

【用法用量】煎服,1.5~9g。生用性微寒,可清热解毒;蜜炙药性微温,并可增强补益心脾之气和润肺止咳作用。

【使用注意】不宜与京大戟、芫花、甘遂同用。

其他补气药见表9-37。

表9-37 其他补气药简表

药名	性味	归经	功效	主治	用量
太子参	甘、微苦、平	脾、肺	补气生津	脾气虚弱、胃阴不足、气虚津伤的肺虚燥咳 心悸不眠、虚热汗多	9~30g
白扁豆	甘、微温	脾、胃	健脾化湿 和中消暑 解毒	脾虚湿盛、运化失常 暑湿吐泻 食物中毒	10~15g
西洋参	甘、微苦、凉	肺、心、肾、脾	补气养阴 清热生津	气阴两伤,肺气虚及肺阴虚证,热病气虚津伤 口渴及消渴	3~6g
山药	甘、平	脾、肺、肾	补脾养胃 生津益肺 补肾涩精	脾虚证 肺虚证 肾虚证,消渴气阴两虚证	15~30g
大枣	甘、温	脾、胃	补中益气 养血安神 缓和药性	脾虚食少便溏、倦怠乏力,血虚萎黄及妇女脏躁,减轻烈性药的副作用	6~15g

续表

药名	性味	归经	功效	主治	用量
刺五加	辛、微苦、温	脾、肺、肾	健脾益气 补肾强腰 养心安神 化痰平喘	脾肺气虚 肾虚腰膝酸软 心脾两虚证	10～30g
绞股蓝	苦、肝、寒	脾、肺	健脾益气 化痰止咳 清热解毒	脾虚之多种兼夹证候 痰浊阻肺证 热毒证	10～20g
红景天	甘、涩、寒	脾、肺	健脾益气 清肺止咳 活血化瘀	脾气虚证 肺热证 血瘀证	6～12g
饴糖	甘、温	脾、胃、肺	益气补中 缓急止痛 润肺止咳	中虚里急 脘腹疼痛 肺虚干咳少痰	15～20g
蜂蜜	甘、平	脾、大肠	补中缓急 润燥 解毒	中虚脘腹疼痛 肺虚燥咳及肠燥便秘 乌头类毒药之解毒	15～30g

二、补阳药

以温煦脏腑，从而消除或改善全身阳虚诸证，治疗阳气不足引起各种病证的药物，称补阳药。

鹿　茸

本品为脊椎动物鹿科梅花鹿 Cervus nippon Temminck 或马鹿 Cervus elaphus Linnaeus 的雄鹿头上尚未骨化而带茸毛的幼角。主产于吉林、黑龙江、辽宁、内蒙古、新疆、青海等地。其他地区也有人工饲养。夏秋两季雄鹿长出的新角尚未骨化时，将角锯下或用刀砍下，用时燎去毛，切片后阴干或烘干入药。

【性味归经】甘、咸，温。归肾、肝经。

【功效】补肾阳，益精血，强筋骨，调冲任，托疮毒。

【临床应用】

(1) 肾阳虚衰，精血不足证　本品禀纯阳之性，具生发之气，故能壮肾阳、益精血。若肾阳虚，精血不足，见畏寒肢冷、阳痿早泄、宫冷不孕、小便频数、腰膝酸痛、头晕耳鸣、精神疲乏等，均可以本品单用或配入复方。如鹿茸酒，与山药浸酒服，治阳痿不举、小便频数；或与当归、乌梅膏为丸，治精血耗竭，见面色黧黑、耳聋目昏等；与人参、黄芪、当归同用，治疗诸虚百损、五劳七伤、元气不足，见畏寒肢冷、阳痿早泄、宫冷不孕、小便频数等症。

(2) 肾虚骨弱，腰膝无力或小儿五迟　本品补肾阳、益精血、强筋骨，与五加皮、熟地黄、山萸肉等同用；与骨碎补、川断、自然铜等同用，治疗骨折后期，愈合不良。

（3）**妇女冲任虚寒，崩漏带下**　本品补肾阳，益精血，固冲任，止带下。与海螵蛸、龙骨、川断等同用，可治崩漏不止、虚损羸瘦；若配狗脊、白蔹，可治白带过多。

（4）**疮疡久溃不敛，阴疽疮肿内陷不起**　本品补阳气，益精血，托疮毒。治疗疮疡久溃不敛，阴疽疮肿内陷不起，与当归、肉桂等配伍。

【用法用量】研末吞服，1～2g，或入丸、散。

【使用注意】服用本品宜从小剂量开始，缓缓增加，不可骤用大量，以免阳升风动，头晕目赤，或伤阴动血。凡发热者均当忌服。

淫 羊 藿

本品为小檗科植物淫羊藿 Epimedium brevicornu Maxim. 和箭叶淫羊藿 Epimedium sagittatum（Sieb. et Zucc.）Maxim. 或柔毛淫羊藿 Epimedium Pubescens Maxim. 等的全草。主产于陕西、辽宁、山西、湖北、四川等地。夏秋茎叶茂盛时采收，割取地上部分，晒干，切碎。生用或以羊脂油炙用。

【性味归经】辛、甘，温。归肾、肝经。

【功效】补肾壮阳，祛风除湿。

【临床应用】

（1）**肾阳虚衰，阳痿尿频，腰膝无力**　本品补肾壮阳，单用有效，亦可与其他补肾壮阳药同用。单用本品浸酒服，以益丈夫兴阳，理腰膝冷痛；与肉苁蓉、巴戟天、杜仲等同用，治肾虚之阳痿、遗精等。

（2）**风寒湿痹，肢体麻木**　本品散寒，祛风胜湿，补肝肾，强筋骨。治疗风湿痹痛，筋骨不利及肢体麻木，与威灵仙、川芎、肉桂等同用。

【用法用量】煎服，3～15g。

【使用注意】阴虚火旺者不宜服。

巴 戟 天

本品为茜草科植物巴戟天 Morinda officinalis How. 的根。主产于广东、广西、福建、江西、四川等地。全年均可采挖。去须根略晒，压扁晒干。用时润透或蒸过，除去木质心。切片或盐水炒用。

【性味归经】辛、甘，微温。归肾、肝经。

【功效】补肾助阳，祛风除湿。

【临床应用】

（1）**肾阳虚阳痿、宫冷不孕、小便频数**　本品补肾助阳。治虚羸阳道不举，与牛膝浸酒服之；配淫羊藿、仙茅、枸杞子，治肾阳虚弱，命门火衰所致阳痿不育；若配肉桂、吴茱萸、高良姜，治下元虚冷之宫冷不孕、月经不调、少腹冷痛；与桑螵蛸、益智仁、菟丝子等同用，治疗小便不禁。

（2）**风湿腰膝疼痛及肾虚腰膝酸软无力**　本品补肾阳、强筋骨、祛风湿，对肾阳虚兼风湿之证适宜，多与补肝肾、祛风湿药同用。与肉苁蓉、杜仲、菟丝子等同用，治肾虚骨痿、腰膝酸软；或配羌活、杜仲、五加皮等同用，治风冷腰胯疼痛、行步不利。

【用法用量】水煎服，5～15g。

【使用注意】阴虚火旺及有热者不宜服。

补 骨 脂

本品为豆科植物补骨脂 Psoralea corylifolia L. 的成熟果实。主产于陕西、河南、山西、江西、安徽、广东、四川、云南等地。秋季果实成熟时采收，晒干。生用，炒或盐水炒用。

【性味归经】苦、辛，温。归肾、脾经。

【功效】补肾壮阳，固精缩尿，温脾止泻，纳气平喘。

【临床应用】

（1）肾虚阳痿、腰膝冷痛　本品善壮肾阳，暖水脏。与菟丝子、胡桃肉、沉香等同用，治肾虚阳痿；与杜仲、胡桃肉同用，治肾虚阳衰、风寒侵袭之腰膝冷痛等。

（2）肾虚遗精、遗尿、尿频　本品善补肾助阳，固精缩尿。单用有效，亦可随症配伍他药。如治滑精，以补骨脂、青盐等份同炒，为末服；单用本品炒，为末服，治小儿遗尿；与小茴香等份为丸，治肾气虚冷、小便无度。

（3）脾肾阳虚，五更泄泻　本品能壮肾阳、暖脾阳、收涩止泻。与肉豆蔻、生姜、大枣为丸，或上方加吴茱萸、五味子，均治五更泄。

（4）肾不纳气，虚寒喘咳　本品补肾助阳、纳气平喘。配伍胡桃肉、蜂蜜等，可治虚寒性喘咳；或配人参、木香等，治疗虚喘痨嗽。

【用法用量】煎服，5～15g。

【使用注意】本品性质温燥，能伤阴助火，故阴虚火旺及大便秘结者忌服。

其他补阳药见表9－38。

表9－38　其他补阳药简表

药名	性味	归经	功效	主治	用量
仙茅	辛、热；有毒	肾、肝、脾	温肾壮阳 强筋骨，祛风湿 温脾止泻	肾阳不足，命门火衰 肾虚寒湿久痹 脾肾阳虚	5～15g
肉苁蓉	甘、咸、温	肾、大肠	补肾阳，益精血 润肠通便	肾阳不足，精血亏虚 肠燥便秘	10～15g
杜仲	甘、温	肝、肾	补肝肾，强筋骨 安胎	肾虚腰痛及各种腰痛 胎动不安或习惯堕胎	10～15g
续断	苦、辛、微温	肝、肾	补益肝肾 强筋健骨 止血安胎 疗伤续折	阳痿不举，遗精遗尿 腰膝酸痛，寒湿痹痛 崩漏下血，胎动不安 跌打损伤，筋伤骨折	9～15g

续表

药名	性味	归经	功效	主治	用量
益智仁	辛、温	肾、脾	暖肾固精缩尿温脾开胃摄唾	下元虚寒遗精、遗尿、小便频数；脾胃虚寒，腹痛吐泻及口涎自流	3~10g
锁阳	甘、温	肝、肾、大肠	补肾阳，益精血润肠通便	肾阳虚衰精血津液亏耗的肠燥便秘	10~15g
菟丝子	甘、温	肝、肾、脾	补肾固精养肝明目止泻，安胎	肾虚腰痛肝肾不足脾肾虚泄、肝肾不足的胎动不安	10~20g
沙苑子	甘、温	肝、肾	补肾固精养肝明目	肾虚肝肾不足	10~20g
蛤蚧	咸、平	肺、肾	助肾阳，益精血补肺气，定喘嗽	肾阳不足，精血亏虚的阳痿，肺肾两虚，肾不纳气的虚喘久嗽	5~10g
核桃仁	甘、温	肾、肺、大肠	补肾益肺纳气定喘润肠通便	肺肾两虚的喘咳肾阳不足的腰膝酸痛，遗精尿频，肠燥便秘	10~30g
冬虫夏草	甘、平	肺、肾	益肾壮阳补肺平喘止血化痰	肾虚腰痛，阳痿遗精肺虚或肺肾两虚之久咳虚喘，劳嗽痰血	5~15g
葫芦巴	苦、温	肝、肾	温肾助阳祛寒止痛	肾阳虚衰寒湿凝下诸症	3~10g
韭菜子	辛、甘、温	肾、肝	温补肝肾壮阳固精	肾阳虚弱之阳痿遗精、遗尿、尿频、白带过多等，肝肾不足之腰膝酸软冷痛	3~9g
阳起石	咸、温	肾	温肾壮阳	肾阳虚之阳痿，宫冷、腰膝冷痹	3~6g
海狗肾	咸、热	肾	暖肾壮阳益精补髓	肾阳衰惫之阳痿精冷、腰膝酸软及精少不育	1~3g
海马	甘、咸、温	肾、肝	补肾壮阳活血散结消肿止痛	肾阳虚衰，肾虚作喘癥瘕积聚及跌打损伤阴疽疮肿，外伤出血	3~9g

三、补血药

具有补血功效，治疗血虚证的药物，称补血药。

当 归

本品为伞形科植物当归 Aaugellica sinensis（Oliv.）Diels. 的根。主产于甘肃、陕西、四川、云南、湖北等地。秋末采挖，除尽芦头、须根，待水分稍行蒸发后，按大小粗细分别捆成小把，用微火缓缓熏干或用硫黄烟熏，防蛀防霉，切片。生用，或经酒拌、酒炒用。

【性味归经】甘、辛，温。归肝、心、脾经。

【功效】补血调经，活血止痛，润肠通便。

【临床应用】

（1）血虚诸证　本品为补血之圣药。气血两虚，与黄芪、人参等药同用；血虚萎黄、心悸失眠，与熟地黄、白芍、川芎等配伍。

（2）血虚血瘀之月经不调、经闭、痛经等　本品补血活血、调经止痛，治疗月经不调、经闭、痛经诸证。若兼气虚，配人参、黄芪等；若兼气滞，配香附、延胡索等；若兼血热，配黄芩、黄连，或牡丹皮、地骨皮等；血瘀经闭，配桃仁、红花等；血虚寒滞，配阿胶、艾叶等。

（3）虚寒性腹痛、跌打损伤、痈疽疮疡、风寒痹痛等　本品为活血行气之要药。与桂枝、芍药、生姜等同用，治疗血虚、血瘀、寒凝之腹痛；与乳香、没药、桃仁、红花等同用，治疗跌打损伤之瘀血作痛；与金银花、赤芍、天花粉等同用，治疗疮疡初起肿胀疼痛；与黄芪、人参、肉桂等同用，治疗痈疽溃后不敛；与金银花、玄参、甘草同用，治疗脱疽溃烂，阴血伤败；与羌活、防风、黄芪等同用，治疗风寒痹痛。

（4）血虚肠燥便秘　本品补血以润肠通便，治血虚肠燥便秘，常与肉苁蓉、牛膝、升麻等同用。

【用法用量】煎服，5~15g。

【使用注意】湿盛中满、大便泄泻者忌服。

熟 地 黄

本品为玄参科植物地黄 Rehmannia glutinosa（Gdertn）Iibosch. 的块根，经加工炮制而成。通常以酒、砂仁、陈皮为辅料经反复蒸晒，至内外色黑油润，质地柔软黏腻。切片用，或炒炭用。

【性味归经】甘，微温。归肝、肾经。

【功效】补血养阴，填精益髓。

【临床应用】

（1）血虚诸证　本品补阴益精以生血，为养血补虚之要药。与当归、白芍、川芎同用，治疗血虚萎黄、眩晕、心悸、失眠及月经不调、崩中漏下等；治心血虚之心悸怔忡，可与远志、酸枣仁等安神药同用；治崩漏下血而致血虚血寒、少腹冷痛者，与阿胶、艾叶等补血止血、温经散寒药同用。

(2) 肝肾阴虚诸证 本品滋补肾阴、填精益髓，为补肾阴之要药。古人谓之"大补五脏真阴"，"大补真水"。与山药、山茱萸等同用，治疗肝肾阴虚，见腰膝酸软、遗精、盗汗、耳鸣、耳聋及消渴等；与知母、黄柏、龟甲等同用，治疗阴虚骨蒸潮热；与何首乌、牛膝、菟丝子等配伍，治精血亏虚之须发早白；配龟甲、锁阳、狗脊等，治疗肝肾不足之五迟五软。

【用法用量】煎服，10～30g。

何 首 乌

本品为蓼科植物何首乌 Polygonum multiflorum Thuna. 的块根。我国大部分地区有出产。秋后茎叶枯萎时或次年未萌芽前掘取其块根。削去两端，洗净，切片，晒干或微烘，称生首乌；若以黑豆煮汁拌蒸，晒后变为黑色，称制首乌。

【性味归经】苦、甘、涩，微温。归肝、肾经。

【功效】补益精血，解毒，截疟，润肠通便。

【临床应用】

(1) 精血亏虚之头晕眼花、须发早白、腰膝酸软、遗精、崩漏 制首乌功善补肝肾、益精血、乌须发。治精血亏虚，与当归、枸杞子、菟丝子等同用；治肝肾亏虚之头晕眼花，配伍桑椹、黑芝麻、杜仲等药。

(2) 久疟、痈疽、瘰疬、肠燥便秘等 生首乌有截疟、解毒、润肠通便之效。治久疟、气血虚弱，生首乌与人参、当归、陈皮、煨姜等同用；治瘰疬痈疮、皮肤瘙痒，配伍夏枯草、土贝母、当归等药，也可与防风、苦参、薄荷等同用煎汤洗；治血虚肠燥便秘，与肉苁蓉、当归、火麻仁等同用。

【用法用量】煎服，10～30g。

【使用注意】大便溏泄及湿痰较重者不宜用。

其他补血药见表9-39。

表9-39 其他补血药简表

药名	性味	归经	功效	主治	用量
阿胶	甘、平	肺、肝、肾	补血，滋阴 润肺 止血	血虚证 肺阴虚燥咳 出血证	5～15g
紫河车	甘、咸、温	肺、肝、肾	补肾益精 养血益气	阳痿遗精腰酸、头晕耳鸣 气血不足诸证，肺肾两虚之 咳喘	1.5～3g
白芍	苦、酸、微寒	肝、脾	养血敛阴 柔肝止痛 平抑肝阳	肝血亏虚及血虚月经不调 肝脾不和之胸胁脘腹疼痛或 四肢挛急疼痛，肝阳上亢之 头痛眩晕	5～15g
龙眼肉	甘、温	心、脾	补益心脾 养血安神	心脾虚损，心血不足的心悸、 失眠、健忘等	10～25g

四、补阴药

具有滋养阴液、生津润燥之功，兼能清热，治疗阴虚津亏病证的药物，称补阴药。

北 沙 参

本品为伞形科植物珊瑚菜 Glehnia littoralis Fr. Schmidt ex Miq. 的根。主产于山东、江苏、福建等地亦产。夏秋两季采挖，洗净，置沸水中烫后，除去外皮，干燥，或洗净后直接干燥。

【性味归经】甘、微苦，微寒。归肺、胃经。

【功效】养阴清肺，益胃生津。

【临床应用】

(1) 肺阴虚证　本品补肺阴、清肺热，适用于阴虚肺燥有热之干咳少痰、咳血或咽干喑哑等症，常与麦冬、南沙参、杏仁、桑叶、玄参等药同用。

(2) 胃阴虚证　本品补胃阴，清胃热，生津止渴。治胃阴虚有热之口干多饮、饥不欲食、大便干结、舌苔光剥或舌红少津，以及胃痛、胃胀、干呕等，常与石斛、玉竹、乌梅等养阴生津之品同用；治胃阴脾气俱虚者，与山药、太子参、黄精等养阴益气健脾之品同用。

【用法用量】煎服，4.5~9g。

【使用注意】不宜与藜芦同用。

百 合

本品为百合科植物百合 Lilium brownii F. E. Brown var. Viridulum Baker 或细叶百合 L. Pumilum DC. 的肉质鳞叶。全国各地均产。秋季采挖。洗净，剥取鳞叶，置沸水中略烫，干燥。生用或蜜炙用。

【性味归经】甘，寒。归肺、心经。

【功效】养阴润肺，清心安神。

【临床应用】

(1) 肺阴虚证　本品补肺阴，清肺热。润肺清肺之力虽不及北沙参、麦冬等药，但有止咳祛痰作用。用于阴虚肺燥有热之干咳少痰、咳血或咽干喑哑等症，与生地黄、玄参、桔梗、川贝母等清肺祛痰药同用。

(2) 阴虚有热之失眠心悸，百合病心肺阴虚内热证　本品养阴清心，宁心安神。治虚热上扰之失眠、心悸，与麦冬、酸枣仁、丹参等清心安神药同用；治疗以神志恍惚、情绪不能自主、口苦、小便赤、脉微数等为主的百合病心肺阴虚内热证，用本品既能养心肺之阴，又能清心肺之热，还有一定的安神作用，常与生地黄、知母等养阴清热之品同用。

【用法用量】煎服，6~12g。蜜炙可增强润肺作用。

麦 冬

本品为百合科植物麦冬 Ophiopogon japonicus（Thunb.）Ker - Gawl. 的块根。主产于四川、浙江、江苏等地。夏季采挖，反复暴晒、堆置，至七八成干，除去须根，干燥，打破生用。

【性味归经】甘、微苦，微寒。归胃、肺、心经。

【功效】养阴生津，润肺清心。

【临床应用】

(1) 胃阴虚证　本品滋养胃阴、生津止渴，兼清胃热，用于胃阴虚有热之舌干口渴、胃脘疼痛、饥不欲食、呕逆、大便干结等症。如治热伤胃阴之口干舌燥，常与生地黄、玉竹、沙参等同用；治消渴，可与天花粉、乌梅等同用；与半夏、人参等同用，治胃阴不足之气逆呕吐；与生地黄、玄参同用，治热邪伤津之便秘。

(2) 肺阴虚证　本品养肺阴、清肺热，治疗阴虚肺燥有热的鼻燥咽干、干咳痰少、咳血、咽痛喑哑等症，与阿胶、石膏、桑叶、枇杷叶等同用。

(3) 心阴虚证　本品养心阴、清心热，具除烦安神作用，可用于心阴虚有热之心烦、失眠多梦、健忘、心悸怔忡等症，常与养阴安神之品，如生地黄、酸枣仁、柏子仁等同用。治热伤心营，神烦少寐者，与清心凉血养阴之品，如黄连、生地黄、玄参等同用。

【用法用量】煎服，6～12g。

其他补阴药见表9－40。

表9－40　其他补阴药简表

药名	性味	归经	功效	主治	用量
石斛	甘、微寒	胃、肾	养阴清热 益胃生津	热病伤津 胃阴不足	6～12g
玉竹	甘、微寒	肺、胃	养阴润燥 生津止渴	阴虚肺燥 热病烦渴	6～12g
南沙参	甘、微寒	肺、胃	养阴清肺 清胃生津	肺阴虚证 胃阴虚证	9～15g
天冬	甘、苦、寒	肺、肾、胃	养阴润燥 清肺生津	肺阴虚证，肾阴虚证 热病伤津之食欲不振、 口渴及肠燥便秘等	6～12g
黄精	甘、平	脾、肺、肾	滋肾润肺 补脾益气	肺燥干咳少痰 脾胃虚弱，肾虚精亏	9～15g
枸杞子	甘、平	肝、肾	补肝肾、明目 润肺	肝肾不足 阴虚劳嗽	6～12g
墨旱莲	甘、酸、寒	肝、肾	补肝肾阴 凉血止血	肝肾阴虚 阴虚血热	6～12g

续表

药名	性味	归经	功效	主治	用量
女贞子	甘、苦、凉	肝、肾	补肝肾阴 乌须明目	肝肾阴虚 阴虚发热	6～12g
桑椹	甘、寒	肝、肾	滋阴补血 生津，润肠	阴血亏虚 津伤口渴，肠燥便秘	9～15g
黑芝麻	甘、平	肝、肾、大肠	补肝肾 益精血 润肠燥	肝肾精血不足 血虚津亏 肠燥便秘	9～15g
龟甲	甘、咸、寒	肝、肾、心	滋阴潜阳 益肾健骨 固经止血 养血补心	阴虚内热，阴虚阳亢 肾虚骨痿 阴虚血热，冲任不固 心虚惊悸	9～24g
鳖甲	咸、寒	肝、肾	滋阴潜阳 软坚散结	阴虚发热，阴虚阳亢 癥瘕积聚，疟母	9～24g

第十七节 收 涩 药

凡以收敛固涩为主要功效，以敛耗散、固滑脱为主要作用，治疗多汗、遗泄、崩漏、带下的药物，称收涩药，也称"固涩药"。

一、固表止汗药

有固表止汗之功效，治疗津液外泄病证的药物，称固表止汗药。

麻 黄 根

本品为麻黄科植物草麻黄 Ephedra sinica stapf 或中麻黄 Ephedra intermedia Schrenk et C. A. Mey. 的根及根茎。主产于河北、山西、内蒙古、甘肃、四川等地。立秋后采收。剪去须根，干燥切段。生用。

【性味归经】甘、微涩，平。归心、肺经。

【功效】固表止汗。

【临床应用】本品行肌表、实卫气、固腠理、闭毛窍，为敛肺固表止汗之要药。治气虚自汗，与黄芪、牡蛎等同用；治阴虚盗汗，与熟地黄、当归等同用；治产后虚汗不止，与当归、黄芪等配伍。本品外用配伍牡蛎，共研细末，扑于身上，可治各种虚汗证。

【用法用量】煎服，3～9g。外用适量。

【使用注意】有表邪者忌用。

其他固表止汗药见表9－41。

表 9 –41　其他固表止汗药简表

药名	性味	归经	功效	主治	用量
浮小麦	甘、凉	心	止汗，益气除热	自汗，盗汗骨蒸劳热	15～30g
糯稻根须	甘、平	心、肝	止汗退热益胃生津	自汗，盗汗虚热不退，骨蒸潮热	15～30g

二、敛肺涩肠药

具有敛肺止咳喘、涩肠止泻痢作用，主治肺虚喘咳或大肠虚寒所致病证的药物，称敛肺涩肠药。

五　味　子

本品为木兰科植物五味子 Schisandra chinesis（Turcz.）Baill 或华中五味子 Schisandra sphenanthera Rehd. et Wils. 的成熟果实。前者习称"北五味子"，主产于东北；后者习称"南五味子"，主产于西南及长江流域以南各省。秋季果实成熟时采收。晒干。生用，或经醋、蜜拌蒸晒干用。

【性味归经】酸、甘，温。归肺、心、肾经。

【功效】收敛固涩，益气生津，补肾宁心。

【临床应用】

（1）久咳虚喘　本品上敛肺气、下滋肾阴，为治疗久咳虚喘之要药。治肺虚久咳，与罂粟壳等同用；治肺肾两虚喘咳，与山茱萸、熟地黄、山药等同用；治寒饮咳喘，配伍麻黄、细辛、干姜等药。

（2）自汗，盗汗　本品能敛肺止汗。治自汗、盗汗者，与麻黄根、牡蛎等同用。

（3）遗精，滑精　本品补肾涩精止遗，为治肾虚精关不固遗精、滑精之常用药。治滑精，与桑螵蛸、附子、龙骨等同用；治梦遗，与麦冬、山茱萸、熟地黄、山药等同用。

（4）久泻不止　本品涩肠止泻。治脾肾虚寒久泻不止，与吴茱萸同炒香研末，米汤送服；或与补骨脂、肉豆蔻、吴茱萸同用。

（5）津伤口渴，消渴　本品有益气生津止渴之功。治热伤气阴，与人参、麦冬同用；治阴虚内热，与山药、知母、天花粉、黄芪等同用。

（6）心悸，失眠，多梦　本品补益心肾，宁心安神。治阴血亏损，心神失养，或心肾不交之虚烦心悸、失眠多梦，与麦冬、丹参、生地黄、酸枣仁等同用。

【用法用量】煎服，3～6g；研末服，1～3g。

乌　梅

本品为蔷薇科植物梅 Prunus mume（Sieb.）Sieb. et Zucc. 的近成熟果实。主产于浙江、福建、云南等地。夏季果实近成熟时采收，低温烘干后闷至皱皮，色变黑时即成。

去核生用或炒炭用。

【性味归经】酸、涩，平。归肝、脾、肺、大肠经。

【功效】敛肺止咳，涩肠止泻，安蛔止痛，生津止渴。

【临床应用】

(1) 肺虚久咳　本品敛肺气，止咳嗽。适用于肺虚久咳少痰或干咳无痰，与罂粟壳、杏仁等同用。

(2) 久泻，久痢　本品有良好的涩肠止泻痢作用，为治疗久泻、久痢之常用药。治久泻，与罂粟壳、诃子等同用；治久痢，配伍黄连等药。

(3) 蛔厥腹痛、呕吐　蛔得酸则静，本品极酸，具有安蛔止痛、和胃止呕的功效，为安蛔之良药。适用于蛔虫所致腹痛、呕吐、四肢厥冷的蛔厥病证，常与细辛、川椒、黄连、附子等同用。

(4) 虚热消渴　本品生津液，止烦渴。治虚热消渴，可单用煎服，或与天花粉、麦冬、人参等同用。

【用法用量】煎服，3～10g，大剂量可用至30g。外用适量，捣烂或炒炭研末外敷。止泻止血宜炒炭用。

五 倍 子

本品为漆树科植物盐肤木 Rhus chinensis Mill.、青麸杨 Rhus potaninii Maxim. 或红麸杨 Rhus punjabensis Stew. Val. Sinica (Diels) Rchd. et Wils. 叶上的虫瘿，主要由五倍子蚜 Melaphis chinensis (Bell) Baker 寄生而形成。我国大部分地区均有，而以四川为主。秋季摘下虫瘿，煮死内寄生虫，干燥。生用。

【性味归经】酸、涩，寒。归肺、大肠、肾经。

【功效】敛肺降火，止咳止汗，涩肠止泻，固精止遗，收敛止血，收湿敛疮。

【临床应用】

(1) 咳嗽，咯血　本品敛肺止咳、清肺降火，用于久咳及肺热咳嗽。治肺虚久咳，与五味子、罂粟壳等药同用；治肺热痰嗽，与瓜蒌、黄芩、贝母等药同用；治热灼肺络咯血，与藕节、白及等药同用。

(2) 自汗，盗汗　本品敛肺止汗。治自汗、盗汗，可单用研末，或与荞麦面等份作饼，煨熟食之，或研末水调敷肚脐处。

(3) 久泻，久痢　本品有涩肠止泻之功。治久泻久痢，与诃子、五味子等同用。

(4) 遗精，滑精　本品涩精止遗。治肾虚精关不固之遗精、滑精者，与龙骨、茯苓等同用。

(5) 崩漏，便血痔血　本品有收敛止血作用。治崩漏可单用，或与棕榈炭、血余炭等同用；治便血、痔血，与槐花、地榆等同用，或煎汤熏洗患处。

(6) 湿疮，肿毒　本品外用能收湿敛疮，且有解毒消肿之功。治湿疮流水、溃疡不敛、疮疖肿毒、肛脱不收、子宫下垂等，可单味或配合枯矾研末外敷，或煎汤熏洗。

【用法用量】煎服，3～9g；入丸、散服，每次1～1.5g。外用适量。研末外敷或煎汤熏洗。

【使用注意】湿热泻痢者忌用。

其他敛肺涩肠药见表9-42。

表9-42　其他敛肺涩肠药简表

药名	性味	归经	功效	主治	用量
诃子	苦、酸、涩、平	肺、大肠	涩肠止泻 敛肺止咳 利咽开音	久泻，久痢，脱肛 肺虚久咳 久咳失音	3～10g
石榴皮	酸、涩、温	大肠	涩肠止泻 杀虫 涩精，止血 止带	久泻，久痢，脱肛 虫积腹痛 遗精，崩漏，带下	3～10g
肉豆蔻	辛、温	脾、胃、大肠	涩肠止泻 温中行气	久泻，久痢 胃寒胀痛，食少呕吐	3～9g
赤石脂	甘、酸、涩、温	大肠、胃	涩肠止泻 收敛止血 敛疮生肌	久泻，久痢 崩漏，带下，便血 疮疡不敛，湿疹，湿疮	10～20g
禹余粮	甘、涩、微寒	胃、大肠	涩肠止泻 收敛止血 止带	久泻，久痢 崩漏，带下	10～20g

三、固精缩尿止带药

具有固精、缩尿、止带作用，治疗肾虚不固所致遗精、遗尿、尿频、带下清稀等病证的药物，称固精缩尿止带药。

山　茱　萸

本品为山茱萸科植物山茱萸 Cornus officinalis Sieb. et Zucc. 的成熟果肉。主产于浙江、安徽、河南、陕西、山西等地。秋末冬初采收。用文火烘焙或置沸水中略烫，及时挤出果核，晒干或烘干用。

【性味归经】酸、涩，微温。归肝、肾经。

【功效】补益肝肾，收敛固涩。

【临床应用】

(1) 腰膝酸软，头晕耳鸣，阳痿　本品补益肝肾、益精助阳，为平补阴阳之要药。治肝肾阴虚，见头晕目眩、腰酸耳鸣者，与熟地黄、山药等配伍；治命门火衰，见腰膝冷痛、小便不利者，与肉桂、附子等同用；治肾阳虚之阳痿者，多与鹿茸、补骨脂、巴戟天、淫羊藿等配伍以补肾助阳。

(2) 遗精滑精，遗尿尿频　本品补肾益精、固精缩尿，为固精止遗之要药。治肾虚精关不固之遗精、滑精者，与熟地黄、山药等同用；治肾虚膀胱失约之遗尿、尿频者，与覆盆子、金樱子、沙苑子、桑螵蛸等同用。

（3）崩漏，月经过多　本品补肝肾、固冲任以止血。治妇女肝肾亏损，冲任不固之崩漏及月经过多，与熟地黄、白芍、当归等同用；治脾气虚弱，冲任不固而漏下不止，与龙骨、黄芪、白术、五味子等同用。

（4）大汗不止，体虚欲脱　本品收敛止汗、固涩滑脱，为防止元气虚脱之要药。治大汗欲脱或久病虚脱者，与人参、附子、龙骨等同用。

【用法用量】煎服，5～10g，急救固脱用20～30g。

桑 螵 蛸

本品为螳螂科昆虫大刀螂 Tenodera sinensis Saussure、小刀螂 Statilia maculata（Thunberg）或巨斧螳螂 Hierodula patellifera（Serville）的卵鞘。全国大部分地区均产。深秋至次春采收。置沸水浸杀其卵，或蒸透晒干用。

【性味归经】甘、咸，平。归肝、肾经。

【功效】固精缩尿，补肾助阳。

【临床应用】

（1）遗精滑精，遗尿尿频，白浊　本品补肾气、固精关、缩小便，为治疗肾虚不固之遗精、滑精、遗尿、尿频、白浊之良药。治肾虚遗精、滑精，与龙骨、五味子、制附子等同用；治小儿遗尿，可单用为末，米汤送服。

（2）阳痿　本品有补肾助阳功效，可治肾虚阳痿，常与鹿茸、肉苁蓉、菟丝子等药同用。

【用法用量】煎服，6～10g。

【使用注意】本品助阳固涩，故阴虚多火、膀胱有热而小便频数者忌用。

其他固精缩尿止带药见表9-43。

表9-43　其他固精缩尿止带药简表

药名	性味	归经	功效	主治	用量
覆盆子	甘、酸、微温	肝、肾	固精缩尿 益肾养肝	肾虚不固之遗精滑精、 遗尿尿频，肝肾不足之 目暗不明	5～10g
金樱子	酸、涩、平	肾、膀胱、大肠	固精缩尿 涩肠止泻	遗精滑精，遗尿尿频， 白带过多，久泻久痢	6～12g
海螵蛸	咸、涩、微温	肝、肾	固精止带 收敛止血 制酸止痛 收湿敛疮	遗精，带下 崩漏下血，肺胃出血， 创伤出血，胃痛吐酸 湿疮，湿疹，溃疡不敛	6～12g
莲子	甘、涩、平	脾、肾、心	固精止带 补脾止泻 益肾养心	遗精，滑精，带下 脾虚泄泻 心悸，失眠	10～15g

续表

药名	性味	归经	功效	主治	用量
芡实	甘、涩、平	脾、肾	补脾止泻 益肾固精 除湿止带	脾虚泄泻 肾虚之遗精滑精、遗 尿、白浊、带下证	10 ~ 15g
椿皮	苦、涩、寒	大肠、肝	清热燥湿 涩肠止泻 止血止带	湿热泻痢，久泻久痢 赤白带下 崩漏，便血，痔血	6 ~ 9g
鸡冠花	甘、涩、凉	肝、大肠	收敛止血 清热凉血 止泻止带	各种出血证 泻痢，带下	6 ~ 15g

第十八节　涌　吐　药

凡以促使呕吐为主要功效，治疗毒物、宿食、痰涎等停滞胃脘或胸膈以上所致病证的药物，称涌吐药，也称催吐药。

常　山

本品为虎耳草科植物常山 Dichroa febrifuga Lour. 的根。主产于四川、贵州，湖南、湖北亦产。秋季采收，除去须根，洗净，晒干。生用，或酒炙，或醋炙后用。

【性味归经】苦、辛，寒。有毒。归肺、心、肝经。

【功效】涌吐痰涎，截疟。

【临床应用】

(1) 胸中痰饮证　本品其性上行，能引吐胸中痰饮，用于痰饮停聚，见胸膈壅塞、不欲饮食、欲吐而不能吐者。以本品配甘草，水煎和蜜温服。

(2) 疟疾　古有"无痰不成疟"之说，本品为治疟之要药，适用于各种疟疾，尤以治间日疟、三日疟为佳。治疟单用浸酒或煎服或酒浸蒸焙，与槟榔共研末，糊丸服之；疟疾寒热，或二三日一发者，与厚朴、草豆蔻、肉豆蔻、槟榔等同用；虚人久疟，与黄芪、人参、乌梅等同用。

【用法用量】煎服，4.5 ~ 9g；入丸、散酌减。涌吐可生用，截疟宜酒炙用。

【使用注意】本品有毒，且能催吐，故用量不宜过大，体虚者及孕妇不宜用。

其他涌吐药见表9 – 44。

表9 – 44　其他涌吐药简表

药名	性味	归经	功效	主治	用量
瓜蒂	苦、寒；有毒	胃	涌吐痰湿 祛湿退黄	痰热壅滞，宿食停滞 湿热黄疸，湿家头痛	2.5 ~ 5g

药名	性味	归经	功效	主治	用量
胆矾	酸、辛、寒；有毒	肝、胆	涌吐痰涎 解毒收湿 祛腐蚀疮	风痰壅盛，喉痹，癫痫，误食毒物，风眼赤烂，口疮，牙疳，肿毒不溃，胬肉疼痛	0.3～0.6g

第十九节 攻毒杀虫止痒药

凡以攻毒疗疮、杀虫止痒为主要功效的药物，称攻毒杀虫止痒药。

雄 黄

本品为硫化物类矿物雄黄的矿石。主含二硫化二砷（As_2S_2）。主产于广东、湖南、湖北、贵州、四川等地。随时可采，采挖后除去杂质，研成细粉或水飞，生用。切忌火煅。

【性味归经】辛，温。有毒。归肝、胃、大肠经。

【功效】解毒，杀虫。

【临床应用】痈肿疔疮、湿疹疥癣、蛇虫咬伤诸证。

雄黄有毒，外用或内服均可以毒攻毒而解毒杀虫疗疮。可单用或入复方，且较多外用，为末涂之，或配白矾等份。治痈疽肿毒，配伍乳香、没药、麝香为丸，陈酒送服有良效。治蛇虫咬伤，轻者单用本品以香油调涂患处；重者内外兼施，当与五灵脂共为细末，酒调灌服，并外敷。治虫积腹痛，与牵牛子、槟榔等同用。

【用法用量】外用适量，研末敷，香油调搽或烟熏。内服0.05～0.1g，入丸、散用。

【使用注意】内服宜慎，不可久服。外用不宜大面积涂擦及长期持续使用。孕妇禁用。切忌火煅。

硫 黄

本品为自然元素类矿物硫族自然硫。主产于山西、山东、陕西、河南等地。采挖后加热熔化，除去杂质，或用含硫矿物经加工制得。生硫黄只作外用，内服常与豆腐同煮后阴干用。

【性味归经】酸，温。有毒。归肾、大肠经。

【功效】外用解毒杀虫疗疮；内服补火助阳通便。

【临床应用】

（1）外用治疥癣、湿疹、阴疽疮疡　本品为治疗疥疮的要药，单取硫黄为末，麻油调涂用，或配伍风化石灰、铅丹等研末，猪油调涂治；治顽癣瘙痒，与轻粉、斑蝥、冰片等为末，同香油、面粉为膏，涂敷患处；治疮疽，与荞麦面、白面为末贴敷患处。

（2）**内服治阳痿、虚喘冷哮、虚寒便秘**　硫黄乃纯阳之品，入肾大补命门之火而助元阳。治肾虚阳痿，与鹿茸、补骨脂、蛇床子等同用；治肾不纳气之喘促，配附子、肉桂、沉香等药；治虚冷便秘，配半夏用。

【用法用量】外用适量，研末敷或加油调敷患处。内服 1.5～3g，炮制后入丸、散服。

【使用注意】阴虚火旺者及孕妇忌服。

其他攻毒杀虫止痒药见表 9 - 45。

表 9 - 45　其他攻毒杀虫止痒药简表

药名	性味	归经	功效	主治	用量
蛇床子	辛、苦、温；有小毒	肾	杀虫止痒 祛风燥湿 温肾壮阳	阴部湿痒，湿疹，疥癣 寒湿带下，湿痹腰痛 阳痿，宫冷不孕	3～9g
白矾	酸、涩、寒	肺、脾、肝、大肠	外用解毒杀虫、燥湿止痒 内服止血、止泻、化痰	外用治湿疹瘙痒、疮疡疥癣，内服治便血、吐衄、崩漏、久泻久痢	0.6～1.5g
樟脑	辛、热；有毒	心、脾	外用除湿杀虫 温散止痛 内服开窍辟秽	疥癣，湿疮 牙痛，跌打损伤 痧胀腹痛，吐泻，神昏	0.1～0.2g
蜂房	甘、平	胃	攻毒杀虫 祛风止痒 祛风止痛	痈疽，瘰疬，癣疮 风湿痹痛，隐疹瘙痒 牙痛	3～5g
大蒜	辛、温	脾、胃、肺	解毒杀虫 消肿，止痢	痈肿疮毒，疥癣，钩虫、蛲虫病，肺痨，百日咳，泻痢	5～10g

第二十节　拔毒化腐生肌药

凡以拔毒化腐、生肌敛疮为主要功效的药物，称拔毒化腐生肌药。

升　药

本品由水银、火硝、白矾各等份混合升华制成。红色者称红升，黄色者称黄升。各地均产，以河北、湖北、湖南、江苏等地产量较大。研细末入药。又名红粉、三仙丹、红升丹、黄升丹。

【性味归经】辛，热。有大毒。归肺、脾经。

【功效】拔毒，去腐。

【临床应用】治疗痈疽溃后，脓出不畅，或腐肉不去，新肉难生诸证。本品有良好的拔毒去腐排脓作用，为外用常用药之一。常与煅石膏同用，可随病情不同，调整比例。1∶9者称九一丹，拔毒力较轻而收湿生肌力较强；2∶8者称八二丹，3∶7者称七三丹，1∶1者称五五丹，9∶1者称九转丹，拔毒提脓之力逐步增强。

此外，升药也可用治湿疮、黄水疮、顽癣及梅毒等。

【用法用量】外用适量。本品只供外用，不能内服；且不用纯品，而多配煅石膏外用。用时，研极细粉末，干掺或调敷，或以药捻蘸药粉使用。

【使用注意】本品有大毒，外用亦不可过量或持续使用。外疡腐肉已去或脓水已尽者，不宜用。

轻　粉

本品为水银、白矾（或胆矾）、食盐等用升华法制成的氯化亚汞（Hg_2Cl_2）结晶性粉末。主产于湖北、湖南、山西、陕西、贵州等地。避光保存，研细末用。本品又名汞粉、水银粉、腻粉。

【性味归经】辛，寒。有毒。归大肠、小肠经。

【功效】外用攻毒杀虫、敛疮；内服逐水通便。

【临床应用】

(1) 外用治疮疡溃烂、疥癣瘙痒、湿疹、酒渣鼻、梅毒下疳　本品有较强的攻毒杀虫止痒及生肌敛疮作用。治黄水疮痒痛，与黄柏、蛤粉、煅石膏共为细末，凉水或麻油调涂；治臁疮不合，配黄连末，猪胆汁调涂；治湿癣，与风化石灰、铅丹、硫黄共为细末，生油调涂；治酒渣鼻、痤疮，配大黄、硫黄，加凉水调涂。

(2) 内服治水肿胀满、二便不利　本品内服能通利二便，逐水退肿。配伍大黄、甘遂、大戟等，治水肿便秘实证。

【用法用量】外用适量，研末调涂或干掺，制膏外贴。内服每次0.1~0.2g，入丸、散服。

【使用注意】本品有毒（可致汞中毒），内服宜慎，且服后应漱口。体虚者及孕妇忌服。

其他拔毒化腐生肌药见表9-46。

表9-46　其他拔毒化腐生肌药简表

药名	性味	归经	功效	主治	用量
砒石	辛、热；有大毒	肺、肝	外用蚀疮去腐 内服截疟 祛痰平喘	瘰疬，疥癣，牙疳，痔疮，溃疡腐肉不脱，寒痰哮喘，疟疾	0.002~0.004g
炉甘石	甘、平	肝、胃	收湿敛疮 解毒退翳	目赤翳障，烂弦风眼，溃疡不敛，皮肤湿疮	外用适量
铅丹	辛、微寒；有毒	心、肝	拔毒生肌 杀虫止痒	痈疽溃后不敛，疥癣，湿疮	外用适量 0.3~0.6g

第十章 方 剂

第一节 方剂的基础知识

方剂是在辨证审因、确立治法的基础上，按照组方原则，选择合适的药物，酌定用量、用法，恰当配伍而成，是中医辨证施治的具体体现，也是中医临床治疗的重要手段。

一、方剂与治法

方剂与治法都是中医学理、法、方、药的组成部分，临证时首先辨证，然后确立治法，在治法的指导下选用相应的药物组成方剂。因此，治法是指导遣药组方的原则，方剂是体现和完成治法的主要手段，即"法随证立""方从法出"。

二、方剂的组成及其变化

由于药物的药性各有所偏，功效各有所长，方剂配伍的目的就是通过合理的配伍，调其偏性，制其毒性，增强或改变原来的功效，消除和缓解对人体的不利因素，发挥其相辅相成或相反相成的综合作用，使各具特性的中药组合成一个符合辨证论治要求的方剂。

（一）组方原则

每一首方剂的组成，必须根据病情，在辨证立法的基础上，选用适当的药物。在配伍组成方面，必须遵循严格的原则，即按方剂"君、臣、佐、使"配伍组方。现根据历代医家对君、臣、佐、使含义的论述，将其分析归纳如下：

1. 君药 是方剂中针对主病或主症起主要治疗作用的药物。其药力居方中之首，是方剂中必须具有的药物。

2. 臣药 意义有二：一是辅助君药加强治疗主病或主症的药物；二是针对兼病或兼症起主要治疗作用的药物。

3. 佐药 意义有三：一是佐助药，即配合君、臣药以加强治疗作用，或直接治疗次要兼症的药物；二是佐制药，即用以消除或减缓君、臣药的毒性，或能制约君、臣药峻烈之性的药物；三是反佐药，即根据病情需要，用与君药性味相反而又能在治疗中起相成作用的药物。

4. 使药　意义有二：一是引经药，即能引方中诸药直达病所的药物；二是调和药，即具有调和方中诸药作用的药物。

在遣药组方时并不是每一种意义的臣、佐、使药都必须具备，也不是每味药只任一职。每一方剂具体药味的多少，以及君、臣、佐、使的结构是否齐备，应视病情与治法的需要及所选药物的功能来决定。但每一方剂组成中，君药是不可缺少的。一般君药宜少，臣药可多于君药，佐药可多于臣药，而使药用一两味即可。

（二）组成变化

方剂组成既有严格的原则性，又有极大的灵活性，临证组方时必须根据具体病情而灵活化裁。

1. 增减药味　药物是决定方剂功效的主要因素，因此，药物的增减必然使方剂的功效发生变化。药味增减的变化，即临床常用的成方"随症加减"，是指在主病或者主症及君药不变的前提下，改变方中的次要药物，以适应变化的病情需要。如银翘散是治疗风热表证的常用方剂，若兼见口渴者，是热伤津液，可加天花粉以生津。麻黄汤去臣药桂枝，则发汗力弱，而变为治疗风寒犯肺咳喘的基础方。

2. 增减药量　药量直接决定药效和药力。方剂的药物组成虽然相同，但其用量各异，致使方剂的配伍关系及功效、主治亦不相同。如小承气汤与厚朴三物汤均由大黄、厚朴、枳实三药组成，但前方重用大黄四两为君，为攻下热结之剂，主治阳明腑实轻症；后方重用厚朴八两为君，为行气消满之方，主治气滞大便不通之症。

3. 剂型变化　方剂的剂型各有特点，同一方剂，若剂型不同，其作用亦有大小与缓峻之别，在主治病情上亦有轻重缓急之分。如理中丸与理中汤，两方组成及用量完全相同，前者为细末，炼蜜为丸，用于中焦虚寒之轻症，作用较缓和；后者治疗中上二焦之虚寒较重者，取汤剂以速治。

三、方剂的剂型

剂型是指方剂组成后，根据病情与药物的特点制成一定的形态。传统剂型有汤、丸、散、膏、酒、丹剂和露、锭、条、线、搽等剂型，现在又研制了许多剂型，如片剂、冲剂、糖浆剂、口服液、胶囊、颗粒剂、注射剂、气雾剂等。现将常用的剂型介绍如下：

1. 汤剂　是将药物饮片配齐后，用水或黄酒，或水酒各半浸泡后，再煎煮一定时间，去渣取汁而成。汤剂的特点是吸收快，能迅速发挥药效，特别是便于随症加减，是临床广泛使用的一种剂型。汤剂适用于病情较重或不稳定的患者。但该剂型某些有效成分不易煎出，服用量大，且不便于携带。

2. 丸剂　是将药物研成细末，加适宜的黏合剂制成的圆形固定剂型。丸剂吸收缓慢，药效持久，而且服用与携带方便。适用于慢性、虚弱性疾病，如六味地黄丸、肾气丸等。丸剂亦可用于急救，如安宫牛黄丸、至宝丹等。

3. 散剂　是将药物粉碎，混合均匀，制成粉末状制剂，有内服与外用两种。内服散剂有细末和粗末之分，细末可直接冲服，如七厘散；粗末可加水煮沸取汁服用，如银翘散等。外用散剂一般作为外敷，掺撒疮面或患病部位，如金黄散等；亦有作吹喉等，如冰硼散等。散剂的特点是吸收快，制作简单，便于服用及携带，节省药材。

4. 膏剂　是将药物用水或植物油煎熬去渣而制成的剂型，有内服和外用两种。内服膏剂有流浸膏、浸膏、煎膏3种，外用膏剂分软膏和硬膏两种。

5. 丹剂　有内服与外用两种。内服丹剂没有固定剂型，有丸剂，亦有散剂，以药品贵重而名之曰丹，如至宝丹等。外用丹剂，是以某些矿物类药经高温烧炼制成的药品，常研粉涂撒创面，主要供外科用。

6. 酒剂　又称药酒，是将药物置于酒中浸泡，去渣取液，供内服或外用。酒有活血通络和助长药效的特性，适用于风湿疼痛、体虚补养和跌打损伤等，如杜仲虎骨酒等。外用有活血消肿止痛的作用。酒剂不适用于阴虚火旺的病证。

7. 露剂　是新鲜含有挥发性成分的药物，用蒸馏法制成的澄明水液。其气味芳香清淡，便于口服。一般作为饮料，如金银花露等。

8. 栓剂　是将药物细粉与基质混合，制成一定形状的固体制剂，有杀虫止痒、清热解毒、收敛等作用，用于腔道并在其间溶解而释放药物。外用栓剂可减少药物对肝脏的毒副作用及对胃黏膜的刺激作用。

9. 糖浆剂　是将药物煎煮去渣取汁浓缩后，加入适量蔗糖溶解制成的浓蔗糖水溶液。糖浆制剂具有味甜、量小、服用方便、吸收较快的特点，尤适用于儿童服用。

10. 注射剂　是将药物经过提取、精制、配制等步骤而制成的灭菌溶液、无菌混悬液，或供配制成液体的无菌粉末。注射剂具有剂量准确、药效迅速、适于急救的特点。对于昏迷及不能口服用药的患者尤为适宜。

11. 冲剂　是将药材提取后加适量赋形剂或部分药物细粉制成的干燥颗粒状制剂，用时以开水冲服。冲剂具有作用迅速、服用方便等特点，如感冒退热冲剂等。

12. 片剂　是将药物细粉或药材提取物与辅料混合压制而成的片状制剂。片剂体积小，用量准确，服用方便，应用广泛。

13. 口服液　是将药物用水或其他溶剂提取，精制而成的内服液体制剂。该制剂具有剂量小、吸收较快、口感适宜、服用方便等特点。

14. 茶剂　是由药物粗粉与黏合剂混合制成的固体制剂。使用时将药物置于有盖的容器中，以沸水泡汁代茶服用，故称茶剂。茶剂外形不固定，常制成小方块或饼状。由于茶剂制法简单，服用方便，患者乐于采用，如午时茶等。

第二节　方剂的分类及常用方剂

方剂的分类，历代不尽相同，有以病证分类、以病因分类、以脏腑分类、以组成分类、以治法或功效分类等。本教材遵循以法统方的原则，将所选常用方剂分为解表、祛风、祛湿、清热、和解、消食、催吐、泻下、化痰、温里、理气、理血、补益、固涩、祛风、安神、开窍、驱虫剂及外用剂等。

一、解表剂

凡以辛散解表药为主组成，具有发汗、解肌、透疹等作用，治疗表证的方剂，称解表剂。属"八法"中的"汗"法。解表剂常分为3类：辛温解表剂，适用于外感风寒表证，以麻黄汤为代表方；辛凉解表剂，适用于外感风热表证，以银翘散为代表方；扶正解表剂，适用于体质素虚又感外邪的表证，以败毒散为代表方。解表剂多用清轻宣散之品，其药性易耗散，故煎药时间不宜太久。药宜温服，服后要注意保暖以取微汗，但不可发汗太过，以防耗伤气阴。服解表剂期间，应注意禁生冷、油腻之品，以免影响药物的吸收及药效的发挥。

麻黄汤 《伤寒论》

【组成】麻黄9g，桂枝6g，杏仁6g，甘草3g。

【用法】水煎服，服后取微汗。

【功效】发汗解表，宣肺平喘。

【主治】外感风寒表实证。恶寒发热，头身疼痛，无汗而喘，舌苔薄白，脉浮紧。

【方解】本方为治外感风寒表实证的代表方。主治病证多由风寒袭表，毛窍闭塞，肺气不宣，营卫不调所致。方中麻黄味苦辛性温，既可发汗解表，又可宣肺平喘，以消除咳喘，为君药。配伍桂枝解肌发汗，助麻黄解表，温通经脉，解肢体疼痛，故为臣药。佐以杏仁降利肺气，与麻黄相伍一宣一降，增强宣肺平喘之功。炙甘草既调和麻、杏之宣降，又缓和麻、桂相合之峻烈，为佐使药。

本方发汗作用较强，对于表虚有汗、新产妇人、失血患者等均不宜使用。

【方歌】麻黄汤中用桂枝，杏仁甘草四般施，发汗解表平喘咳，表实无汗此为功。

桂枝汤 《伤寒论》

【组成】桂枝9g，芍药9g，炙甘草6g，生姜9g，大枣3枚。

【用法】水煎服，温服，取微汗。

【功效】解肌发表，调和营卫。

【主治】外感风寒表虚证。头痛发热，汗出恶风，鼻鸣干呕，苔白不渴，脉浮缓或浮弱者。

【方解】本方为治外感风寒表虚证的代表方。主治病证多由外感风寒，卫强营弱，营卫不调，肺胃失和所致。方中桂枝味辛甘性温，透营达卫，解肌发表，外散风寒，为君药。白芍益阴敛营，为臣药。生姜辛温，既助桂枝发汗解表，又能温胃止呕；大枣益气补中，助芍药和营生津，二者俱为佐药。炙甘草益气和中，调和药性，合桂枝辛甘化阳以实卫气，合芍药酸甘化阴以和营气，为佐使药。

服本方后要注意加衣被保暖助汗，以遍身微汗为度。服药期间禁食生冷、黏腻、酒肉等物。

【方歌】桂枝汤治太阳风，芍药甘草姜枣同，解肌发表调营卫，表虚自汗此为功。

银翘散 《温病条辨》

【组成】金银花30g，连翘15g，桔梗12g，薄荷6g，淡竹叶6g，生甘草6g，荆芥穗12g，牛蒡子12g，淡豆豉12g，芦根30g。

【用法】水煎数沸，日服2～3次。

【功效】辛凉透表，清热解毒。

【主治】温病初起卫分证及风热表证。发热微恶风寒，无汗或有汗不多，头痛口渴，咳嗽咽痛，舌尖红，苔薄黄，脉浮数。

【方解】本方为治温病初起之代表方。主治病证由风热邪气或温热病疫疠毒气，从口鼻或皮毛而入，首先犯肺，使表卫失和，肺失肃降而引起。方中重用金银花、连翘疏散风热，清热解毒，芳香辟秽，为君药。薄荷、牛蒡子辛而性凉，疏散风热，清利头目，解毒利咽，为臣药。荆芥穗、淡豆豉辛而微温，助君药宣散在表之邪，芦根清热生津止渴，竹叶清上焦邪热除烦，桔梗开宣肺气、止咳利咽，同为佐药。甘草调和诸药，护胃安中，又可助桔梗清利咽喉，是为佐使药。

本方所用药物均系轻清之品，用法强调"香气大出，即取服，勿过煮"，此既为解表剂煎煮火候之通则，又体现了吴鞠通"治上焦如羽，非轻莫举"的用药原则。

【方歌】辛凉解表银翘散，竹叶荆牛薄荷甘，豆豉桔梗芦根入，风热外感服之安。

其他解表剂见表10－1。

表10－1　其他解表剂简表

方名	功效	主治	证治要点
九味羌活汤（《此事难知》引张元素方）	发汗祛湿兼清里热	外感风寒湿邪，兼有里热证	恶寒发热，肌表无汗，头痛项强，肢体酸楚疼痛，口苦微渴，苔白或微黄，脉浮
香苏散（《太平惠民和剂局方》）	疏风散寒理气和中	外感风寒，内有气滞证	恶寒发热，头痛无汗，胸脘痞闷，不思饮食，舌苔薄白，脉浮
小青龙汤（《伤寒论》）	解表散寒温肺化饮	外感风寒，内伤水饮证	恶寒发热，无汗，喘咳，痰多而稀，舌苔白滑，脉浮
桑菊饮（《温病条辨》）	疏风清热宣肺止咳	风温初起	咳嗽，发热不甚，微渴，脉浮数
麻黄杏仁甘草石膏汤（《伤寒论》）	辛凉宣肺清热平喘	外感风邪，邪热壅肺证	发热，喘急，苔薄黄，脉数
败毒散（《小儿药证直诀》）	散寒祛湿益气解表	气虚外感证	憎寒壮热，肢体酸痛，无汗，脉浮按之无力
再造散（《伤寒六书》）	助阳益气解表散寒	阳气虚弱，感冒风寒证	头痛身热恶寒，寒重热轻，无汗肢冷，倦怠嗜卧，面色苍白，语言低微，舌淡苔白，脉沉无力，或浮大无力
柴葛解肌汤（《伤寒六书》）	辛凉解肌清泻里热	外感风寒，郁而化热证	恶寒渐轻，身热增盛，无汗头痛，目痛鼻干，心烦不眠，咽干耳聋，眼眶痛，舌苔薄黄，脉浮微洪

二、祛风剂

凡以辛散祛风或息风止痉的药物为主组成，具有疏散外风或平息内风作用的方剂，称为祛风剂。祛风剂分为疏散外风及平息内风两大类。疏散外风剂适用于外风所致诸病，以川芎茶调散为代表方；平息内风剂适用于内风病证，以羚角钩藤汤为代表方。祛风剂药性多温燥，对于津液不足、阴虚有热者慎用。

（一）疏散外风剂

川芎茶调散《太平惠民和剂局方》

【组成】川芎 9g，荆芥 9g，薄荷 9g，羌活 6g，白芷 6g，细辛 3g，防风 6g，甘草 6g。

【用法】共为细末，每用 6g，清茶调服。临床上一般改汤剂煎服。

【功效】祛风散寒止痛。

【主治】外感风邪头痛。偏正头痛或颠顶疼痛，恶寒发热，目眩鼻塞，舌苔薄白，脉浮。

【方解】本方为治风邪外袭，循经上犯清窍所致头痛的代表方。为风邪外袭，循经上犯清窍，清阳受阻，清窍不利所致。方中川芎味辛温，祛风活血止痛，善治少阳、厥阴经头痛，为君药。荆芥、薄荷、防风辛散上行，疏散风邪，清利头目，共为臣药。羌活、白芷疏风止痛，羌活善治太阳经头痛，白芷善治阳明经头痛；细辛散寒止痛，长于治少阴经头痛，共助君、臣药增强疏风止痛之效，为佐药。甘草调和诸药，为使药。用时以清茶调下，取茶之苦凉性味，既可上清头目，又能制约风药的过于温燥与升散。

【方歌】川芎茶调用荆防，辛芷薄荷甘草羌，目眩鼻塞风攻上，偏正头痛悉能康。

独活寄生汤《备急千金要方》

【组成】独活 9g，桑寄生 15g，秦艽 9g，防风 9g，细辛 3g，当归 9g，白芍 9g，川芎 6g，干地黄 9g，杜仲 9g，牛膝 9g，人参 6g，茯苓 9g，炙甘草 6g，桂枝 6g（原方用桂心）。

【用法】水煎服。

【功效】祛风湿，止痹痛，益肝肾，补气血。

【主治】痹证日久，肝肾两虚，气血不足证。腰膝疼痛、痿软，关节屈伸不利或麻木不仁，畏寒喜暖，心悸气短，舌淡苔白，脉细弱。

【方解】本方为治肝肾两虚、气血不足之风寒湿痹证的常用方。由风寒湿邪痹阻经络，日久不愈，损伤肝肾，耗损气血所致。方中独活长于祛下焦与筋骨间风寒湿邪，蠲痹止痛，为君药。细辛入少阴肾经，长于搜剔阴经之风寒湿邪；秦艽祛风湿，舒筋络而利关节；桂枝温经散寒，通利血脉；防风祛一身之风而胜湿，共为臣药。桑寄生、牛膝、杜仲补益肝肾，强壮筋骨；当归、川芎、白芍、干地黄养血和血；人参、茯苓、甘草补气健脾，均为佐药。白芍与甘草相合，尚能柔肝缓急，以助舒筋。甘草调和诸药又为使药。

【方歌】独活寄生芄防辛，芎归地芍桂苓均，杜仲牛膝人参草，冷风顽痹屈能伸。

其他疏散外风剂见表10－2。

表10－2　其他疏散外风剂简表

方名	功效	主治	证治要点
大秦艽汤(《素问病机气宜保命集》)	疏风止痛	外感风邪头痛	偏正头痛或颠顶疼痛，恶寒发热，目眩鼻塞，舌苔薄白，脉浮
牵正散(《杨氏家藏方》)	祛风化痰通络止痉	风痰阻络之口眼喎斜	口眼喎斜，或面肌抽动，舌淡红，苔白
消风散(《外科正宗》)	疏风养血清热除湿	风疹、湿疹	皮肤出疹、色红，遍身云片、斑点，瘙痒，抓破后渗出津水，苔白或黄，脉浮数
玉真散(《外科正宗》)	祛风化痰定搐止痉	风毒痰阻之破伤风	牙关紧急，口撮唇紧，身体强直，角弓反张，甚则咬牙缩舌，脉弦紧
小活络丹(《太平惠民和剂局方》)	祛风除湿化痰通络活血止痛	风寒湿痹	肢体筋脉疼痛，麻木拘挛，关节屈伸不利，疼痛游走不定。亦治中风，手足不仁，日久不愈，经络中湿痰死血，而见腰腿沉重或腿臂间作痛

（二）平息内风剂

镇肝熄风汤《医学衷中参西录》

【组成】怀牛膝30g，代赭石30g，生龙骨30g，生牡蛎30g，生龟甲15g，生白芍15g，玄参15g，天冬15g，川楝子6g，生麦芽6g，茵陈6g，甘草3g。

【用法】水煎服。

【功效】镇肝息风，滋阴潜阳。

【主治】肝肾阴亏，肝阳上亢，肝风内动证。头晕目眩，目胀耳鸣，心中烦热，面色如醉，或肢体渐觉不利，或口角渐歪斜，甚或眩晕颠仆，昏不识人，移时始醒，或醒后不能复原，脉弦长有力。

【方解】本方适用于肝肾阴亏，肝阳偏亢，阳化风动，气血上逆证。证由肝肾阴虚，肝阳化风所致。方中怀牛膝引血下行，补益肝肾为君药。代赭石镇肝降逆，生龙骨、牡蛎、龟甲、白芍益阴潜阳、镇肝息风，同为臣药。玄参、天冬滋阴清热，以制阳亢；茵陈、川楝子、生麦芽清泄肝热，疏肝理气，以利于肝阳的平降，共为佐药。甘草调和诸药为使药。

【方歌】镇肝熄风芍天冬，玄参龙牡赭茵供，麦芽龟膝草川楝，肝风内动显奇功。

天麻钩藤饮《杂病证治新义》

【组成】天麻9g，钩藤12g，石决明18g，栀子9g，黄芩9g，川牛膝12g，杜仲9g，益母草 9g，桑寄生 9g，夜交藤 9g，朱茯神 9g。

【用法】水煎服。

【功效】平肝息风，清热活血，补益肝肾。

【主治】肝阳偏亢，肝风上扰。头痛，眩晕，失眠多梦，舌红，苔黄，脉弦。

【方解】本方是治疗肝肾阴亏，肝阳偏亢，肝风上扰的代表方。证由肝肾不足，肝阳偏亢，风阳上扰，生风化热所致。方中天麻、钩藤平肝息风，为君药。石决明平肝潜阳，川牛膝引血下行以利阳的平降，为臣药。黄芩、栀子清热泻火，使肝经之热不致上扰头目，益母草活血利水以使气血流畅，杜仲、桑寄生补益肝肾，夜交藤、朱茯神宁心安神，俱为佐药。

【方歌】天麻钩藤石决明，杜仲牛膝桑寄生，栀子黄芩益母草，茯神夜交安神宁。

其他平息内风剂见表 10－3。

表 10－3　其他平息内风剂简表

方名	功效	主治	证治要点
羚角钩藤汤（《通俗伤寒论》）	凉肝息风增液舒筋	热盛动风证	高热不退，烦闷躁扰，甚则神昏，手足抽搐，发为痉厥，舌绛而干，舌焦起刺，脉弦而数
大定风珠（《温病条辨》）	滋阴息风	阴虚动风证	神倦瘛疭，脉气虚弱，舌绛苔少，时时欲脱

三、祛湿剂

凡以祛湿药为主组成，具有化湿利水、通淋泄浊作用，治疗水湿为病的方剂，称祛湿剂。祛湿剂分为化湿和胃、清热祛湿、利水渗湿、温化水湿及祛风胜湿 5 类。化湿和胃剂适用于湿浊中阻，脾胃不和之证，以藿香正气散为代表方；清热祛湿剂适用于湿热证，以茵陈蒿汤为代表方；利水渗湿剂适用于水湿内停所致的水肿、泄泻、癃闭等，以五苓散为代表方；温化水湿剂适用于阳虚不能化饮或湿从寒化所致之痰饮、水肿等，以苓桂术甘汤为代表方；祛风胜湿剂适用于风湿之邪侵犯肌表、经络、关节之证，以羌活胜湿汤为代表方。本类方剂对于素体阴虚津亏、病后体虚气弱及孕妇水肿者当慎用。

藿香正气散《太平惠民和剂局方》

【组成】藿香 9g，紫苏 6g，白术 9g，白芷 6g，茯苓 9g，大腹皮 9g，厚朴 6g，半夏曲 9g，陈皮 6g，桔梗 9g，炙甘草 6g。

【用法】加生姜、大枣水煎服。丸剂，每服 6～9g，每日 2 次；口服液，每次 1 支，每日 3 次。

【功效】解表化湿，理气和中。

【主治】外感风寒，内伤湿滞证。霍乱吐泻，恶寒发热，头痛，胸膈满闷，脘腹疼痛，舌苔白腻，脉浮缓。

【方解】本方为治外感风寒、内伤湿滞及霍乱吐泻证的常用方。证由外感风寒，内伤湿滞所致。藿香辛温解表散寒，芳香化湿，辟秽和中止呕，为治霍乱吐泻之要药，为君药。紫苏散寒解表、理气和中，白芷辛散风寒、祛风除湿，助藿香增强外散风寒、芳香化湿之力，半夏曲燥湿化滞、降逆和胃，厚朴祛湿醒脾、行气调中，俱为臣药。陈皮理气化湿、和胃止呕，大腹皮行气化湿，白术、茯苓健脾祛湿，桔梗宽胸利膈，生姜、大枣调和脾胃，生姜兼以和中止呕，为佐药；炙甘草调和诸药，为使药。

【方歌】藿香正气大腹苏，甘桔陈皮苓术朴，夏曲白芷加姜枣，风寒暑湿并驱除。

五苓散《伤寒论》

【组成】茯苓 9g，猪苓 9g，泽泻 15g，白术 9g，桂枝 6g。

【用法】原方为散剂，现常水煎服。

【功效】利水渗湿，温阳化气。

【主治】外有表邪，水湿停蓄证。小便不利，小腹胀满，水肿，腹泻，烦渴欲饮，水入即吐，痰饮，舌苔白，脉浮。

【方解】本方为治蓄水证的代表方。证由伤寒表邪未解，邪传太阳之腑，以致膀胱气化不利，水湿内停所致。泽泻利水渗湿，为君药。茯苓、猪苓淡渗利湿，为臣药。佐以白术补气健脾而运化水湿，合茯苓增强健脾制水之力，桂枝温阳化气以行水、外散风寒以解表。

本方作散剂服用，需多饮暖水；作汤剂不宜久煎。因本方渗利之力较强，不宜久服。

【方歌】五苓散治太阳腑，二苓泽泻与白术，温阳化气用桂枝，利水渗湿收效著。

其他祛湿剂见表 10 - 4。

表 10 - 4　其他祛湿剂简表

方名	功效	主治	证治要点
平胃散（《太平惠民和剂局方》）	燥湿运脾行气和胃	湿滞脾胃证	脘腹胀满，不思引食，常多自利，呕吐恶心，嗳气吞酸，肢体沉重，怠惰嗜卧，舌苔白腻而厚，脉缓
茵陈蒿汤（《伤寒论》）	清热利湿退黄	湿热黄疸	一身面目俱黄，黄色鲜明，小便短赤，腹微满，口渴，苔黄腻，脉沉数
八正散（《太平惠民和剂局方》）	清热泻火利水通淋	湿热淋证	尿频尿急，溺时涩痛，淋沥不畅，尿色浑赤，癃闭不通，小腹急满，口燥舌干，苔黄腻，脉滑数
三仁汤（《温病条辨》）	宣畅气机清利湿热	湿温初起及暑温夹湿证	头痛恶寒，身重疼痛，午后身热，胸闷不饥，面色淡黄，苔白不渴，脉弦细而濡
甘露消毒丹（《医效秘传》）	利湿化浊清热解毒	湿温时疫之湿热并重证	发热倦怠，胸闷腹胀，肢酸咽痛，身目发黄，颐肿口渴，小便短赤，大便不调，舌苔黄腻或白腻或干黄，脉濡数或滑数

方名	功效	主治	证治要点
二妙散（《丹溪心法》）	清热燥湿	湿热下注证	筋骨疼痛，或两足痿软无力，或足膝红肿热痛，或下部湿疮，小便短赤，或带下黄臭，舌苔黄腻
猪苓汤（《伤寒论》）	利水养阴清热	水热互结证	小便不利，发热，口渴欲饮，或心烦不寐，或兼有咳嗽、呕恶、下利，舌红苔白或微黄，脉细数；或血淋，小便涩痛，点滴难出，小腹满痛者
防己黄芪汤（《金匮要略》）	益气祛风健脾利水	表虚之风水或风湿	汗出恶风，身重疼痛，小便不利，舌淡苔白，脉浮
苓桂术甘汤（《金匮要略》）	温阳化饮健脾利水	中阳不足之痰饮证	胸胁支满，短气而咳，心悸目眩，舌苔白滑，脉弦滑或沉紧
真武汤（《伤寒论》）	温阳利水	脾肾阳虚之水气内停证	四肢沉重疼痛，肢体浮肿，小便不利，腹痛下利，心下悸，头眩，身瞤动，振振欲擗地，苔白不渴，脉沉
实脾散（《重订严氏济生方》）	温阳健脾行气利水	脾肾阳虚，水气内停之阴水	身半以下肿甚，手足不温，口中不渴，胸腹胀满，大便溏薄，舌苔白腻，脉沉弦而迟者
萆薢分清饮（《杨氏家藏方》）	温肾利湿分清化浊	下焦虚寒之膏淋、白浊	小便频数，浑浊不清，白如米泔，凝如膏糊，舌淡苔白，脉沉
羌活胜湿汤（《脾胃论》）	祛风胜湿止痛	风湿在表之痹证	肩背痛不可回顾，头痛身重，或腰脊疼痛，难以转侧，苔白脉浮

四、治燥剂

凡以轻宣辛散或甘凉滋润药为主组成，具有轻宣外燥或滋阴润燥等作用，治疗燥证的方剂，称为治燥剂。治燥剂分为轻宣外燥及滋阴润燥两大类。轻宣外燥剂适用于外感凉燥或温燥之证，以杏苏散为代表方；滋阴润燥剂适用于脏腑津伤液耗所致的内燥证，以增液汤、百合固金汤为代表方。燥邪最易化热，伤津耗气，故运用治燥剂时须酌情配伍清热泻火或益气生津之品。此外，甘凉滋润药物易于助湿滞气，脾虚便溏或素体湿盛者忌用。

杏苏散 《温病条辨》

【组成】苏叶 9g，半夏 9g，茯苓 9g，前胡 9g，苦桔梗 6g，枳壳 6g，甘草 3g，杏仁 9g，橘皮 6g，生姜 3 片，大枣 3 枚（原书未著用量）。

【用法】水煎服。

【功效】轻宣凉燥，理肺化痰。

【主治】外感凉燥证。恶寒无汗，头微痛，咳嗽痰稀，鼻塞咽干，苔白脉弦。

【方解】本方所治之证，乃因凉燥外袭，肺气不宣所致。方中苏叶，轻扬香散，能发表散邪、开宣肺气，杏仁降利肺气、止咳化痰，共为君药。前胡疏风透邪，降气化痰，既助苏叶轻宣凉燥，又助杏仁止咳化痰；桔梗、枳壳一升一降，理气宽胸，宣利肺气，共为臣药。半夏燥湿化痰，橘皮理气化痰，茯苓利湿健脾，共为佐药。生姜、大枣调和营卫，通行津液；甘草调和诸药，和桔梗宣肺祛痰利咽，共为佐使药。

【方歌】杏苏散内夏陈前，枳桔苓甘姜枣研，轻宣温润治凉燥，理肺化痰咳自痊。

百合固金汤《医方集解》

【组成】熟地黄、生地黄、当归身各9g，白芍6g，桔梗6g，玄参3g，贝母6g，麦冬9g，甘草3g，百合12g。

【用法】水煎服。

【功效】滋养肺肾，止咳化痰。

【主治】肺肾阴虚，虚火上炎证。咳嗽气喘，痰中带血，咽喉燥痛，头晕目眩，午后潮热，舌红少苔，脉细数。

【方解】本方所治之证，乃因肺肾阴虚，虚火上炎所致。方中百合滋阴清热，润肺止咳；生地黄、熟地黄并用，滋肾壮水，其中生地黄兼能凉血止血。三药相伍为润肺滋肾、金水并补的常用组合，共为君药。麦冬协百合以滋阴清热，润肺止咳；玄参助二地滋阴壮水，以清虚火，兼利咽喉，共为臣药。当归治咳逆上气，配伍白芍养血和血；贝母清热润肺，化痰止咳，俱为佐药。桔梗宣肺利咽，化痰散结，并载药上行；生甘草清热泻火，调和诸药，共为佐使药。

【方歌】百合固金二地黄，玄参贝母桔甘藏，麦冬芍药当归配，喘咳痰血肺家伤。

其他治燥剂见表10-5。

表10-5 其他治燥剂简表

方名	功效	主治	证治要点
桑杏汤（《温病条辨》）	清宣温燥润肺止咳	外感温燥证	身热不甚，口渴，咽干鼻燥，干咳无痰或痰少而黏，舌红，苔薄白而干，脉浮数而右脉大
清燥救肺汤（《医门法律》）	清燥润肺养阴益气	温燥伤肺，气阴两伤证	身热头痛，干咳无痰，气逆而喘，咽喉干燥，鼻燥，心烦口渴，胸满胁痛，舌干少苔，脉虚大而数
养阴清肺汤（《重楼玉钥》）	养阴清肺解毒利咽	白喉之阴虚燥热证	喉间起白如腐，不易拭去，拭则血出，咽喉肿痛，初起或发热或不发热，或咳或不咳，呼吸有声，似喘非喘，鼻干咽燥，舌红，脉数无力或细数
麦门冬汤（《金匮要略》）	滋养肺胃降逆下气	虚热肺痿	咳唾涎沫，短气喘促，咽喉干燥不利，舌干红少苔，脉虚数；还可用于阴虚呕逆证，呕吐，或呃逆，口渴咽干，舌红少苔，脉虚数
增液汤（《温病条辨》）	增液润燥	阳明温病，津亏肠燥证	大便秘结，口渴，舌干红，脉细稍数，或沉而无力

五、清热剂

凡以清热药为主组成，具有清热、泻火、凉血、解毒等作用，用以治疗里热证的方剂，称为清热剂。属"八法"中的"清"法。清热剂分为 6 类：清气分热剂，适用于热在气分证，以白虎汤为代表方；清营凉血剂，适用于热邪深入营分、血分之证，以清营汤、犀角（清热）地黄汤为代表方；清热解毒剂，适用于温疫火毒证，以黄连解毒汤为代表方；清热解暑剂，适用于暑热证，以清暑益气汤为代表方；清脏腑热剂，适用于热邪偏盛于某一脏腑，以龙胆泻肝汤为代表方；清虚热剂，适用于热病后期，邪热耗阴，邪不得解之证，以青蒿鳖甲汤为代表方。清热剂应用的一般原则：表证已解，热已入里，或里热已盛尚未结实；若邪热仍在表，应解表；里热已成腑实，则宜攻下；表邪未解，热已入里，又宜表里双解。使用时需注意寒凉药物容易伤胃，必要时配伍护胃之品。

白虎汤《伤寒论》

【组成】生石膏50g，知母18g，炙甘草6g，粳米9g。

【用法】以水将米煮熟，去米，加入其余三味同煎，温服一升，日三服。

【功效】清热生津。

【主治】气分热盛证。壮热面赤，烦渴饮冷，汗出，舌红苔黄，脉洪大有力。

【方解】本方原为治阳明经证的常用方，后世温病学家又以此为治气分热盛证的代表方剂。方中生石膏辛甘大寒，清热泻火除烦，为清泻气分实热之要药，为君药。知母苦寒质润，清热生津，为臣药。佐以炙甘草、粳米益胃生津，以防大寒之剂损伤胃气。炙甘草兼调和诸药，为使药。

本方辛寒清气，凡表邪未解、血虚阳浮、阴盛格阳之发热，均不可误用。本方适应证一般以"四大"（身大热、口大渴、大汗出、脉洪大）典型症状为依据。

【方歌】白虎膏知甘草粳，辛寒清热津能生，热渴汗出脉洪数，气分大热此方清。

黄连解毒汤《外台秘要》

【组成】黄连、黄芩、黄柏、栀子各9g。

【用法】水煎服。

【功效】泻火解毒。

【主治】三焦实热火毒证。大热烦躁，口燥咽干，错语不眠；或热病吐血、衄血，或热甚发斑，身热下利，湿热黄疸；外科痈疡疔毒，小便黄赤，舌红苔黄，脉数有力。

【方解】本方为治三焦实热火毒证的基础方，证由实热火毒，充斥三焦所致。方中黄连大苦大寒，清泻心火，兼泻中焦之火，为君药。黄芩清上焦之火，为臣药。黄柏泻下焦之火，栀子清泻三焦之火，导热下行，引邪热从小便而出，共为使药。本方集大苦大寒药于一方，旨在泻火解毒，消除致病之因，是针对病因施治的典范。

【方歌】黄连解毒用四味，黄芩黄柏栀子备，烦躁大热呕不眠，吐衄斑黄皆可为。

其他清热剂见表10-6。

表 10 – 6 其他清热剂简表

方名	功效	主治	证治要点
竹叶石膏汤(《伤寒论》)	清热生津益气和胃	伤寒、温病、暑病余热未清,气津两伤证	身热多汗,心胸烦闷,气逆欲呕,口干喜饮,气短神疲,或虚烦不寐,舌红苔少,脉虚数
清营汤(《温病条辨》)	清营解毒透热养阴	热入营分证	身热夜甚,口渴或不渴,神烦少寐,谵语,斑疹隐隐,舌绛干,脉数
清热地黄汤(犀角地黄汤)(《备急千金要方》)	清热解毒凉血散瘀	热入血分证	身热谵语,斑色紫黑,吐血,便血,衄血,尿血,舌红绛,脉细数
凉膈散(《太平惠民和剂局方》)	泻火通便清上泄下	上中二焦,邪郁生热证	烦躁口渴,面赤唇焦,胸膈烦热,口舌生疮,睡卧不宁,谵语狂妄,或咽痛吐衄,便秘溲赤,或大便不畅,舌红苔黄,脉滑数
五味消毒饮(《医宗金鉴》)	清热解毒	疔疮初起	局部红肿热痛,疮形如粟,坚硬根深如钉之状,以及痈疮疖肿,舌红苔黄脉数。
普济消毒饮(《东垣试效方》)	清热解毒疏风散邪	大头瘟	恶寒发热,咽喉不利,舌燥口渴,头面红肿热痛,目不能开,舌红苔黄,脉浮数有力
仙方活命饮(《校注妇人良方》)	清热解毒消肿溃坚活血止痛	阳证痈疡肿毒初起	红肿焮痛,身热凛寒,苔薄白或黄,脉数有力
导赤散(《小儿药证直诀》)	清心利水养阴	心经火热证	心胸烦热,面赤口渴,口舌生疮,小便淋痛,舌红脉数
龙胆泻肝汤(《医方集解》)	清肝胆实火泄下焦湿热	肝胆实火上炎证 肝胆湿热下注证	头痛目赤,胁痛口苦,耳聋耳肿,阴肿阴痒,小便淋浊,带下黄臭,舌红,苔黄腻,脉弦数有力
左金丸(《丹溪心法》)	清泻肝火降逆止呕	肝火犯胃证	胁肋疼痛,嘈杂吞酸,呕吐口苦,舌红苔黄,脉弦数
苇茎汤(《备急千金要方》)	清肺化痰逐瘀排脓	肺痈	身有微热,咳嗽痰多,吐腥臭脓痰,胸中隐隐作痛,舌红苔黄腻,脉滑数
泻白散(《小儿药证直诀》)	清泄肺热止咳平喘	肺热喘咳证	气喘咳嗽,皮肤蒸热,日晡尤甚,舌红苔黄,脉细数
清胃散(《脾胃论》)	清胃凉血	胃火牙痛	牙痛牵引头疼,面颊发热,其齿喜冷恶热,或牙宣出血,或牙龈红肿溃烂,或唇舌腮颊肿痛,口气热臭,口干舌燥,舌红苔黄,脉滑数
玉女煎(《景岳全书》)	清胃热滋肾阴	胃热阴虚证	头痛,牙痛,牙龈出血,烦热干渴,舌红苔黄而干

续表

方名	功效	主治	证治要点
芍药汤(《素问病机气宜保命集》)	清热燥湿 调气和血	湿热痢疾	腹痛, 便脓血, 赤白相兼, 里急后重, 肛门灼热, 小便短赤, 舌苔黄腻, 脉弦数
白头翁汤(《伤寒论》)	清热解毒 凉血止痢	热毒痢疾	便脓血, 赤多白少, 腹痛, 里急后重, 肛门灼热, 口渴, 舌红苔黄, 脉弦数
青蒿鳖甲汤(《温病条辨》)	养阴透热	温病后期, 邪伏阴分证	夜热早凉, 热退无汗, 舌红苔少, 脉细数
清骨散(《证治准绳》)	清虚热 退骨蒸	肝肾阴虚, 虚火内扰证	骨蒸潮热, 或低热日久不退, 形体消瘦, 唇红颧赤, 困倦盗汗, 或口渴心烦, 舌红少苔, 脉细数
当归六黄汤(《兰室秘藏》)	滋阴泻火 固表止汗	阴虚火旺盗汗	发热盗汗, 面赤心烦, 口干唇燥, 大便干结, 小便黄赤, 舌红苔黄, 脉数

六、祛暑剂

凡以祛暑药为主组成,具有祛除暑邪的作用,治疗暑病的方剂,称为祛暑剂。代表方如清暑益气汤。

清暑益气汤《温热经纬》

【组成】西洋参5g,石斛15g,麦冬9g,黄连3g,竹叶6g,荷梗15g,知母6g,甘草3g,粳米15g,西瓜翠衣30g(原书未著用量)。

【用法】水煎服。

【功效】清热益气,养阴生津。

【主治】暑热气津两伤证。身热汗多,口渴心烦,小便短赤,体倦少气,精神不振,脉虚数。

【方解】本方证乃暑热内侵,耗气伤津所致。方中西瓜翠衣清热解暑,西洋参益气生津、养阴清热,共为君药。荷梗助西瓜翠衣清热解暑;石斛、麦冬助西洋参养阴生津,共为臣药。黄连苦寒泻火,以助清热祛暑之力;知母苦寒质润,泻火滋阴;竹叶甘淡,清热除烦,均为佐药。甘草、粳米益胃和中,为使药。

【方歌】王氏清暑益气汤,善治中暑气阴伤,洋参冬斛荷瓜翠,连竹知母甘粳襄。

七、和解剂

凡具有和解少阳、调和肝脾、调和寒热等作用,治疗邪在少阳、肝脾不和、肠胃不和、寒热错杂,以及表里同病等证的方剂,称为和解剂。属于"八法"中的"和"法。和解剂分为4类:和解少阳剂,适用于邪在少阳,以小柴胡汤为代表方;调和肝脾剂,适用于肝气郁结,肝脾失调,以逍遥散为代表方;调和肠胃剂,适用于邪犯肠胃,寒热夹杂,升降失常,以半夏泻心汤为代表方;表里双解剂,适用于表里同病,以大柴胡汤为代表方。凡邪在肌表，未入少阳，或邪已入里，阳明热盛者，皆不宜使用和解剂。

小柴胡汤《伤寒论》

【组成】柴胡 9g，黄芩 6g，半夏 6g，人参 6g，炙甘草 3g，生姜 6g，大枣 4 枚。

【用法】水煎服。

【功效】和解少阳。

【主治】

（1）伤寒少阳证。寒热往来，胸胁苦满，默默不欲饮食，心烦喜呕，口苦，咽干，目眩，舌苔薄白，脉弦。

（2）妇人伤寒、热入血室，以及疟疾、黄疸与内伤杂病而见少阳证者。

【方解】本方为和解少阳之代表方。证由伤寒邪传少阳，邪正相争于半表半里所致。方中柴胡苦辛微寒，轻清升散，疏邪透表，为君药。黄芩苦寒，清少阳半里之热，与柴胡相配，外透内清，为和解少阳的关键配伍，为臣药。佐以半夏、生姜和胃降逆止呕，人参、大枣益气健脾，扶正祛邪。炙甘草助参、枣扶正，调和诸药，兼佐使之用。

【方歌】小柴胡汤和解功，半夏人参甘草从，更用黄芩加姜枣，少阳百病此为宗。

逍遥散《太平惠民和剂局方》

【组成】柴胡 9g，当归 9g，白芍 9g，白术 9g，茯苓 9g，炙甘草 6g。

【用法】为粗末，每服 6g，加煨姜 9g，薄荷少许，同煎服。亦可改为饮片，水煎服。或用丸剂，每服 6g~9g，每日 2 次。

【功效】疏肝解郁，养血健脾。

【主治】肝郁血虚脾弱证。两胁作痛，胸闷嗳气，头痛目眩，口燥咽干，神疲食少，或月经不调、乳房作胀，舌淡，脉弦而虚者。

【方解】本方为调和肝脾的常用方。证由肝气郁结，脾虚血弱，脾失健运所致。肝为藏血之脏，性喜条达而主疏泄，体阴用阳。若七情郁结，肝失条达，或阴血暗耗，或生化之源不足，肝体失养，皆可使肝气横逆，故发此证。方中柴胡辛散疏肝解郁，畅达肝气，为君药。白芍养血柔肝，当归养血活血，共为臣药。白术、茯苓健脾祛湿，使运化有权，气血有源；薄荷助柴胡散肝郁；煨姜温运和中，俱为佐药。炙甘草益气补中，缓肝之急，调和诸药，为佐使药。

【方歌】逍遥散用当归芍，柴苓术草姜薄荷，两胁作痛饮食少，疏肝养血治脾弱。

半夏泻心汤《伤寒论》

【组成】半夏 12g，黄芩 9g，干姜 9g，人参 9g，黄连 3g，大枣 4 枚，甘草 9g。

【用法】水煎服。

【功效】和胃降逆，开结除痞。

【主治】寒热错杂之痞证。心下痞满不痛，干呕或呕吐，肠鸣下利，舌苔薄黄而腻，脉弦数。

【方解】本方为治寒热互结之痞满证的常用方。原治小柴胡汤证误用下法，损伤中阳，外邪乘虚而入，寒热互结，而成心下痞。方中半夏苦辛温燥，善能散结消痞，和胃降逆，为君药。干姜辛热，温中散寒；黄连、黄芩苦寒，清泻里热，共为臣药。佐以人参、大枣健脾益气，补虚和中。甘草补脾和中，调和诸药，为佐使药。

【方歌】半夏泻心黄连芩，干姜甘草枣人参，辛开苦降清虚痞，法在调阳与和阴。

其他和解剂见表10－7。

表10－7 其他和解剂简表

方名	功效	主治	证治要点
大柴胡汤(《金匮要略》)	和解少阳 内泄热结	少阳阳明合病	往来寒热，胸胁苦满，呕不止，郁郁微烦，心下满痛，便秘或下利，舌苔黄，脉弦有力
蒿芩清胆汤(《重订通俗伤寒论》)	清胆利湿 和胃化痰	少阳湿热证	寒热如疟，寒轻热重，口苦膈闷，吐酸苦水，或呕黄涎而黏，甚则干呕呃逆，胸胁胀痛，小便黄少，舌红苔白腻，脉数而右滑左弦
四逆散(《伤寒论》)	透邪解郁 疏肝理气	阳郁厥逆证 肝郁脾滞证	手足不温，胁肋胀闷，脘腹疼痛，脉弦
痛泻要方(《医学正传》)	补脾泻肝	脾虚肝旺之痛泻	腹痛，泄泻，泻必腹痛，舌苔薄白，脉两关不调、弦而缓
防风通圣散(《宣明论方》)	疏风解表 清热通便	风热壅盛，表里俱实证	憎寒壮热无汗，头目昏眩，目赤睛痛，口苦舌干，咽喉不利，涕唾稠黏，便秘溲赤，舌苔黄腻，脉数有力；疮疡肿毒，肠风痔漏，鼻赤隐疹
葛根黄芩黄连汤(《伤寒论》)	解表清里	外感表证未解，热邪入里	身热，下利，胸脘烦热，口干作渴，喘而汗出，舌红苔黄，脉数

八、消食剂

凡以消食药为主组成，具有消食健脾、除痞化积等作用，以治疗食积停滞的方剂，称为消食剂。属"八法"中的"消"法。消食剂可分为消食化滞与健脾消食两类：消食化滞剂，适用于食积内停之证，以保和丸为代表方；健脾消食剂，适用于脾胃虚弱，食积内停之证，以健脾丸为代表方。本类方剂功效较缓，但仍属于攻伐之剂，故不宜长期服用，对于纯虚无实者也应慎用。

保和丸《丹溪心法》

【组成】山楂180g，神曲60g，半夏90g，茯苓90g，陈皮30g，连翘30g，莱菔子30g。

【用法】水丸，每服6～9g，每日2～3次。或作汤剂，水煎服。

【功效】消食和胃。

【主治】食积证。脘腹痞满胀痛，嗳腐吞酸，恶食呕逆，或大便泄泻，舌苔厚腻，脉滑。

【方解】本方为治食积内停证的常用方。证因饮食过度，或暴饮暴食，寒温不调所致。方中山楂消一切饮食积滞，尤长于消肉食油腻之积，为君药。神曲消食健脾，善化酒食陈腐之积；莱菔子下气消食，长于消谷面之积，为臣药。半夏和胃降逆以止呕，陈皮理气消胀，茯苓健脾渗湿止泻，连翘辛苦性寒、清热散结，俱为佐药。本方虽药力平和，消导力缓，但总属攻伐之剂，不宜长期服用。

【方歌】保和神曲和山楂，苓夏陈翘莱菔加，消食化滞和胃气，方中亦可用麦芽。

枳实导滞丸《内外伤辨感论》

【组成】大黄、枳实、神曲各9g，茯苓、黄芩、黄连、白术、泽泻各6g。

【用法】为丸剂，每服6g，每日2～3次。或水煎服。

【功效】消食导滞，清热祛湿。

【主治】湿热食积证。脘腹胀痛，嗳腐吞酸，下痢泄泻，或大便秘结，小便短赤，舌苔黄腻或浊腻，脉沉有力。

【方解】本方适用于湿热食积，内阻肠胃证。方中大黄攻积泄热，使积滞从大便而下，为君药。枳实行气消积满，为臣药。黄芩、黄连清热燥湿止痢；茯苓、泽泻利水渗湿止泻；白术健脾燥湿，使攻积而不伤正；神曲消食和中，均为佐药。此方用于湿热食滞之泄泻、下痢，属"通因通用"之法。

【方歌】枳实导滞首大黄，芩连白术茯苓襄，再入泽泻与神曲，湿热积滞力能攘。

其他消食剂见表10－8。

表10－8　其他消食剂简表

方名	功效	主治	证治要点
健脾丸（《证治准绳》）	健脾和胃消食止泻	脾虚食积证	食少难消，脘腹痞闷，大便溏薄，倦怠乏力，苔腻微黄，脉虚弱
枳实消痞丸（《兰室秘藏》）	消痞除满健脾和胃	脾虚气滞，寒热互结证	心下痞满，不欲饮食，倦怠乏力，大便不畅，苔腻而微黄，脉弦

九、催吐剂

凡以涌吐药为主组成，具有涌吐痰涎、宿食、毒食等作用，以治疗痰厥、食积、误食毒物的方剂，称为催吐剂。属"八法"中的"吐"法。催吐剂以瓜蒂散为代表方。催吐剂作用峻猛，故年老体弱、孕妇、产后均非所宜。

瓜蒂散《伤寒论》

【组成】瓜蒂（熬黄）、赤小豆各等份。

【用法】上药分别研细末，和匀，每服1.5～3g，用淡豆豉3g煎汤送服，不吐者，稍加重用量再服。

【功效】涌吐痰涎宿食。

【主治】痰涎宿食壅滞胸脘证。胸脘痞满，烦懊不安，欲吐不出，气上冲咽喉不得息，寸脉微浮。

【方解】本方主治痰涎壅滞胸中，或宿食停积上脘之证。有形之邪结于胸脘，治当因势利导，以酸苦涌泄之品引而越之。方中瓜蒂味苦，善于涌吐痰涎宿食，为君药。赤小豆味酸平，能祛湿除烦满，为臣药。君臣二药相配，酸苦涌泄，可增强催吐之力。佐以淡豆豉既可安中护胃，使在催吐之中兼顾护胃气，又能轻清宣泄，宣解胸中邪气，利于涌吐。

【方歌】瓜蒂散用赤豆研，散和豉汁不需煎，催吐逐邪疗效速，宿食痰涎一并蠲。

十、泻下剂

凡以泻下药为主组成，具有通导大便、排除肠胃积滞、荡涤实热或攻逐水饮、寒积等作用，治疗里实证的方剂，称为泻下剂。属"八法"中的"下"法。泻下剂主要分为4类：寒下剂，适用于里热积滞实证，以大承气汤为代表方；温下剂，适用于里寒积滞实证，以温脾汤为代表方；润下剂，适用于肠燥津亏，大便秘结之证，以麻子仁丸为代表方；逐水剂，适用于水饮壅盛于里的实证，以十枣汤为代表方。应用泻下剂，必待表邪已解，里实已成。若表邪未解，而里实已成，可表里双解。对年老体弱、孕妇、产妇及病后体虚者，均应慎用或禁用。泻下剂易伤胃气，应中病即止。

大承气汤《伤寒论》

【组成】大黄12g，厚朴24g，枳实12g，芒硝6g。

【用法】水煎，先煮枳实、厚朴，后下大黄，芒硝溶服。

【功效】峻下热结。

【主治】

（1）阳明腑实证　大便秘结，腹胀满或腹痛拒按，矢气频作，日晡潮热，谵语，手足濈然汗出，舌苔黄燥起刺或焦黑燥裂，脉沉实。

（2）热结旁流证　下利清水，色纯青，其气臭秽，脐腹疼痛，按之有硬块，口干舌燥，脉滑数。

（3）里热实证　里热实证之热厥、痉病或发狂。

【方解】本方为寒下法的代表方剂，又是阳明腑实证的基础方。证由病邪入里化热，与肠中燥屎相结所致。前人把本方证的证候特点归纳为"痞、满、燥、实"4个字，痞、满是无形的气滞，燥、实是有形的热结，二者相互影响而互为因果。本方证虽然表现复杂多样，如热厥、痉病、发狂、热结旁流等，但皆因里热结滞、腑气不通所致。方中大黄苦寒，泄热通便，荡涤肠胃邪热积滞，为君药。臣以芒硝咸寒泄热，软坚润燥，助大黄泄热通便。厚朴苦温下气除满，枳实行气消痞，为佐使药。本方取名承气，是取其有泄热结、承顺胃气之下行，可使塞者通、闭者畅之意。

【方歌】大承气汤用硝黄，配伍枳朴泻力强，阳明腑实真阴灼，峻下热结宜此方。

【附方】

(1) 小承气汤(《伤寒论》)　大黄酒洗，四两（12g），厚朴去皮，炙，二两（6g），枳实炙，三枚大者（9g）。以水四升，煮取一升二合，去滓，分温二服。初服汤，当更衣，不尔者，尽饮之。若更衣者，勿服之。功用：轻下热结。主治：阳明腑实轻症。谵语，便秘，潮热，胸腹痞满，舌苔老黄，脉滑数；或痢疾初起，腹中胀痛，里急后重等。

(2) 调胃承气汤(《伤寒论》)　大黄去皮，清酒洗，四两（12g），甘草炙，二两（6g），芒硝半升（9g）。以水三升，煮二物至一升，去滓，内芒硝，更上微火一二沸，温顿服之，以调胃气。功用：缓下热结。主治：阳明病，胃肠燥热证。大便不通，口渴心烦，蒸蒸发热，或腹中胀满，或为谵语，舌苔正黄，脉滑数，以及胃肠热盛而致发斑吐衄、口齿咽喉肿痛等。

麻子仁丸《伤寒论》

【组成】麻子仁500g，白芍250g，枳实250g，大黄500g，厚朴250g，杏仁250g。

【用法】蜜丸，每服9g，每日2~3次。或作汤剂，水煎服，大黄后下。

【功效】润肠泄热，行气通便。

【主治】肠胃燥热之便秘证。大便秘结，小便频数，苔微黄，脉细涩。

【方解】本方为治肠胃燥热之便秘证的代表方。证多由肠胃燥热内结，脾津不足，肠失濡润所致。方中麻子仁味甘性平，质润多脂，润肠通便，为君药。大黄泄热通便；杏仁质润多脂，润燥通便，且善降肺气；白芍养血敛阴，缓急止痛，共为臣药。枳实下气破结；厚朴行气除满，加强降泄通便之力，均为佐药。使以蜂蜜润燥通便，调和诸药。本方具有下不伤正、润而不腻之攻润结合的特点，使燥热去，阴液复，而大便自调。但方中含有攻下破滞之品，因此，津亏血少者不宜久服，孕妇慎用。

【方歌】麻子仁丸治便难，大黄枳朴杏芍参，胃热津枯脾约证，润肠通便自能安。

温脾汤《备急千金要方》

【组成】大黄12g，干姜、当归各9g，熟附子、人参、芒硝、甘草各6g。

【用法】水煎服。

【功效】攻下寒积，温补脾阳。

【主治】脾阳不足，冷积内停证。便秘，或久痢赤白，腹部冷痛、绞痛，手足不温，口不渴，苔白，脉沉弦而迟。

【方解】本方用于因脾阳不足而寒实冷积阻于肠间所致诸证。方中附子温脾阳以散寒凝，大黄泻下攻逐除积滞，二者相配，具有温下之功，共为君药。芒硝润肠软坚，助大黄泻下攻积，干姜温中助阳，助附子温阳祛寒，共为臣药。人参、当归益气养血，使下不伤正，为佐药。甘草既助人参益气，又能调和药性，为佐使药。

【方歌】温脾附子与干姜，人参甘草及大黄，寒热并行治寒积，脐腹绞结痛非常。

其他泻下剂见表10-9。

表 10 – 9　其他泻下剂简表

方名	功效	主治	证治要点
大黄牡丹汤(《金匮要略》)	泄热破瘀散结消肿	肠痈初起	右少腹疼痛拒按,右足屈而不伸,舌苔黄腻,脉滑数
大黄附子汤(《金匮要略》)	温里散寒通便止痛	寒积里实证	腹痛便秘,胁下偏痛,发热,手足厥冷,舌苔白腻,脉弦紧
济川煎(《景岳全书》)	温肾益精润肠通便	肾阳虚弱,精津不足证	大便秘结,小便清长,腰膝酸软,头目眩晕,舌淡苔白,脉沉迟
增液承气汤(《温病条辨》)	滋阴增液泄热通便	热结阴亏证	大便不通,脘腹胀满,口干唇燥,舌红苔黄,脉细数
十枣汤(《伤寒论》)	攻逐水饮	悬饮,水肿	咳唾,胸胁引痛,心下痞硬,干呕短气,水肿,二便不利,头痛目眩,苔滑,脉沉弦
黄龙汤(《伤寒六书》)	攻下通便补气养血	阳明腑实,气血不足证	自利清水,色纯青,或大便秘结,脘腹胀痛,腹痛拒按,身热口渴,神疲少气,谵语,甚则循衣摸床,撮空理线,神昏肢厥,舌苔焦黄或焦黑,脉虚

十一、祛痰剂

凡以祛痰药为主组成,具有消除痰涎作用,治疗各种痰病的方剂,统称祛痰剂。祛痰剂临床常分以下 4 类:燥湿化痰剂,适用于湿痰为病,以二陈汤为代表方;清化热痰剂,适用于热痰为病,以清气化痰丸为代表方;润燥化痰剂,适用于燥痰为病,以贝母瓜蒌散为代表方;温化寒痰剂,适用于寒痰为病,以苓甘五味姜辛汤为代表方。祛痰剂用药多属行消之品,不宜久服,以免伤正。外感咳嗽初起,不宜早用清润化痰药,以防邪气留滞;痰黏难咳或有咳血倾向者,不宜使用温热燥烈药物,以防动血。

二陈汤《太平惠民和剂局方》

【组成】半夏 15g,橘红 15g,茯苓 9g,炙甘草 4.5g。

【用法】加生姜 7 片、乌梅 1 个,水煎温服。

【功效】燥湿化痰,理气和中。

【主治】湿痰咳嗽。咳嗽痰多、色白易咳,恶心呕吐,肢体倦怠,或头眩心悸,舌苔白滑或腻,脉滑。

【方解】本方为治湿痰证之基础方。证由脾不运化,湿聚成痰所致。方中半夏辛温性燥,善燥湿化痰,降逆和胃止呕,为君药。橘红理气和胃,燥湿化痰,为臣药。茯苓健脾渗湿,杜绝生痰之源;生姜温化痰饮,降逆和胃,既助半夏、橘红行气消痰,又能制半夏毒性;乌梅收敛肺气,与半夏相伍,散中有收,祛痰不伤正,收敛不留邪,俱为佐药。炙甘草调和诸药,健脾和中,为佐使药。

【方歌】二陈汤用半夏陈，益以茯苓甘草均，理气祛痰兼燥湿，湿痰为病此方珍。
其他祛痰剂见表10－10。

表10－10　其他祛痰剂简表

方名	功效	主治	证治要点
温胆汤(《三因极一病证方论》)	理气化痰和胃利胆	胆郁痰扰证	胆怯易惊，头眩心悸，夜多异梦；或呕恶呃逆，眩晕，癫痫，苔白腻，脉弦滑
清气化痰丸(《医方考》)	清热化痰理气止咳	痰热咳嗽	痰稠色黄，咳之不爽，胸膈痞闷，气急呕恶，舌质红，苔黄腻，脉滑数
贝母瓜蒌散(《医学心悟》)	润肺清热理气化痰	燥痰咳嗽	咳痰不爽，涩而难出，咽喉干燥，苔白而干
苓甘五味姜辛汤(《金匮要略》)	温肺化饮	寒饮咳嗽	咳痰量多，清稀色白，或喜唾涎沫，胸闷不舒，舌苔白滑，脉弦滑
三子养亲汤(《医学心悟》)	温肺化痰降气消食	痰壅气逆食滞证	咳嗽喘逆，痰多胸痞，食少难消，舌苔白腻，脉滑
半夏白术天麻汤(《医学心悟》)	化痰息风健脾祛湿	风痰上扰证	眩晕，头痛，胸膈痞闷，恶心呕吐，舌苔白腻，脉弦滑
定痫丸(《医学心悟》)	涤痰息风开窍安神	风痰蕴热之痫病	忽然发作，眩仆倒地，目睛上视，口吐白沫，喉中痰鸣，叫喊作声，甚或手足抽搐，舌苔白腻微黄，脉弦滑略数。亦可用于癫狂

十二、温里剂

凡以温热药为主组成，具有温中散寒、回阳救逆作用，治疗脾胃虚寒、阴盛阳衰、亡阳欲脱等里寒证的方剂，称为温里剂。属"八法"中的"温"法。温里剂分为两类：温中祛寒剂，适用于中焦虚寒病证，以理中丸为代表方；回阳救逆剂，适用于阳气衰微，阴寒内盛，亡阳欲脱之危重病证，以四逆汤为代表方。使用温里剂首先要辨清寒热证候之真假，真热假寒证禁用温里剂。

理中丸《伤寒论》

【组成】人参9g，干姜9g，白术9g，炙甘草9g。
【用法】蜜丸，每次9g，每日2～3次。或作汤剂，水煎服。
【功效】温中祛寒，补气健脾。
【主治】
(1) 脾胃虚寒证　脘腹疼痛，喜温喜按，呕吐下利，不欲饮食，畏寒肢冷，舌淡苔白，脉沉细。
(2) 阳虚失血证　吐血，衄血，便血，崩漏，血色暗淡，四肢不温。
(3) 其他　亦治胸痹、小儿慢惊，或病后喜唾涎沫，由脾胃虚寒而致者。

【方解】本方为治脾胃虚寒证的代表方。证由脾胃虚寒,升降失常所致。方中干姜大辛大热,温中阳,散里寒,扶阳抑阴,为君药。人参性味甘温,补中气,培后天,以助运化,为臣药。白术健脾燥湿,为佐药。炙甘草益气和中,调和诸药,为佐使药。

【方歌】理中丸主温中阳,人参白术草干姜,呕利腹痛阴寒盛,或加附子总扶阳。

四逆汤 《伤寒论》

【组成】附子15g(先煎),干姜9g,炙甘草6g。

【用法】水煎服。

【功效】回阳救逆。

【主治】心肾阳衰之寒厥证。四肢厥逆,畏寒蜷卧,或冷汗淋漓,神衰欲寐,腹痛下利,面色苍白,舌苔白滑,脉微欲绝。

【方解】本方为治疗心肾阳衰寒厥证的代表方。证由寒邪深入少阴,心肾阳气虚衰,阴寒内盛所致。方中生附子大辛大热,温壮元阳,破散阴寒,回阳救逆,为君药。干姜辛热,温中散寒,以固守后天之本,为臣药。炙甘草甘温补气,使全方温补结合,以治虚寒之本;甘可缓姜附峻烈之性,使其破阴回阳而无暴散之虞,又调和药性,为佐使药。方中生附子有毒,需长时间煎煮(2小时),且中病即止,不可久服。

【方歌】四逆汤中附草姜,四肢厥冷急煎尝,腹痛吐泻脉微细,回阳救逆赖此方。

其他温里剂见表10-11。

表10-11 其他温里剂简表

方名	功效	主治	证治要点
小建中汤(《伤寒论》)	温中补虚和里缓急	中焦虚寒,肝脾失调证	脘腹拘急疼痛,喜温喜按,神疲乏力,或心悸,虚烦不宁,或四肢酸楚,虚烦心悸,手足烦热,咽干口燥,舌淡苔白,脉细弦
吴茱萸汤(《伤寒论》)	温中补虚降逆止呕	肝胃虚寒,浊阴上逆证	食后欲吐,或呕吐酸水,或吐清涎冷沫,或颠顶头痛,畏寒肢冷,甚则伴手足逆冷,大便泄泻,烦躁不宁,舌淡苔白滑,脉沉弦或迟
当归四逆汤(《伤寒论》)	温经散寒养血通脉	血虚寒厥证	手足厥寒,口不渴,舌淡苔白,脉沉细或细而欲绝;或腰、股、腿、足、肩臂疼痛,兼见畏寒肢冷者
阳和汤(《外科证治全生集》)	温阳补血散寒通滞	阴疽血虚寒凝证	漫肿无头,皮色不变,酸痛无热,口中不渴,舌淡苔白,脉沉细或迟细;或贴骨疽、脱疽、流注、痰核、鹤膝风

十三、理气剂

凡以理气药为主组成,具有行气或降气作用,以治疗气滞或气逆病证的方剂,称为理气剂。理气剂可分为行气与降气两大类：行气剂，适用于气机郁滞证，以越鞠丸为代表方；降气剂，适用于肺胃气机上逆证，以旋覆代赭汤为代表方。理气剂大多辛温香燥，易伤津耗气，助热生火，使用时当适可而止，慎勿过剂。对于有出血倾向的患者或妇女正值经期及孕妇，均当慎用。

越鞠丸 《丹溪心法》

【组成】香附、川芎、苍术、神曲、栀子各9g。

【用法】丸剂，口服，每次6g，每日2次；或水煎服。

【功效】行气解郁。

【主治】六郁证。胸膈痞闷，或脘腹胀痛，恶心呕吐，嗳腐吞酸，饮食不消。

【方解】本方为治气、血、痰、火、食、湿六郁证的代表方。六郁之中以气郁为主，因喜怒无常、忧思无度可引起气机失常而致气郁，进而导致血郁、火郁，饮食不节，寒温不适影响脾土则脾失健运而致食郁，甚则形成湿郁、痰郁。方中香附行气开郁以治气郁，为君药。川芎活血行气，为血中气药，以治血郁；苍术燥湿运脾，以治湿郁；栀子清热泻火，以治火郁；神曲消食和胃，以治食郁，俱为臣佐药。方中不用化痰药，是因为痰由诸郁而生，或因气滞湿聚而生，或因火邪炼液为痰，诸郁得解，则痰郁随之而消。

【方歌】越鞠丸治六般郁，气血痰火食湿因，香附芎苍栀子曲，气机畅达诸郁伸。

旋覆代赭汤 《伤寒论》

【组成】旋覆花9g（包），代赭石15g（先煎），人参6g，生姜15g，炙甘草6g，半夏9g，大枣4枚。

【用法】水煎服。

【功效】降逆化痰，益气和胃。

【主治】胃虚痰阻气逆证。胃脘痞闷或胀满，按之不痛，频频嗳气，或见纳呆、呃逆、恶心，甚或呕吐，舌苔白腻，脉缓或滑。

【方解】本方治疗因胃气虚弱，痰浊内阻所致胃脘痞闷胀满、频频嗳气，甚或呕吐、呃逆等症。方中旋覆花性温而能下气消痰，降逆止呃，为君药。代赭石质重而沉降，善镇冲逆，但味苦气寒，故用量稍小，为臣药。生姜于本方用量最重，寓意有三：一为和胃止呕，二为宣散水气以助祛痰，三可制约代赭石的寒凉之性，使其镇降气逆而不伐胃。半夏燥湿化痰，降逆和胃，为臣药。人参、炙甘草、大枣益脾胃、补气虚，扶助已伤之中气，为佐药。炙甘草又能调和诸药而兼使药之用。

【方歌】仲景旋覆代赭汤，人参半夏草枣姜，噫气不除心下痞，降逆补中此方尝。

其他理气剂见表10-12。

表10-12 其他理气剂简表

方名	功效	主治	证治要点
柴胡疏肝散（《景岳全书》）	肝气郁滞证	疏肝解郁 行气止痛	胁肋疼痛，嗳气太息，脘腹胀满，脉弦

续表

方名	功效	主治	证治要点
枳实薤白桂枝汤(《金匮要略》)	通阳散结 祛痰下气	胸阳不振,痰气互结之胸痹	胸满而痛,甚或胸痛彻背,喘息咳唾,短气,气从胁下冲逆,上攻心胸,舌苔白腻,脉沉弦或紧
半夏厚朴汤(《金匮要略》)	行气散结 降逆化痰	梅核气	咽中如有物阻,咯吐不出,吞咽不下,或咳或呕,舌苔白润或白滑,脉弦滑
金铃子散(《太平圣惠方》)	疏肝泄热 活血止痛	肝郁化火证	胸腹胁肋诸痛,时发时止,口苦,或痛经,或疝气痛,舌红苔黄,脉弦数
厚朴温中汤(《内外伤辨惑论》)	行气除满 温中燥湿	脾胃寒湿气滞证	脘腹胀满或疼痛,不思饮食,四肢倦怠,舌苔白腻,脉沉弦
天台乌药散(《圣济总录》)	行气疏肝 散寒止痛	肝经寒凝气滞证	小肠疝气,少腹引控睾丸而痛,偏坠肿胀,或少腹疼痛,苔白脉弦
暖肝煎(《景岳全书》)	温补肝肾 行气止痛	肝肾不足,寒滞肝脉证	睾丸冷痛,或小腹疼痛,疝气痛,畏寒喜暖,舌淡苔白,脉沉迟
苏子降气汤(《太平惠民和剂局方》)	降气平喘 祛痰止咳	上实下虚喘咳证	咳喘痰多,胸膈满闷,喘咳短气,呼多吸少,或腰痛脚弱,肢体倦怠,或肢体浮肿,舌苔白滑或白腻,脉弦滑
定喘汤(《摄生众妙方》)	宣降肺气 清热化痰	风寒外束,痰热内蕴证	咳喘痰多气急,质稠色黄,或微恶风寒,舌苔黄腻,脉滑数
橘皮竹茹汤(《金匮要略》)	降逆止呃 益气清热	胃虚有热之呃逆	呃逆或干呕,虚烦少气,口干,舌红嫩,脉虚数

十四、理血剂

凡以理血药为主组成,具有活血调血或止血的作用,治疗血分病的方剂,称为理血剂。主要分为活血祛瘀剂与止血剂两类:活血祛瘀剂,适用于各种瘀血阻滞病证,以血府逐瘀汤为代表方;止血剂,适用于各种出血证,以小蓟饮子为代表方。活血祛瘀剂性多破泄,易于动血、伤胎,对于月经过多者及孕妇当慎用或禁用。止血剂属于治标之剂,病情缓解后,宜审因论治。

血府逐瘀汤《医林改错》

【组成】当归9g,生地黄9g,桃仁12g,红花9g,枳壳6g,赤芍6g,川芎4.5g,牛膝9g,桔梗4.5g,柴胡3g,甘草3g。

【用法】水煎服。

【功效】活血祛瘀,行气止痛。

【主治】胸中血瘀,血行不畅证。胸痛,痛如针刺而有定处,或呃逆久不止,或内热烦闷,心悸,失眠多梦,急躁易怒,唇黯或两目黯黑,舌黯红或有瘀点,脉涩或弦紧。

【方解】本方为治疗瘀血内阻胸部,气机郁滞所致胸痛、胸闷的常用方剂,由桃红四物汤合四逆散，加桔梗、牛膝而成。方中当归、川芎、赤芍、桃仁、红花活血化瘀；牛膝祛瘀血，通血脉，引瘀血下行，为君药。柴胡、枳壳疏肝理气，桔梗开宣肺气，气行则血行，助君药活血祛瘀；生地黄、当归养血活血，使祛瘀而不伤阴血，同为臣药。甘草调和诸药，为使药。

【方歌】血府逐瘀归地桃，红花枳壳膝芎饶，柴胡赤芍甘桔梗，活血行气瘀痛消。

补阳还五汤《医林改错》

【组成】生黄芪 30 ~ 120g，当归尾 6g，赤芍 5g，地龙 3g，川芎 3g，桃仁 3g，红花 3g。

【用法】水煎服。

【功效】补气活血通络。

【主治】中风后遗症之气虚血瘀证。半身不遂，口眼㖞斜，语言謇涩，口角流涎，小便频数或遗尿不禁，苔白，脉缓无力。

【方解】本方为正气不足、气虚血滞、脉络瘀阻所致中风后遗症的常用方剂。方中重用生黄芪为君药，大补元气，使气旺血行，瘀去则络通。配以当归尾活血通络，有化瘀不伤血之妙，是为臣药。川芎、赤芍、桃仁、红花，助当归尾以活血祛瘀；地龙通经活络，均为佐使药。诸药协同，则气旺、瘀消、络通，诸症可愈。

【方歌】补阳还五赤芍芎，归尾通经佐地龙，重用黄芪为主药，血中瘀滞用桃红。

其他理血剂见表 10 – 13。

表 10 – 13　其他理血剂简表

方名	功效	主治	证治要点
生化汤(《傅青主女科》)	活血养血 温经止痛	血虚寒凝，瘀血阻滞证	产后恶露不行，少腹冷痛，舌淡苔白，脉沉弦或沉紧
小蓟饮子(《济生方》)	凉血止血 利水通淋	热结下焦之血淋、尿血	尿中带血，或尿血，小便频数，赤涩热痛，舌红，脉数
十灰散(《十药神书》)	凉血止血	血热妄行之上部出血证	呕血、吐血、咯血、嗽血、衄血等，血色鲜红，来势急暴，舌红，脉数
温经汤(《金匮要略》)	温经散寒 养血祛瘀	冲任虚寒，瘀血阻滞证	漏下不止，血色暗而有块，淋沥不畅，或月经超前或延后，或逾期不止，或一月再行，或经停不至，而见少腹里急，腹满，傍晚发热，手心烦热，唇口干燥，舌质暗红，脉细而涩；亦治妇人宫冷，久不受孕
失笑散(《太平惠民和剂局方》)	活血祛瘀 散结止痛	瘀血停滞证	心腹刺痛，或产后恶露不行，或月经不调，少腹急痛
七厘散(《同寿录》)	活血散瘀 定痛止血	跌打损伤，筋断骨折之瘀血肿痛	刀伤出血，一切无名肿毒之疮肿瘀痛、烧伤烫伤等

方名	功效	主治	证治要点
通窍活血汤(《医林改错》)	活血通窍	瘀阻头面证	头痛昏晕,或耳聋,脱发,面色青紫,或酒渣鼻,或白癜风,以及妇女干血痨,小儿疳积见肌肉消瘦、腹大青筋、潮热等
膈下逐瘀汤(《医林改错》)	活血祛瘀行气止痛	瘀血阻滞膈下证	膈下瘀血蓄积,或腹中胁下有痞块,或肚腹疼痛,痛处不移,或卧侧腹坠似有物者
少腹逐瘀汤(《医林改错》)	活血祛瘀温经止痛	寒凝血瘀证	少腹瘀血积块疼痛或不痛,或痛而无积块,或少腹胀痛,或经期腰酸,少腹作胀,或月经一月见三五次,接连不断,断而又来,其色或紫或黑,或有瘀块,或崩漏兼少腹疼痛等
身痛逐瘀汤(《医林改错》)	活血行气祛风除湿通痹止痛	瘀血痹阻经络证	肩痛,臂痛,腰痛,腿痛,或周身疼痛经久不愈
黄土汤(《金匮要略》)	温阳健脾养血止血	脾阳不足,脾不统血证	大便下血,先便后血,吐血,衄血,妇人崩漏,血色暗淡,四肢不温,面色萎黄,舌淡苔白,脉沉细无力
桃核承气汤(《伤寒论》)	逐瘀泄热	下焦蓄血证	少腹急结,小便自利,神志如狂,甚则烦躁谵语,至夜发热,血瘀经闭,痛经,脉沉实而涩
复元活血汤(《医学发明》)	活血祛瘀疏肝通络	跌打损伤,瘀血阻滞证	胁肋瘀肿,痛不可忍
抵当汤(《伤寒论》)	破血下瘀	下焦蓄血之少腹硬满	小便自利,喜忘,如狂或发狂,大便色黑易解,脉沉实,妇女经闭少腹硬满拒按者
槐花散(《普济本事方》)	清肠止血疏风行气	风热湿毒,壅遏肠道,损伤血络证	便前出血,或便后出血,或粪中带血,痔疮出血,血色鲜红或晦暗,舌红苔黄,脉数
桂枝茯苓丸(《金匮要略》)	活血化瘀缓消癥块	瘀阻胞宫证	妇人素有癥块,妊娠漏下不止,或胎动不安,血色紫黑晦暗,腹痛拒按,或经闭腹痛,或产后恶露不尽而腹痛拒按者,舌质紫暗或有瘀点,脉沉涩
咳血方(《丹溪心法》)	清肝宁肺凉血止血	肝火犯肺之咳血证	咳嗽痰稠带血,咳吐不爽,心烦易怒,胸胁作痛,咽干口苦,颊赤便秘,舌红苔黄,脉弦数

十五、补益剂

凡以补益药为主组成，具有补益气血阴阳不足等作用，治疗各种虚证的方剂，称为补益剂。属"八法"中的"补"法。补益剂主要分为4类：补气剂，适用于肺脾气虚病证，以四君子汤为代表方；补血剂，适用于血虚病证，以四物汤为代表方；补阴剂，适用于阴虚病证，以六味地黄丸为代表方；补阳剂，适用于阳虚病证，以金匮肾气丸为代表方。补气、补血、补阴、补阳虽各有重点，但气能生血，补血方中常配伍补气药；阴阳互根互用，所以补阴方中常配伍补阳药，补阳方中常配补阴药。真实假虚证及正气未虚而邪气亢盛者，均不能使用补益剂。对虚不受补者，宜先调理脾胃，使之补而不滞。

四君子汤《太平惠民和剂局方》

【组成】人参9g，白术9g，茯苓9g，炙甘草6g。

【用法】水煎服。

【功效】益气健脾。

【主治】脾胃气虚证。面色萎白，语声低微，气短乏力，食少便溏，舌淡苔白，脉虚无力。

【方解】本方为治脾胃气虚证的代表方，为益气健脾的基础方。证由饮食劳倦损伤脾胃，脾胃气虚，导致气血生化不足，运化乏力所致。方中人参甘温，大补元气，健脾养胃，为君药。白术健脾燥湿，助人参补气益脾之功，为臣药。茯苓健脾渗湿，为佐药。苓、术相配，则健脾祛湿之功益著。甘草益气和中，调和诸药，为使药。

【方歌】参术苓草四君汤，益气健脾推此方，食少便溏体羸瘦，甘平益胃效相当。

四物汤《太平惠民和剂局方》

【组成】熟地黄12g，当归9g，白芍9g，川芎6g。

【用法】水煎服。

【功效】补血活血调经。

【主治】营血虚滞证。心悸失眠，头晕目眩，面色无华，月经不调，量少不畅或经闭不行或经行腹痛，舌淡，口唇、爪甲色淡，脉细弦或细涩。

【方解】本方为治营血虚滞证的代表方，也是补血调经的基础方。证由营血亏虚，血行不畅，冲任虚损所致。方中熟地黄甘温味厚质润，长于滋养阴血、补肾填精，为补血要药，故为君药。当归甘辛温，养血补肝，和血调经，为养血调经要药，为臣药。佐以白芍养血敛阴、缓急止痛，川芎活血行气。四药配伍，共奏补血调经之功。

【方歌】四物地芍与归芎，血家百病此方宗，妇人经病常应用，临证之时在变通。

六味地黄丸《小儿药证直诀》

【组成】熟地黄24g，山萸肉12g，山药12g，茯苓9g，泽泻9g，牡丹皮9g。

【用法】蜜丸，每服9g，每日2次；颗粒剂，每次5g，每日2次；或作汤剂，水煎服。

【功效】滋补肝肾。

【主治】肝肾阴虚证。腰膝酸软，头晕目眩，耳鸣耳聋，盗汗，遗精，消渴，骨蒸潮热，手足心热，舌燥咽痛，牙齿动摇，足跟作痛，小便淋沥，以及小儿囟门不合，舌红少苔，脉沉细数。

【方解】本方为治肝肾阴虚证的代表方。证由肝肾阴虚，精血不足所致。方中重用熟地黄滋阴补肾，填精益髓，为君药。山茱萸补养肝肾，并能涩精；山药健脾补虚，亦能固肾，共为臣药。三药配合，肾、肝、脾三阴同补，是为"三补"，但熟地黄用量是山萸肉与山药之和，故仍以补肾为主。泽泻利湿而泄肾浊，并能减熟地黄之滋腻；茯苓利水渗湿，并助山药补脾；牡丹皮清泄虚热，泻相火，以制山萸肉之温。三药称为"三泻"，均为佐药。六味合用，三补三泻，其中补药用量重于"泻药"，是以补为主；肝、脾、肾三阴同补，以补肾阴为主，是本方的配伍特点。

【方歌】六味地黄益肾肝，萸山茯苓泽泻丹，腰酸头晕又耳鸣，遗精盗汗潮热安。

其他补益剂见表 10 – 14。

表 10 – 14　其他补益剂简表

方名	功效	主治	证治要点
参苓白术散(《太平惠民和剂局方》)	益气健脾渗湿止泻	脾胃气虚夹湿证	食少便溏，胸脘痞满，肠鸣泄泻，四肢乏力，形体消瘦，面色萎黄，舌淡苔白腻，脉虚缓
补中益气汤(《脾胃论》)	补中益气升阳举陷	脾胃气虚证 气虚下陷证 气虚发热证	食少便溏，少气懒言，语声低微，面白体倦，脱肛，子宫脱垂，久泄久痢，崩漏，气短乏力，身热，自汗，渴喜热饮
玉屏风散(《究原方》，录自《医方类聚》)	益气固表止汗	表虚自汗	汗出恶风，面色㿠白，舌淡苔薄白，脉浮虚。亦治虚人腠理不固，易感风邪
生脉散(《医学启源》)	益气生津敛阴止汗	温热暑热耗气伤阴证 久咳肺虚证 气阴两虚证	汗多神疲，体倦乏力，气短懒言，咽干口渴，舌干红少苔，脉虚数；干咳少痰，短气自汗，口干舌燥，脉虚细
当归补血汤(《内外伤辨惑论》)	补气生血	血虚发热证	肌热面红，烦渴欲饮，脉洪大而虚，重按无力；或妇人经期、产后血虚发热头痛；或疮疡溃后，久不愈合
归脾汤(《济生方》)	益气补血健脾养心	心脾气血两虚证 脾不统血证	心悸怔忡，健忘失眠，面色萎黄，体倦食少，盗汗虚热；或便血，皮下紫癜，妇女崩漏，月经超前，量多色淡，或淋沥不止
八珍汤(《瑞竹堂经验方》)	益气补血	气血两虚证	面色苍白或萎黄，头晕目眩，四肢倦怠，气短懒言，心悸怔忡，饮食减少，舌淡苔薄白，脉细弱或虚大无力

方名	功效	主治	证治要点
炙甘草汤 (复脉汤)(《伤寒论》)	滋阴养血 益气温阳 复脉止悸	阴血不足证 阳气虚弱证 虚劳肺痿证	心动悸，脉结代，虚羸少气，舌光少苔，质干瘦，咳嗽，咳痰不多，涎唾多，虚烦不眠，自汗盗汗，大便干结，咽干舌燥，脉虚数
左归丸(《景岳全书》)	滋阴补肾 填精益髓	真阴不足证	头晕目眩，腰酸腿软，遗精滑泄，自汗盗汗，口燥舌干，舌红少苔，脉细
大补阴丸(《丹溪心法》)	滋阴降火	阴虚火旺证	骨蒸潮热，盗汗遗精，咳嗽咯血，心烦易怒，足膝疼热，舌红少苔，尺脉数而有力
一贯煎(《续名医类案》)	滋阴疏肝	肝肾阴虚证 肝气不舒证	胸脘胁痛，吞酸吐苦，口咽干燥，舌红少津，脉细弱或虚弦；亦治疝气瘕聚
肾气丸(《金匮要略》)	补肾助阳	肾阳不足证	腰痛脚软，身半以下常有冷感，少腹拘急，小便不利，小便反多，入夜尤甚，阳痿早泄，痰饮，水肿，脚气，转胞，消渴
右归丸(《景岳全书》)	温补肾阳 填精益髓	肾阳不足证 命门火衰证	年老或久病气衰神疲，畏寒肢冷，腰膝软弱，阳痿遗精，或阳衰无子，或饮食减少，大便不实，或小便自遗，舌淡苔白，脉沉而迟
地黄饮子(《圣济总录》)	滋肾阴 补肾阳 开窍化痰	下元虚衰证 痰浊上泛之喑痱证	舌强不能言，足废不能用，口干不欲饮，足冷面赤，脉沉细弱
龟鹿二仙胶(《医便》)	滋阴填精 益气壮阳	真元虚损证 精血不足证	全身瘦削，阳痿遗精，两目昏花，腰膝酸软，久不孕育

十六、固涩剂

凡以固涩药为主组成，具有收敛固涩作用，以治疗气、血、津、精散失滑脱之证的方剂，称为固涩剂。固涩剂分为5类：固表止汗剂，适用于表虚失固，阴液不能内守而致的自汗、盗汗，以玉屏风散为代表方；敛肺止咳剂，适用于久咳不止，气阴两伤证，以九仙散为代表方；涩精止遗剂，适用于肾虚失藏，精关不固的遗精滑泄，以金锁固精丸为代表方；涩肠固脱剂，适用于肠失固涩，脾肾虚寒所致之久泻、久痢，以四神丸为代表方；固崩止带剂，适用于妇女脾肾不足，冲任带脉失固所致的崩漏、带下，日久不止者，以固冲汤为代表方。固涩剂是为正虚无邪者而设，凡外邪未去者，如热病汗出、火扰精室、湿热痢疾、食滞泄泻、实热血崩等，均不能使用固涩剂。

牡蛎散 《太平惠民和剂局方》

【组成】黄芪、麻黄根、牡蛎各 30g。

【用法】为粗末，每服 9g，用小麦 30g，水煎温服。

【功效】敛阴止汗，益气固表。

【主治】体虚自汗、盗汗证。常自汗出，夜卧尤甚，心悸惊惕，短气烦倦，舌淡红，脉细弱。

【方解】本方证多由气虚卫外不固，阴伤心阳不潜，日久心气亦耗所致。方中煅牡蛎敛阴潜阳，固涩止汗，为君药。生黄芪益气实卫，固表止汗，为臣药。麻黄根收敛止汗，为佐药。小麦甘凉，养气阴，退虚热，为佐使药。

【方歌】牡蛎散内用黄芪，小麦麻黄根合宜，益气固表兼止汗，体虚自汗盗汗宜。

四神丸 《证治准绳》

【组成】补骨脂 120g，肉豆蔻、五味子各 60g，吴茱萸 30g。

【用法】为细末，加水适量，姜枣同煎，待枣煮烂，取枣肉，合药末捣为丸。每服 6~9g，空腹温水送下，每日 2~3 次；亦可水煎服。

【功效】温肾暖脾，涩肠止泻。

【主治】脾肾阳虚之肾泄证。五更泄泻，不思饮食，食不消化，或久泻不愈，腹痛喜温，腰酸肢冷，神疲乏力，舌淡苔薄白，脉沉迟无力。

【方解】本方主治之肾泄为命门火衰，火不暖土所致。肾泄，又称五更泄、鸡鸣泄。肾为阳气之根，能温煦脾土，而五更正是阴气盛极、阳气萌发之际，因命门火衰，阳气当至而不至，阴气极而下行，故为泄泻。方中重用补骨脂辛苦性温，补命门之火以温养脾土，为君药。肉豆蔻温暖脾胃，涩肠止泻，与补骨脂相伍，既可增温肾暖脾之力，又能涩肠止泻，为臣药。吴茱萸温脾暖胃以散阴寒；五味子酸温、固肾涩肠，合吴茱萸以助君、臣药温涩止泻之力，为佐药。生姜暖胃散寒，大枣补脾养胃，为使药。

【方歌】四神故纸与吴萸，肉蔻五味四般须，大枣生姜同煮烂，五更肾泄最相宜。

其他固涩剂见表 10-15。

表 10-15　其他固涩剂简表

方名	功效	主治	证治要点
九仙散(《卫生宝鉴》)	敛肺止咳益气养阴	久咳肺虚证	久咳不已，咳甚则气喘自汗，痰少而黏，脉虚数
真人养脏汤(《太平惠民和剂局方》)	涩肠固脱温补脾肾	久泻久痢，脾肾虚寒证	泻利无度，滑脱不禁，甚至脱肛坠下，脐腹疼痛，喜温喜按，倦怠食少，舌淡苔白，脉迟细
金锁固精丸(《医方集解》)	补肾涩精	肾虚精关不固证	遗精，滑泄，神疲乏力，四肢酸软，腰酸耳鸣，舌淡苔白，脉细弱

续表

方名	功效	主治	证治要点
桑螵蛸散（《本草衍义》）	调补心肾 涩精止遗	心肾两虚证	小便频数，或尿如米泔色，或遗尿，或遗精，心神恍惚，健忘，舌淡苔白，脉细弱
固冲汤（《医学衷中参西录》）	固冲摄血 益气健脾	脾肾亏虚，冲脉不固证	卒然血崩或月经过多，或漏下不止，色淡质稀，头晕肢冷，心悸气短，神疲乏力，腰膝酸软，舌淡，脉微弱
固经丸（《丹溪心法》）	滋阴清热 固经止血	阴虚血热之崩漏	月经过多，或崩中漏下，血色深红或紫黑稠黏，手足心热，腰膝酸软，舌红，脉弦数
清带汤（《医学衷中参西录》）	收敛止带	脾肾不足之带下证	赤白带下，清稀量多，绵绵不绝，腰酸，舌淡苔白，脉沉细

十七、安神剂

凡以重镇安神或滋养安神药物为主组成，具有安神作用，治疗神志不安证的方剂，称为安神剂。安神剂分为两类：补养安神剂，适用于阴血亏虚，心神失养之神志不安证，以酸枣仁汤为代表方；重镇安神剂，适用于心肝阳亢，热扰心神所致的神志不安证，以朱砂安神丸为代表方。重镇安神剂多由金石类药物组成，此类药物易伤胃气，中病即止，不宜久服。某些安神药如朱砂具有一定毒性，久服能引起慢性中毒，亦应注意。

酸枣仁汤《金匮要略》

【组成】酸枣仁 15g，茯苓 9g，知母 9g，川芎 6g，炙甘草 6g。

【用法】水煎服。

【功效】养血安神，清热除烦。

【主治】肝血不足，虚热内扰证。虚烦失眠，头目眩晕，咽干口燥，舌红，脉弦细。

【方解】本方为养血调肝安神之常用方，证由肝血不足，虚热内扰，神魂失养而致。方中酸枣仁甘酸质润，养血补肝，宁心安神，为君药。茯苓宁心安神，知母苦寒质润，滋阴润燥，清热除烦，为臣药，与君药相伍，以助安神除烦之功。川芎辛散，调肝血而疏肝气，与大量之酸枣仁相伍，辛散与酸收并用，补血与行血结合，具有养血调肝之妙，为佐药。甘草和中缓急，调和诸药，为佐使药。

【方歌】酸枣仁汤治失眠，茯苓川芎知草煎，养血除烦清内热，服后入梦自安然。

朱砂安神丸《医学发明》

【组成】朱砂 3g，黄连 4.5g，炙甘草 1.5g，生地黄 1.5g，当归 1.5g。

【用法】上四味为细末，另研朱砂，水飞为衣，汤浸蒸饼为丸，每服6g，睡前服。

【功效】镇心安神，泻火养阴。

【主治】心阴不足，心火亢盛证。失眠多梦，惊悸怔忡，心烦神乱，舌红，脉细数。

【方解】本方证因心火亢盛，灼伤阴血，心失所养所致。方中朱砂甘寒质重，专入心经，寒能清热，重可镇怯，既能重镇安神，又可清心火，治标之中兼能治本，是为君药。黄连苦寒，入心经，清心泻火以除烦热，为臣药。生地黄甘苦寒，以滋阴清热；当归辛甘温润以补血，合生地黄滋补阴血以养心，共为佐药。炙甘草和中调药，防朱砂质重碍胃，为使药。

【方歌】朱砂安神东垣方，归草黄连生地黄，怔忡不寐心烦乱，重镇安神可复康。

其他安神剂见表10-16。

表10-16 其他安神剂简表

方名	功效	主治	证治要点
天王补心丹(《摄生秘剖》)	滋阴养血 宁心安神	阴虚血少，神志不安证	心悸失眠，虚烦神疲，健忘，或梦遗，手足心热，口舌生疮，舌红，脉细数
交泰丸(《韩氏医通》)	交通心肾	水不济火，心火上亢证	怔忡不宁，夜寐不安
柏子养心丸(《体仁汇编》)	养心安神 滋阴补肾	阴血亏虚，心肾失调证	精神恍惚，惊悸怔忡，夜寐多梦，健忘盗汗，舌红少苔，脉细而数
甘麦大枣汤(《金匮要略》)	养心安神 和中缓急	脏躁证	精神恍惚，常悲伤欲哭，不能自主，心中烦乱，睡眠不安，甚则言行失常，哈欠频作，舌淡红苔少，脉细略数

十八、开窍剂

凡以芳香开窍药为主组成，具有开窍醒神作用，治疗神昏窍闭证的方剂，称为开窍剂。开窍剂分为两类：凉开剂，适用于温邪热毒内陷心包所致的热闭证，以安宫牛黄丸为代表方；温开剂，适用于寒湿痰浊内闭心窍，或秽浊之邪闭阻气机之寒闭证，以苏合香丸为代表方。开窍剂大多辛散走窜，只可暂用，中病即止，不可久服。本类方剂多制成丸、散剂，不宜加热煎煮，以免影响疗效。临床多用于急救，麝香、冰片诸药，有碍胎元，孕妇慎用。

安宫牛黄丸《温病条辨》

【组成】牛黄、郁金、黄连、朱砂、山栀、雄黄、黄芩各30g，犀角（水牛角粉30g代）、冰片、麝香各7.5g，珍珠15g。

【用法】共研为末，炼蜜为丸，每丸3g。口服，每次1丸。昏迷不能口服者，可以水化开，鼻饲给药。

【功效】清热解毒，开窍醒神。

【主治】邪热内陷心包证。高热烦躁，神昏谵语，舌蹇肢厥，舌红或绛，脉数。亦治中风昏迷，小儿惊厥，属邪热内闭者。

【方解】本方为治邪热内陷心包证之常用方。证由温热邪毒内陷心包，痰热壅盛，蒙蔽清窍所致。方中牛黄苦凉，清心解毒，豁痰开窍；麝香芳香通行十二经，开窍醒神，共为君药。水牛角咸寒清心凉血解毒，黄连、黄芩、栀子苦寒清热、泻火解毒，合牛黄、水牛角则清解心包热毒之力颇强；郁金、冰片芳香辟秽、化浊通窍，以增麝香开窍醒神之功，同为臣药。朱砂、珍珠、金箔镇心安神，雄黄豁痰解毒，均为佐药。以蜂蜜为丸，和胃调中，为使药。

【方歌】安宫牛黄开窍方，朱郁芩连栀雄黄，牛角珍珠冰麝箔，热闭心包功效良。

其他开窍剂见表10-17。

表10-17 其他开窍剂简表

方名	功效	主治	证治要点
紫雪丹(《外台秘要》)	清热开窍 息风止痉	温热病，热邪内陷心包、热盛动风证	高热烦躁，神昏谵语，痉厥，斑疹吐衄，口渴引饮，唇焦齿燥，尿赤便秘，舌红绛苔干黄，脉数有力或弦数，以及小儿热盛惊厥
至宝丹(《太平惠民和剂局方》)	清热开窍 化浊解毒	痰热内闭心包证	身热烦躁，神昏谵语，痰盛气粗，舌红苔黄垢而腻，脉滑数，以及中风中暑，小儿惊厥
苏合香丸(《太平惠民和剂局方》)	芳香开窍 行气止痛	寒闭证	突然昏倒，牙关紧闭，不省人事，苔白，脉迟，以及心腹卒痛，甚则昏厥，亦治中风、中气及感受时行瘴疠之气等属寒凝气滞之闭证

十九、驱虫剂

凡以驱虫药为主组成，具有驱虫或杀虫等作用，治疗人体寄生虫病的方剂，称为驱虫剂。本类方剂主要用于蛔虫、蛲虫、钩虫等消化道寄生虫病，以乌梅丸为代表方。驱虫药具有攻伐之力，驱虫后要注意调理脾胃。

乌梅丸《伤寒论》

【组成】乌梅5枚，细辛3g，干姜6g，当归6g，制附子6g，蜀椒4.5g，桂枝6g，黄柏6g，黄连6g，人参6g。

【用法】为末，乌梅用醋浸一宿，去核打烂，和入余药，拌匀，烘干或晒干，加蜜为丸，每服6g，每日2次，空腹服。亦可作汤剂煎服。

【功效】温脏安蛔。

【主治】脏寒蛔厥证。脘腹阵痛，烦闷呕吐，时发时止，得食则吐，甚则吐蛔，手足厥冷；或久泻久痢，脉弦。

【方解】蛔厥之证，是因患者素有蛔虫，复由肠道虚寒，蛔虫上扰所致。方中重用乌梅味酸安蛔，使蛔静而痛止，为君药。蜀椒、细辛辛温，辛可伏蛔，温能祛寒；黄连、黄柏苦寒，苦能下蛔，寒能清解因蛔虫上扰、气机逆乱所生之热；附子、桂枝、干姜辛热温脏祛寒，亦有辛可制蛔之力；人参、当归补养气血，且合桂枝养血通脉，以解四肢厥冷，共为臣佐药。蜜甘缓和中，为使药。

【方歌】乌梅丸用细辛桂，黄连黄柏及当归，人参附子椒干姜，清上温下又安蛔。

二十、外用剂

凡以外用药为主，通过体表发挥治疗作用的方剂，称为外用剂。此类方剂具有收敛止血、化腐生肌、消肿解毒等作用，适用于皮肤疾患、疮疡肿毒及烫伤、跌打损伤等证。以金黄散为代表方。

金黄散《外科正宗》

【组成】大黄、黄柏、姜黄、白芷各2500g，南星、陈皮、苍术、厚朴、甘草各1000g，天花粉5000g。

【用法】共研细末，任用醋、酒、蜂蜜或植物油调敷患处。

【功效】清热解毒，消肿止痛。

【主治】阳证疮疡初起。局部红肿，灼热疼痛，脓未形成，舌红苔黄，脉滑数。

【方解】本方所治之证为热毒壅聚引起。方中以大黄、黄柏、天花粉清热解毒，散瘀消肿，为君药。苍术、白芷、厚朴、陈皮、南星理气化湿，消肿止痛，为臣药。姜黄活血，为佐药。甘草调和药性，为使药。

【方歌】金黄大黄柏姜黄，白芷南星陈皮苍，厚朴甘草天花粉，阳证疮疡外用良。

第十一章　针灸学基础

　　针灸学是中医学的重要组成部分，是以中医基础理论为指导，运用针刺、艾灸的方法来防治疾病的一门临床学科。针刺是指采用不同的针具，刺激人体体表的一定腧穴或病变部位，运用各种手法，激发经气，以调整阴阳，达到治疗、保健目的的方法；灸法是将艾绒或各种药物制成的灸炷或灸条点然后，在人体腧穴或病变部位上施以烧灼、温熨等，以及用某些药物涂在施灸部位，从而使疾病得到治疗和防治的方法。

第一节　腧穴概述

　　经络与腧穴是针灸学的基础。经络是经脉和络脉的统称，是人体运行气血、联络脏腑、沟通内外、贯穿上下的路径。腧穴是人体脏腑经络之气输注于体表的部位，也是针灸推拿及其他一些外治法施术的部位。腧穴通过经络与脏腑密切联系，脏腑的生理、病理变化可以反映到腧穴；同样，对腧穴给予各种适当的刺激，可以调整脏腑的生理功能和病理变化。

一、腧穴的分类

　　腧穴分为经穴、经外奇穴、阿是穴 3 类。

　　1. 经穴　经穴是指分布在十二经脉和任督二脉循行路线上的腧穴，亦称为"十四经穴"，简称"经穴"。经穴有明确的固定位置和专用名称，是腧穴的主要部分，目前公认的经穴共有 361 个。

　　2. 经外奇穴　经外奇穴是指未归属十四经系统的，有明确位置，又有专用名称的一些腧穴，也称"奇穴""经外穴"。

　　3. 阿是穴　阿是穴是指既无固定部位，又无具体名称，而是在人体病患处以痛点或其他反应点为穴，又称"天应穴""不定穴"。

二、腧穴的定位方法

　　临床应用针灸推拿方法治疗疾病时，腧穴定位的准确与否，直接影响着治疗效果。常用的腧穴定位方法有体表标志定位法、"骨度"分寸定位法、指寸定位法 3 种。

（一）体表标志定位法（又称自然标志定位法）

　　体表标志定位法是指以解剖学的各种体表标志为依据来确定腧穴位置的方法。体表解剖标志，可分为固定的标志和活动的标志两种。

1. 固定的标志　是指不受人体活动的影响而固定不移的标志，如人体的毛发、指甲、五官、乳头、肚脐及各部位由骨骼和肌肉形成的凹陷和隆起。例如眉头定攒竹、脐中旁开 2 寸定天枢、两眉之间定印堂等。

2. 活动的标志　就是利用关节、肌肉、皮肤随活动而出现的凹陷、突起或皱纹等作为取穴标志的一种方法。例如张口在耳屏前凹陷处取听宫，屈肘在肘横纹桡侧端凹陷处取曲池等。

（二）"骨度"分寸定位法

"骨度"分寸定位法是指以体表骨节为主要标志，折量全身各部的长度和宽度，定出分寸，作为腧穴定位的方法。详细的骨度分寸见图 11 – 1、表 11 – 1。

表 11 – 1　骨度折量寸表

部位	起止	折量寸	度量法	适应部位
头面部	前发际正中→后发际正中	12	直寸	用于确定头部腧穴的纵向距离
	眉间（印堂）→前发际正中	3	直寸	用于确定前或后发际及其头部腧穴的纵向距离
	两额角发际（头维）之间	9	横寸	用于确定头前部腧穴的横向距离
	耳后两乳突（完骨）之间	9	横寸	用于确定头后部腧穴的横向距离
胸腹胁部	胸骨上窝（天突）→剑胸结合中点（歧骨）	9	直寸	用于确定胸部任脉穴的纵向距离
	剑胸结合中点（歧骨）→脐中	8	直寸	用于确定上腹部腧穴的纵向距离
	脐中→耻骨联合上缘（曲骨）	5	直寸	用于确定下腹部腧穴的纵向距离
	两肩胛骨喙突内侧缘之间	12	横寸	用于确定胸部腧穴的横向距离
	两乳头之间	8	横寸	用于确定胸腹部腧穴的横向距离
背腰部	肩胛骨内侧缘→后正中线	3	横寸	用于确定背腰部腧穴的横向距离
上肢部	腋前、后纹头→肘横纹（平尺骨鹰嘴）	9	直寸	用于确定上臂部腧穴的纵向距离
	肘横纹（平尺骨鹰嘴）→腕掌（背）侧远端横纹	12	直寸	用于确定前臂腧穴的纵向距离
下肢部	耻骨联合上缘→髌底	18	直寸	用于确定大腿部腧穴的纵向距离
	髌底→髌尖	2	直寸	
	髌尖（膝中）→内踝尖 15 寸（胫骨内侧髁下方阴陵泉→内踝尖 13 寸）	15	直寸	用于确定小腿内侧部腧穴的纵向距离
	股骨大转子→腘横纹（平髌尖）	19	直寸	用于确定大腿部前外侧部腧穴的纵向距离
	臀沟→腘横纹	14	直寸	用于确定大腿后部腧穴的纵向距离
	腘横纹（平髌尖）→外踝尖	16	直寸	用于确定小腿外侧部腧穴的纵向距离
	内踝尖→足底	3	直寸	用于确定足内侧部腧穴的纵向距离

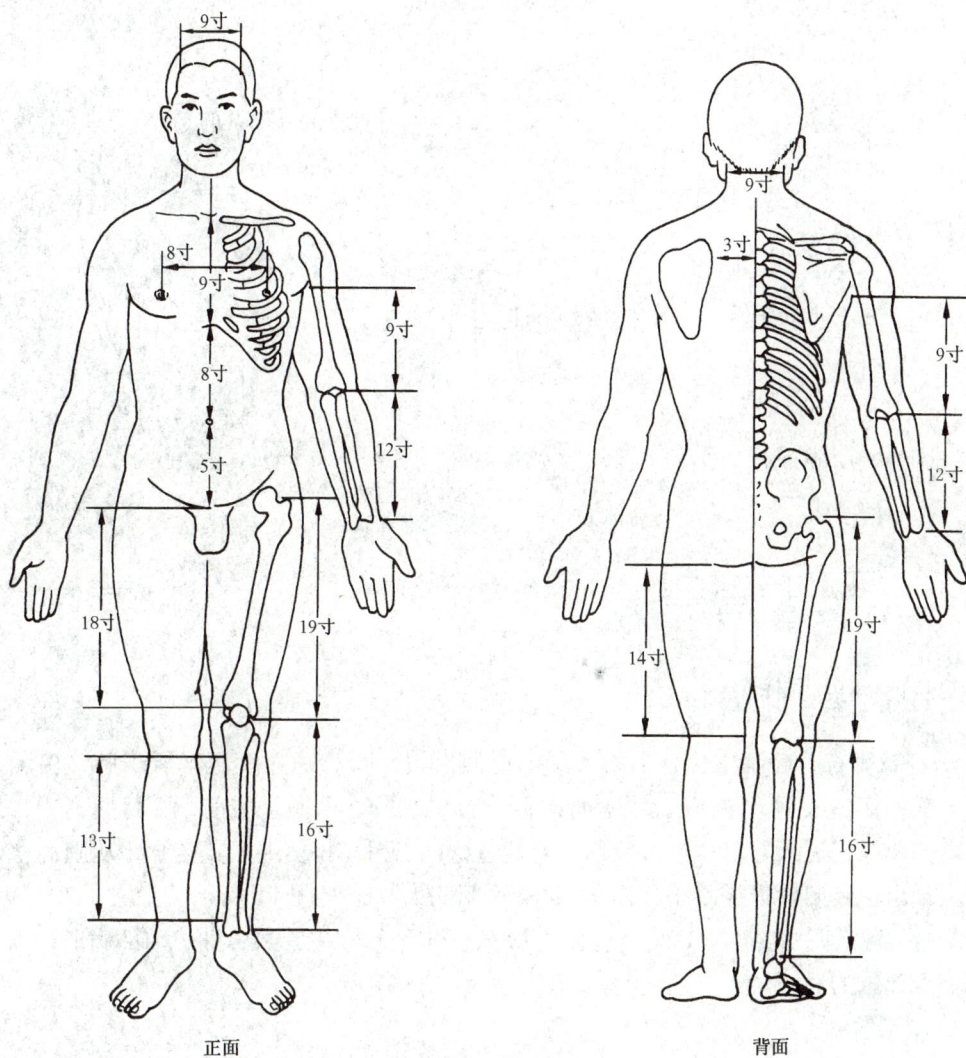

正面　　　　　　　　　　　　　　　　　背面

图 11 – 1　常用骨度分寸示意图

（三）指寸定位法

指寸定位法是指依据患者本人手指所规定的分寸以量取腧穴的方法（图 11 – 2）。

1. 中指同身寸　以患者中指中节桡侧两端纹头之间的距离作为 1 寸。

2. 拇指同身寸　以患者拇指指间关节的宽度作为 1 寸。

3. 横指同身寸　令患者将食指、中指、无名指和小指并拢，以中指中节横纹为标准，其四指的宽度作为 3 寸，也称"一夫法"。

（四）简单取穴法

简单取穴法是指应用简便易行的定位方法取穴，这些方法都是在长期的临床实践中总结出来的。如虎口平直交叉，食指尖下取列缺；两耳尖直上连线与头部正中线之交点处取百会等。

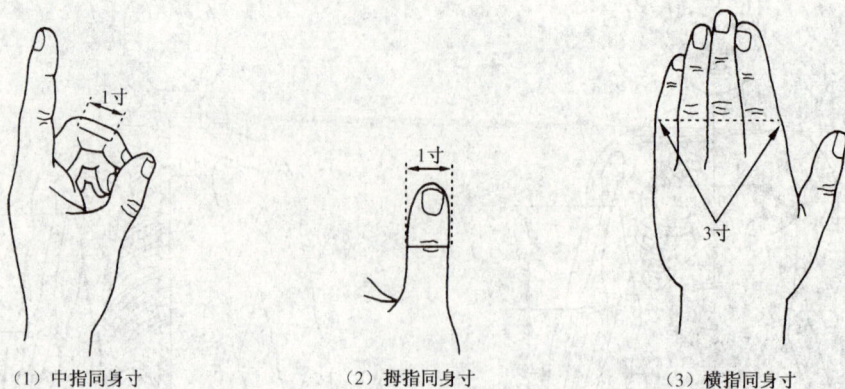

(1) 中指同身寸　　　　　(2) 拇指同身寸　　　　　(3) 横指同身寸

图 11 - 2　指量法示意图

三、十四经循行与常用腧穴

(一) 手太阴肺经 (LU)

1. 经脉循行　起于中焦，下络大肠，返回沿胃上口，通过横膈，属于肺，由肺与喉咙相连处横出腋下 (中府)，沿上臂内侧，行手少阴、厥阴经之前，下行肘窝中，沿前臂内侧前缘，进入寸口，经过鱼际，沿其边缘，出拇指桡侧端。其支脉，从腕后桡骨茎突上分出，走向食指桡侧端 (商阳)，交手阳明大肠经 (图 11 - 3)。

2. 主治概要　本经共 11 穴，左右共 22 穴。本经腧穴主治喉、胸、肺部病证，以及本经循行部位的病证。

3. 常用腧穴

尺泽 Chǐzé (LU 5) 合穴

【定位】在肘横纹中，肱二头肌腱桡侧凹陷处 (图 11 - 3)。

【主治】咳嗽，咯血，胸闷气喘，咽喉肿痛，急性吐泻，小儿惊风，肘臂挛痛等。

【操作】直刺 0.5 ~ 0.8 寸，或点刺放血；可灸。

列缺 Lièquē (LU 7) 络穴、八脉交会穴 (通任脉)

【定位】在前臂桡侧缘，桡骨茎突上方，腕横纹上 1.5 寸。当肱桡肌与拇长展肌腱之间 (图 11 - 3)。

【主治】咳嗽，气喘，头痛，项强，咽喉肿痛，牙痛，口眼㖞斜，手腕酸痛等。

【操作】向上斜刺 0.3 ~ 0.5 寸；可灸。

太渊 Tàiyuān (LU 9) 输穴、原穴

【定位】在腕掌横纹桡侧，桡动脉搏动处 (图 11 - 3)。

【主治】咳嗽，气喘，咯血，胸痛，咽喉肿痛，腕痛无力，无脉证等。

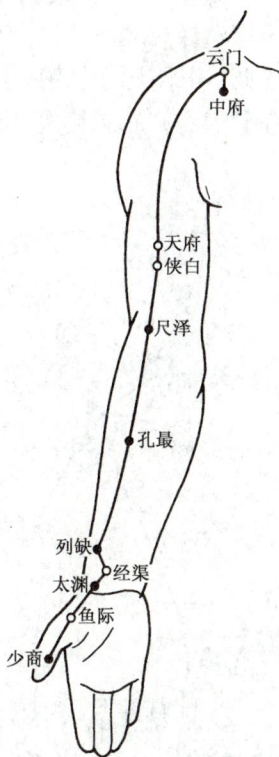

图 11 - 3 手太阴肺经循行及其常用穴位分布示意图

【操作】避开桡动脉，直刺 0.2 ~ 0.3 寸；可灸。

少商 Shàoshāng（LU 11）井穴

【定位】在手拇指末节桡侧，距指甲角 0.1 寸（图 11 - 3）。

【主治】咽喉肿痛，鼻衄，感冒，中风昏迷，癫狂，小儿惊风，指腕挛急。

【操作】浅刺 0.1 寸，或用三棱针点刺出血；可灸。

手太阴肺经其他常用腧穴见表 11 - 2。

表 11 - 2 手太阴肺经其他常用腧穴

穴名	定位	主治	操作	附注
中府	在胸前壁外上方，第 1 肋间隙外侧，距任脉 6 寸	咳嗽，气喘，胸痛，肩背痛	向外侧斜刺 0.5 ~ 0.8 寸。不可向内侧深刺，以免伤肺脏	募穴
孔最	在前臂掌侧，太渊与尺泽的连线上，腕横纹上 7 寸处	咳嗽，胸痛，气喘，咳血，咽喉肿痛，肘臂挛痛	直刺 0.5 ~ 0.7 寸，可灸	止咳平喘之要穴

（二）手阳明大肠经（LI）

1. 经脉循行 起于食指桡侧端（商阳），沿食指内侧向上，通过第 1、2 掌骨之间

（合谷），向上进入两筋（拇长伸肌腱和拇短伸肌腱）之间，沿前臂外侧面前缘，至肘外侧，再沿上臂外侧前缘，上走肩端，经肩缝前缘交会于第 7 颈椎棘突下，进入锁骨上窝，下络于肺，通过横膈，属于大肠。其支脉，从锁骨上窝出走颈部，经过面颊入下齿龈，回绕至上唇，交叉于人中，左脉向右，右脉向左，至鼻孔两侧（迎香），交足阳明胃经（图 11 - 4）

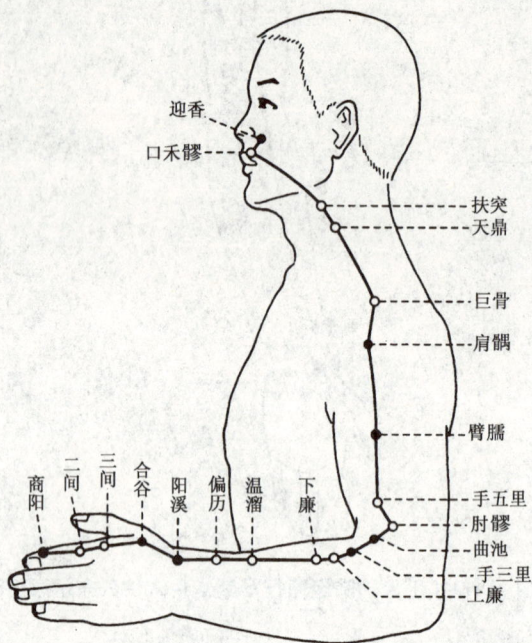

图 11 - 4   手阳明大肠经循行及其常用穴位分布示意图

2. 主治概要   本经共 20 穴，左右共 40 穴。本经腧穴主治热性病证，头面、五官、咽喉、胃肠病证及本经循行部位的病证。

3. 常用腧穴

合谷 Hégǔ（LI 4）**原穴**

【定位】半握拳，在手背第 1、2 掌骨之间，当第 2 掌骨桡侧中点处（图 11 - 4）。

【主治】感冒，发热，头痛，咽喉肿痛，失音，牙痛，面肿，鼻衄，目赤肿痛，耳鸣耳聋，牙关紧闭，晕厥，口眼㖞斜，上肢瘫痪，多汗，腹痛，吐泻，便秘，痛经，难产，风疹等。

【操作】直刺 0.5 ~ 1 寸；可灸。孕妇慎用。

阳溪 Yángxī（LI 5）**经穴**

【定位】在腕背横纹桡侧，手拇指上翘，当拇长伸肌腱和拇短伸肌腱的凹陷处（图 11 - 4）。

【主治】头痛，牙痛，耳鸣，目赤，腕臂疼痛等。

【操作】直刺 0.3 ~ 0.5 寸；可灸。

手三里 Shǒusānlǐ（LI 10）

【定位】背面桡侧，当阳溪与曲池穴连线上，肘横纹下 2 寸（图 11 - 4）。

【主治】上肢瘫痪，肘臂疼痛，腹胀腹痛，腹泻，牙痛，颊肿，失音等。

【操作】直刺 0.8 ~ 1.2 寸；可灸。

曲池 Qūchí（LI 11）**合穴**

【定位】在肘横纹外侧端，屈肘时当尺泽与肱骨外上髁连线中点（图 11 - 4）。

【主治】发热，吐泻，眩晕，咽喉肿痛，牙痛，风疹，湿疹，上肢麻木、瘫痪、疼痛等。

【操作】直刺 1 ~ 1.5 寸；可灸。

肩髃 Jiānyú（LI 15）**手阳明、阳跷脉交会穴**

【定位】手臂外展至水平位，当肩峰前下方凹陷处（图 11 - 4）。

【主治】肩臂疼痛，上肢麻木、瘫痪，手臂挛急等。

【操作】直刺或向下斜刺 0.8 ~ 1.5 寸；可灸。

迎香 Yíngxiāng（LI 20）**手、足阳明经交会穴**

【定位】在鼻翼外缘中点旁，旁开 0.5 寸，当鼻唇沟中（图 11 - 4）。

【主治】鼻塞，鼻渊，鼻衄，口眼歪斜，面肿等。

【操作】平刺或向上斜刺 0.2 ~ 0.5 寸；不宜灸。

手阳明大肠经其他常用腧穴见表 11 - 3。

表 11 - 3　手阳明大肠经其他常用腧穴

穴名	定位	主治	操作	附注
商阳	食指桡侧指甲角后 0.1 寸许	齿痛，咽喉肿痛，颔痛，手指麻木，热病，昏厥	浅刺 0.1 寸，或点刺出血，可灸	治疗咽痛喑哑的要穴
臂臑	在曲池与肩髃连线上，曲池上 7 寸，肱骨外上侧，三角肌下端上方	肘臂疼痛，上肢瘫痪，近视，青光眼	直刺或向上斜刺 0.8 ~ 1.5 寸，可灸	

（三）足阳明胃经（ST）

1. 经脉循行　起于鼻翼旁（迎香），挟鼻上行到鼻根部，入目内眦，与足太阳膀胱经脉交会于睛明穴，下沿着鼻柱外侧，入上齿中，回出绕唇，向下交会于承浆穴，再沿下颌角上行，经耳前及发际抵前额。下行支脉，从下颌部下行沿喉咙入锁骨上窝，下过横膈，属于胃，络于脾。直行经脉，由锁骨上窝分出，经过乳头，下行腹部，挟脐旁到达腹股沟处。另一支脉，从胃口分出，沿腹壁内下行到腹股沟处，与循行于体表的经脉相会，由此沿大腿外侧前缘及胫骨外侧到足背部，走向第 2 趾外侧端。胫部支脉，从膝下 3 寸处分出，至足中趾外侧端。足背支脉，从足背（冲阳）分出，进入足大趾内侧端，交足太阴脾经（图 11 - 5）。

2. 主治概要　本经共 45 穴，左右共 90 穴。本经腧穴主治胃肠病和头面、目、鼻、口齿和神志病，以及经脉循行部位的其他病证。

3. 常用腧穴

地仓 Dìcāng（ST 4）

【定位】在面部口角外侧，上直对瞳孔（图 11 -5）。

【主治】口角㖞斜，唇缓不收，流涎，牙痛，颊肿等。

【操作】向颊车方向平刺 0.5 ~ 0.8 寸；可灸。

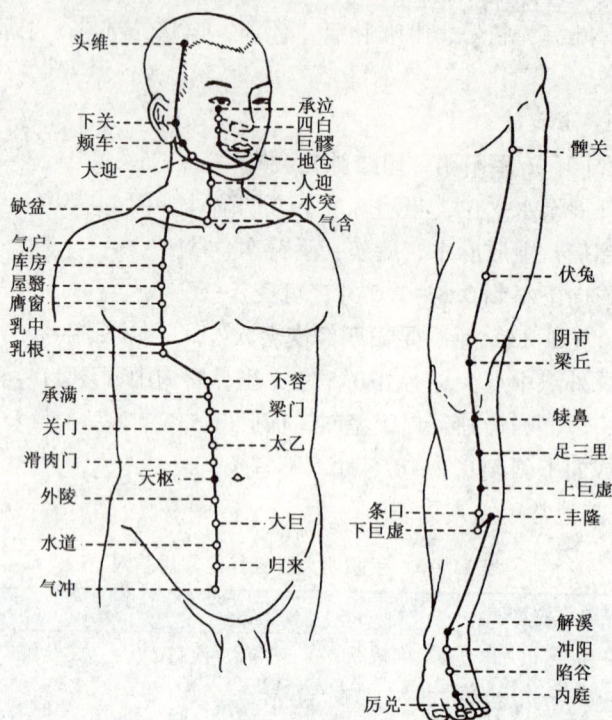

图 11 -5　足阳明胃经循行及其常用穴位分布示意图

颊车 Jiáchē（ST 6）

【定位】在下颌角前上方约一横指凹陷处，当咀嚼时咬肌隆起最高处（图 11 -5）。

【主治】牙痛，颊肿，口噤不语，口眼歪斜，痄腮，面痛，面肌挛急等。

【操作】直刺 0.3 ~ 0.5 寸，或向地仓平刺 0.5 ~ 1 寸；可灸。

下关 Xiàguān（ST 7）足阳明、少阳经交会穴

【定位】在耳前方，当颧弓与下颌切迹所形成的凹陷处（图 11 -5）。

【主治】耳聋耳鸣，牙痛，牙关开合不利，口噤，口眼歪斜等。

【操作】直刺 0.5 ~ 1 寸；可灸。

头维 Tóuwéi（ST 8）足阳明、足少阳、阳维脉交会穴

【定位】在额角发际上 0.5 寸，头正中线旁 4.5 寸处（图 11 -5）。

【主治】头痛，眩晕，目痛，流泪，视物不清等。

【操作】向后平刺 0.5 ~ 1 寸；不可灸。

天枢 Tiānshū（ST 25）**大肠募穴**

【定位】在腹中部，脐中旁开2寸处（图11-5）。

【主治】腹痛，腹胀，泄泻，痢疾，便秘，肠痈，痛经，月经不调等。

【操作】直刺1.0~1.5寸；可灸。

犊鼻 Dúbí（ST 35）

【定位】屈膝，当髌骨与髌韧带外侧凹陷中（图11-5）。

【主治】膝痛，膝部屈伸不利，下肢麻痹，脚气等。

【操作】向髌韧带内方斜刺1.0~1.5寸；可灸。

足三里 Zúsānlǐ（ST 36）**合穴**

【定位】在小腿前外侧，犊鼻穴下3寸，距胫骨前缘一横指处（图11-5）。

【主治】胃痛，腹痛，腹胀，呕吐，泄泻，痢疾，便秘，下肢不遂、瘫痪，膝胫酸痛，失眠多梦，体虚羸瘦等。本穴为全身保健要穴。

【操作】直刺1~2寸；可灸。

丰隆 Fēnglóng（ST 40）**络穴**

【定位】在小腿前外侧，当外踝尖上8寸，距胫骨前缘2横指处（图11-5）。

【主治】痰多，咳嗽，哮喘，头痛眩晕，呕吐痰涎，癫狂痫证，下肢不遂等。本穴为治痰之要穴。

【操作】直刺1~1.5寸；可灸。

内庭 Nèitíng（ST 44）**荥穴**

【定位】在足背第2、3趾间缝纹端处（图11-5）。

【主治】齿痛，喉痹，鼻衄，齿龈炎，扁桃体炎，腹痛，腹胀，痢疾，泄泻，足背肿痛，跖趾关节痛，阳明头痛。

【操作】直刺或向上斜刺0.3~0.5寸；可灸。

足阳明胃经其他常用腧穴见表11-4。

表11-4 足阳明胃经其他常用腧穴

穴名	定位	主治	操作	附注
承泣	目直视，瞳孔直下，在眶下缘与眼球之间	目赤肿痛，流泪，夜盲，眼睑动，口眼㖞斜	直刺0.3~0.5寸，不宜提插捻转，禁灸	足阳明与任脉交会穴
梁门	脐上4寸，前正中线旁开2寸	胃痛，呕吐，食欲不振，腹胀，泄泻	直刺0.5~1寸，可灸	
梁丘	屈膝，在髌骨外上缘上2寸处	膝胫痹痛，胃痛，乳痈，下肢不遂	直刺1~1.5寸，可灸	郄穴
上巨虚	足三里上3寸，胫骨前嵴外一横指，胫骨前肌中	腹痛，腹胀，肠鸣，泄泻，痢疾，便秘，肠痈，中风瘫痪，脚气	直刺1~1.5寸，可灸	大肠经下合穴
解溪	足背踝关节横纹中央，踇长伸肌腱与趾长伸肌腱之间凹陷中	头痛，目眩，癫狂，腹胀，便秘，下肢痿痹	直刺0.3~0.5寸，可灸	经穴

（四）足太阴脾经（SP）

1. 经脉循行 起于足大趾内侧端（隐白），沿足大趾内侧赤白肉际，上行至内踝前，沿小腿内侧正中上行，至内踝尖上8寸，交出于足厥阴经之前，上行大腿内侧前缘，进入腹中，属于脾，络于胃，上膈挟咽，连舌根，散舌下。其支脉，从胃分出，向上过膈，注于心中，交手少阴心经（图11-6）。

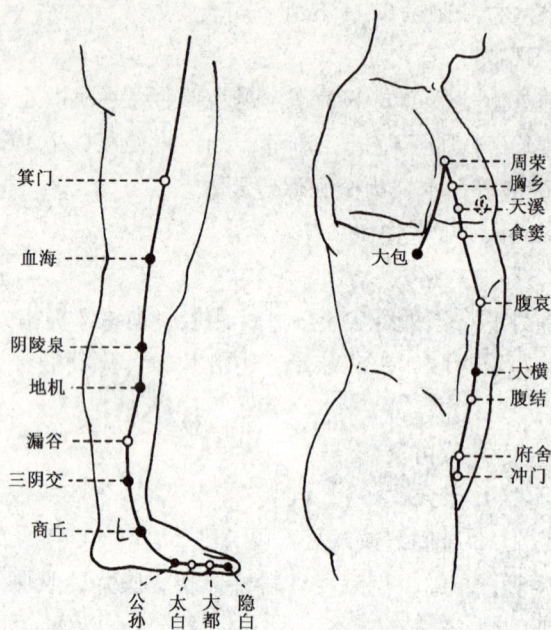

图 11-6　足太阴脾经循行及其常用穴位分布示意图

2. 主治概要 本经共21穴，左右共42穴。本经腧穴主治脾胃病证、妇科病证、前阴小便病证，以及本经循行部位病证。

3. 常用腧穴

隐白 Yǐnbái（SP 1）井穴

【定位】在足大趾末节内侧，距趾甲角0.1寸（图11-6）。

【主治】月经过多，崩漏，尿血，便血，鼻衄，癫狂，腹胀，多梦，惊风等。

【操作】浅刺0.1寸，或用三棱针点刺出血；可灸。

三阴交 Sānyīnjiāo（SP 6）足太阴、少阴、厥阴经交会穴

【定位】在小腿内侧，内踝尖上3寸，胫骨内侧缘后方处（图11-6）。

【主治】腹胀，肠鸣，泄泻，月经不调，崩漏，带下，痛经，闭经，不孕，难产，阴挺，阳痿，遗精，早泄，外阴瘙痒，遗尿，小便不利，失眠多梦，下肢痿痹等。

【操作】直刺1.0~1.5寸；可灸。孕妇慎用。

阴陵泉 Yīnlíngquán （SP 9） 合穴

【定位】在胫骨内侧髁后下方凹陷处（图 11 - 6）。

【主治】腹胀，水肿，小便不利或失禁，膝痛，泄泻，黄疸等。

【操作】直刺 1.0～2.0 寸；可灸。

血海 Xuèhǎi （SP 10）

【定位】屈膝，在大腿内侧，髌底内侧端上 2 寸，当股四头肌内侧头的隆起处（图 11 - 6）。

【主治】月经不调，崩漏，痛经，闭经，带下，小便淋涩不畅，风疹，膝骨疼痛等。

【操作】直刺 0.8～1.2 寸；可灸。

足太阴脾经其他常用腧穴见表 11 - 5。

表 11 - 5　足太阴脾经其他常用腧穴

穴名	定位	主治	操作	附注
公孙	第 1 跖骨小头下方，赤白肉际	胃痛，呕吐，泄泻，疾病，腹痛	直刺 0.5～1 寸，可灸	络穴，八脉交会穴
商丘	内踝前下方凹陷中，当舟骨结节与内踝连线之中点	腹胀，腹泻，便秘，黄疸，足踝痛，痔疾	直刺 0.3～0.5 寸，可灸	经穴
大横	脐中旁开 4 寸，腹直肌外侧	腹痛，腹胀，泄泻，便秘	直刺 1～1.5 寸，可灸	与阴维脉交会穴
大包	腋中线上，腋窝下 6 寸，第 6 肋间隙中	胸胁痛，气喘，全身疼痛	斜刺或向后横刺 0.5～0.8 寸，可灸	脾之大络

（五）手少阴心经（HT）

1. 经脉循行　起于心中，走出后属心系，向下通过横膈，络于小肠。其支脉，从心系上行挟咽，连于目系。直行经脉，从心抵肺，向下浅出腋窝，沿上臂内侧后缘下行过肘窝，经前臂内侧后缘入掌，经第 4、5 掌骨之间，沿小指桡侧出其端（少冲），交手太阳小肠经（图 11 - 7）。

2. 主治概要　本经共 9 穴，左右共 18 穴。本经腧穴主治心、胸、神志病证，以及经脉循行部位的病证。

3. 常用腧穴

少海 Shàohǎi （HT 3） 合穴

【定位】屈肘，在肘横纹内侧端与肱骨内上髁连线的中点处（图 11 - 7）。

【主治】心痛，失眠，肘臂酸痛，屈伸不利，颈痛肢麻，头晕目眩等。

【操作】直刺 0.5～1 寸；可灸。

神门 Shénmén （HT 7） 输穴、原穴

【定位】在腕掌横纹尺侧端，当尺侧腕屈肌腱的桡侧凹陷处（图 11 - 7）。

【主治】失眠健忘，心烦，心悸，心痛，癫狂痫，癔症等。

【操作】直刺 0.3～0.5 寸；可灸。

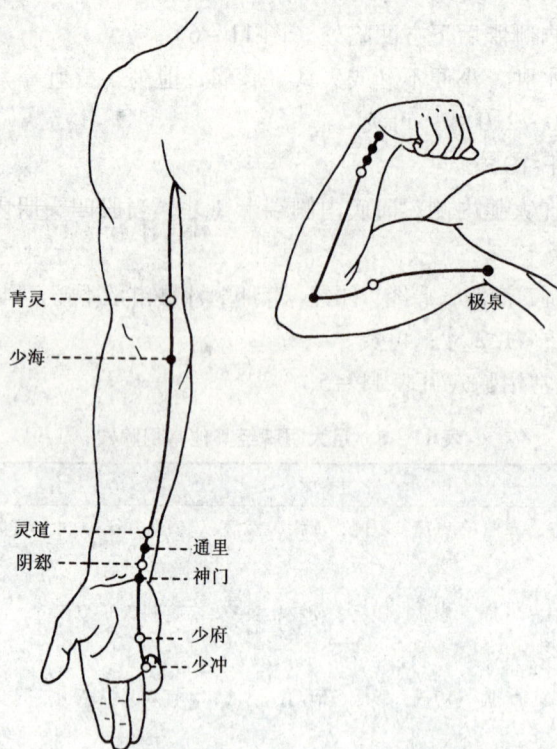

图 11 –7　手少阴心经循行及其常用穴位分布示意图

手少阴心经其他常用腧穴见表 11 –6。

表 11 –6　手少阴心经其他常用腧穴

穴名	定位	主治	操作	附注
极泉	上臂外展，腋窝正中，腋动脉搏动处	心痛，胁肋痛，肘臂冷痛，咽干，上肢不遂	避开动脉直刺 0.5 ～ 0.8 寸，可灸	
通里	腕横纹上 1 寸，尺侧腕屈肌腱的桡侧	心悸，怔忡，暴喑，舌强不语，腕臂痛	直刺 0.3 ～ 0.5 寸，可灸	络穴

（六）手太阳小肠经（SI）

1. 经脉循行　起于小指尺侧端（少泽），循手背外侧至腕，出尺骨茎突，沿上肢外侧面后缘，至尺骨鹰嘴与肱骨内上髁之间，上达肩部，绕肩胛，交会于大椎穴，入锁骨上窝，下络于心，沿食管，过横膈，抵胃部，属于小肠。其支脉，从锁骨窝上行，循颈达面颊，至目外眦，转入耳中。另一支脉，从颊部分出，至目内眦，交足太阳膀胱经（图 11 –8）。

2. 主治概要　本经共 19 穴，左右共 38 穴。本经腧穴主治头颈、耳目、咽喉病证，热性病证，神志病证，以及本经循行部位的病证。

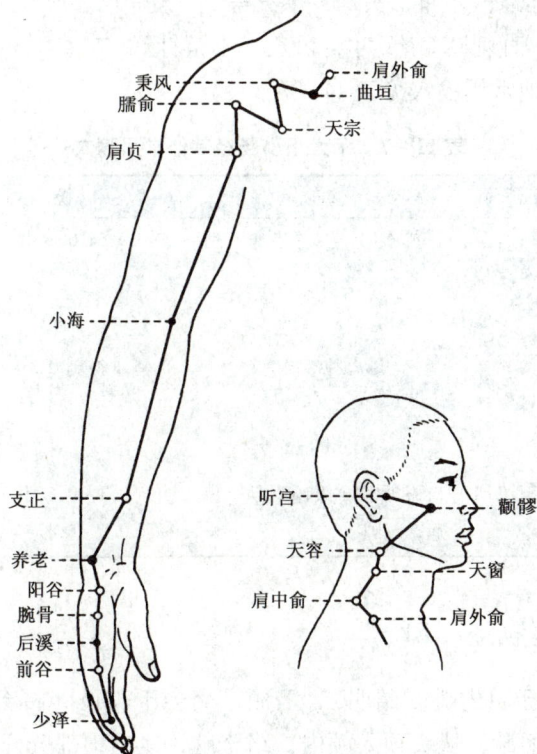

图 11 – 8　手太阳小肠经脉循行及常用穴位分布示意图

3. 常用腧穴

少泽 Shàozé（SI 1）**井穴**

【定位】在小指末节尺侧，距指甲角 0.1 寸（图 11 – 8）。

【主治】热病，神昏，头痛，耳鸣耳聋，咽喉肿痛，目翳，乳汁少，乳痈等。

【操作】浅刺 0.1 寸，或三棱针点刺放血；可灸。孕妇慎用。

后溪 Hòuxī（SI 3）**输穴、八脉交会穴（通督脉）**

【定位】在手掌尺侧，微握拳，当小指本节（第 5 指掌关节）后的远侧掌横纹头赤白肉际（图 11 – 8）。

【主治】头项强痛，肩背腰痛，耳鸣耳聋，目赤生翳，落枕，癔症，癫痫，手指挛痛等。

【操作】直刺 0.5 ~ 0.8 寸；可灸。

小海 Xiǎohǎi（SI 8）**合穴**

【定位】屈肘，当尺骨鹰嘴与肱骨内上髁之间的凹陷处（图 11 – 8）。

【主治】肘臂疼痛，颈肩背痛，头痛，颊肿，耳鸣耳聋，癫痫等。

【操作】直刺 0.3 ~ 0.5 寸；可灸。

听宫 Tīnggōng（SI 19）**手少阳、足少阳、手太阳经交会穴**

【定位】在面部，耳屏前，下颌骨髁状突的后方，张口时呈凹陷处（图 11 – 8）。

【主治】耳鸣，耳聋，牙痛，头痛，癫狂等。

【操作】微张口，直刺 0.5~1 寸；可灸。不留针。

手太阳小肠经其他常用腧穴见表 11-7。

表 11-7　手太阳小肠经其他常用腧穴

穴名	定位	主治	操作	附注
养老	尺骨小头后面，取穴时掌心向胸，当尺骨茎突之桡侧骨缝中	目视不明，上臂诸痛不适之症	直刺 0.5~0.8 寸，可灸	郄穴
曲垣	肩胛冈上窝内侧，约相当于臑俞与第 2 胸椎棘突连线的中点	肩胛疼痛	直刺或斜刺 0.3~0.5 寸，可灸	
颧髎	目外眦直下，颧骨下缘凹陷中	口眼㖞斜，眼睑眴动，齿痛，颊肿	直刺 0.3~0.5 寸，斜刺或横刺 0.5~1 寸	手少阳、太阳经交会穴

（七）足太阳膀胱经（BL）

1. 经脉循行　起于目内眦（睛明），上额，交会于头顶（百会）。其支脉，从头顶分出至耳上角。直行经脉，从头顶入颅内，络于脑，复出项部分开下行。一支交会于大椎穴，沿肩胛内侧，挟脊柱（正中旁开 1.5 寸），达腰部，入内络于肾，属于膀胱。其支脉，再从腰部挟脊柱下行，过臀部进入腘窝中。另一支脉，从项分出，沿肩胛内缘下行，过臀部，沿大腿后外侧至腘中，与腰部下行的支脉会合，由此向下，过腓肠肌，至足外踝后，沿足背外侧缘到足小趾外侧端（至阴），交足少阴肾经（图 11-9）。

2. 主治概要　本经共 67 穴，左右共 134 穴。本经腧穴主治头目、项背、腰腿部病证，与背部十二俞穴相应的脏腑病证，热性病证，以及本经循行部位的病证。

3. 常用腧穴

睛明 Jīngmíng（BL 1）手太阳、足太阳、足阳明、阴跷、阳跷脉交会穴

【定位】在目内眦上方凹陷处（图 11-9）。

【主治】目赤肿痛，视物不清，雀盲，流泪等。

【操作】嘱患者闭目，医生用左手食指将眼球推向外侧固定，用针沿眼眶缘缓慢直刺 0.3~0.5 寸，不提插行针，出针按压针孔 1~2 分钟，以防出血；禁灸。

攒竹 Cuánzhú（BL 2）

【定位】在头面部，当眉头陷中，眶上切迹处（图 11-9）。

【主治】头痛目眩，眉棱骨痛，口眼㖞斜，目赤肿痛等。

【操作】向外沿眉弓平刺 0.5~0.8 寸；不宜灸。

肺俞 Fèishū（BL 13）

【定位】在第 3 胸椎棘突下，旁开 1.5 寸（图 11-9）。

【主治】咳嗽，气喘，喉痹，胸闷，背痛，咯血，潮热盗汗，感冒，鼻塞等。

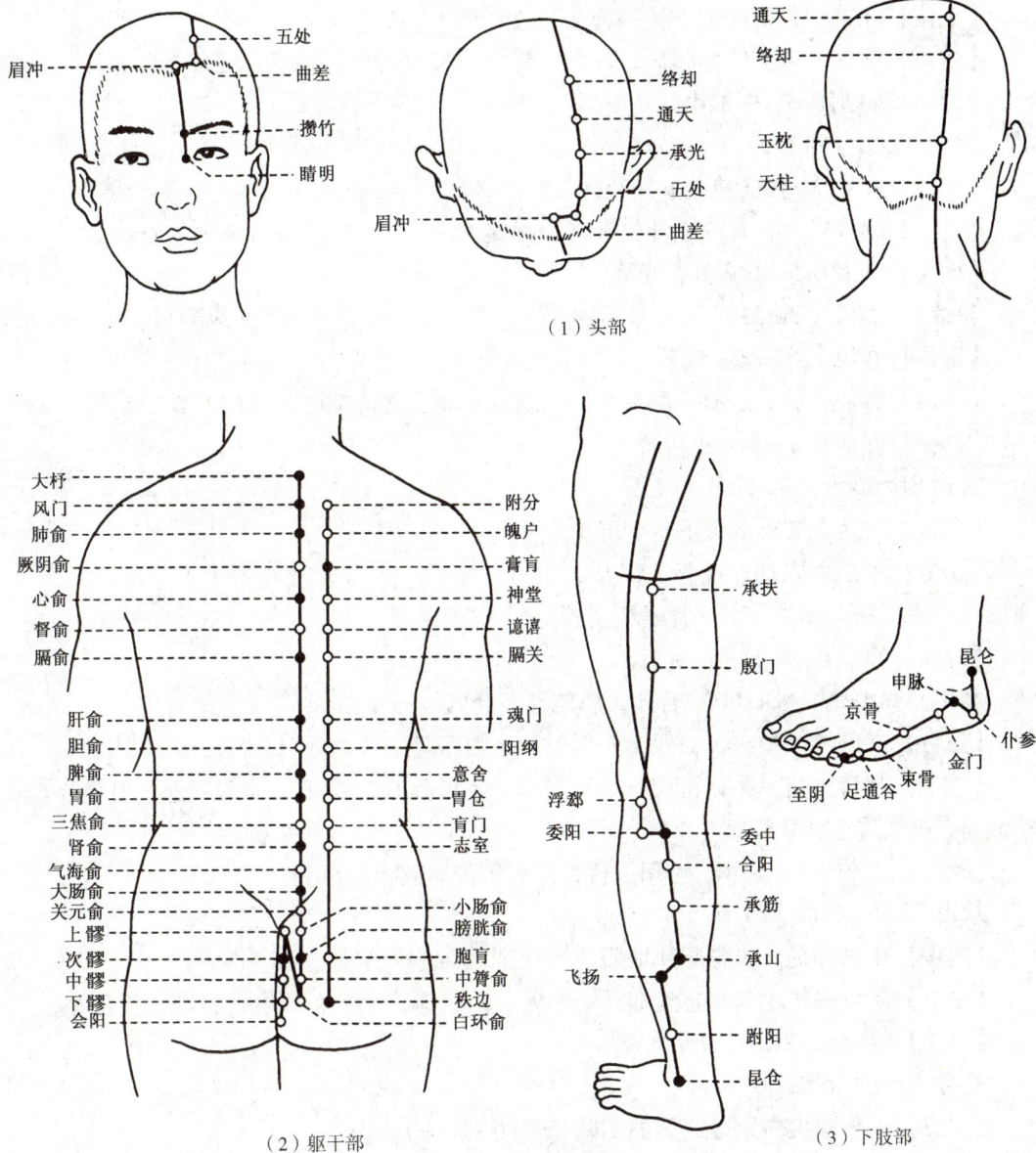

（1）头部

（2）躯干部

（3）下肢部

图 11 - 9　足太阳膀胱经脉循行及常用穴位分布示意图

【操作】斜刺 0.5 ~ 0.8 寸；可灸。

心俞 Xīnshū（BL 15）

【定位】在第 5 胸椎棘突下，旁开 1.5 寸（图 11 - 9）。

【主治】心悸怔忡，心绞痛，心烦失眠，癫狂，癔症，胸背疼痛等。

【操作】斜刺 0.5 ~ 0.8 寸；可灸。

肝俞 Gānshū（BL 18）

【定位】在第 9 胸椎棘突下，旁开 1.5 寸（图 11 - 9）。

【主治】胁痛，黄疸，肝胆病，吐血，胃痛，眼疾，癫狂痫证，腰背疼痛等。

【操作】斜刺 0.5 ~ 0.8 寸；可灸。

脾俞 Píshū（BL 20）

【定位】在第 11 胸椎棘突下，旁开 1.5 寸（图 11 - 9）。

【主治】食少腹胀，胃痛呕吐，泄泻，痢疾，黄疸，水肿，血虚体弱，背痛等。

【操作】斜刺 0.5 ~ 0.8 寸；可灸。

胃俞 Wèishū（BL 21）

【定位】在第 12 胸椎棘突下，旁开 1.5 寸（图 11 - 9）。

【主治】胃痛，胁腹胀痛，胸脘痞满，纳食不化，恶心呕吐，反酸，胃下垂等。

【操作】斜刺 0.5 ~ 1 寸；可灸。

肾俞 Shènshū（BL 23）

【定位】在第 2 腰椎棘突下，旁开 1.5 寸（图 11 - 9）。

【主治】腰痛，阳痿，遗精，早泄，不育，不孕，水肿，月经不调，痛经，带下，遗尿，小便不利，耳聋耳鸣，肾虚气喘等。

【操作】直刺 0.5 ~ 1 寸；可灸。

委中 Wěizhōng（BL 40）**合穴、膀胱经下合穴**

【定位】在腘横纹中央，当股二头肌腱与半腱肌腱的中央处（图 11 - 9）。

【主治】腰背疼痛，腰腿扭伤，小腿挛急，下肢瘫痪，痹证，腹痛，急性吐泻，高热抽搐，中风昏迷，膝痛等。

【操作】直刺 1 ~ 1.5 寸，可用三棱针点刺腘静脉放血；可灸。

承山 Chéngshān（BL 57）

【定位】用力伸足，当腓肠肌肌腹下出现"人"字凹陷处（图 11 - 9）。

【主治】腰背痛，小腿挛急疼痛，下肢瘫痪，腹痛，疝气，痔疾，脱肛，便秘等。

【操作】直刺 1 ~ 1.5 寸；可灸。

昆仑 Kūnlún（BL 60）**经穴**

【定位】在外踝尖与跟腱之间的凹陷处（图 11 - 9）。

【主治】头痛，项强，目眩，鼻衄，难产，惊痫，腰痛，足跟疼痛等。

【操作】直刺 0.5 ~ 0.8 寸。孕妇禁用，经期慎用。

至阴 Zhìyīn（BL 67）**井穴**

【定位】在足小趾末节外侧，距趾甲角 0.1 寸（图 11 - 9）。

【主治】胎位不正，难产，胞衣不下，头痛，鼻塞，鼻衄，目赤等。

【操作】浅刺 0.1 寸；胎位不正用灸法。

足太阳膀胱经其他常用腧穴见表 11 - 8。

表 11 - 8 足太阳膀胱经其他常用腧穴

穴名	定位	主治	操作	附注
大杼	第 1 胸椎棘突下，旁开 1.5 寸	咳嗽，发热，项强，肩背痛	斜刺 0.5 ~ 0.8 寸，可灸；不宜深刺	太阳经交会穴
风门	第 2 胸椎棘突下，旁开 1.5 寸	伤风，咳嗽，发热，头痛，项强，腰背痛	斜刺 0.5 ~ 0.8 寸，可灸	
膈俞	第 7 胸椎棘突下，旁开 1.5 寸	呕吐，呃逆，气喘，咳嗽，吐血，潮热，盗汗	斜刺 0.5 ~ 0.8 寸，可灸	血会
大肠俞	第 4 腰椎棘突下，旁开 1.5 寸	腹胀，泄泻，便秘，腰痛，下肢痿痹	直刺 0.5 ~ 1 寸，可灸	背俞穴
膀胱俞	第 2 骶骨棘突下，旁开 1.5 寸	小便不利，遗尿，尿频，泄泻，便秘，腰脊强痛	直刺 0.8 ~ 1.2 寸，可灸	背俞穴
次髎	第 2 骶后孔中	月经不调，痛经，带下，遗精，阳痿，疝气，腰痛，下肢痿痹	直刺 0.8 ~ 1.2 寸，可灸	
膏肓	第 4 胸椎棘突下，旁开 3 寸	肺痨，咳嗽，盗汗，气喘，健忘，遗精	斜刺 0.5 ~ 1 寸，可灸	
秩边	第 4 骶椎棘突下，旁开 3 寸	腰骶痛，小便不利，便秘，痔病，外阴肿痛，下肢痿痹	直刺 1.5 ~ 3 寸，可灸	
飞扬	昆仑穴直上 7 寸，承山穴外下方 1 寸处	头痛，目眩，鼻塞，鼻衄，腰腿痛，痔病	直刺 1 ~ 1.5 寸，可灸	络穴
申脉	外踝下缘凹陷中	头痛，眩晕，失眠，癫狂，腰腿酸痛	直刺 0.3 ~ 0.5 寸，可灸	八脉交会穴

（八）足少阴肾经（KI）

1. 经脉循行 起于足小趾下，斜走足心（涌泉），出舟骨粗隆之下，沿内踝后，进入足跟，上行小腿后侧内缘，至腘内侧，经大腿内侧后缘，入脊柱（长强），属于肾，络膀胱。直行者，从肾到肝，过横膈，入肺，沿喉咙到舌根。其支者，从膀胱上经腹、胸（胸前正中线旁开 2 寸），入锁骨下。另一支脉，从肺出，络心，注入胸中，交手厥阴心包经（图 11 - 10）。

2. 主治概要 本经共 27 穴，左右共 54 穴。本经腧穴主治前阴、妇科、咽喉、肺、肾、神志方面病证，以及经脉循行部位的病证。

3. 常用腧穴

涌泉 Yǒngquán（KI 1）井穴

【定位】在足底部，卷足时足前部凹陷处，约当足底第 2、3 趾趾缝纹头端与足跟连线的前 1/3 与后 2/3 交点上（图 11 - 10）。

【主治】昏厥，小儿惊风，癫证，癔症，足心热，头顶痛等。

【操作】直刺 0.5 ~ 1 寸；可灸。

太溪 Tàixī（KI 3）原穴、输穴

【定位】在内踝尖与跟腱之间的凹陷处（图 11 - 10）。

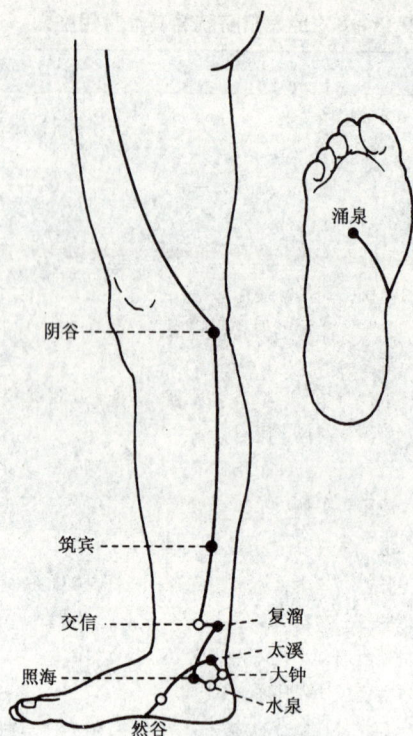

图 11 –10　足少阴肾经脉循行及常用穴位分布示意图

【主治】咳喘，胸痛咯血，头痛眩晕，耳聋耳鸣，咽痛，牙痛，月经不调，阳痿，遗精，尿频，腰痛，踝痛，足跟疼痛等。

【操作】直刺0.5～1寸；可灸。

照海 Zhàohǎi（KI 6）**八脉交会穴（通阴跷脉）**

【定位】内踝尖下方凹陷处（图11 –10）。

【主治】小便频数，癃闭，月经不调，带下，阴痒，喑哑，咽干咽痛，梅核气，失眠，癫痫，便秘等。

【操作】直刺0.3～0.5寸；可灸。

足少阴肾经其他常用腧穴见表11 –9。

表11 –9　足少阴肾经其他常用腧穴

穴名	定位	主治	操作	附注
复溜	太溪穴上2寸，跟腱之前缘	水肿，腹胀，泄泻，盗汗，热病汗不出，下肢痿痹	直刺0.5～1寸，可灸	经穴
阴谷	屈膝，腘窝内侧，当半腱肌腱与半膜肌腱之间	阳痿，疝气，崩漏，小便不利，膝腘酸痛，癫狂	直刺1～1.5寸，可灸	合穴
俞府	锁骨下缘凹陷中，前正中线旁开2寸	咳嗽，气喘，胸痛，呕吐	斜刺或横刺0.3～0.5寸，可灸	

（九）手厥阴心包经（PC）

1. 经脉循行 起于胸中，属于心包，向下过膈，从胸至腹历络上、中、下三焦。其支脉，从胸分出，至腋下，沿上臂内侧中线入肘窝，行前臂两筋之间，入掌中，出中指末端。另一支脉，从掌中分出，走向无名指端，交手少阳三焦经（图11-11）。

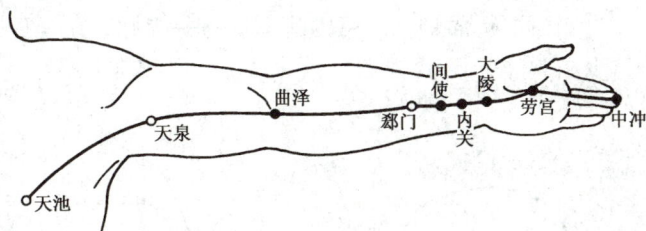

图 11-11　手厥阴心包经脉循行及常用穴位分布示意图

2. 主治概要 本经共9穴，左右共18穴。本经腧穴主治心、胸、胃、神志病证，以及经脉循行部位的病证。

3. 常用腧穴

曲泽 Qūzé（PC 3）**合穴**

【定位】在肘横纹中，当肱二头肌腱尺侧缘（图11-11）。

【主治】心痛，心悸，胃痛，呕吐，泄泻，热病，肘臂疼痛等。

【操作】直刺0.8~1寸；可灸。

内关 Nèiguān（PC 6）**经穴、八脉交会穴（通阴维脉）**

【定位】在腕横纹上2寸，当掌长肌腱与桡侧腕屈肌腱之间（图11-11）。

【主治】心悸，心痛，胸闷胸痛，胃痛，恶心呕吐，呃逆，失眠多梦，眩晕头痛，热病，癫狂，痫症，中风偏瘫，肘臂疼痛等。

【操作】直刺0.5~1寸；可灸。

手厥阴心包经其他腧穴见表11-10。

表 11-10　手厥阴心包经其他常用腧穴

穴名	定位	主治	操作	附注
间使	腕横纹上3寸，掌上肌腱与桡侧腕屈肌腱之间	心痛，心悸，胃痛，呕吐，热病，疟疾，癫狂，手臂挛痛	直刺0.5~1寸，可灸	经穴
大陵	腕掌横纹中点，掌长肌腱与桡侧腕屈肌腱之间	心痛，心悸，胃痛，呕吐，疮疡，癫狂，手腕麻痛	直刺0.3~0.5寸，可灸	输穴，原穴
劳宫	掌心第2、3掌骨之间，握拳屈指时中指尖处	口疮，口臭，鼻衄，癫狂痫，中风昏迷，中暑，心痛，呕吐	直刺0.3~0.5寸，可灸	荥穴
中冲	手中指末节尖端中央	心痛，昏迷，舌强，热病，中暑，惊厥，小儿夜啼	浅刺0.1寸，或点刺出血，可灸	井穴

（十）手少阳三焦经（SJ）

1. 经脉循行　起于无名指尺侧端（关冲），经手背第4、5掌骨间，沿前臂外侧桡、尺骨之间，上过肘尖，再沿上臂外侧达肩，入锁骨上窝，布于胸中，络于心包，下过横膈，从胸至腹，属上、中、下三焦。胸中支脉，从胸向上，出锁骨上窝，行颈外侧，沿耳后直上，达额角，再屈而下行面颊，至目内眦下。另一支脉，从耳后入耳中，出走耳前，至目外眦，交足少阳胆经（图11－12）。

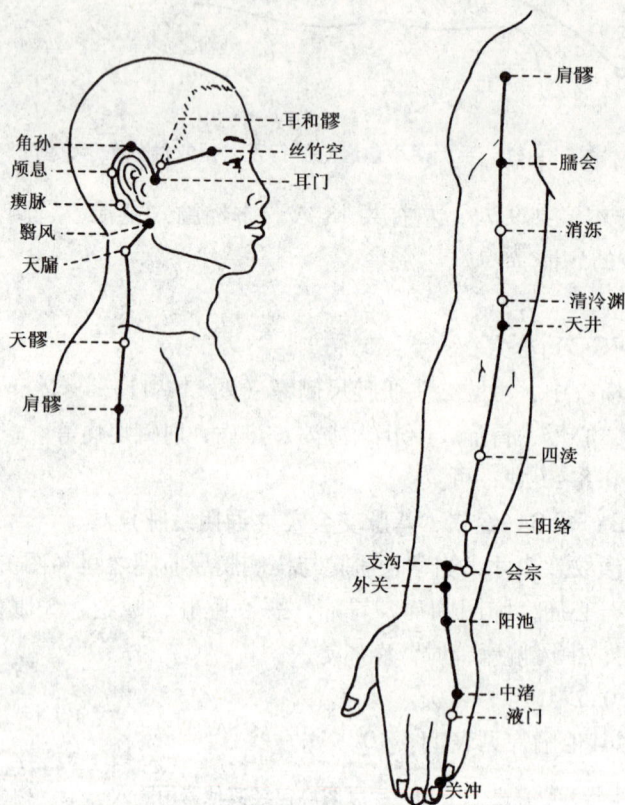

图11－12　手少阳三焦经脉循行及常用穴位分布示意图

2. 主治概要　本经共23穴，左右共46穴。本经腧穴主治头面、耳目、咽喉、胸胁病证，热性病证，以及本经循行部位的病证。

3. 常用腧穴

中渚 Zhōngzhǔ（SJ 3）输穴

【定位】轻握拳，在手背第4、5掌骨小头后凹陷处（图11－12）。

【主治】耳鸣耳聋，头痛项强，咽喉肿痛，手指屈伸不利及疼痛等。

【操作】直刺0.3～0.5寸；可灸。

外关 Wàiguān（SJ 5）**络穴、八脉交会穴（通阳维脉）**

【定位】在腕背横纹上2寸，当尺骨与桡骨之间（图11－12）。

【主治】热病，头痛，颊痛，目赤肿痛，耳鸣耳聋，胸胁疼痛，肩痛，上肢痹痛，麻木不遂等。

【操作】直刺0.5～1寸；可灸。

支沟 Zhīgōu（SJ 6）**经穴**

【定位】在腕背横纹上3寸，当尺骨与桡骨之间（图11－12）。

【主治】胁痛，便秘，热病，失音，耳鸣耳聋等。

【操作】直刺0.5～1寸；可灸。

肩髎 Jiānliáo（SJ 14）

【定位】在上臂外展时，肩峰后下方凹陷处（图11－12）。

【主治】肩重不举，肩臂疼痛、屈伸不利，风疹等。

【操作】向肩关节直刺0.5～1寸；可灸。

翳风 Yìfēng（SJ 17）

【定位】在耳垂后方，当乳突与下颌角之间的凹陷处（图11－12）。

【主治】耳鸣耳聋，面瘫，头痛，颊肿，牙痛，牙关紧闭等。

【操作】直刺0.5～1寸；可灸。

手少阳三焦经其他常用腧穴见表11－11。

表11－11　手少阳三焦经其他常用腧穴

穴名	定位	主治	操作	附注
关冲	第4指尺侧，指甲角旁约0.1寸	头痛，目赤，咽喉肿痛，昏厥	浅刺0.1寸，或点刺出血，可灸	井穴
阳池	腕背横纹中，指总伸肌腱尺侧凹陷中	腕痛，目赤肿痛，疟疾，耳聋，消渴	直刺0.3～0.5寸，可灸	原穴
天井	屈肘，尺骨鹰嘴上1寸凹陷中	偏头痛，耳鸣，耳聋	直刺0.3～0.5寸，可灸	合穴
臑会	在尺骨鹰嘴与肩髎穴连线上，肩髎穴下3寸，当三角肌后缘	瘿气，瘰疬，上肢痹痛	直刺1～1.5寸，可灸	
耳门	耳屏上切迹前方，下颌骨髁状突稍上方之凹陷中，张口取穴	耳鸣，耳聋，齿痛，聤耳	直刺0.3～0.5寸，可灸	
丝竹空	眉梢处凹陷中	头痛，目赤肿痛，目眩，眼睑瞤动，齿痛，口眼㖞斜	平刺0.5～1寸	

（十一）足少阳胆经（GB）

1. 经脉循行　起于目外眦，向上到达额角，下行耳后，再折上额角，向后沿颈下行到肩，交会于大椎，进入锁骨上窝。其支脉，从耳后入耳中，出耳前，至目外眦后方。另一支脉，从目外眦，下走面颊，与手少阳经会于眼眶下，经颊车，循颈入锁骨上窝，过胸膈，络肝，属于胆，沿胁肋内，入髋关节处（环跳）。直行经脉，从锁骨上窝下行腋下，沿胸侧，过胁肋，下会前脉于髋关节处，向下沿着大腿外侧至膝关节外缘，下行腓骨前，至腓骨下端，出外踝前，沿足背入第4趾外侧端（足窍阴）。足背支脉，从足背分出，沿第1、2跖骨之间，至足大趾外侧端，回贯趾甲，布于趾甲后丛毛中，交足厥阴肝经（图11-13）。

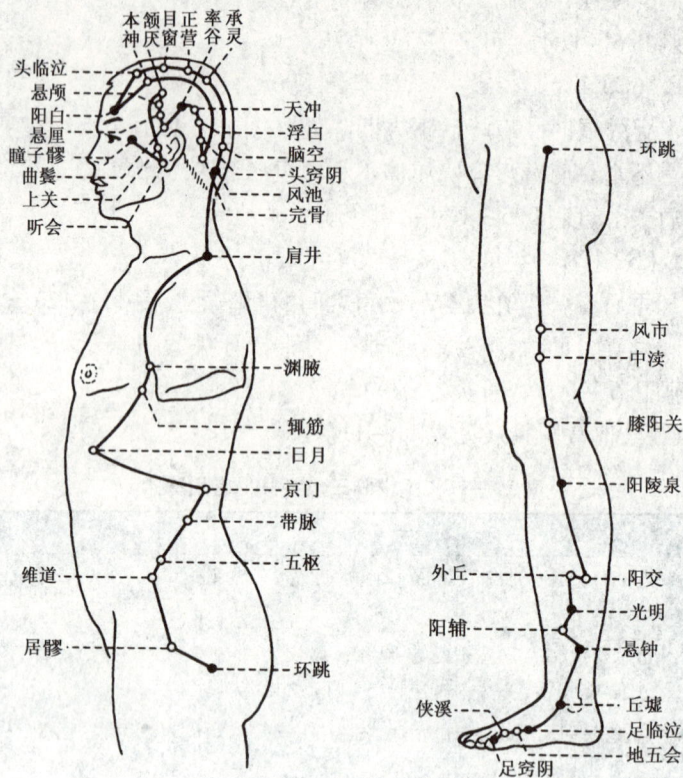

图 11-13　足少阳胆经脉循行及常用穴位分布示意图

2. 主治概要　本经共44穴，左右共88穴。本经腧穴主治头、耳、目、咽喉病证，肝胆病证，热性病证，神志病证，以及本经循行部位的病证。

3. 常用腧穴

阳白 Yángbái（GB 14）

【定位】目正视，瞳孔直上，眉上1寸处（图11-13）。

【主治】头痛，目眩，目赤肿痛，视物模糊，眼睑瞤动，雀盲，面瘫等。

【操作】平刺0.3~0.5寸；可灸。

风池 Fēngchí（GB 20）足少阳、阳维脉交会穴

【定位】在枕骨下，胸锁乳突肌与斜方肌上端之间的凹陷处（图11-13）。

【主治】颈项强痛，头痛眩晕，感冒，发热，鼻塞，目赤，耳聋耳鸣，癫痫等。

【操作】针尖微下，向鼻尖方向斜刺 0.8~1.2 寸，深部为延髓，必须严格掌握针刺角度与深度。

肩井 Jiānjǐng（GB 21）手少阳、足少阳、足阳明与阳维脉交会穴

【定位】在肩上，当大椎穴与肩峰端连线的中点处（图 11-13）。

【主治】肩背疼痛，手臂不举，中风瘫痪，落枕，难产，乳汁不下，乳痈等。

【操作】直刺 0.5~0.8 寸，深部为肺尖，不可深刺；可灸。

环跳 Huántiào（GB 30）足少阳、太阳经交会穴

【定位】在股外侧部，侧卧屈股，当股骨大转子最高（凸）点与骶管裂孔连线的外 1/3 与中 2/3 交点处（图 11-13）。

【主治】腰胯疼痛，下肢痹痛，半身不遂，瘫痪等。

【操作】直刺 2~3 寸；可灸。

阳陵泉 Yánglíngquán（GB 34）合穴、筋会

【定位】在腓骨小头前下方凹陷处（图 11-13）。

【主治】胁痛，呕吐，口苦，黄疸，膝痛，下肢痿痹，半身不遂，小儿惊风等。

【操作】直刺 1~1.5 寸；可灸。

悬钟 Xuánzhōng（GB 39）髓会

【定位】在外踝尖上 3 寸，腓骨前缘处（图 11-13）。

【主治】颈项强痛，胸胁胀满，咽喉肿痛，半身不遂，下肢痿痹，痔疾，踝痛等。

【操作】直刺 0.5~1 寸；可灸。

足少阳胆经其他常用腧穴见表 11-12。

表 11-12　足少阳胆经其他常用腧穴

穴名	定位	主治	操作	附注
瞳子髎	目外眦外 0.5 寸，目眶外侧缘凹陷中	头痛，目赤肿痛，目翳，口眼㖞斜	横刺 0.3~0.5 寸	手太阳、手足少阳经交会穴
率谷	耳尖直上，入发际 1.5 寸	偏头痛，眩晕，呕吐，小儿急、慢惊风	横刺 0.5~0.8 寸，可灸	足少阳、足太阳经交会穴
居髎	髂前上棘与股骨大转子连线中点的凹陷处	腰腿痹痛，瘫痪，下肢痿痹	直刺 1.0~1.5 寸，可灸	
光明	外踝尖上 5 寸，腓骨前缘	目痛，夜盲，下肢痿痹，乳房胀痛	直刺 0.5~0.8 寸，可灸	络穴
丘墟	外踝前下方，趾长伸肌腱外侧凹陷中	胸胁胀痛，下肢痿痹，疟疾，外踝肿痛	直刺 0.5~0.8 寸	原穴
足临泣	第 4、5 跖骨结合部前方，小趾伸肌腱外侧凹陷中	目赤肿痛，胸胁胀痛，月经不调，头痛，目眩，目外眦痛，瘰疬	直刺 0.3~0.5 寸，可灸	输穴，八脉交会穴
足窍阴	第 4 趾外侧，趾甲角旁 0.1 寸	偏头痛，耳鸣，耳聋，目痛，多梦，咽喉肿痛，失眠，月经不调	浅刺 0.1 寸，或点刺出血，可灸	井穴

（十二）足厥阴肝经（LR）

1. 经脉循行 起于足大趾丛毛中（大敦），沿足背，过内踝前，上行胫骨内缘，至内踝上8寸处交出足太阴脾经之后，上至膝内缘，沿大腿内侧上行，绕阴器，抵小腹，挟胃旁，属于肝，络于胆，过横膈，布胸胁，循喉至咽，上连目系，上额，至颠顶，与督脉会合。其支脉，从目下行面颊部，环绕唇内。另一支脉，从肝分出，通过横膈，上注于肺，交手太阴肺经（图11-14）。

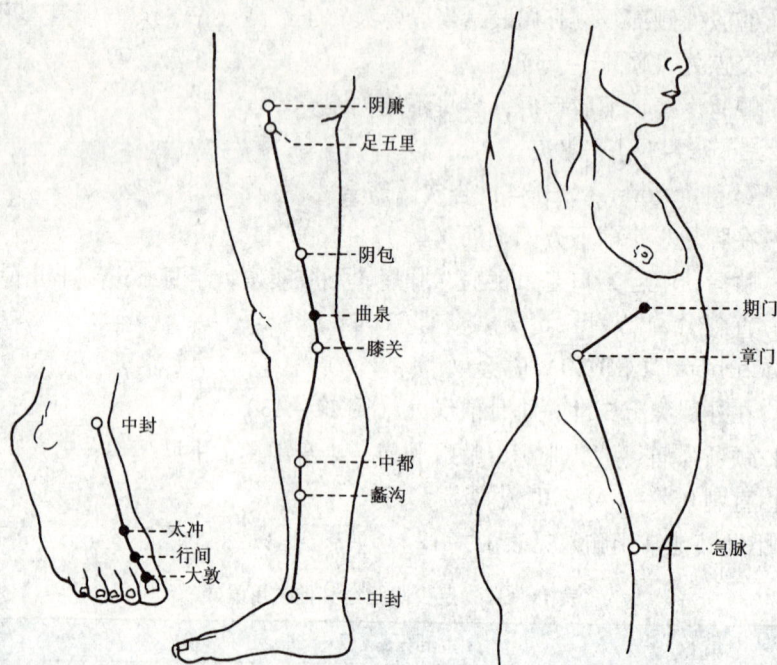

图11-14 足厥阴肝经脉循行及常用穴位分布示意图

2. 主治概要 本经共14穴，左右共28穴。本经腧穴主治头目、胸胁、腹部、前阴、妇科、肝胆病证，以及本经循行部位的病证。

3. 常用腧穴

太冲 Tàichōng（LR 3）输穴、原穴

【定位】在足背第1、2跖骨结合部前的凹陷处（图11-14）。

【主治】头痛眩晕，目赤肿痛，咽痛，胁痛，黄疸，癫狂，惊风，遗尿，癃闭，月经不调，痛经，下肢痿痹等。

【操作】直刺0.5~0.8寸；可灸。

期门 Qīmén（LR 14）肝募穴，足厥阴、足太阴与阴维脉交会穴

【定位】在乳头直下，当第6肋间隙处（图11-14）。

【主治】胸胁疼痛，腹胀，呕吐，咳喘，乳痈等。

【操作】斜刺或平刺0.5~0.8寸；可灸。

足厥阴肝经其他常用腧穴见表11-13。

表 11 - 13　足厥阴肝经其他常用腧穴

穴名	定位	主治	操作	附注
大敦	足大趾外侧，趾甲旁约0.1寸处	疝气，遗尿，阴挺，癫狂	浅刺0.1~0.2寸，或点刺出血，可灸	井穴
行间	足背，第1、2趾的趾缝间，趾蹼缘之后方	目痛，眩晕，雀盲，疝气，小便不利，月经不调	斜刺0.5~0.8寸，可灸	荥穴
曲泉	屈膝，当膝内侧横纹头上方凹陷中	腹痛，小便不利，遗精，阴挺，外阴疼痛，阴痒，带下，月经不调	直刺0.5~1寸，可灸	合穴

（十三）任脉（CV）

1. 经脉循行　起于胞中，下出会阴，前行阴阜，沿前正中线，上经腹、胸到达咽喉，上行环唇，沿面颊分行，至目眶下（图11 - 15）。

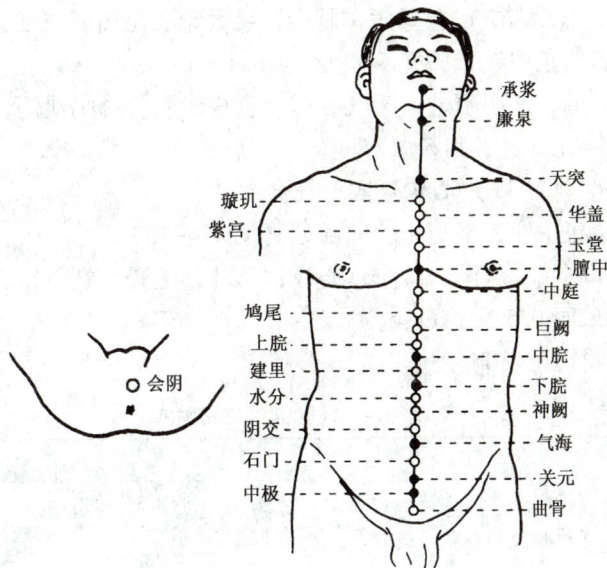

图 11 - 15　任脉循行及常用穴位分布示意图

2. 主治概要　本经共24穴。本经腧穴主治胸、腹、头面部病证，以及相应的内脏器官病证，某些腧穴具有强壮保健作用。

3. 常用腧穴

中极 Zhōngjí（CV 3）膀胱募穴

【定位】在下腹前正中线，脐下4寸处（图11 - 15）。

【主治】遗尿，小便不利，月经不调，痛经，不孕，崩漏，带下，阴挺，遗精，阳痿等。

【操作】直刺1.0~1.5寸；可灸。孕妇慎用。

关元 Guānyuán（CV 4） **小肠募穴，任脉与足三阴经交会穴**

【定位】在下腹前正中线，脐下 3 寸处（图 11 – 15）。

【主治】腹痛，久泻久痢，尿频，尿闭，遗尿，遗精，阳痿，月经不调，痛经，经闭，不孕，崩漏，带下，中风虚脱，脾胃虚寒，虚劳体弱等。本穴为固本强身之保健要穴。

【操作】直刺 1.0 ~ 1.5 寸；可灸。

气海 Qìhǎi（CV 6）

【定位】在下腹前正中线，脐下 1.5 寸处（图 11 – 15）。

【主治】腹痛，腹胀，泄泻，便秘，遗尿，遗精，月经不调，经闭，不孕，带下，身体虚弱，中风虚脱等。本穴为保健要穴。

【操作】直刺 1.0 ~ 1.5 寸；可灸。

神阙 Shénquè（CV 8）

【定位】在脐窝正中处（图 11 – 15）。

【主治】中风虚脱，四肢厥冷，绕脐腹痛，肠鸣泄泻，脱肛，阳气暴脱，水肿鼓胀等。

【操作】宜灸；禁针。

中脘 Zhōngwǎn（CV 12） **胃募穴，腑会，手太阳、足阳明与任脉交会穴**

【定位】在上腹前正中线，脐上 4 寸处（图 11 – 15）。

【主治】胃脘疼痛，恶心呕吐，嗳气吞酸，食少腹胀，肠鸣泄泻，黄疸等。

【操作】直刺 1 ~ 1.5 寸；可灸。

膻中 Dànzhōng（CV 17） **心包募穴、气会**

【定位】在胸前正中线，平第 4 肋间隙处（图 11 – 15）。

【主治】咳嗽，气喘，胸闷，胸痛，心悸，呕吐，噎膈，乳少，乳痈等。

【操作】平刺 0.3 ~ 0.5 寸；可灸。

任脉其他常用腧穴见表 11 – 14。

表 11 – 14　任脉其他常用腧穴

穴名	定位	主治	操作	附注
会阴	男性在阴囊根部与肛门中间，女性在大阴唇后联合与肛门中间	阴痒，小便不利，痔疾，遗精，遗尿，月经不调，癫狂	直刺 0.5 ~ 1 寸，可灸	任脉、督脉、冲脉交会穴
天突	胸骨上窝正中	咳嗽，哮喘，咽喉肿痛，暴暗，瘿气，梅核气，噎膈	先直刺 0.2 寸，然后将针尖转向下方，紧靠胸骨后方深入 0.5 ~ 1 寸，可灸	任脉、阴维脉交会穴
廉泉	在喉结上方，舌骨缘凹陷中	舌下肿痛，舌纵流涎，舌强不语，暴暗，吞咽困难	向舌根斜刺 0.5 ~ 0.8 寸	任脉、阴维脉交会穴
承浆	颏唇沟的中点	口疮，齿龈肿痛，流涎，暴暗，癫狂	斜刺 0.3 ~ 0.5 寸，可灸	任脉、足阳明经交会穴

（十四）督脉（GV）

1. 经脉循行　起于胞宫，下出会阴，向后沿脊柱内上行，至项后入颅内，络脑，上行颠顶，沿头正中线，至前额，达鼻柱，止于上唇系带（龈交）处（图11–16）。

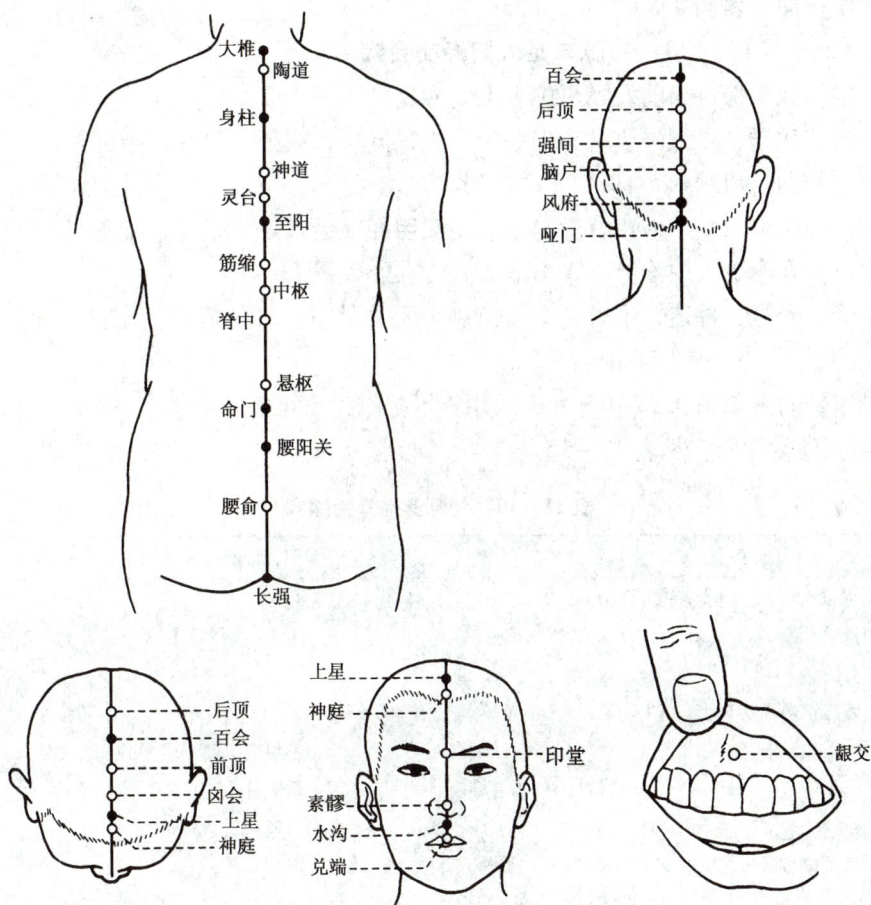

图 11–16　督脉循行及常用穴位分布示意图

2. 主治概要　本经共29穴。本经腧穴主治腰背、头项部病证，神志、生殖方面病证，以及热性病证和相应的内脏病证。

3. 常用腧穴

腰阳关 Yāoyángguān（GV 3）

【定位】在第4腰椎棘突下凹陷中（图11–16）。

【主治】腰痛，月经不调，带下，阳痿，遗精，下肢痿痹等。

【操作】向上斜刺0.5～1寸；可灸。

命门 Mìngmén（GV 4）

【定位】在第2腰椎棘突下凹陷中（图11–16）。

【主治】阳痿，遗精，月经不调，带下，腰痛，尿频，泄泻等。

【操作】直刺0.5～1寸；可灸。

大椎 Dàzhuī（GV 14）**督脉与手、足三阳经交会穴**

【定位】在第7颈椎棘突下凹陷中（图11–16）。

【主治】热病，感冒，咳喘，头项肩背疼痛，骨蒸盗汗，癫痫等。

【操作】向上斜刺 0.5～1 寸；可灸。

百会 Bǎihuì（GV 20）督脉与足太阳经交会穴

【定位】在头部，当前发际正中直上 5 寸（图 11－16）。

【主治】昏厥，中风失语，头痛头晕，失眠健忘，癫狂，脱肛，阴挺等。

【操作】向平斜刺 0.5～0.8 寸；可灸。

水沟 Shuǐgōu（GV 26）督脉与手、足阳明经交会穴

【定位】在鼻下人中沟上 1/3 与下 2/3 交点处（图 11－16）。

【主治】晕厥，昏迷，中暑，小儿惊风，牙关紧闭，口角㖞斜，癫狂，痫证等。本
穴为急救要穴。

【操作】向上斜刺 0.3～0.5 寸，或用指甲掐按；不可灸。

督脉其他常用腧穴见表 11－15。

表 11－15　督脉其他常用腧穴

穴名	定位	主治	操作	附注
长强	尾骨尖端与肛门之间的中点	泄泻，痢疾，便血，脱肛，腰脊痛，痔证	紧靠尾骨前面斜刺 0.8～1 寸，可灸	督脉、足少阳经、足少阴经交会穴
哑门	后发际正中线 0.5 寸，第 1 颈椎下凹陷中	暴喑，舌强不语，聋哑，中风，鼻衄，癫痫	直刺或向下斜刺 0.5～1 寸，不可向上斜刺或深刺	督脉、阳维脉交会穴
素髎	鼻尖正中	昏厥，鼻塞，鼻衄，鼻渊，酒渣鼻	向上斜刺 0.3～0.5 寸，或点刺出血	
龈交	上唇系带与齿龈连接处	癫狂，齿龈肿痛，鼻渊，腰痛，痔疾	向上斜刺 0.2～0.3 寸，或点刺出血	

四、常用经外穴

四神聪 Sìshéncōng（EX－HN1）

【定位】在颠顶，当百会前后左右各 1 寸处（图 11－17）。

【主治】头痛头晕，失眠多梦，健忘，癫痫等。

【操作】平刺 0.5～0.8 寸；可灸。

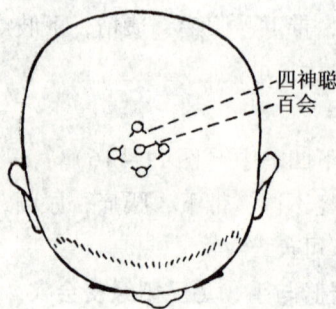

图 11－17　四神聪穴

太阳 Tàiyáng（EX - HN5）

【定位】在眉梢与目外眦之间向后约 1 寸凹陷处（图 11 - 18）。

【主治】头痛，头晕，目赤肿痛，牙痛，感冒等。

【操作】直刺或向下斜刺 0.3 ～ 0.5 寸，或三棱针点刺放血；禁灸。

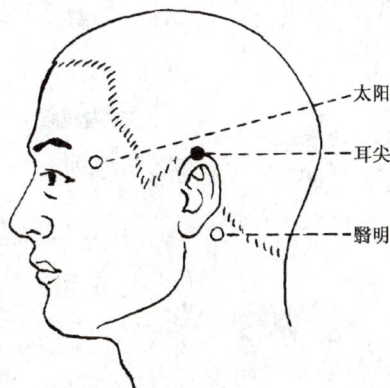

图 11 - 18　太阳穴

定喘 Dìngchuǎn（EX - B1）

【定位】在第 7 颈椎棘突下，旁开 0.5 寸（图 11 - 19）。

【主治】哮喘，咳嗽，肩背疼痛，落枕，风疹等。

【操作】向椎体方向斜刺 0.5 ～ 1 寸；可灸。

夹脊 Jiájǐ（EX - B2）

【定位】自第 1 胸椎至第 5 腰椎棘突下，旁开 0.5 寸（图 11 - 19）。

【主治】胸、腹、腰、背部疾患和相应的脏腑病证。

【操作】斜刺 0.3 ～ 0.5 寸，或用梅花针叩刺；可灸。

胆囊 Dǎnnáng（EX - LE6）

【定位】在阳陵泉穴直下 2 寸处（图 11 - 20）。

【主治】胁痛，急慢性胆囊炎，胆石症，胆道蛔虫症，下肢痿痹。

【操作】直刺 1.0 ～ 1.5 寸；可灸。

阑尾 Lánwěi（EX - LE7）

【定位】在足三里穴直下 2 寸处（图 11 - 21）。

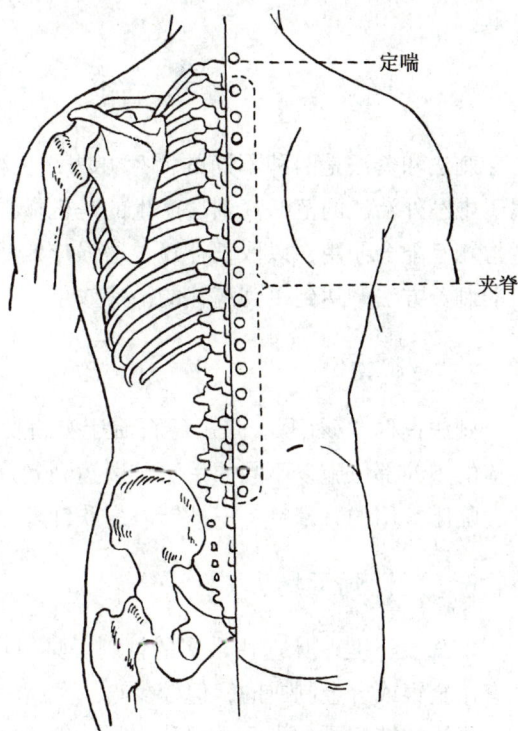

图 11 - 19　定喘、夹脊穴

【主治】腹痛，急慢性阑尾炎，消化不良，下肢痿痹。
【操作】直刺0.5~1寸；可灸。

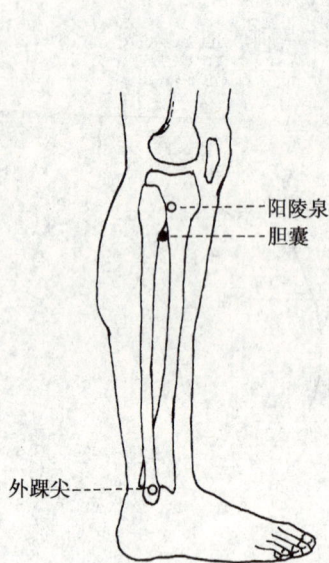

图 11－20　胆囊穴

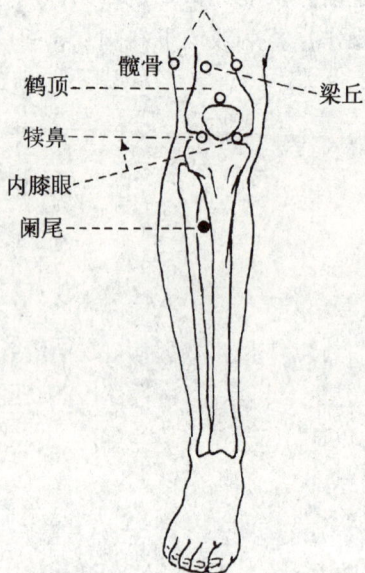

图 11－21　阑尾穴

第二节　刺灸方法

　　刺法和灸法是两种不同的治疗方法，也称"刺灸法"，是针灸学的重要组成部分，属于中医外治法的范畴。刺法产生的是机械性刺激，灸法产生的是温热性刺激。临床两者常相互配合使用，以取长补短，增强疗效。临证时，要根据患者的病情需要，选择适当的刺灸方法，达到手到病除的治疗效果。

一、刺法

　　刺法古称"砭刺"，是由砭石治疗疾病发展而来的。后称针法，即用各种针具，在人体的不同部位施以不同的手法，以达到治疗疾病目的的一种方法。针刺用的针具有多种，临床常用的有毫针、三棱针、皮肤针等，应用最多的是毫针。

（一）针刺工具

　　1. 毫针　是临床应用最多的针刺工具。现在一般选用不锈钢作为毫针的制作材料，也有用金银或合金制成的，但较少。

　　毫针的结构可分为5个部分，即针尖、针身、针根、针柄、针尾（图11－22）。针尖，是指针的尖端锋锐部分，是接触腧穴刺入机体的前锋，也称针芒；针身，是指针柄与针尖之间的主体部分，又称针体；针根，是指针身与针柄连接的部分；针柄，是指针根之后用以持针着力的部分，是以铜丝或铝丝将针的一端呈螺旋状紧密缠绕而成；针尾，是指针柄的末端部分，是温针灸装置艾绒的部位。

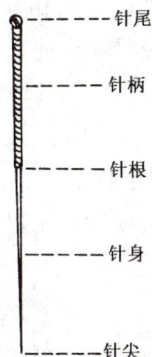

图 11 – 22　毫针的结构

毫针的规格，是指针身的长短和粗细，是以"mm"为计量单位的（表 11 –16、表 11 –17）。

表 11 –16　毫针长度规格表

寸	0.5	1.0	1.5	2.0	2.5	3.0	3.5	4.0
长度（mm）	15	25	40	50	65	75	90	100

表 11 –17　毫针粗细规格表

号数	26	27	28	29	30	31	32
直径（mm）	0.45	0.42	0.38	0.34	0.32	0.30	0.28

2. 三棱针　是由不锈钢制成。其针身长 2～3 寸，呈三棱形而得名；针尖呈三角形，三面有刃，锋利无比；针柄呈圆柱形。三棱针主要用于点刺或放血，操作宜快、宜轻、宜浅，放血不宜多。注意无菌操作，以防感染。

3. 皮肤针　又称"梅花针""七星针"。由 5～7 支不锈钢短针集成一束，具有多针浅刺仅及皮肤的特点。使用时以腕力弹刺叩击皮肤，使局部皮肤潮红、充血，为轻刺；使局部皮肤微微出血，为重刺。

（二）针刺的练习

由于毫针针体细软，若无一定的指力和熟练的手法，很难顺利刺入皮肤和进行各种手法操作，不仅会引起患者疼痛，也会影响治疗效果。因此，手法和指力的练习，是初学者重要的基本技能训练。

1. 指力练习　可先在自制的纸垫或棉团上进行练习。一般用右手拇、食、中三指夹持针柄，使针身垂直于纸垫或棉团，手指渐加压力，使针迅速刺入其内，如此反复练习。

2. 手法练习　是在指力练习的基础上进行的。手法练习包括速刺训练，即右手将针迅速地刺入 2～3mm；捻转练习，即针刺入一定深度后持针的手指向左、右捻转针柄；

提插练习，即针刺入一定深度后，将针做上下提插操作。

3. 试针练习 是经过以上练习后，基本掌握了一定的指力和手法，可以在自己身上某些腧穴进行试针练习，或学习者彼此之间相互试针练习，以便体会进针时所需指力的大小和进针时皮肤的韧性情况，以及针刺后捻转、提插等的针刺感觉。

（三）针刺前的准备

1. 要对初诊或对针恐惧的患者做好解释工作，以解除其思想顾虑，积极配合治疗。同时医生要沉着冷静，不可鲁莽浮躁。这样既可减少针刺异常情况的发生，又可取得良好的疗效。

2. 正确选用合适的针具是保证疗效的第一步。选择针具要注意两点：一是注意针具的质量，针尖是否带钩、变钝，针身和针尖是否弯曲、缺损，是否有毛刺或折痕。二是要根据病情及患者的具体情况、施术的不同部位选择合适规格的针具。一般而言，男性、体壮、形胖、肉厚部位或病变较深者多选较粗、稍长的针。反之，则应选较细和稍短的针。

3. 正确的体位是保证取穴和正确施术的基本条件。体位不当，不仅医生操作困难，更不宜留针，还容易发生晕针。选择好针具后，应根据针刺的腧穴，指导患者采取适宜的姿势，要以患者舒适、耐久和医生便于针刺操作为原则。一般可采用仰卧位、俯卧位、侧卧位、仰靠坐位和伏案坐位等。

4. 针刺消毒是一项基本操作要求。一般而言，针刺前消毒包括 3 个方面，即针具的消毒、医生手指的消毒和患者穴位的消毒。针具可采用煮沸消毒法或高压消毒法，也可放在 75% 酒精中浸泡 30 分钟后取出擦干备用。施术部位和医生的手指都用 75% 的酒精棉球进行消毒。

（四）毫针刺法

毫针刺法指的是从进针到出针的一系列操作。

1. 进针法 是指将针刺入皮肤的方法。进针时常需左右两手配合操作。一般用右手持针，称为刺手；用左手按压穴位作为辅助，称为押手。两手相互配合，运用指力使针尖迅速通过皮肤，然后缓慢将针刺入一定的深度。临床常用的有以下 4 种进针法。

（1）**指切进针法** 用左手拇指或食指指甲切按在穴位旁，右手持针，将针紧贴指面刺入皮肤。适用于短针的进针（图 11 - 23）。

（2）**夹持进针法** 以左手拇、食二指夹持消毒干棉球，捏住针身下端，将针尖固定于所刺穴位处，右手持针柄，双手同时用力，将针刺入皮肤。适用于长针的进针（图 11 - 24）。

（3）**提捏进针法** 是用左手拇指和食指将针刺部位的皮肤捏起，右手持针从捏起处的上端刺入。适用于皮肉浅薄部位的进针（图 11 - 25）。

（4）**舒张进针法** 用左手拇指和食指将针刺部位的皮肤向两侧撑开、绷紧，右手持针刺入。适用于皮肤松弛部位的进针（图 11 - 26）。

2. 针刺的角度、深度和方向　　在影响针刺疗效的诸多因素中，针刺的角度、深度和方向是非常关键的。正确的针刺角度、深度和方向是增强针感、提高疗效、防止意外发生的重要因素。

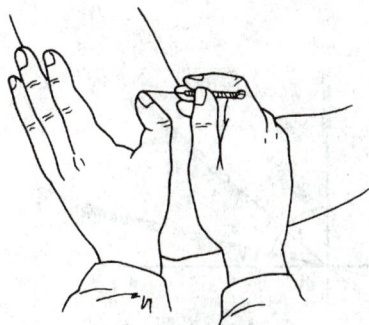

图 11 - 23　指切进针法

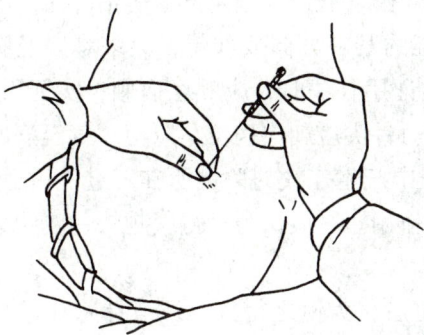

图 11 - 24　夹持进针法

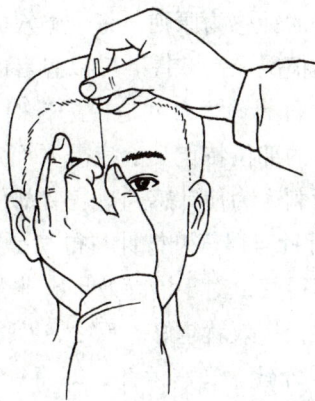

图 11 - 25　提捏进针法

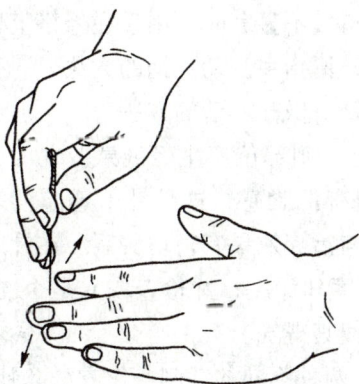

图 11 - 26　舒张进针法

（1）**针刺的角度**　是指进针时针身与皮肤表面所形成的夹角。临床上主要是依据腧穴所处的部位和治疗需要而定的。一般分为直刺、斜刺、平刺三种（图 11 –27）

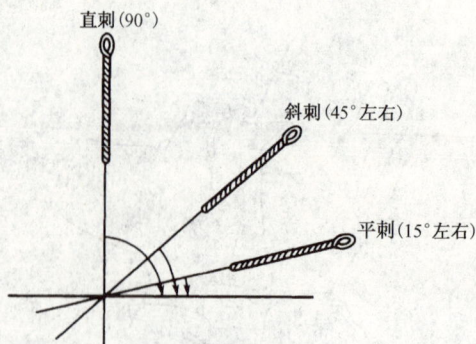

直刺(90°)

斜刺(45°左右)

平刺(15°左右)

图 11 –27　针刺角度

（2）**针刺的深度**　即针刺入腧穴部位的深浅。以在不损伤内脏及组织的前提下，出现较好的针感为原则。每个腧穴的常规针刺深度，已在腧穴中详述，但临床应用时要根据具体情况灵活掌握。应以患者的形体、年龄、病情和施术部位等情况而定深浅。

（3）**针刺的方向**　是指进针时针尖对准的某一方向或部位，大多是以经脉循行方向和腧穴的部位特点及治疗需要而定。如虚证用补法时，应顺经而刺；实证用泻法时，应逆经而刺。为使针感到达病变部位，针刺时针尖应朝向病位，以使"气至病所"。

3. 行针与得气　行针与得气是针刺过程中产生疗效的关键所在。进针后适当行针，及时迅速得气，对于治疗效果有非常重要的作用。一般认为，得气越快、越明显，针感传导越远，疗效就越好。反之，疗效就越差。

（1）**行针**　又称运针，即将针刺入穴位后，为使之得气、调节针感和进行补泻操作而施行的各种手法。常用的行针手法有提插法和捻转法，辅助手法有循法、刮柄法和弹柄法等。①提插法：是指将针刺入皮肤后，在人体一定深度内将针由浅层刺入深层，再由深层提至浅层的操作方法。②捻转法：是指进针后，用拇、食、中三指夹持住针柄做一前一后来回捻动。③循法：是指针刺后不得气或得气不显著时，用手在经络上下循按或叩打的方法。④刮柄法：是指针刺入一定深度后，用指甲刮动针柄的方法。⑤弹柄法：是指将针刺入一定深度后，用手指轻弹针柄，使针身微微震动的方法。

（2）**得气**　进针后施以一定的针刺手法，使针对针刺部位产生经气感应，即患者在针刺部位出现酸、麻、胀、重的感觉，医生手下应有沉紧感，这种针下感应就是得气，又称针感。临床实践证明，得气的有无与强弱，与治疗效果有密切关系。在针刺过程中如遇到得气较慢或不得气的，应及时调整针刺角度和深度，并检查取穴是否准确、手法是否得当等，必要时留针候气或重新提插捻转，使其得气。

4. 针刺补泻　针刺补泻是根据病情需要而采用的两种不同的针刺操作方法。补法，能鼓舞人体正气，使低下的功能得以恢复旺盛，适用于虚证；泻法，能疏泄病邪，使亢进的功能恢复正常，适用于实证。

（1）**提插补泻** 先浅后深，重插轻提，幅度小，频率慢，为补法；先深后浅，轻插重提，幅度大，频率快，为泻法。

（2）**捻转补泻** 捻转幅度小，用力轻，频率慢，时间短，为补法；捻转幅度大，用力重，频率快，时间长，为泻法。

（3）**疾徐补泻** 进针慢，少捻转，出针快，为补法；进针快，多捻转，出针慢，为泻法。

（4）**迎随补泻** 针尖随着经脉循行方向，顺经而刺，为补法；针尖迎着经脉循方向，逆经而刺，为泻法。

（5）**呼吸补泻** 呼气时进针，吸气时出针，为补法；吸气时进针，呼气时出针，为泻法。

（6）**开阖补泻** 出针后迅速按压针孔，为补法；出针时摇大针孔而不立即按压针孔，为泻法。

（7）**平补平泻** 进针得气后，均匀地提插、捻转后即出针。

5. 留针与出针 留针与出针也是整个针刺过程中的两个重要环节，临床上应与病证变化相适应。

（1）**留针** 将针刺入腧穴内留置，称为留针。临床上留针时间，要视具体病情、体质及所取腧穴部位而定。慢性病、顽固性疾病、疼痛性疾病等留针时间较长；热证等则不需要留针。小儿及精神病患者不宜留针。

（2）**出针** 针刺后将针从腧穴拔出的操作称为出针。出针时先以左手拇、食指按住针身旁边皮肤，右手持针微捻转退至皮下，然后迅速拔出，或将针轻捷地直接向外拔出。对于血管丰富部位的皮肤，可用消毒棉球按住针孔，以防出血。出针后，要查看针孔有无出血，若有出血可用消毒棉球按压针孔片刻。医生应点清针数，以免遗留在患者身上。

6. 针刺意外情况的处理及预防 一般而言，针刺疗法比较安全，但如果操作不当，或手法不熟练，或对人体解剖不熟悉，也会出现一些不应有的异常情况。这些异常情况一旦发生应妥善处理，以免给患者带来不必要的痛苦或危及生命。

（1）**晕针** 是指在针刺过程中，患者突然出现头晕目眩、面色苍白、心慌气短、身出冷汗、恶心欲吐，甚至晕厥等现象。多因患者精神紧张，或饥饿、疲劳，或体质虚弱，或体位不当，或医生针刺手法过重等，导致针刺过程中发生晕针。①积极处理，立即停止针刺，将针全部取出，让患者平卧，放低头部，注意保暖，饮些温开水或糖水，一般休息片刻，即可恢复。重者可在上述处理基础的上，指按或针刺水沟、合谷、内关等穴，即可恢复。必要时可配合其他急救措施。②积极预防，消除顾虑和精神紧张，饥饿和疲劳时不予针刺，针刺时手法不要过重，取穴不要过多等。

（2）**滞针** 是指在行针时或出针时，医生感觉针下紧涩，提插、捻转、出针均困难，同时患者觉针刺部位疼痛的现象。多因患者精神紧张，局部肌肉剧烈收缩，或行针手法不当，向单一方向捻针太过，使肌纤维缠绕针身所致。①积极处理，肌肉强烈收缩所致者，可在局部按摩，或在附近再刺一针，以缓解肌肉紧张状况，即可将针退出。如因肌纤维缠绕针身，可轻轻将针反向捻转并轻轻提插，待针松动后即可出针。②积极预防，消除精神紧张，选好舒适体位，行针时手法要轻，捻转幅度不要过大，避免单向捻针等。

（3）**断针** 是指针体折断在人体内，亦称折针。针具质量不佳，针身或针根有腐蚀损坏，留针时患者体位变动，弯针、滞针未及时正确处理，并强力外拔，以及外物碰压、行针手法过重等，均可导致断针。①积极处理，沉着冷静，切勿移动体位，以免断端继续下陷。若断端尚有部分针体露于皮外，可用手或镊子将残针拔出；若断端与皮肤相平或稍低，可轻轻下压周围皮肤，使针身显露再用镊子取出；若断针较深，应手术取出。②积极预防，在针刺前认真检查针具；发生弯针、滞针时必须及时正确处理，不可强行拔出；针刺时勿将针全部刺入；进针、行针时，切勿用力过猛、过强等。

（4）**弯针** 是指进针或将针刺入腧穴后，针身在体内形成弯曲的现象，可见到针柄改变了原来的刺入方向或角度。多由于患者在留针过程中移动了体位，或因滞针处理不当，以及医生进针手法不熟练或用力过猛所致。①积极处理，不得再行提插捻转等手法，如因移动体位所致，应首先纠正体位，然后顺针身弯度将针取出，切忌用力强拔，以免使针身折断在体内。②积极预防，手法要熟练、轻巧，患者体位要舒适，留针时不要改变体位等。

7. 针刺注意事项 过度饥饿、疲劳和精神高度紧张者，不宜针刺；妊娠、经期者，腹部和腰骶部腧穴不宜针刺；有出血倾向者，不宜针刺；皮肤有感染、溃疡、瘢痕的部位，不宜针刺；颈、胸、背、胁、腹等内有重要脏器的部位，以及眼区、耳区等部位的腧穴，不宜深刺，不宜大幅度提插，并要严格掌握针刺角度和方向，以免损伤脏器。

二、灸法

灸法，是用某些燃料熏灼或温熨体表，通过经络的调整作用，来防治疾病的一种方法。因艾叶气味芳香，辛温易燃，具有祛寒、通经作用，故多用作灸料，因此，灸法多称为"艾灸"。

（一）灸法的种类

临床常用的灸法有艾条灸、艾炷灸、温针灸3种。

1. 艾条灸 也称艾卷灸，是指将艾条一端点燃，对准腧穴或病患处进行熏烤的一种方法。临床常用的有温和灸、雀啄灸、回旋灸3种方法。

（1）**温和灸** 将点燃的艾条对准腧穴或患处2~3cm处进行烤灸，以局部有温热感而无灼痛为宜，一般每穴灸3~5分钟，以皮肤红润为度。

（2）**雀啄灸** 将点燃的艾条对准腧穴或患处，像鸟雀啄食状，一上一下移动熏灸。

（3）**回旋灸** 将点燃的艾条在腧穴或患处做左右方向的移动，或反复旋转烤灸。

2. 艾炷灸 艾炷是指将艾绒捏成上小下大的圆锥状，形如麦粒、莲子、半截橄榄等。燃烧一个艾炷称为一壮。艾炷灸可分直接灸和间接灸。

(1) **直接灸**　是将艾炷直接放在皮肤上施灸的一种方法。如将皮肤烫伤化脓，愈后留有瘢痕者，称为瘢痕灸；若不使皮肤烧伤化脓，局部充血、红晕，不灼伤皮肤，灸后不留瘢痕者，称为无瘢痕灸。

(2) **间接灸**　又称"间隔灸"，是在艾炷与皮肤之间加一层间隔物而施灸的一种方法。常用的间隔物有生姜、大蒜、食盐、附子饼等。①隔姜灸是将鲜姜切成厚 0.2 ~ 0.3cm 的薄片，中间用针刺数孔后置于施术部位，上面放艾炷点燃灸之，当艾炷燃尽后，换炷再灸，一般灸 5 ~ 10 壮，以皮肤温润而不起泡为度（此法适用于一切虚寒性疾患）。②隔蒜灸是将鲜大蒜切成 0.3 ~ 0.5cm 的薄片，灸法同上（此法适用于痈疽初起、肺痨、毒虫咬伤等）。③隔盐灸是用纯净的细食盐填平肚脐，然后置艾炷施灸（此法有回阳救逆之功，适用于急寒性腹痛、中风脱证等）。④隔附子饼灸是将附子粉以酒调成饼，为施灸的衬垫物（此法温肾回阳，适用于肾阳虚衰的寒冷等）。

3. 温针灸　针刺得气后在留针的时候，将一小团艾绒捏裹在针柄上，或用一小段艾条穿孔套在针柄上，点燃施灸，使热力通过针身传入穴位深处。适用于既需留针又需艾灸的病证。

（二）灸法的作用

1. 温经散寒　适用于风寒湿痹和寒邪所致的胃痛、腹痛、泄泻等。

2. 扶阳固脱　适用于中气下陷、阳气欲脱所致的虚脱、昏厥、脘腹坠胀、脱肛、阴挺、崩漏等各种虚脱证、虚寒证及寒厥证。

3. 活血化瘀　适用于瘀血痛经、瘰疬、瘿瘤等。

4. 预防保健　如常灸足三里、关元、气海、中脘等穴，能温养气血，预防保健，益寿延年，此称之为"保健灸"。

（三）施灸注意事项

内有实热、阴虚发热者，不宜灸；孕妇的腹部和腰骶部，不宜灸；皮肤破溃处，不宜灸；颜面、五官和有大血管处，不宜采用瘢痕灸。施灸后，如局部皮肤出现小水疱，注意不要擦破，数天后可自行吸收而愈；水疱大者，可用消毒毫针刺破，放出水液，或用注射器抽取水液，局部涂以甲紫。瘢痕灸者，在灸疮化脓期间，勿用手搔抓疮面，以保护痂皮。

三、拔罐法

拔罐法指用点火或抽气等方法使罐内形成负压，将其吸附于皮肤上，从而产生刺激，使局部皮肤充血或瘀血，以达到防治疾病目的的方法，又称"筒法"。

（一）罐的种类

竹罐、陶罐、玻璃罐、抽气罐等。

（二）拔罐方法

1. 火罐法 利用燃烧的热力排出空气，形成负压，使罐吸附在皮肤上的方法。具体有：

（1）**闪火法** 用镊子夹住95%的酒精棉球，在罐内旋转1～3圈后，并迅速扣在应拔的部位上，注意罐口不能太热，以免烫伤皮肤。同时酒精不宜太多，否则易滴到皮肤上灼伤皮肤。本法适用于所有拔罐的部位。

（2）**投火法** 将燃着的棉球或纸片点燃后投入罐内，并迅速扣在所拔部位的方法。本法宜侧面横拔。

（3）**贴棉法** 将蘸有酒精的棉球贴在罐的中下段或底部，点燃后迅速扣在应拔部位上的方法。

（4）**滴酒法** 将95%酒精滴入罐内几滴，沿罐内壁摇匀，用火点燃后，迅速将罐扣在应拔部位上的方法。注意勿滴酒精过多，以免烧伤皮肤。

2. 煮罐法 先将完好无损的竹罐放在锅内，加水煮沸，用镊子将罐口朝下夹出，迅速用凉毛巾紧扣罐口，立即将罐扣在应拔部位，即能吸附在皮肤上。亦可放入适量的祛风活血药物，如羌活、红花、川椒、草乌等，即称药罐，多用于治疗风寒湿痹等证。

3. 抽气罐法 先将备好的抽气罐紧扣在需拔罐的部位上，用抽气筒将罐内的空气抽出，使之产生负压，即能吸在皮肤上。此法适用于任何部位拔罐。

（三）火罐的应用

1. 留罐 即拔罐后将罐留置10～15分钟，又称"坐罐法"，适用于多数疾病。罐大吸拔力强的应适当减少留罐时间；夏季及肌肤薄弱处，留罐时间也不宜过长，以免起疱损伤皮肤。

2. 走罐 须选口径较大的玻璃罐，罐口平滑厚实。先在罐口或走罐所经皮肤上涂以润滑油，将罐吸附好后，以手握住罐底，稍倾斜，慢慢向前推，在皮肤表面上下或左右循经来回推拉移动数次，以皮肤潮红为度。走罐又名"推罐法"，一般用于面积较大、肌肉丰厚部位，如腰背部、大腿等处。

3. 闪罐 将罐拔上后立即取下，如此反复吸拔多次，以皮肤潮红为度。闪罐大多采用火罐法，且所用的罐不宜过大。多用于局部皮肤麻木、疼痛或功能减退的疾病。

4. 刺血拔罐 先用三棱针或皮肤针、滚刺筒等，按病变部位的大小和出血量要求刺破皮肤，然后拔以火罐，加强刺血法的疗效。施用本法需注意不可在大血管上操作，以免造成出血过多。适用于急慢性软组织损伤、神经性皮炎、皮肤瘙痒和丹毒。

5. 起罐 一手拿住火罐，另一手将火罐口边缘的皮肤轻轻按下，待空气进入罐内后，罐即落下。切不可硬拔，以免损伤皮肤。

（四）适用范围

拔罐法具有通经活络、行气活血、消肿止痛、祛风散寒等作用，适用于肺系疾病、荨麻疹、胃肠病、疮疡、妇科病、风湿痹痛、落枕、中暑、高血压、痤疮、面瘫、肥胖、腰痛等病证。

（五）注意事项

选择适当体位和肌肉丰厚部位；不宜在毛发多的部位上操作；选择大小适宜的火罐，操作时动作宜迅速；注意罐口不能破损或锋利；勿灼伤皮肤，若起疱，疱小者一般不需要处理，若疱太大则宜挑破，并涂以甲紫；皮肤过敏、溃疡、水肿或大血管分布部位，不宜拔罐；高热抽搐者及孕妇的腹部和腰骶部位也不宜拔罐。

四、其他针法

（一）三棱针法

用特制的三棱形不锈钢针，刺破穴位或浅表血管，放出少量血液，以治疗疾病的方法，叫三棱针法。古人称为"刺血络"或"刺络"，现代称为"放血疗法"。三棱针用不锈钢制成，针长 6～8cm，针柄较粗，呈圆柱形，针身呈三棱形，三面有刃，针尖锋利。其操作方法如下：

1. 点刺法　先推按所选择的部位或穴区，使其充血，清毒后，左手拇、食、中三指捏紧被刺部位，右手持针，对准所要放血的部位或络脉迅速刺入 3mm 左右，随后迅速退出，以出血为度。出针后不要按闭针孔，让血液流出，并可轻轻挤压穴位，以助排血。随后，以消毒干棉球压住针孔，按压止血。此法多用于四肢末端放血，如十宣、十二井和耳尖等穴。

2. 散刺法　用三棱针在病变局部的周围进行点刺。根据病变部位大小的不同，可刺 10～20 针，由病变外围向中心环形点刺，以促使瘀血或水肿的排出，达到祛瘀生新、通经活络的目的，又叫"豹纹刺"。此法多用于局部瘀血、水肿或血肿、顽癣等。

3. 丛刺法　用三棱针在一个较小的部位反复点刺，使其微微自然出血，常与拔罐法结合使用。

4. 挑刺法　用左手按压施术部位两侧，或夹起皮肤，使皮肤固定，右手持针迅速刺入皮肤 1～2mm，随即将针身倾斜，挑破皮肤，使之出少量血液或少量黏液；也可再刺入5mm 左右深，将针身倾斜并使针尖轻轻提起，挑断皮下部分纤维组织，然后出针，覆盖敷料。此法常用于血管神经性头痛、肩周炎、失眠、胃脘痛、颈椎综合征、支气管哮喘等。

（二）皮肤针法

运用皮肤针叩刺人体一定部位或穴位，调整脏腑气血，激发经络功能，以达到防治疾病目的的方法，叫皮肤针法。有循经叩刺、穴位叩刺、局部叩刺等几种，其刺激强度有轻、中、重之别。操作时，将针与叩刺部位消毒后，以右手持针，针头对准皮肤叩击，使针尖叩刺皮肤后，立即弹起，如此反复叩击。叩击时针尖与皮肤必须垂直，弹刺要准确，强度要均匀，可根据病情选择不同的刺激部位或刺激强度。

五、耳针

耳针是在耳郭穴位上用针刺或其他方法刺激，用以防治疾病的一种方法。

（一）耳郭表面解剖（图11-28）

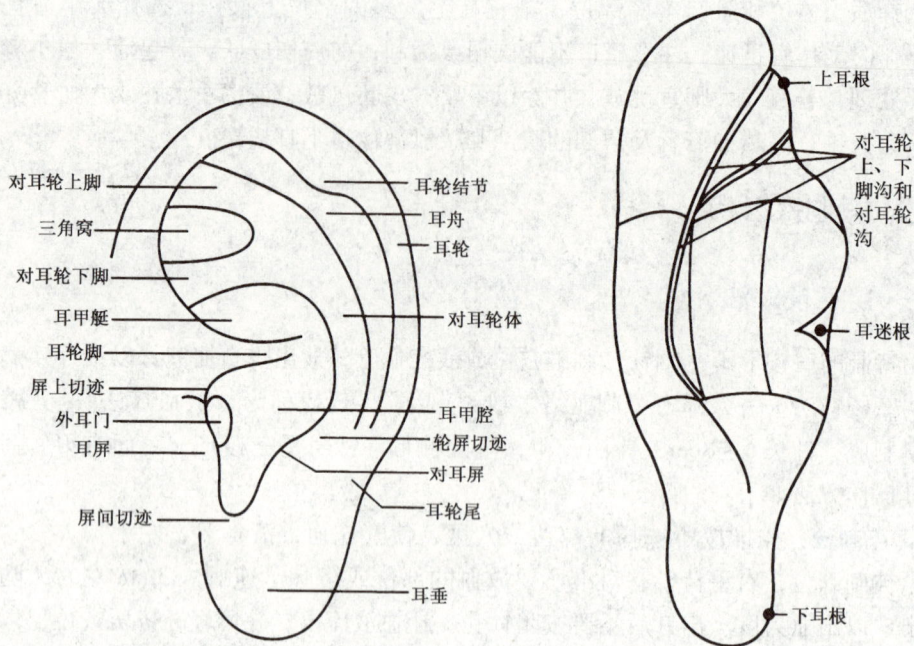

图 11-28　耳郭表面解剖

耳轮为耳郭卷曲的游离部分；耳轮结节为耳轮后上部的膨大部分；耳轮尾为耳轮向下移行于耳垂的部分；耳轮脚为耳轮深入耳甲的部分；对耳轮为与耳轮相对呈"Y"形隆起部，由对耳轮体、对耳轮上脚和对耳轮下脚三部分组成；对耳轮体为对耳轮下部呈上下走向的主体部分；对耳轮上脚为对耳轮向上分支的部分；对耳轮下脚为对耳轮下向前分支的部分；三角窝为对耳轮上、下脚与相应耳轮之间的三角形凹窝；耳舟为耳轮与对耳轮之间的凹沟；耳屏为耳郭前方呈瓣状的隆起；屏上切迹为耳屏与耳轮之间的凹陷处；对耳屏为耳垂上方、与耳屏相对的瓣状隆起；屏间切迹为耳屏和对耳屏之间的凹陷处；轮屏切迹为对耳轮与对耳屏之间的凹陷处；耳垂为耳郭下部无软骨的部分；耳甲腔为耳轮脚以下的耳甲部；耳甲艇为耳轮脚以上的耳甲部；外耳门为耳甲腔前方的孔窍。

（二）耳穴的分布（图11-29）

耳穴在耳郭的分布有一定的规律，与头面相应的穴位在耳垂，与上肢相应的穴位居耳舟，与躯干和下肢相应的穴位在对耳轮体部和对耳轮上、下脚，与内脏相应的穴位集中在耳甲；与消化道相对应的穴位在耳轮脚周围，呈环形排列。

（三）常用耳穴的定位和主治

临床常用耳穴的定位和主治见图11-30、图11-31和表11-18。

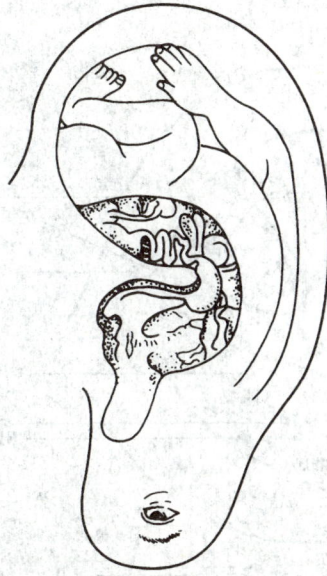

图 11－29　耳穴分布规律图

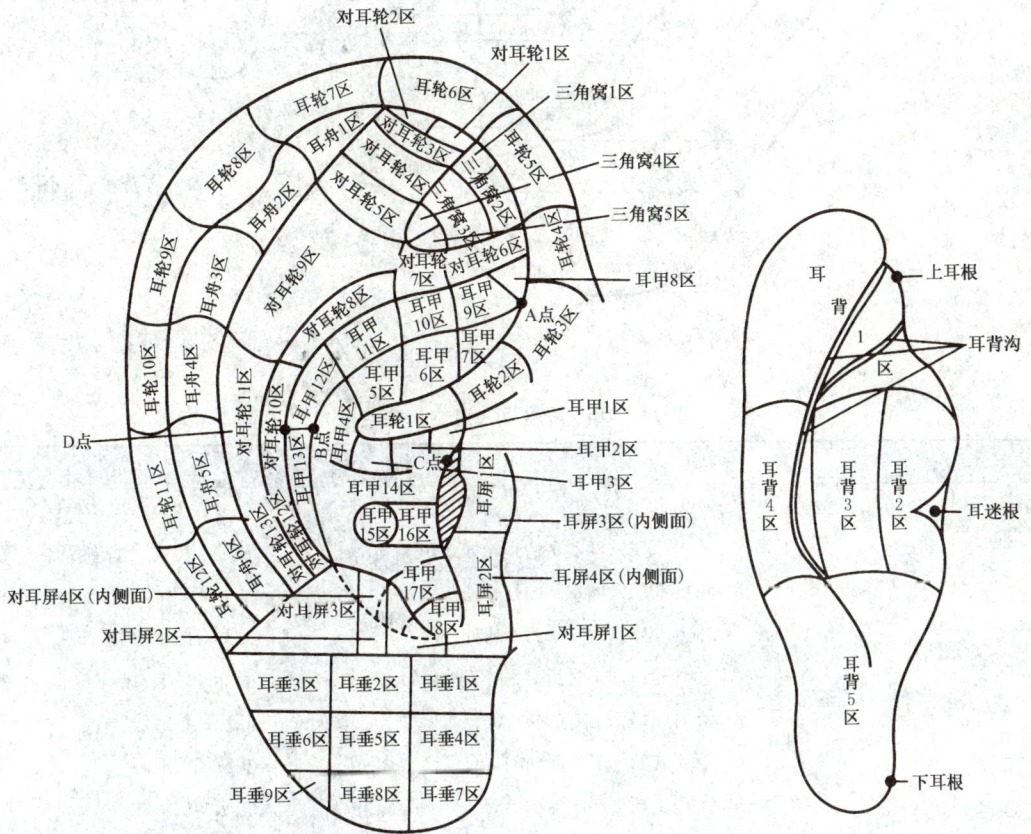

图 11－30　耳郭分区示意图

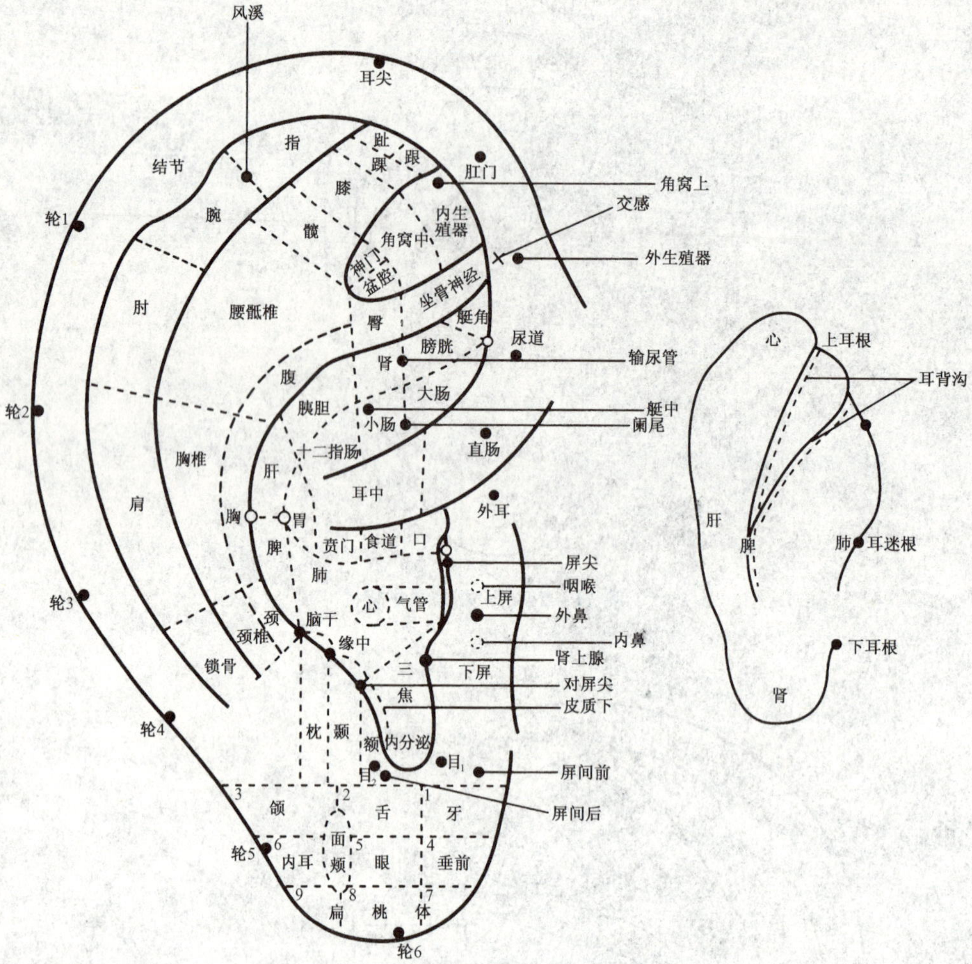

图 11 –31 耳穴定位图

表 11 –18 常用耳穴定位和主治表

解剖分部	穴名	定位	主治
耳轮脚	膈	在耳轮脚上	呃逆、黄疸
耳轮部	直肠下段	在与大肠穴同水平的耳轮处	便秘、脱肛、里急后重
	尿道	在与膀胱穴同水平的耳轮处	尿频、尿急、遗尿
	外生殖器	在与交感穴同水平的耳轮处	阳痿等外生殖器病证
	耳尖	将耳轮向耳屏对折时，耳郭上面的尖端处	目赤肿痛、发热、高血压
耳舟部	指	在耳轮结节上方的耳舟部	相应部位疾病
	腕	在平耳轮结节突起处的耳舟部	相应部位疾病
	肩	与屏上切迹同一水平线的耳舟部	相应部位疾病
	肘	与腕与肩穴之间	相应部位疾病
	锁骨	在与轮屏切迹同水平的耳舟部、偏耳轮尾处	相应部位疾病
	肩关节	在肩与锁骨穴之间	相应部位疾病

续表

解剖分部	穴名	定位	主治
对耳轮上脚部	趾	在对耳轮上脚的外上角	相应部位疾病
	踝	在对耳轮上脚的内上角	相应部位疾病
	膝	在对耳轮下脚上缘同水平的对耳轮上脚的起始部	相应部位疾病
对耳轮下脚部	臀	对耳轮下脚外 1/2 处	相应部位疾病
	坐骨	对耳轮下脚内 1/2 处	相应部位疾病
	交感	在对耳轮下脚与耳轮内侧交界处	消化、循环系统疾病
对耳轮部	腹	在对耳轮上，与对耳轮下脚下缘同水平处	腹腔疾病、消化系统疾病，痛经等
	胸	在对耳轮上，与屏上切迹同水平处	胸、胁部病证
	颈	在屏轮切迹偏耳舟侧处	落枕、颈部扭伤、瘿气
	脊椎	对耳轮的耳腔缘相当于脊柱，在直肠下段和肩关节同水平处分别作两条分界线，将脊柱分为三段，自上而下分别为腰骶椎、胸椎和颈椎	相应部位疾病
三角窝	子宫（精宫）	在三角窝耳轮内侧缘的中点	痛经、带下、不孕、阳痿、遗精
	神门	在三角窝内，靠对耳轮上脚的下、中 1/3 交界处	镇痛、失眠、多梦、烦躁
	盆腔	在对耳轮上、下脚分叉处	盆腔炎、腰痛
耳屏部	外鼻	在耳屏外侧的中央	鼻炎、鼻渊
	咽喉	在耳屏内侧面，与外耳道口相对处	咽喉肿痛
	内鼻	在耳屏内侧面，咽喉的下方	鼻渊、感冒
	屏尖	在耳屏上部外侧缘	炎症、痛证
	肾上腺	在耳屏下部外侧缘	低血压、昏厥、无脉症、咳嗽、气喘
	高血压点	在肾上腺与目穴中点稍前	高血压
轮屏切迹	脑干	在屏轮切迹正中处	头痛、眩晕
对耳屏部	平喘（腮腺）	在对耳屏的尖端	哮喘、咳嗽、疟腮
	脑点	在对耳屏上缘，脑干与平喘穴连线的中点	遗尿、崩漏、失眠
	皮质下	在对耳屏内侧面	失眠、多梦、炎症、痛证
	睾丸（卵巢）	在对耳屏的内侧前下方，是皮质下穴的一部分	生殖系统疾病
	枕	在对耳屏外侧面的后十方	神经系统疾病、皮肤病、昏厥
	额	在对耳屏外侧面的前下方	头痛、头昏
	太阳	在对耳屏外侧面，枕与额穴之间	偏头痛
耳轮脚周围	食道	在耳轮脚下方内 2/3 处	恶心呕吐、吞咽困难

续表

解剖分部	穴名	定位	主治
耳轮脚周围	贲门	在耳轮脚下方处 1/3 处	恶心、呕吐
	胃	在耳轮脚消失处	胃痛、呃逆、呕吐、消化不良
	十二指肠	在耳轮脚上方处 1/3 处	胃痛、呕吐
	小肠	在耳轮脚上方中 1/3 处	消化道疾病、心悸
	大肠	在耳轮脚上方内 1/3 处	痢疾、腹泻、便秘
	阑尾	在大肠与小肠之间	肠痛
屏间切迹	目1	在屏间切迹前下方	青光眼
	目2	在屏间切迹后下方	近视
	内分泌	在屏间切迹底部	生殖系统疾病，妇科病
耳甲艇部	膀胱	在对耳轮下脚的下缘，大肠穴直上方	淋证、癃闭、遗尿
	肾	在对耳轮下脚的下缘，小肠穴直上方	泌尿系统疾病、生殖系统疾病、妇科病、腰痛、耳鸣
	胰（胆）	在肝、肾穴之间，左耳为胰，右耳为胆	胰腺炎、糖尿病、胆病
	肝	胃和十二指肠的后方	眼病、胁痛
	脾	肝穴的下方，紧靠对耳轮	脾胃病、血证
耳甲腔部	口	在耳甲腔、紧靠外耳道口的后壁	面瘫、口腔溃疡
	心	在耳甲腔中心最凹陷处	心悸、癔症等
	肺	心穴的上下外三面	肺系疾病、皮肤病
	气管	在口与心穴之间	咳喘
	三焦	在口、内分泌、皮质下和肺穴之间	便秘、浮肿
耳垂部	牙痛点1	在耳垂 1 区的外下角	牙痛、拔牙止痛
	牙痛点2	在耳垂 4 区的中央	
	上颌	在耳垂 3 区正中处	牙痛、下颌关节痛
	下颌	在耳垂 3 区上部横线之中心	
	眼	在耳垂 5 区的中央	眼病
	面颊	在耳垂 5、6 区交界线的周围	面瘫、三叉神经痛
	内耳	在耳垂 6 区正中稍上方	耳鸣、耳聋、听力减退
	扁桃体	在耳垂 8 区正中	乳蛾
耳郭背面	降压沟	在耳郭背面，由内上方斜向外下方行走的凹沟处	高血压
	上耳背	在耳背上方的软骨隆起处	腰背痛、皮肤病、坐骨神经痛
	中耳背	在上耳背与下耳背之间最高处	
	下耳背	在耳背下方的软骨隆起处	
耳背部	耳迷根	在耳郭背与乳突交界处（相当于耳轮脚同水平）的耳根部	胃痛，胆道蛔虫症，腹泻

下　篇

第十二章　中医内科常见病证

第一节　感　冒

感冒是因外邪侵袭人体引起，以恶寒、发热、全身不适、鼻塞、流涕、打喷嚏、咳嗽、头痛等为主要症状的外感疾病。其病情轻者，称为"伤风"；病情较重者，称为"伤寒"。如病情重，具有较强的传染性，且在一个时期内广泛流行，证候多类似者，称为"时行感冒"。一年四季皆可发病，尤以冬春两季为多。

一、病因病机

本病的主要病机是卫表不和，卫外功能减弱，外邪侵袭致病。病位在肺卫。

感冒因六淫与时行病毒侵袭人体而发病，多以风邪为主，不同的季节，往往与其他当令之时气相合而伤人，如冬季多风寒、春季多风热、夏季多暑湿、秋季多风燥、梅雨季节多夹湿邪。

至于感邪之后是否发病，正气强弱是关键，同时与感邪轻重有关。"正气存内，邪不可干"。在同一时间、同一环境，正气强者可安然无事，而卫外不固者则易感邪发病。不同的体质，感邪之后又有不同的病理变化，如阳虚之人易感风寒、阴虚之体易感风热、痰湿内盛者易受外湿。

二、辨证论治

普通感冒病程一般为 5～7 天。临证应辨别病邪性质，如表寒证与表热证及体虚感冒等不同证候；亦需鉴别普通感冒与时行感冒。治疗时采用灵活方法，以解表达邪为治则。《素问·阴阳应象大论》说："其在皮者，汗而发之。"

1. 风寒感冒

【证候】恶寒重，发热轻，无汗，头痛，肢体酸痛，鼻塞，时流清涕，喉痒咳嗽，痰稀白，口不渴，舌苔薄白而润，脉浮或浮紧。

【证候分析】风寒束表，正邪相争，卫表不和，卫阳被郁，且寒为阴邪，故恶寒重、发热轻；寒性收引，腠理闭塞，则无汗；清阳不展，经络失和，故头痛、肢体酸痛；肺开窍于鼻，外合皮毛，风寒犯表，肺气不宣，故鼻塞、打喷嚏、喉痒、咳嗽；寒为阴邪，津液未伤，故痰清稀而色白、口不渴；苔白而润、脉浮紧均为风寒在表之象。

【治法】疏风散寒，宣肺解表。

【方药】病情轻者，用葱豉汤（葱白、淡豆豉）加减。病情重者，用荆防败毒散（荆芥、防风、羌活、独活、前胡、柴胡、桔梗、枳壳、茯苓、川芎、薄荷、甘草）加减。若表寒重者，可配麻黄、桂枝增强发表散寒之功。

2. 风热感冒

【证候】身热较重，微恶风，汗出，头胀痛，鼻塞流黄浊涕，咽喉红肿疼痛，或有乳蛾肿大，咳嗽，痰黄黏稠，口渴欲饮，舌苔薄黄，脉浮数。

【证候分析】风热袭表，热迫津泄，腠理开，卫表不和，故身热重、微恶风寒、汗出；风热上扰清空，则头胀痛；热甚津伤，故口渴欲饮；风热上壅，肺失清肃，故鼻塞流黄浊涕、咳痰黄稠、咽喉红肿疼痛或乳蛾肿大；苔薄黄、脉浮数为风热在表之象。

【治法】疏风清热，宣肺解表。

【方药】银翘散（金银花、连翘、桔梗、薄荷、牛蒡子、淡竹叶、荆芥穗、淡豆豉、生甘草、鲜芦根）加减。

如时行感冒，症见高热寒战、咳痰黄稠、胸闷气急、头痛、咳嗽、舌红、苔黄而干、脉浮洪数，为热毒炽盛，气分热盛，治仍以辛凉解表、宣肺清热为法，加重清热解毒药，可选用大青叶、板蓝根、蚤休、鱼腥草、蒲公英、贯众等。

3. 暑湿感冒

【证候】身热微恶风寒，无汗或少汗，肢体酸重或疼痛，头昏重胀痛，咳嗽痰黏，鼻流浊涕，心烦口渴或口中黏腻，渴不多饮，胸闷泛恶，小便短赤，舌苔薄黄而腻，脉濡数。

【证候分析】夏季感冒，暑多夹湿，卫表不和，故身热微恶风寒、无汗或少汗、肢体酸重或疼痛；暑湿上犯清窍，则头昏重胀痛；暑热犯肺，肺气不利，故咳嗽痰黏、鼻流浊涕；暑热内扰，热灼津伤，则心烦口渴、小便短赤；若湿热并重，内蕴脾胃，则胸闷泛恶、口中黏腻、渴不多饮；舌苔薄黄而腻、脉濡数皆为暑热夹湿之象。

【治法】清暑祛湿解表。

【方药】新加香薷饮（香薷、金银花、连翘、鲜扁豆花、厚朴）加减。

4. 气虚感冒

【证候】恶寒甚，发热轻，无汗或自汗，头身疼痛，鼻塞，咳嗽痰白，声低息短，倦怠乏力，舌质淡，苔白，脉浮无力。

【证候分析】气虚之体，易感风寒外邪，风寒外袭，卫表不和，故恶寒甚、发热轻、无汗、头身疼痛；气虚表卫不固，则汗出；肺气不宣，则鼻塞、咳嗽、痰白；肺气虚，则声低息短、倦怠乏力；舌脉皆为气虚外感之象。

【治法】益气解表。

【方药】参苏饮（人参、苏叶、葛根、前胡、半夏、茯苓、枳壳、陈皮、桔梗、木香、甘草、生姜、大枣）加减。

5. 阴虚感冒

【证候】发热微恶风寒，无汗或少汗，或寐中盗汗，心烦，手足心热，干咳少痰，或痰中带血，舌淡红，苔少，脉细数。

【证候分析】阴虚之体，易感热邪，故见风热表证；发热汗出，则阴虚益甚；风热侵袭，卫表不和，则身热、微恶风寒；阴虚之体，汗源不足，则无汗或少汗；肺失肃降，气机上逆兼阴液亏损，则干咳少痰；热伤血络，则痰中带血；心烦、寐中盗汗、手足心热、舌质红、脉细数均为阴虚之象。

【治法】滋阴解表。

【方药】加减葳蕤汤（玉竹、麻黄、独活、杏仁、川芎、甘草、青木香、石膏）。

第二节　咳　嗽

咳嗽是指以肺失宣肃，肺气上逆作声，兼咳吐痰液为主要表现的一种病证。有声无痰称为咳，有痰无声称为嗽，有痰有声称为咳嗽。临床上多声痰并见，很难截然分开，所以一般通称咳嗽。

一、病因病机

本病主要病机是肺失宣肃，肺气上逆。病位在肺，但与肝、脾、肾有密切关系。

1. 外感咳嗽　外感六淫从口鼻或皮毛而入，使肺气被郁，肺失宣降，肺气上逆作咳。

2. 内伤咳嗽　可分其他脏腑病变涉及于肺和肺脏自病两种。因肺脏自病者，常为肺系疾病迁延不愈，阴伤气耗，肺失清润，气逆于上，引起咳嗽。他脏及肺的咳嗽可因肝气郁结化火，气火循经上逆犯肺；或因嗜烟好酒，熏灼肺胃；或因过食肥甘辛辣炙煿，酿湿生痰；或因平素脾运不健，饮食精微不归正化，变生痰浊，痰邪上干，肺失宣肃，乃生咳嗽。此即"脾为生痰之源，肺为贮痰之器"的道理。

二、辨证论治

咳嗽首先辨外感与内伤。外感咳嗽，多为实证，应祛邪利肺，药物多选清宣之品，不宜过早使用苦寒、滋润、收涩、镇咳之药。内伤咳嗽，多属邪实正虚，治以祛邪止咳，扶正补虚，标本兼顾，分清虚实主次。

（一）外感咳嗽

1. 风寒袭肺

【证候】咳嗽声重，气急，咽痒，咳痰稀薄色白，常伴鼻塞、流清涕、头痛、肢体酸楚，或见恶寒发热、无汗等表证，舌苔薄白，脉浮或浮紧。

【证候分析】风寒袭肺，肺气壅塞不得宣通，故咳嗽声重、气急；风寒上受，肺窍不利，则鼻塞清涕、咽痒；寒邪郁肺，气不布津，凝聚为痰，故咳痰稀薄色白；风寒外束肌腠，故伴有头痛身楚、恶寒发热、无汗等表寒证；舌苔薄白、脉浮或浮紧为风寒在表之象。

【治法】疏风散寒，宣肺止咳。

【方药】三拗汤（麻黄、杏仁、生甘草）合止嗽散（荆芥、桔梗、白前、陈皮、百部、紫菀、甘草）加减。

2. 风热犯肺

【证候】咳嗽频剧，气粗或咳声嘶哑，喉燥咽痛，咳痰不爽，痰黏稠或黄，常伴鼻流黄涕、口渴、头痛、身楚，或见恶风、身热汗出等表证，舌苔薄黄，脉浮数或浮滑。

【证候分析】风热犯肺，肺失清肃，故咳嗽气粗，或咳声嘶哑；肺热伤津，则口渴、喉燥咽痛；肺热内郁，蒸液成痰，故咳痰不爽且黏稠或黄、鼻流黄涕；风热犯表，卫表不和，见恶风、身热汗出等表热证；苔薄黄、脉浮数，皆是风热在表之象。

【治法】疏风清热，宣肺止咳。

【方药】桑菊饮（桑叶、菊花、薄荷、连翘、桔梗、杏仁、芦根、甘草）加减。

3. 风燥伤肺

【证候】干咳，连声作呛，喉痒，咽喉干痛，唇鼻干燥，无痰或痰少而黏，不易咳出，或痰中带有血丝，口干，初起或伴鼻塞、头痛、微恶寒、身热等表证，舌质红干而少津，苔薄白或薄黄，脉浮数或小数。

【证候分析】风燥伤肺，肺失清润，故见干咳作呛；燥热灼津，则咽喉口鼻干燥、痰少而黏且不易咳出；燥热灼伤肺络，故痰中带血丝；本证多发于秋季，风燥外束，卫表不和，故见鼻塞、头痛、微恶寒、身热等表证；舌干红而少津、脉浮数，均属燥热之象。

【治法】疏风清肺，润燥止咳。

【方药】桑杏汤（桑叶、杏仁、沙参、浙贝母、淡豆豉、栀子、梨皮）加减。

（二）内伤咳嗽

1. 痰湿蕴肺

【证候】咳声重浊，痰多，因痰而嗽，痰黏腻，胸闷脘痞，呕恶食少，体倦，大便时溏，舌苔白腻，脉濡滑。

【证候分析】脾湿生痰，上渍于肺，壅遏肺气，故咳嗽痰多、咳声重浊、痰黏腻；脾不健运生痰，痰湿中阻，则胸闷脘痞、呕恶；脾气虚弱，故食少、体倦、大便时溏；舌苔白腻、脉濡滑，皆是痰湿内盛之象。

【治法】健脾燥湿，化痰止咳。

【方药】二陈汤（半夏、陈皮、茯苓、甘草、生姜、乌梅）合三子养亲汤（苏子、白芥子、莱菔子）加减。

2. 痰热郁肺

【证候】咳嗽气粗息促，痰多质黏或稠黄，咳吐不爽，或有热腥味，或痰中带血，胸胁胀满，咳时引痛，面赤，或有身热，口干而黏，欲饮水，舌质红，舌苔薄黄腻，脉滑数。

【证候分析】痰热壅肺，肺失肃降，故咳嗽气粗息促、痰多质黏或稠黄、咳吐不爽；痰热郁蒸，则痰有腥味；热伤肺络，故见胸胁胀满、咳时引痛、痰中带血；肺热内郁，则有面赤、身热、口干欲饮；舌红、苔薄黄腻、脉滑数，均属痰热之象。

【治法】清热化痰肃肺。

【方药】清金化痰汤（黄芩、山栀、桔梗、麦冬、桑白皮、知母、贝母、瓜蒌皮、橘红、茯苓、甘草）加减。

3. 肝火犯肺

【证候】咳嗽阵作，咳时面赤，咽干口苦，常感痰滞咽喉而咳之难出，量少质黏或如絮条，胸胁胀痛，咳时引痛，症状可随情绪波动而增减，舌红或舌边红，舌苔薄黄少津，脉弦数。

【证候分析】肝气郁结化火，故症状随情绪波动增减；肝气上逆侮肺，肺失肃降，以致气逆作咳；肝火上炎，故咳时面赤、咽干口苦；木火刑金，炼液为痰，则痰黏或如絮条、量少、难以咳吐；肝脉布两胁，上注于肺，肝肺络气不和，故胸胁胀痛、咳时引痛；舌红、苔薄黄少津、脉弦数，皆为肝火肺热之象。

【治法】清肺泻肝，顺气降火。

【方药】加减泻白散（桑白皮、地骨皮、炙甘草、粳米）合黛蛤散（青黛、海蛤壳）。

4. 肺阴亏耗

【证候】干咳，咳声短促，痰少而黏，或痰中带血丝，或声音逐渐嘶哑，口干咽燥，或午后潮热，颧红，盗汗，日渐消瘦，神疲，舌质红少苔，脉细数。

【证候分析】肺阴亏虚，虚热内灼，肺失润降，则干咳、咳声短促；虚火灼津为痰，肺损络伤，故痰少黏或带血丝；阴虚肺燥，津液不能上承，则咳声逐渐嘶哑、口干咽燥；阴虚火旺，故午后潮热、颧红、盗汗；阴精不能奉养，致消瘦神疲；舌质红、少苔、脉细数均为阴虚之象。

【治法】滋阴润肺，化痰止咳。

【方药】沙参麦冬汤（沙参、麦冬、玉竹、桑叶、天花粉、甘草、生扁豆）加减。

第三节 喘 证

喘证是以呼吸困难，甚至张口抬肩，鼻翼扇动，不能平卧等为主要临床表现的病证。

一、病因病机

本病的主要病机是肺主气失司，肾失摄纳，气机升降出纳失常。病位实证主要在肺，虚证主要在肺、肾两脏，但与肝脾关系密切，甚则累及于心。

1. 外邪侵袭 外感风寒或风热之邪，未能及时散表，邪蕴于肺，壅阻肺气，升降失常，发为喘逆。

2. 饮食不当 过食生冷、肥甘，或因嗜酒伤中，脾运失健，水谷不归正化，反而聚湿生痰，痰浊上干，壅阻肺气，升降不利，发为喘促。

3. 情志所伤 情志不遂，忧思气结，肺气痹阻，气机不利，或郁怒伤肝，肝气上逆于肺，肺气不得肃降，升多降少，气逆而喘。

4. 劳欲久病 慢性咳嗽、肺痨等肺系病证，迁延未愈，久病肺虚，气失所主，气阴亏耗，不能下荫于肾，肾元亏虚，肾不纳气而短气喘促。

本病到了严重阶段，不但肺肾俱衰，心阳亦可受累，甚则发生喘脱。

二、辨证论治

喘证的治疗应分清虚实邪正。实喘治肺，以祛邪利气为主。虚喘治在肺、肾，以肾为主，治以培补摄纳。虚实夹杂，当分清主次，权衡标本，辨证选方用药。

（一）实喘

1. 风寒袭肺

【证候】喘息咳逆，呼吸急促，胸部胀闷，痰多稀薄色白，常有头痛、恶寒，或有发热、无汗，苔薄白而滑，脉浮紧。

【证候分析】风寒上受，内舍于肺，邪实气壅，肺气不宣，故喘咳、气急、胸胀闷；寒邪伤肺，凝液成痰，则痰多稀薄色白；风寒束表，皮毛闭塞，故见头痛、恶寒、发热、无汗等表证；苔薄白而滑、脉浮紧，皆为风寒在表之象。

【治法】宣肺散寒。

【方药】麻黄汤（麻黄、桂枝、杏仁、炙甘草）加减。

2. 表寒里热

【证候】喘逆上气，胸胀或痛，息粗，鼻扇，咳而不爽，吐痰稠黏，伴形寒、身热、烦闷、身痛，苔薄白或罩黄，舌边红，脉浮数或滑。

【证候分析】寒邪束表，肺有郁热，或表寒未解，内已化热，热郁于肺，肺气上逆，而见喘逆息粗、鼻扇、胸胀或痛、咳痰稠黏；热为寒郁，则伴形寒、身热、烦闷、身痛；苔薄白或罩黄、舌边红、脉浮数，皆为表寒里热之象。

【治法】解表清里，化痰平喘。

【方药】麻杏石甘汤（麻黄、杏仁、石膏、炙甘草）加减。

3. 痰热郁肺

【证候】喘咳气涌，胸部胀痛，痰多质黏色黄，或夹有血色，伴胸中烦闷、身热，有汗，口渴喜冷饮，面赤咽干，小便赤涩，大便或秘，舌质红，舌苔薄黄或腻，脉滑数。

【证候分析】邪热蕴肺，炼津成痰，肃降无权，而致喘咳气涌、胸部胀痛、痰多质黏色黄；热伤肺络，则见痰中带血；痰热郁蒸，故见烦热、身热、有汗、口渴、面赤、小便赤、大便秘等症；舌红、苔薄黄或腻、脉滑数，皆为痰热郁肺之象。

【治法】清热化痰，宣肺平喘。

【方药】桑白皮汤（桑白皮、半夏、苏子、杏仁、贝母、黄芩、黄连、山栀）加减。

4. 痰浊阻肺

【证候】喘而胸满闷塞，甚则胸盈仰息，咳嗽，痰多黏腻色白，兼有呕恶食少，口黏不渴，舌苔白腻，脉象滑。

【证候分析】中阳不运，积湿生痰，痰浊壅肺，肺失肃降，故喘满闷塞、咳嗽、胸盈仰息、痰多黏腻色白；痰湿蕴中，肺胃不和，而见呕恶食少、口黏、不渴；苔白腻、脉滑，皆为痰浊阻肺之象。

【治法】祛痰降逆，宣肺平喘。

【方药】二陈汤（半夏、陈皮、茯苓、甘草、生姜、乌梅）合三子养亲汤（苏子、白芥子、莱菔子）加减。

5. 肺气郁闭

【证候】每遇情志刺激诱发，发时突然呼吸短促，息粗气憋，胸闷胸痛，咽中如窒，常多抑郁，苔薄，脉弦。

【证候分析】肝郁气逆，故每遇情志刺激诱发；上冲犯肺，肺气不降，则喘促气憋、咽中如窒；肝肺络气不和，则胸闷胸痛；肝气郁滞则常多抑郁；苔薄、脉弦，皆为肺气郁闭之象。

【治法】开郁降气平喘。

【方药】五磨饮子（槟榔、沉香、乌药、木香、枳壳）加减。

（二）虚喘

1. 肺气虚

【证候】喘促短气，气怯声低，咳声低弱，痰吐稀薄，自汗畏风，平素易感冒，舌质淡，脉细弱。

【证候分析】肺主气，肺虚则气失所主，故见喘促短气、气怯声低；肺气不足则咳声低弱；气不化津，则痰稀薄；肺虚卫外不固，则自汗畏风、极易感冒；舌质淡红、脉细弱，为肺气虚弱之象。

【治法】补益肺气。

【方药】补肺汤（人参、黄芪、熟地黄、五味子、桑白皮、紫菀）合玉屏风散（黄芪、白术、防风）加减。

2. 肾气虚

【证候】喘促日久，动则喘甚，呼多吸少，气不得续，形瘦神惫，小便常因咳甚而失禁，汗出，肢冷面青，舌质淡，脉沉细。

【证候分析】久病肺虚及肾，气失摄纳，故呼多吸少、气不得续、动则喘甚；肾虚精气耗损，则见形瘦神惫；肾气不固，膀胱失约，故咳甚而小便失禁；阳虚卫外不固则汗出；阳气虚衰，不能温养于外，则肢冷面青；舌淡、脉沉细为肾气虚之象。

【治法】补肾纳气。

【方药】金匮肾气丸（桂枝、附子、熟地黄、山萸肉、山药、茯苓、牡丹皮、泽泻）合参蛤散（人参、蛤蚧）加减。

本证到了严重阶段，肺肾心三脏同时衰竭，以致喘促加剧，烦躁不安，汗出如珠，肢冷，脉浮大无根，为孤阳欲脱之候，须急用参附汤（人参、熟附子）回阳固脱。

第四节 哮 病

哮病是反复发作性痰鸣气喘性疾患，是以发作时喉中哮鸣有声，呼吸气促困难，甚至喘息不能平卧为主要表现的一类疾病。后世医家鉴于哮必兼喘，故一般通称"哮喘"，为与喘证区分故定名为"哮病"。

一、病因病机

本病主要病机是宿痰伏肺，遇诱因或感邪引触，以致痰阻气道，气道挛急，痰气搏击于气道。病位发作期主要在肺，缓解期与肺、脾、肾关系密切。

1. 外邪侵袭 外感风寒或风热之邪，未能及时散表，邪蕴于肺，壅阻肺气，气不布津，聚液生痰；或因吸入烟尘、花粉、动物毛屑、异味气体等，影响肺气的宣降，津液凝聚，痰浊内生而致哮。

2. 饮食不当 具有特异体质的人，常因饮食不当，误食自己不能食的食物，如腥膻鱼蟹虾等发物，而致脾失健运，饮食不归正化，痰浊内生而病哮。故古有"食哮""鱼腥哮""卤哮""糖哮"等名。

3. 体虚病后 有因家族禀赋而病哮者，或反复感冒，咳嗽日久，以致肺气亏虚，气不化津，痰饮内生；或病后阴虚火旺，热蒸液聚，痰热胶固而病哮。体质不强多以肾虚为主，而病后所致者多以肺脾虚为主。

二、辨证论治

发时治标、平时治本为本病治疗的基本原则。发作期攻邪治标，以祛痰利气为主，寒痰宜温化宣肺，热痰当清化肃肺。缓解期扶正固本，阳气虚者以温补，阴虚者以滋养，肺虚补肺，脾虚健脾，肾虚益肾，以减轻、减少或控制其发作。病深日久，发时正虚邪实者，又当虚实兼顾。

（一）发作期

1. 寒哮

【证候】呼吸急促，喉中哮鸣有声，胸膈满闷如窒，咳不甚，痰少咳吐不爽，咳白色黏痰，口不渴，或渴喜热饮，天冷或遇寒而发，形寒怕冷，或有恶寒、打喷嚏、流涕等表寒证，舌苔白滑，脉弦紧或浮紧。

【证候分析】寒痰伏肺，遇感触发，痰升气阻，以致呼吸急促而哮鸣有声；寒痰郁闭，肺气不得宣畅，则见胸膈满闷如窒、咳不甚、咳白色黏痰、痰少咳吐不爽；阴盛于内，阳气不得宣达，故形寒怕冷；病因于寒，内无郁热，故口不渴或渴喜热饮；外寒每易引动内饮，故天冷或受寒则发；外寒诱发，则恶寒、打喷嚏、流涕；舌苔白滑、脉弦紧或浮紧，皆为寒盛之象。

【治法】温肺散寒，化痰平喘。

【方药】射干麻黄汤（射干、麻黄、生姜、半夏、紫菀、款冬花、五味子、细辛、大枣）加减。

2. 热哮

【证候】气粗息涌，喉中痰鸣如吼，胸高胁胀，咳呛阵作，咳痰色黄或白、黏浊稠厚，不易咯出，烦闷不安，汗出，面赤，口苦，舌质红，苔黄腻，脉弦数或滑数。

【证候分析】痰热壅肺，肺失清肃，肺气上逆，故喘而气粗息涌、喉中痰鸣如吼、胸高胁胀、咳呛阵作；热蒸炼津成痰，痰热交结，故痰黏浊稠厚、色黄或白、不易咳出；痰火郁蒸，则烦闷不安、汗出、面赤、口苦；舌质红、苔黄腻、脉弦数或滑数，皆为痰热内盛之象。

【治法】清热宣肺，化痰定喘。

【方药】定喘汤（白果、麻黄、半夏、款冬花、杏仁、桑白皮、苏子、黄芩、甘草）加减。

（二）缓解期

1. 肺虚

【证候】气短声低，动则尤甚，或喉中有轻度哮鸣声，咳痰清稀色白，面色㿠白，常自汗畏风，易感冒或每因气候变化等诱发哮病，舌淡苔白，脉细弱或虚大。

【证候分析】肺虚不能主气，气不布津，痰饮蕴肺，故气短声低、咳痰清稀色白、喉中有轻度哮鸣声；肺虚卫气虚弱，不能充实腠理，外邪易侵，故自汗畏风、易感冒，每因气候变化而诱发；面色㿠白、舌淡苔白、脉细弱或虚大，皆为肺气虚弱之象。

【治法】补肺固卫。

【方药】玉屏风散（黄芪、白术、防风）加减。

2. 脾虚

【证候】平素痰多气短，倦怠无力，面色萎黄，食少便溏，或食油腻易于腹泻，每因饮食不当则易诱发哮病，舌质淡，苔薄腻或白滑，脉细弱。

【证候分析】脾虚中气不足，则气短难息、倦怠无力；脾虚健运无权，故食少便溏，或食油腻易于腹泻，每因饮食不当则易诱发哮病；面色萎黄、舌质淡、苔薄腻或白滑、脉细弱，皆属脾虚气弱之象。

【治法】健脾化痰。

【方药】六君子汤（人参、炙甘草、茯苓、白术、陈皮、制半夏）加减。

3. 肾虚

【证候】平素短气息促，动则尤甚，吸气不利，或喉中有轻度哮鸣，腰膝酸软，脑转耳鸣，劳累后易诱发哮病，或畏寒肢冷，面色苍白，舌淡苔白，质胖嫩，脉象沉细，或颧红，烦热，舌红苔少，脉细数。

【证候分析】久病肾虚，摄纳失常，气不归元，故短气息促、动则尤甚、吸气不利；肾中精气亏乏，不能充养脑髓、腰腿，故腰膝酸软、脑转耳鸣；劳则伤肾，故易诱发；畏寒肢冷、面色苍白、舌淡苔白、质胖嫩、脉象沉细，为肾阳虚生外寒之象；颧红、烦热、舌红苔少、脉细数，为肾阴虚生内热之象。

【治法】补肾摄纳。

【方药】金匮肾气丸（桂枝、附子、熟地黄、山萸肉、山药、茯苓、牡丹皮、泽泻）或七味都气丸（熟地黄、山茱萸、山药、茯苓、牡丹皮、泽泻、五味子）加减。

第五节　心　　悸

心悸是指患者自觉心中悸动不安、不能自主的一类病证。病情较轻，因惊而悸者为惊悸；病情较重，无所触而发者为怔忡。惊悸日久可发展为怔忡，怔忡多由惊悸转化而来。临床一般多呈发作性，每因情绪波动或劳累过度而发，且常伴胸闷、气短、失眠、健忘、眩晕、耳鸣等症。

一、病因病机

本病的主要病机是气血失和，心神失养或心神被扰，导致神不守舍。病位主要在心，与脾、肾、肺、肝关系密切。

1. 体虚劳倦　禀赋不足，素体虚弱，或久病伤正，劳欲过度，气血阴阳匮乏，致心神失养，发为心悸。

2. 饮食不节　嗜食醇酒厚味，蕴热化火生痰，痰火上扰心神则为心悸。

3. 七情所伤　平素心虚胆怯，突遇惊恐，心神动摇，不能自主而心悸；或长期忧思不解，心气郁结，阴血暗耗，不能养心而心悸；或化火生痰，痰火扰心，心神失宁而心悸。

4. 感受外邪　风寒湿热之邪，内侵于心，耗伤心气心阴，亦可引起心悸。温病、疫毒均可灼伤营阴，心失所养，或邪毒内扰心神引起心悸。

5. 药食中毒　某些药物过量或使用不当，耗伤心气，损伤心阴，引起心悸。

二、辨证论治

心悸应分虚实论治。虚证当补益气血，调整阴阳；实证当化痰涤饮，活血化瘀。虚证配以养心安神之品，实证配以重镇安神之品。

1. 心虚胆怯

【证候】心悸不宁，善惊易恐，坐卧不安，少寐多梦而易惊醒，恶闻声响，苔薄白，脉细略数或弦细。

【证候分析】惊则气乱，心神不能自主，故见心悸；心不藏神，则善惊易恐、坐卧不安、少寐多梦而易惊醒、恶闻声响；苔薄白、脉细略数或弦细，均为血虚之象。

【治法】镇惊定志，养心安神。

【方药】安神定志丸（茯苓、茯神、远志、人参、龙齿、石菖蒲）加减。

2. 心血不足

【证候】心悸气短，头晕目眩，失眠健忘，面色无华，倦怠乏力，舌淡红，脉细弱。

【证候分析】心主血脉，其华在面，心血不足，不能养心，故见心悸、失眠健忘；血虚不能上荣于头面，故面色无华、头晕目眩；血亏气虚，故气短、倦怠乏力；舌淡红、脉细弱为血虚之象。

【治法】补血养心，益气安神。

【方药】归脾汤（黄芪、人参、白术、炙甘草、远志、酸枣仁、茯神、龙眼肉、当归、木香、生姜、大枣）加减。

3. 阴虚火旺

【证候】心悸易惊，心烦失眠，五心烦热，口干，盗汗，伴耳鸣腰酸、头晕目眩，舌红少津，苔少或无，脉象细数。

【证候分析】肾阴不足，不能上济于心，致心火内动，见心悸不宁、心烦失眠；阴亏于下，阳亢于上，则见眩晕、耳鸣、腰酸；五心烦热、口干、盗汗、舌红少津、苔少或无、脉象细数，为阴虚火旺之象。

【治法】滋阴清火，养心安神。

【方药】天王补心丹（人参、玄参、丹参、茯神、桔梗、远志、五味子、当归、麦冬、天冬、酸枣仁、柏子仁、生地黄）合朱砂安神丸（朱砂、黄连、炙甘草、生地黄、当归）加减。

4. 心阳不振

【证候】心悸不安，胸闷气短，面色苍白，形寒肢冷，舌淡苔白，脉象虚弱或沉细无力。

【证候分析】久病体虚，损伤心阳，心失所养，故心悸不安；胸中阳气不足，故胸闷气短；心阳虚衰，血液运行迟缓，肢体失于温煦，故面色苍白、形寒肢冷；舌淡苔白、脉象虚弱或沉细，为心阳不足，鼓动无力之象。

【治法】温补心阳，安神定悸。

【方药】桂枝甘草龙骨牡蛎汤（桂枝、炙甘草、龙骨、牡蛎）合参附汤（人参、附子）加减。

5. 水饮凌心

【证候】心悸眩晕，胸闷痞满，渴不欲饮，小便短少，或下肢浮肿，形寒肢冷，伴恶心吐涎，舌淡胖，苔白滑，脉弦滑。

【证候分析】脾肾阳虚，水饮内停，上凌于心，扰乱心神，故见心悸；阳气不能达于四肢，故形寒肢冷；饮阻于中，清阳不升，则见眩晕；气机不利，则胸闷痞满；气化不利，水液内停，则渴不欲饮、小便短少或下肢浮肿；饮邪上逆，则恶心吐涎；舌淡胖、苔白滑、脉弦滑为水饮内停之象。

【治法】振奋心阳，化气行水。

【方药】苓桂术甘汤（茯苓、桂枝、白术、炙甘草）加减。

6. 心血瘀阻

【证候】心悸不安，胸闷不舒，心痛时作，唇甲青紫，舌质紫暗或有瘀斑，脉涩或结代。

【证候分析】心主血脉，心脉瘀阻，心失所养，故心悸不安；血瘀气滞，心阳被遏，则胸闷不舒、心痛时作；脉络瘀阻，故见唇甲青紫；舌质紫暗或有瘀斑、脉涩或结代，均为瘀血蓄积、心阳阻遏之象。

【治法】活血化瘀，理气通络。

【方药】桃仁红花煎（桃仁、红花、丹参、赤芍、川芎、延胡索、香附、青皮、生地黄、当归）合桂枝甘草龙骨牡蛎汤（桂枝、炙甘草、龙骨、牡蛎）加减。

7. 痰火扰心

【证候】心悸时发时止，受惊易作，胸闷烦躁，失眠多梦，口干苦，大便秘结，小便短赤，舌红，苔黄腻，脉弦滑。

【证候分析】痰火扰心，心神不安，故见心悸时发时止、受惊易作、烦躁、失眠多梦；痰浊阻滞胸阳，则胸闷；痰火灼伤津液，则口干苦、大便秘结、小便短赤；舌红、苔黄腻、脉弦滑，为痰热内蕴之象。

【治法】清热化痰，宁心安神。

【方药】黄连温胆汤（半夏、陈皮、茯苓、炙甘草、枳实、竹茹、黄连）加减。

第六节 胸 痹

胸痹是由于心脉挛急或滞塞引起，指以膻中部位及左胸膺部疼痛为主症的一类病证。轻者仅感胸闷如窒，呼吸欠畅；重者突然疼痛，胸痛彻背，背痛彻心，短气喘息不得卧等。

一、病因病机

本病的主要病机是心脉痹阻，胸阳不振。病位主要在心，与肝、脾、肾关系密切。

1. 寒邪内侵 寒主收引，抑遏阳气，使血行瘀滞，发为本病。

2. 饮食失调 饮食不节，如过食肥甘厚味，或嗜烟酒而成癖，以致脾胃损伤，运化失健，聚湿生痰，上犯心胸，阻遏心阳，胸阳失展，气机不畅，心脉闭阻，而成胸痹。如痰浊留恋日久，痰阻血瘀，亦成本病。

3. 情志失节 忧思伤脾，脾运失健，津液不布，遂聚为痰。郁怒伤肝，肝失疏泄，肝郁气滞，甚则气郁化火，灼津成痰。无论气滞或痰阻，均可使血行失畅，脉络不利，而致气血瘀滞，或痰瘀交阻，胸阳不运，心脉痹阻，不通则痛，而成胸痹。

4. 劳倦内伤 劳倦伤脾，脾虚转输失能，气血生化乏源，无以濡养心脉，拘急而痛。积劳伤阳，心肾阳微，鼓动无力，胸阳失展，阴寒内侵，血行涩滞，而成胸痹。

二、辨证论治

首先辨别虚实，分清标本。根据疼痛性质辨别致病因素，在标应区别寒凝、气滞、血瘀、痰浊等，在本应区别阴阳气血亏虚。治疗以"急则治其标"，活血化瘀为主，兼温通阳气、祛痰泄热、畅通脉络；"缓则治其本"，扶正固本，以善其后。

1. 心血瘀阻

【证候】心胸疼痛，如刺如绞，痛有定处，入夜加重，甚则心痛彻背、背痛彻心，或痛引肩背，伴有胸闷，日久不愈，可因暴怒、劳累而加重，舌质紫暗、有瘀斑，苔薄，脉弦涩。

【证候分析】瘀血阻于心脉，络脉不通，不通则痛，故见心胸疼痛，如刺如绞，痛有定处；血属阴，夜亦属阴，故入夜加重；心之络脉、支脉布两肩，通背俞，因心血瘀阻，阻滞心之脉络，故心痛彻背、背痛彻心，或痛引肩背；暴怒或劳累则气机不畅，气滞加重血瘀，故可因暴怒、劳累而加重，伴有胸闷，日久不愈；舌质紫暗有瘀斑、苔薄、脉弦涩，皆为心血瘀阻之象。

【治法】活血化瘀，通脉止痛。

【方药】血府逐瘀汤（川芎、桃仁、红花、赤芍、柴胡、桔梗、枳壳、甘草、牛膝、当归、生地黄）加减。

2. 气滞心胸

【证候】心胸满闷，时欲太息，遇情志不遂时容易诱发或加重，或兼有脘腹胀闷，得嗳气或矢气则舒，苔薄或薄腻，脉细弦。

【证候分析】肝失疏泄，气机郁滞，心脉不和，故心胸满闷；肝主气机，遇情志不遂时，肝失条达，故容易诱发或加重；肝属木性，得升发则舒，故时欲太息、得嗳气或矢气则舒；肝气郁结，横逆犯脾，则兼有脘腹胀闷；苔薄或薄腻、脉细弦，皆为气滞心胸之象。

【治法】疏肝理气，活血通络。

【方药】柴胡疏肝散（柴胡、枳壳、香附、陈皮、川芎、赤芍、甘草）加减。

3. 痰浊内阻

【证候】胸闷重而心痛微，痰多气短，肢体沉重，形体肥胖，遇阴雨天而易发作或加重，伴有倦怠乏力，纳呆便溏，咳吐痰涎，舌体胖大且边有齿痕，苔浊腻或白滑，脉滑。

【证候分析】痰为阴邪，重浊黏滞，阻于心脉，胸阳失展，气机不畅，脉络阻滞，故胸闷重而心痛微；痰湿困脾，脾失健运，故肢体沉重；阴雨天外湿引动内湿，湿浊困阻胸阳，故遇阴雨天而易发作或加重；心脾气虚，故倦怠乏力、气短；形体肥胖、痰多、咳吐痰涎、舌体胖大且边有齿痕、苔浊腻或白滑、脉滑，皆为痰浊内阻之象。

【治法】通阳泄浊，豁痰开结。

【方药】瓜蒌薤白半夏汤（瓜蒌、薤白、半夏）加减。

4. 寒凝心脉

【证候】卒然心痛如绞，心痛彻背，喘不得卧，多因气候骤冷或骤感风寒而发病或加重，伴形寒，甚则手足不温，冷汗自出，胸闷气短，心悸，面色苍白，苔薄白，脉沉紧或沉细。

【证候分析】寒主收引，阴寒凝滞，气血痹阻，心阳不振，可卒然心痛如绞、心痛彻背、喘不得卧；素体阳虚，寒从中生，遇外寒则加重寒凝，故形寒，多因气候骤冷或骤感风寒而发病或加重；胸阳痹阻，气机不畅，故胸闷气短、心悸；阳虚生内寒，阳气不达四末，故面色苍白，甚则手足不温、冷汗自出；苔薄白、脉沉紧或沉细，皆为阴寒凝滞之象。

【治法】辛温散寒，宣通心阳。

【方药】枳实薤白桂枝汤（枳实、薤白、桂枝、厚朴、瓜蒌）合当归四逆汤（当归、桂枝、芍药、细辛、通草、大枣、甘草）加减。

5. 气阴两虚

【证候】心胸隐痛，时作时休，气短，乏力，动则益甚，声息低微，易汗出，心悸，面色㿠白，舌质淡红，舌体胖且边有齿痕，苔薄白，脉虚细缓或结代。

【证候分析】气虚无以运血，阴虚则络脉不利，均可使血行不畅，气虚瘀滞，故心胸隐痛、时作时休；气虚则气短、乏力动则益甚、声息低微、易汗出；血虚则心悸、面色㿠白；舌质淡红、舌体胖且边有齿痕、脉虚细缓或结代，皆为气阴两虚之象。

【治法】益气养阴，活血通脉。

【方药】生脉散（人参、麦冬、五味子）合人参养荣汤（人参、肉桂、当归、陈皮、黄芪、白芍、白术、炙甘草、熟地黄、五味子、茯苓、远志、生姜、大枣）加减。

6. 心肾阴虚

【证候】心痛憋闷，心悸盗汗，虚烦不寐，腰酸膝软，头晕耳鸣，口干便秘，舌红少津，苔薄或剥，脉细数或促代。

【证候分析】水不济火，虚热内灼，心失所养，血脉不畅，故见心痛憋闷；阴虚生内热，虚热迫津外泄，故见心悸盗汗、虚烦不寐；腰为肾之府，肾阴虚，则腰酸膝软；阴虚髓海不充，则头晕耳鸣；阴虚灼津，则口干便秘；舌红少津、苔薄或剥、脉细数或促代，皆为心肾阴虚之象。

【治法】滋阴清火，养心和络。

【方药】天王补心丹（生地黄、人参、玄参、天冬、麦冬、丹参、当归、茯苓、远志、五味子、酸枣仁、柏子仁、桔梗）合炙甘草汤（炙甘草、生姜、桂枝、人参、生地黄、阿胶、麦冬、麻仁、大枣）加减。

7. 心肾阳虚

【证候】心悸而痛，胸闷气短，动则更甚，自汗，怯寒，面色㿠白，神倦，四肢欠温或肿胀，舌质淡胖、边有齿痕，苔白或腻，脉沉细迟。

【证候分析】阳气虚衰，胸阳不振，气机痹阻，血行瘀滞，故见心悸而痛、胸闷气短、动则更甚；阳虚卫外不固，则自汗、怯寒；心肾阳虚，机体失于温养，故见面色㿠白、神倦、四肢欠温或肿胀；舌质淡胖、边有齿痕，苔白或腻，脉沉细迟，皆为心肾阳虚之象。

【治法】温补阳气，振奋心阳。

【方药】参附汤（人参、附子）合右归饮（熟地黄、山药、山茱萸、枸杞、甘草、杜仲、肉桂、制附子）加减。

第七节　不　　寐

不寐主要表现为睡眠时间、深度的不足，轻者入睡困难，或寐而不酣，时寐时醒，或醒后不能再寐，重则彻夜不寐，常影响人们的正常工作、生活、学习和健康。

一、病因病机

本病的主要病机是阴阳失调，阳不入阴。病位主要在心，与肝、肾、脾胃关系密切。

1. 饮食不节　暴饮暴食，宿食停滞，脾胃受损，酿生痰热，壅遏于中，痰热上扰，胃气失和，不得安寐。

2. 情志失常　喜怒哀乐等情志过极，均可导致脏腑功能的失调，引起不寐；或由情志不遂，暴怒伤肝，肝气郁结，肝郁化火，邪火扰动心神，神不安而不寐；或由五志过极，心火内炽，扰动心神而不寐；或由喜笑无度，心神激动，神魂不安而不寐；或由暴受惊恐，导致心虚胆怯，神魂不安，夜不能寐。

3. 劳逸失调　劳倦太过则伤脾，过逸少动亦致脾虚气弱，气血生化乏源，不能上奉于心，以致心神失养而失眠。或因思虑过度，伤及心脾，心伤则阴血暗耗，神不守舍，脾伤则食少、纳呆，生化之源不足，营血亏虚，不能上奉于心，而致心神不安。

4. 病后体虚　久病血虚，年迈血少，引起心血不足，心失所养，心神不安而不寐。亦可因年迈体虚，阴阳亏虚而致不寐。若素体阴虚，兼因房劳过度，肾阴耗伤，阴衰于下，不能上奉于心，水火不济，心火独亢，火盛神动，心肾失交而神志不宁。

二、辨证论治

本病应辨其虚实：虚证多阴血不足，病多在心、肝、脾和肾，治宜滋补肝肾，益气养血；实证多肝郁化火或食滞痰浊，治宜疏肝理气、消导和中或清热化痰。

1. 肝火扰心

【证候】不寐多梦，甚则彻夜不眠，急躁易怒，伴眩晕，头痛头胀，目赤耳鸣，口干而苦，不思饮食，便秘溲赤，舌红苔黄，脉弦而数。

【证候分析】情志不遂，恼怒伤肝，肝气郁结，郁而化火，邪火扰动心神，则不寐多梦而急躁易怒；肝气郁结，则胸闷胁痛；肝气犯胃，则不思饮食；火热上扰，则口干而苦、目赤、耳鸣；肝郁化火，肝胆实热，肝阳上亢，则眩晕、头痛头胀、彻夜不眠；小便黄赤、舌质红、苔黄、脉弦数，均为肝火扰心之象。

【治法】疏肝泻火，镇心安神。

【方药】龙胆泻肝汤（龙胆草、黄芩、栀子、泽泻、木通、车前子、当归、生地黄、柴胡、甘草）加减。

2. 痰热扰心

【证候】心烦不寐，胸闷脘痞，呕恶嗳气，伴口苦、头重、目眩，舌偏红，苔黄腻，脉滑数。

【证候分析】思虑太过伤脾，嗜食酒肉肥甘之品，或脾胃受损，运化失职，湿聚成痰，酿生痰热，痰热上扰，故不寐心烦、口苦目眩；痰热郁阻，气机不畅，胃失和降，则头重、胸闷脘痞、呕恶、嗳气；舌质红、苔黄腻、脉滑数，均为痰热内扰之象。

【治法】清化痰热，和中安神。

【方药】黄连温胆汤（半夏、陈皮、茯苓、枳实、黄连、竹茹、炙甘草）加减。

3. 心脾两虚

【证候】不易入睡，多梦易醒，心悸健忘，食少，伴头晕目眩，肢倦神疲，面色少华，舌淡苔薄，脉细无力。

【证候分析】思虑劳倦，伤及心脾，心脾两虚，营血不足，或年迈体衰，气血亏虚，不能奉养心神，致使心神不安，心血不静，而生不寐、健忘、醒后不易入睡；血不养心则心悸；气血虚弱，不能上奉于脑，清阳不升，则头晕目眩；心主血，其华在面，血虚不能上荣于面，所以面色少华；脾虚失健则食少；生化之源不足，血少气虚，故肢倦神疲；舌质淡、苔薄白、脉细弱，均为心脾两虚之象。

【治法】补益心脾，养血安神。

【方药】归脾汤（人参、白术、炙甘草、当归、黄芪、远志、酸枣仁、茯神、龙眼肉、木香、生姜、大枣）加减。

4. 心肾不交

【证候】心烦不寐，入睡困难或心悸多梦，伴头晕耳鸣，腰膝酸软，潮热盗汗，五心烦热，咽干少津，男子遗精，女子月经不调，舌红少苔，脉细数。

【证候分析】禀赋不足，房劳过度，或久病之人，肾精耗伤，肾阴不足，心肾不交，水火失于既济，心肾阴虚，君火上炎，扰动神明，则心烦不寐，入睡困难或心悸多梦；肾阴不足，脑髓失养，相火妄动，故头晕、耳鸣、男子遗精、女子月经不调；腰为肾之府，肾阴虚则腰失所养，故腰膝酸软；咽干少津、五心烦热、舌质红、少苔或无苔、脉细数，均为阴虚火旺、心肾不交之象。

【治法】滋阴降火，交通心肾。

【方药】六味地黄丸（熟地黄、山药、山萸肉、茯苓、牡丹皮、泽泻）合交泰丸（黄连、肉桂）加减。

5. 心胆气虚

【证候】虚烦不寐，触事易惊，终日惕惕，胆怯心悸，伴气短自汗，倦怠乏力，舌淡，脉弦细。

【证候分析】平时心气素虚，遇事易惊，或胆气素虚，或暴受惊恐，神魂不安，终日惕惕，渐至心胆气虚，心神不安，故虚烦不寐、易于惊恐而心悸；气虚则气短自汗、倦怠乏力；舌质淡、脉弦细，为气血不足之象。

【治法】益气镇惊，安神定志。

【方药】安神定志丸（茯苓、茯神、远志、人参、石菖蒲、龙齿）合酸枣仁汤（酸枣仁、甘草、知母、茯苓、川芎）加减。

第八节 郁 证

郁证是以心情抑郁，情绪不宁，胸部满闷，胁肋胀痛，或易怒欲哭，或咽中有异物感等为主要临床表现的一类病证，也称"郁病"。古有气郁、血郁、痰郁、火郁、食郁、湿郁六郁之说。

一、病因病机

本病的主要病机是气机郁滞，脏腑功能失常。病位主要在肝，与心、脾、肾有关。

1. 愤懑恼怒 愤懑恼怒等情志刺激，使肝失条达，气机不畅，肝气郁结，而成气郁。因气为血之帅，气滞则血行不畅，气郁日久而成血郁。若气郁日久，热不疏泄，日久化火，则发生肝火上炎而形成火郁；气郁则津液运行不畅，凝聚成痰，痰气互结，形成痰郁。

2. 忧愁思虑 忧愁思虑，精神紧张，使脾气呆滞，或肝气郁结之后横逆克脾，均可使脾失健运，运化水谷、水湿功能受损，引起食郁、湿郁；久郁伤脾，饮食减少，气血生化乏源，则可导致心脾两虚。

3. 情志过极 各种精神因素长期刺激，心神失养，而成诸郁。若损伤心气，心气不足，由心及脾，而成心脾两虚；耗伤营血，以致心血亏虚；损伤心阴，以致心阴亏虚，心火亢盛。

二、辨证论治

本病当辨虚实，郁证初起多实，以肝气郁结为主，治疗以疏肝理气开郁为主；郁证日久可由实转虚，导致脏腑阴阳气血失调，治疗以滋阴养血、益气扶正为主，同时注意相应的精神调理。

1. 肝气郁结

【证候】精神抑郁，情绪不宁，伴有胁肋胀痛、痛无定处，脘闷嗳气，不思饮食，大便不调，舌质淡红，苔薄腻，脉弦。

【证候分析】肝气郁结，疏泄功能失常，故见精神抑郁、情绪不宁、胁肋胀痛而痛无定处；肝气郁结乘脾犯胃，则见脘闷嗳气、不思饮食、大便失调；舌质淡红、苔薄腻、脉弦，均为肝气郁结之象。

【治法】疏肝解郁，理气畅中。

【方药】柴胡疏肝散（陈皮、柴胡、枳壳、赤芍、甘草、香附、川芎）加减。

2. 气郁化火

【证候】性情急躁易怒，胸胁胀痛，口苦口干，头痛，目赤，耳鸣，或见嘈杂吞酸、大便秘结等，舌质红，苔黄，脉弦数。

【证候分析】肝气郁结，疏泄不利，故见胸胁胀痛；肝郁日久化火，故性情急躁易怒、口苦而干；肝火上炎，扰乱清空，故见头痛、目赤、耳鸣；肝火犯胃则见嘈杂吞酸；热盛伤阴，则见大便秘结；舌质红、苔黄、脉弦数，均为气郁化火之象。

【治法】疏肝解郁，清热泻火。

【方药】丹栀逍遥散（当归、芍药、柴胡、茯苓、白术、炙甘草、生姜、薄荷、牡丹皮、栀子）加减。

3. 血行瘀滞

【证候】精神抑郁，胁肋刺痛，性情急躁，头痛，失眠，健忘，或身体某部有发热或发冷感，舌质紫暗或有瘀斑，脉涩。

【证候分析】情志不舒，气机不畅，故见性情急躁、精神抑郁；气行则血行，气滞则血瘀，瘀阻不通故见头痛、胁肋刺痛；血行瘀滞不畅，心神失于濡养，故失眠、健忘；瘀血阻滞身体某部，局部失于濡养，故见发冷，而瘀血阻滞日久化热，又可见局部发热；舌质暗或有瘀斑、脉涩，均为血行瘀滞之象。

【治法】理气解郁，活血化瘀。

【方药】血府逐瘀汤（当归、生地黄、桃仁、红花、枳壳、甘草、赤芍、柴胡、川芎、桔梗、牛膝）加减。

4. 痰气郁结

【证候】精神抑郁，胸部闷塞，胁肋胀痛，咽中不适如有异物，咽之不下，吐之不出，舌质淡红，苔白腻，脉弦滑。

【证候分析】肝郁乘脾，脾失健运，聚湿生痰，痰气郁结于胸膈之上，故自觉咽中不适如有异物，咽之不下，吐之不出，亦称"梅核气"；肝气郁结，气机不畅，故见精神抑郁、胸部闷塞、胁肋胀痛；舌质淡红、苔白腻、脉弦滑，为气滞痰郁之象。

【治法】行气开郁，化痰散结。

【方药】半夏厚朴汤（半夏、厚朴、紫苏、茯苓、生姜）加减。

5. 心阴亏虚

【证候】情绪不宁，心烦而悸，口咽干燥，伴有健忘，失眠多梦，五心烦热，潮热盗汗，或兼遗精、腰膝酸软，舌质红少津，苔少，甚则无苔，脉细数。

【证候分析】五志过极，或思虑太过，使心阴耗伤，心失所养，故情绪不宁、心烦而悸、健忘、失眠多梦、口咽干燥、五心烦热、潮热盗汗；肾阴亏虚，水火不济，则遗精、腰膝酸软；舌红少津、脉细数，为阴虚有热之象。

【治法】滋阴养血，补心安神。

【方药】天王补心丹（人参、丹参、玄参、茯苓、五味子、远志、桔梗、当归、天冬、麦冬、柏子仁、酸枣仁、生地黄）加减。

6. 心脾两虚

【证候】多思善疑，纳差神疲，伴有头晕健忘、心悸失眠、夜寐多梦，或心悸胆怯，或面色少华，少气懒言，或食后腹胀，舌质淡，苔薄白，脉细弱。

【证候分析】忧愁思虑，久则损伤心脾，并使气血生化不足，心主血脉，其华在面，气血不足，心失所养，不主神明，则多思善疑、健忘失眠、心悸、夜寐多梦；气血亏虚，故面色无华、神疲、少气懒言；气血不足，不能上荣于脑，故头晕；脾失健运，故见纳差、食后腹胀；舌质淡、脉细，均为心脾两虚、气血不足之象。

【治法】健脾养心，补益气血。

【方药】归脾汤（人参、白术、黄芪、当归、炙甘草、茯神、远志、酸枣仁、龙眼肉、木香、生姜、大枣）加减。

7. 肝阴亏虚

【证候】情绪不宁，目干畏光，伴急躁易怒，眩晕耳鸣，视物不明，或头痛且胀，面红目赤，或女子月经不调、男子遗精，舌红少津，少苔，脉弦细或弦细数。

【证候分析】肝阴亏虚，不能藏志则情绪不宁、急躁易怒；肝阴不足致肾阴亏虚，肝肾阴虚，则眩晕耳鸣；肝血不能上荣于目，故目干畏光、视物不明；肝阴不足，肝阳上亢，甚至肝火上扰，故头痛且胀、面红目赤；肝肾失养，冲任不调，故月经不调；阴虚火旺，扰动精室，精关不固，则遗精；舌红少津、脉弦细，为肝肾阴虚之象。

【治法】滋养阴精，补益肝肾。

【方药】滋水清肝饮（生地黄、山茱萸、茯苓、当归身、山药、牡丹皮、泽泻、白芍、柴胡、山栀、酸枣仁）加减。

8. 忧郁伤神

【证候】精神恍惚，心神不宁，伴多疑易惊，悲忧善哭，喜怒无常，或时时欠伸，舌质淡，脉弦。

【证候分析】五志过极，心气耗伤，营血不足以致心神失养，故见精神恍惚、心神不宁、多疑易惊、时时欠伸；心神惑乱，不能自主，则见悲忧善哭、喜怒无常，亦称"妇人脏躁"；舌质淡、脉弦，均为气郁血虚神伤之象。

【治法】甘润缓急，养心安神。

【方药】甘麦大枣汤（甘草、小麦、大枣）加减。

第九节 头 痛

头痛是以头部疼痛为主要症状的一类疾病，可单独出现，亦见于多种疾病的过程中。

一、病因病机

本病的主要病机是清窍不通，不通则痛。病位在头，与肝、脾、肾关系密切。

1. 感受外邪 起居不慎，感受风、寒、湿、热之邪，邪气上犯颠顶，清阳之气受阻，气血凝滞，发为头痛。因风为百病之长，故六淫之中以风邪为主要病因，多夹寒、湿、热邪而发病。

2. 情志失调 忧郁恼怒，情志不遂，肝失条达，气郁阳亢，或肝郁化火，阳亢火生，上扰清窍，可发为头痛。若肝火郁久，耗伤阴血，肝肾亏虚，精血不承，亦可引发头痛。

3. 先天不足或房事不节 禀赋不足，或房劳过度，使肾精久亏。肾主骨生髓，髓上通于脑，脑髓有赖于肾精的不断化生。若肾精久亏，脑髓空虚，则会发生头痛。

4. 饮食劳倦及体虚久病 脾胃为后天之本，气血生化之源。若脾胃虚弱，气血化源不足，或病后正气受损，营血亏虚，不能上荣于脑髓脉络，可致头痛的发生。若因饮食不节，嗜酒太过，或过食辛辣肥甘，脾失健运，痰湿内生，阻遏清阳，上蒙清窍而为痰浊头痛。

5. 头部外伤或久病入络 跌仆闪挫，头部外伤，或久病入络，气血滞涩，瘀血阻于脑络，不通则痛，发为头痛。

二、辨证论治

根据病史、症状及头痛部位、发作特点等，首先辨外感与内伤。外感头痛分清风寒、风热与风湿；内伤头痛辨其虚实，分清气血及病变脏腑。头为诸阳之会、清阳之府，手足三阳经均循行头面，厥阴经过颠顶，根据头痛部位辨其何经之为病，加以选择用药。如太阳经头痛，多在后部，下连及项背，可选用羌活、蔓荆子、川芎；阳明经头痛，多在前额，连及眉棱骨，常选用葛根、白芷、知母；少阳经头痛，多在头两侧，连及耳部，常选用柴胡、黄芩、川芎；厥阴经头痛，多在颠顶，连及目系，多选用藁本、吴茱萸。

（一）外感头痛

1. 风寒头痛

【证候】头痛连及项背，常有拘急收紧感，或伴恶风畏寒，遇风尤剧，口不渴，苔薄白，脉浮紧。

【证候分析】感受风寒之邪，邪气上犯颠顶，清阳受阻，气血凝滞经脉，故头痛连及项背，常有拘急收紧感；风寒束表，卫阳被遏，不得宣达，则恶风畏寒、遇风尤剧；无热则口不渴；苔薄白、脉浮紧，为风寒在表之象。

【治法】疏散风寒止痛。

【方药】川芎茶调散（川芎、荆芥、防风、细辛、白芷、薄荷、羌活、甘草）加减。

2. 风热头痛

【证候】头痛而胀，甚则头胀如裂，发热或恶风，面红目赤，口渴喜饮，大便不畅或便秘，溲赤，舌尖红，苔薄黄，脉浮数。

【证候分析】感受风热之邪，邪气上扰清空，窍络失和，故头痛而胀，甚则头胀如裂；风热侵犯肌表，则发热恶风；风热上扰，则面红目赤；热盛伤津，则口渴喜饮、便秘、溲赤；舌尖红、苔薄黄、脉浮数，为风热袭表之象。

【治法】疏风清热和络。

【方药】芎芷石膏汤（菊花、桑叶、薄荷、蔓荆子、川芎、白芷、羌活、生石膏）加减。

3. 风湿头痛

【证候】头痛如裹，肢体困重，胸闷纳呆，大便或溏，苔白腻，脉濡。

【证候分析】感受风湿之邪，邪气上蒙头窍，困遏清阳，故头痛如裹；脾主四肢，脾为湿困，则肢体困重；湿邪困脾，健运失职，则胸闷纳呆、大便溏；苔白腻、脉濡，为湿邪内停之象。

【治法】祛风胜湿通窍。

【方药】羌活胜湿汤（羌活、独活、藁本、甘草、防风、蔓荆子、川芎）加减。

（二）内伤头痛

1. 肝阳头痛

【证候】头昏胀痛，两侧为重，心烦易怒，夜寐不宁，口苦面红，或兼胁痛，舌红苔黄，脉弦数。

【证候分析】素体阳亢，急躁易怒，致使肝失条达，气郁阳亢，或因情志不遂，肝气郁滞，肝郁化火，阳亢风动，上扰清窍，故头昏胀痛、两侧为重；肝火偏亢，心神被扰，则心烦易怒、夜寐不宁；肝火上炎，则面红口苦；肝居胁下，故胁痛；舌红苔黄、脉弦数，为肝火内炽之象。

【治法】平肝潜阳息风。

【方药】天麻钩藤饮（天麻、钩藤、石决明、山栀、黄芩、桑寄生、杜仲、牛膝、益母草、朱茯神、夜交藤）加减。

2. 血虚头痛

【证候】头痛隐隐，时时昏晕，心悸失眠，面色少华，神疲乏力，遇劳加重，舌质淡，苔薄白，脉细弱。

【证候分析】素体气血亏虚，或久思伤脾，脾胃为后天之本、气血生化之源，或病后正气受损，营血亏虚，不能上荣于脑髓脉络，窍络失养，故头痛隐隐、时时昏晕；血虚心失所养，则心悸失眠；面色少华、神疲乏力、遇劳加重，以及舌质淡、苔薄白、脉细弱，皆为血虚之象。

【治法】养血滋阴，和络止痛。

【方药】加味四物汤（当归、生地黄、白芍、首乌、川芎、菊花、蔓荆子、五味子、远志、枣仁）加减。

3. 痰浊头痛

【证候】头痛昏蒙，胸脘满闷，纳呆呕恶，舌苔白腻，脉滑或弦滑。

【证候分析】因饮食不节，嗜酒太过，或过食辛辣肥甘，脾失健运，痰湿内生，阻遏清阳，上蒙清窍，故头痛昏蒙；痰浊阻滞中焦，则胸脘满闷、纳呆；痰浊上泛，则呕恶；舌苔白腻、脉滑或弦滑，为痰浊内停之象。

【治法】健脾燥湿，化痰降逆。

【方药】半夏白术天麻汤（半夏、陈皮、白术、茯苓、天麻、甘草）加减。

4. 肾虚头痛

【证候】头痛且空，眩晕耳鸣，腰膝酸软，神疲乏力，滑精带下，舌红少苔，脉细无力。

【证候分析】禀赋不足，或房劳过度，肾精久亏，肾主骨生髓，髓上通于脑，脑髓有赖于肾精的不断化生，肾精亏虚，髓海不足，脑窍失荣，故头痛且空、眩晕耳鸣；腰为肾之府，肾虚不能主骨，精虚不能养神，故腰膝酸软、神疲乏力；男子肾虚精关不固则遗精，女子则带脉失约而带下；舌红少苔、脉细无力，为肾虚之象。

【治法】养阴补肾，填精生髓。

【方药】大补元煎（熟地黄、枸杞、杜仲、山萸肉、山药、人参、当归、炙甘草）加减。

5. 瘀血头痛

【证候】头痛经久不愈，痛处固定不移，痛如锥刺，或有头部外伤史，舌紫暗或有瘀斑，苔薄白，脉细或细涩。

【证候分析】跌仆闪挫，头部外伤，或久病入络，气血滞涩，瘀血阻于脑络，络脉滞涩，不通则痛，故头痛经久不愈；瘀血阻塞脉络，则痛处固定不移、痛如锥刺；舌紫暗或有瘀斑、苔薄白、脉细或细涩，为瘀血内阻之象。

【治法】活血化瘀，通窍止痛。

【方药】通窍活血汤（川芎、赤芍、桃仁、红花、老葱、鲜姜、大枣、麝香、黄酒）加减。

第十节 眩 晕

眩晕是以头晕、眼花同时并见为主症的一类病证。眩即眼花或眼前发黑，晕是头晕，甚或感觉自身或外界景物旋转。二者常同时并见，故统称为"眩晕"。轻者闭目可止，重者如坐车船，旋转不定，不能站立，或伴有恶心、呕吐、汗出，甚则昏倒等症状。

一、病因病机

本病的主要病机是清窍不利。病位在脑，与肝、脾、肾有关。

1. 情志不遂　忧郁恼怒太过，肝失条达，肝气郁结，气郁化火，肝阴耗伤，风阳易动，上扰头目，发为眩晕。

2. 年高肾亏　肾为先天之本，主藏精生髓，脑为髓之海。若年高肾精亏虚，髓海不足，无以充盈于脑；或体虚多病，损伤肾精肾气；或房劳过度，阴精亏虚，均可导致髓海空虚，发为眩晕。

3. 病后体虚　脾胃为后天之本、气血生化之源。若久病体虚，脾胃虚弱，或失血之后，耗伤气血，或饮食不节，忧思劳倦，均可导致气血两虚。气虚则清阳不升，血虚则清窍失养，故而发为眩晕。

4. 饮食不节　嗜酒无度，过食肥甘，损伤脾胃，以致健运失司，水湿内停，积聚生痰，痰阻中焦，清阳不升，头窍失养，故发为眩晕。

5. 跌仆损伤，瘀血内阻　跌仆坠损，头脑外伤，瘀血停留，阻滞经脉，而致气血不能上荣于头目，故眩晕时作。

二、辨证论治

本病治宜虚补实泻，调整阴阳。实证以痰火为常见，痰湿中阻者，宜燥湿祛痰；肝火偏盛者，则当清肝泻火；肝阳上亢，化火生风者，则宜清镇潜降。缓者多偏于虚，虚者以精气虚居多，精虚者填精生髓，滋补肾阴；气血虚者宜益气养血，调补脾肾。本病发生多以阴虚阳亢者居多，治疗当以清火滋阴潜阳为主。

1. 痰浊中阻

【证候】眩晕，头重如裹，或伴视物旋转，胸闷作恶，呕吐痰涎，脘腹痞满，纳少神疲，舌体胖大、边有齿痕，苔白腻，脉濡滑。

【证候分析】痰浊中组，清阳不升，浊阴不降，痰浊上扰，蒙蔽清窍，则眩晕发作、视物旋转、头重如裹；痰浊中阻，浊气不降，胸阳不展，故胸闷作恶、呕吐痰涎；痰湿内盛，脾阳不振，则脘腹痞满、纳少神疲；舌体胖大且边有齿痕、苔白腻、脉濡滑，为痰浊中阻之象。

【治法】燥湿祛痰，健脾和胃。

【方药】半夏白术天麻汤（半夏、陈皮、白术、甘草、茯苓、天麻）加减。

2. 瘀血阻窍

【证候】眩晕，头痛，兼见健忘、失眠、心悸，面唇紫暗，古暗有瘀斑，脉涩或细涩。

【证候分析】瘀血阻窍，气机受阻，脑络不通，脑失所养，故眩晕时作；不通则痛，且头痛如刺；瘀血内阻，气血不畅，肌肤失养，故面唇紫暗；心血瘀阻，心神失养，故健忘、失眠、心悸；舌暗有瘀斑、脉涩或细涩，为瘀血之象。

【治法】祛瘀生新，通窍活络。

【方药】通窍活血汤（川芎、赤芍、桃仁、红花、大枣、麝香、老葱、黄酒、鲜姜）加减。

3. 风阳上扰

【证候】眩晕，耳鸣，头目胀痛，恼怒加重，急躁易怒，失眠多梦，面红目赤，肢麻震颤，舌红苔黄，脉弦或数。

【证候分析】肝阳化风，肝风内动，上扰清空，则眩晕、耳鸣、头目胀痛、恼怒加重；肝体失柔，肝用失疏，故急躁易怒；肝火扰动心神，则失眠多梦；肝阳亢盛，风火上炎，则见面红目赤；肢麻震颤为肝风内动之象；舌红苔黄、脉弦或数均为风阳上扰之象。

【治法】平肝潜阳，清火息风。

【方药】天麻钩藤饮（天麻、石决明、钩藤、牛膝、杜仲、桑寄生、黄芩、山栀、益母草、夜交藤、朱茯神）加减。

4. 气血亏虚

【证候】头晕目眩，动则加剧，劳累即发，面色无华，神疲乏力，倦怠懒言，唇甲不华，发色不泽，心悸少寐，舌淡苔薄白，脉细弱。

【证候分析】气血不足，脑失所养，故头晕目眩；劳则耗气，故眩晕加剧、遇劳则发；心主血脉，其华在面，气血亏虚致心血不足，气血两虚不能上荣于面，故见面色无华；气虚则神疲乏力、倦怠懒言；血虚不能充盈脉络，故唇甲不华、发色不泽；血不养心，则心悸少寐；舌淡、苔薄白、脉细弱，均为气血亏虚之象。

【治法】补养气血，健运脾胃。

【方药】归脾汤（人参、白术、黄芪、当归、熟地黄、木香、龙眼肉、大枣、茯苓、生姜、远志、酸枣仁）加减。

5. 肝肾阴虚

【证候】头晕目眩，耳鸣，视力减退，两目干涩，腰酸膝软，少寐多梦，健忘，咽干口燥，舌质红，苔少或无苔，脉细数。

【证候分析】脑为髓海，肾虚不能生髓，髓虚不能充脑，脑失所养，故头晕目眩、耳鸣；肝开窍于目，肝阴不足，目失滋养，故视力减退、两目干涩；腰为肾之府，肾主骨，肾精亏虚，则腰酸膝软；肾阴不足，不能上济心阴，心肾不交，神不守舍，故少寐多梦、健忘；阴津不足，故见咽干口燥；舌质红、苔少或无苔、脉细数，为阴虚之象。

【治法】滋养肝肾，益精填髓。

【方药】左归丸（熟地黄、山萸肉、山药、龟甲胶、鹿角胶、牛膝、枸杞子、菟丝子）加减。

第十一节 中 风

中风是以卒然昏仆、不省人事、半身不遂、口眼㖞斜、语言不利、偏身麻木为主症的病证，又名卒中。病轻者可无昏仆而仅见半身不遂及口眼㖞斜等症状。

一、病因病机

本病的病机变化多端，多由气（气虚、气逆）、血（瘀血）、痰（湿痰、风痰）、火（肝火、心火）、虚（阴虚、气虚）、风（肝风、外风）等因素，在一定条件作用下而致发病。其主要病机是气血逆乱，上犯于脑。病位在脑，与心、肝、脾、肾有关。

1. 内伤积损　素体阴亏血虚，阳盛火旺，风火易炽，或年老体衰，肝肾阴虚，肝阳偏亢，复因将息失宜，致使阴虚阳亢，气血上逆，上蒙神窍，突发本病。

2. 劳欲过度　烦劳过度，耗气伤阴，易使阳气暴张，引动风阳上旋，气血上逆，壅阻清窍；纵欲过度，房事不节，亦能引动心火，耗伤肾水，水不制火，则阳亢风动。

3. 饮食不节　嗜食肥甘厚味，或饮酒过度，致使脾失健运，聚湿生痰，痰湿生热，热极生风，终致风火痰热内盛，窜犯络脉，上阻清窍。

4. 情志所伤　五志过极，心火过盛，可引动内风而发卒中，其中以郁怒伤肝为多。平素忧郁恼怒，情志不畅，肝气不舒，气郁化火，则肝阳暴亢，引动心火，气血上冲于脑，神窍闭阻，遂致卒倒无知。或长期烦劳过度，精神紧张，虚火内生，阴精暗耗，日久导致肝肾阴虚，阳亢风动。

5. 气虚邪中　气血不足，脉络空虚，尤其在气候突变之际，风邪乘虚入中，气血痹阻，或痰湿素盛，形盛气衰，外风引动内风，痰湿闭阻经络，而致㖞僻不遂。

二、辨证论治

中风属本虚标实，应辨中经络与中脏腑、闭证与脱证等。中经络以平肝息风、化痰祛瘀通络为主。中脏腑闭证，治当息风清火、豁痰开窍、通腑泄热；脱证急宜救阴回阳固脱；对内闭外脱之证，则须醒神开窍与扶正固脱兼用。恢复期及后遗症期治宜扶正祛邪，常用育阴息风、益气活血等法。

（一）中经络

1. 肝阳暴亢

【证候】平素头晕头痛，面红目赤，心烦易怒，口苦咽干，便秘尿黄，偏瘫，肢体强痉，口舌歪斜，言语謇涩或不语，偏身感觉异常，舌质红或绛，苔黄或黄燥，脉弦或弦数。

【证候分析】素体阳盛，遇情志过极，或饮酒过度，内热化火生风，气血逆乱，脑脉痹阻或血溢于脑脉之外，神机受伤，上不制下，故见偏瘫、肢体强痉、口舌歪斜、言语謇涩或不语、偏身感觉异常；风火上犯清窍，则见头晕头痛、面红目赤；郁火扰心，则心烦易怒；肝经郁热，则口苦咽干；郁火累及阳明则便秘，内犯少阴则尿黄；舌质红或绛、苔黄或黄燥、脉弦或弦数，均是肝经郁热化火成毒伤阴之象。

【治法】平肝潜阳，泻火息风。

【方药】天麻钩藤饮（天麻、钩藤、石决明、桑寄生、益母草、黄芩、山栀、牛膝、夜交藤、朱茯神、杜仲）加减。

2. 风痰阻络

【证候】半身不遂，口舌歪斜，言语不利，肢体麻木，头晕目眩，舌质暗红，苔白腻或黄腻，脉滑。

【证候分析】素体肥胖，或嗜食肥甘酒肉，脾失健运，聚湿生痰，腠理致密，内热不得宣发，热极生风，夹痰上犯脑脉，使脑脉痹阻，或气血上冲，血溢于脑脉之外，神机失用，故半身不遂、口舌歪斜、言语不利、肢体麻木；痰阻清窍，清阳不展，则头晕目眩；舌质暗红、苔白腻或黄腻、脉滑，均是风痰阻络之象。

【治法】化痰息风通络。

【方药】化痰通络汤（半夏、茯苓、白术、胆南星、天竺、天麻、香附、丹参、大黄）加减。

3. 痰热腑实

【证候】偏瘫，言语謇涩或不语，偏身麻木，口舌歪斜，腹胀便秘而口臭，烦躁，舌质深红、瘀暗，苔黄厚腻干燥，脉弦滑。

【证候分析】素体阳旺，或饮食不节，中伤脾胃，运化不及，水谷不化精微而成痰浊，郁久化热，痰滞血瘀，脑脉痹阻或血溢于脑脉之外，神机失用，故偏瘫、言语謇涩或不语、偏身麻木、口舌歪斜；痰热熏蒸肠腑，传化失职，腑气不通，故腹胀、便秘而口臭；毒热内聚而身热；热扰心神则烦躁；舌质深红、瘀暗，苔黄厚腻干燥，脉弦滑大，均是痰热腑实之象。

【治法】通腑泄热化痰。

【方药】星蒌承气汤（瓜蒌、胆南星、生大黄、芒硝）加减。

4. 气虚血瘀

【证候】偏瘫，言语謇涩或不语，偏身麻木，口舌歪斜，面色㿠白，语声低怯，疲乏，心悸，自汗，舌质淡暗或有瘀斑，苔薄白或白腻，脉细缓或细涩。

【证候分析】年高体衰，气虚失其运血之力，瘀血痹阻脑脉，神机失用，故偏瘫、言语謇涩或不语、偏身麻木、口舌歪斜；气虚血不上荣，则面色㿠白；宗气不足，则语声低怯；气虚肌肉无力，则疲乏；气虚心神失养，则心悸；气虚不摄，则自汗；舌质淡暗或有瘀斑、苔薄白或白腻、脉细缓或细涩，均是气虚血瘀之象。

【治法】益气活血通络。

【方药】补阳还五汤（黄芪、桃仁、红花、川芎、当归尾、赤芍、地龙）加减。

5. 阴虚风动

【证候】偏瘫，言语謇涩或不语，偏身麻木，口舌歪斜，肢体颤动，五心烦热，失眠，头晕耳鸣，舌质红或暗红，苔少或光剥无苔，弦细或弦细数。

【证候分析】素体阴虚，劳倦内伤，或久患消渴，阴血内耗，阴不制阳，虚风内动，夹瘀血上犯脑脉，脑脉痹阻，神机失用，故偏瘫、言语謇涩或不语、偏身麻木、口舌歪斜；内盛则动，故肢体颤动；阴虚生内热，故五心烦热、失眠；肾阴不足，脑髓失充，则头晕耳鸣；舌质红或暗红、苔少或光剥无苔、弦细或弦细数，均为阴虚风动之象。

【治法】滋阴潜阳，息风通络。

【方药】镇肝熄风汤（白芍、天冬、玄参、川楝子、龙骨、牡蛎、龟甲、代赭石、牛膝、麦芽、茵陈、甘草）加减。

（二）中腑脏

1. 闭证

（1）风火闭窍

【证候】突然昏仆，不省人事，半身不遂，肢体强痉，口舌㖞斜，两目斜视或直视，面目红赤，口噤，项强，两手握固拘急，甚则抽搐，舌红或绛，苔黄燥，脉弦数。

【证候分析】素体肝旺，复加暴怒伤肝，或烦劳过度，肝阳暴张，阳化风动，气血逆乱，直冲犯脑，蒙蔽清窍，故见突然昏仆、不省人事、面目红赤、肢体强痉、口舌㖞斜；经络闭阻，则半身不遂；内风扰动，故两目斜视或直视；肝主筋，风火相煽，则筋脉拘急、肢强、口噤、项强、两手握固甚则可见抽搐；舌红或绛、苔黄燥、脉弦数，为里热之象。

【治法】清热息风，醒神开窍。

【方药】天麻钩藤饮（天麻、钩藤、石决明、杜仲、牛膝、桑寄生、山栀、黄芩、益母草、朱茯神、夜交藤）配合紫雪丹或安宫牛黄丸鼻饲。

（2）痰火闭窍

【证候】突然昏仆，不省人事，半身不遂，肢体强痉拘急，口舌㖞斜，鼻鼾痰鸣，痰多息促，身热，面红目赤，两目直视，或见抽搐，躁扰不宁，大便秘结，舌质红或红绛，苔黄腻或黄厚干，脉滑数有力。

【证候分析】素体肥胖，饮食不节伤脾，痰湿内盛，日久痰湿郁而化热，复因劳累、五志过极等致心火炽盛，痰随火升，上逆闭阻清窍而发病。痰火闭窍，故见突然昏仆、不省人事、半身不遂、肢体强痉拘急、口舌㖞斜、两目直视，甚则抽搐；痰火上扰，气道受阻，故鼻鼾痰鸣、痰多息促；痰火扰心，则躁扰不宁；痰火熏蒸，则身热、面红目赤；痰火内结阳明，腑气不通，则大便秘结；舌质红、苔黄腻或黄厚干、脉滑数有力，为痰火内盛之象。

【治法】清热涤痰，醒神开窍。

【方药】羚羊角汤（羚羊角、龟板、生地黄、白芍、牡丹皮、柴胡、薄荷、菊花、夏枯草、蝉衣、生石决明、大枣）配合至宝丹或安宫牛黄丸鼻饲。

（3）痰湿蒙窍

【证候】突然昏仆，不省人事，半身不遂，口舌㖞斜，面色晦暗，四肢逆冷，舌质暗淡，苔白腻，脉沉滑或缓。

【证候分析】素体脾气虚弱，水湿不运，湿聚为痰；或年老体衰，气不化津，致痰湿内生，复因劳累、过食辛辣烟酒及情志不调而引动痰湿，痰湿上犯，蒙蔽清窍，故见昏仆、不省人事；痰湿流窜经络，则半身不遂、口舌㖞斜；痰湿之邪易伤阳气，易阻气机，阳气被郁，故见四肢逆冷；卫阳之气不充肌肤，故面色晦暗；舌质暗淡、苔白腻、脉沉滑或缓，为阳气不足、痰湿内盛之象。

【治法】燥湿化痰，醒神开窍。

【方药】涤痰汤（半夏、茯苓、橘红、竹茹、郁金、石菖蒲、胆南星、天麻、钩藤、僵蚕）配合苏合香丸鼻饲。

2. 脱证（阴竭阳亡）

【证候】突然昏仆，不省人事，目合口张，肢体软瘫，鼻鼾息微，汗多，手撒肢冷，气息微弱，面色苍白，瞳孔散大，二便失禁，舌质淡紫，苔白腻，脉微欲绝。

【证候分析】脏腑精气衰竭，阳浮于上，阴竭于下，阴阳离绝，正气将脱，神无所依，故见突然昏仆、不省人事、目合口张、手撒、二便失禁等危症；气息微弱、面色苍白、瞳孔散大、汗多肢冷、肢体瘫痪、脉微欲绝，均为阴精欲绝、阳气暴脱之象。

【治法】回阳救阴，益气固脱。

【方药】参附汤（人参、附子）加减。

（三）后遗症

1. 半身不遂

【证候】半身不遂，患肢瘫软不用，或肢体麻木，口舌㖞斜，少气懒言，纳差，自汗，面色萎黄，或肢体强痉而屈伸不利，或见患肢浮肿，舌质淡紫或紫暗或有瘀斑，苔薄白或白腻，脉弦涩或脉细无力。

【证候分析】中风后期，病久气血已伤，致气血亏虚，气虚血行无力，血脉痹阻而致半身不遂；气虚血瘀，筋脉失养，故见患肢瘫软不用、麻木；阴亏血少，风阳内动，则见肢体强痉、屈伸不利；络道空虚，痰瘀内阻，故见口舌㖞斜；气虚则少气懒言、纳差、自汗；气血不能上荣，则面色萎黄；舌质淡紫或紫暗或有瘀斑、脉弦涩为血瘀之象，脉细无力为气虚之象。

【治法】益气活血，通经活络。

【方药】补阳还五汤（黄芪、桃仁、红花、赤芍、当归尾、川芎、地龙）加减。

2. 言语不利

【证候】言语不利或失语，舌强，口舌㖞斜，口角流涎，肢体麻木，半身不遂，舌质暗，苔腻，脉滑。

【证候分析】风痰瘀血阻滞舌本脉络，故见舌强、口舌㖞斜、口角流涎、言语不利，甚则失语；痰瘀阻络，气血运行不畅，故肢体麻木、半身不遂；舌暗苔腻、脉滑，为痰瘀之象。

【治法】祛风化痰，宣窍通络。

【方药】解语丹（天麻、胆星、附子、羌活、僵蚕、全蝎、远志、石菖蒲、木香）加减。

第十二节 胃 痛

胃痛，又称胃脘痛，是由于脾胃受损，气机不通所引起的，以胃脘部近心窝处疼痛为主症的病证。

一、病因病机

本病主要病机是胃脘本身之病变，或胃脘部脉络失和。总因胃气不通，不通则痛。病位在胃，与肝、脾关系密切，也与胆、肾有关。

1. 外邪犯胃　外感寒、热、湿诸邪，内客于胃，皆可致胃脘气机阻滞，不通则痛。

2. 饮食伤胃　饮食不节，或过饥过饱，损伤脾胃，胃气壅滞，致胃失和降，不通则痛。五味过极，辛辣无度，肥甘厚腻，饮酒如浆，则蕴湿生热，伤脾碍胃，气机壅滞。

3. 情志不畅　忧思恼怒，伤肝损脾，肝失疏泄，横逆犯胃，脾失健运，胃气阻滞，均致胃失和降，而发胃痛。

4. 素体脾虚　脾胃为仓廪之官，主受纳及运化水谷。若素体脾胃虚弱，运化失职，气机不畅，或中阳不足，中焦虚寒，失其温养而发生疼痛。

二、辨证论治

胃痛治疗上以理气和胃止痛为基本原则。邪实者以祛邪为急，正虚者以扶正当先，虚实夹杂者又应邪正兼顾。应用理气之品，中病即止，不可太过，以免伤津耗气。

1. 寒邪客胃

【证候】胃痛暴作，恶寒喜暖，得温痛减，遇寒加重，口淡不渴，或喜热饮，舌淡苔薄白，脉弦紧。

【证候分析】由于腹部受寒，或过食生冷，而致寒积于中，寒为阴邪，其性凝滞而致气血迟涩，其性收引而致脉绌急，故发胃痛暴作；寒邪凝滞，故恶寒喜暖、得温痛减、遇寒加重、口淡不渴或喜热饮；苔薄白、脉弦紧，皆为寒邪客胃之象。

【治法】温胃散寒，行气止痛。

【方药】香苏散（香附、苏叶、陈皮、甘草）合良附丸（高良姜、香附）加减。

2. 饮食伤胃

【证候】胃脘疼痛，胀满拒按，嗳腐吞酸，或呕吐不消化食物，其味腐臭，吐后痛减，不思饮食，大便不爽，得矢气及便后稍舒，舌苔厚腻，脉滑。

【证候分析】食滞中焦，脾胃运化失常，胃失和降，故胃脘疼痛、胀满拒按、不思饮食；食积胃脘，浊气上逆，故嗳腐吞酸或呕吐不消化食物，其味腐臭，吐后痛减，不思饮食；肠腑不畅，则大便不爽、得矢气及便后稍舒；苔厚腻、脉滑，皆为饮食停滞之象。

【治法】消食导滞，和胃止痛。

【方药】保和丸（神曲、山楂、莱菔子、茯苓、制半夏、陈皮、连翘）加减。

3. 肝气犯胃

【证候】胃脘胀痛，痛连两胁，遇烦恼则痛作或痛甚，胸闷嗳气，喜长叹息，嗳气、矢气则痛舒，大便不畅，舌苔多薄白，脉弦。

【证候分析】恼怒忧思，肝郁气滞，不得疏泄，则横逆犯胃乘脾，肝胃不和，故胃脘胀满、攻撑作痛；气病多走窜，胁为肝之居处，故脘痛连胁；气郁不舒，胃失和降，故胸闷嗳气、喜长叹息；肝气郁结，肠腑不畅，故大便不畅；肝喜条达而恶抑郁，故得嗳气、矢气则舒，遇烦恼郁怒则痛作或痛甚；苔薄白、脉弦，皆为肝气犯胃之象。

【治法】疏肝解郁，理气止痛。

【方药】柴胡疏肝散（柴胡、赤芍、川芎、香附、陈皮、枳壳、甘草）加减。

4. 湿热中阻

【证候】胃脘疼痛，痛势急迫，脘闷灼热，口干口苦，口渴而不欲饮，身重肢倦，纳呆恶心，小便色黄，大便不畅，舌红，苔黄腻，脉滑数。

【证候分析】饮食不节，嗜食肥甘厚味，酿生湿热，湿热之邪蕴结脾胃，故胃脘疼痛、嘈杂灼热；湿热困阻，津液不能上承，故口干口苦、渴不欲饮；湿浊困阻，机体失于濡养，故身重肢倦；湿热困阻脾胃，脾失健运，胃失和降，故纳呆恶心；湿热下移膀胱故小便色黄，下移大肠故大便不畅；舌苔黄腻、脉象滑数，皆为湿热中阻之象。

【治法】清化湿热，理气和胃。

【方药】清中汤（黄连、栀子、制半夏、茯苓、草豆蔻、陈皮、甘草）加减。

5. 瘀血停胃

【证候】胃脘疼痛，如针刺，似刀割，痛有定处，按之痛甚，痛时持久，食后加剧，入夜尤甚，或见吐血、黑便，舌质紫黯或有瘀斑，脉涩。

【证候分析】气滞血瘀，瘀血组络，故胃痛反复发作；瘀血停胃，故疼痛如针刺或刀割、痛有定处、按之痛甚、食后加剧、入夜尤甚；瘀痛日久，损伤络脉，血不循经，上溢则吐血，下溢则便血；舌质紫暗或有瘀斑、脉涩，皆为瘀血内停之象。

【治法】化瘀通络，理气和胃。

【方药】失笑散（五灵脂、蒲黄）合丹参饮（丹参、檀香、砂仁）加减。

6. 胃阴亏耗

【证候】胃脘隐隐灼痛，似饥而不欲食，口燥咽干，五心烦热，消瘦乏力，口渴思饮，大便干结，舌红少津，脉细数。

【证候分析】胃痛日久，因寒邪化热，或气郁化火，或胃热素盛，或治疗上长期使用温燥之药，或肝阴虚、肝阳亢，迫灼胃阴，而致胃液枯槁，郁火内生，故胃脘隐隐灼痛；胃津亏虚则胃纳失司，故似饥而不欲食；阴液亏乏，津不上承，故口燥咽干、口渴思饮；胃阴亏虚，内生虚热，故五心烦热、消瘦乏力；阴伤肠燥，故大便干结；舌红少津、脉细数，皆为胃阴亏虚之象。

【治法】养阴益胃，和中止痛。

【方药】一贯煎（生地黄、沙参、当归、枸杞子、麦冬、川楝子）合芍药甘草汤（白芍、炙甘草）加减。

7. 脾胃虚寒

【证候】胃痛隐隐，绵绵不休，喜温喜按，空腹痛甚，得食则缓，劳累或受凉后发作或加重，泛吐清水，神疲纳呆，四肢倦怠，手足不温，大便溏薄，舌淡苔白，脉虚弱或迟缓。

【证候分析】胃痛日久不愈，脾胃阳虚，纳运不健，胃失温煦，中寒内生，故胃痛隐隐，绵绵不休，喜暖喜按，空腹痛甚，得食则缓，劳累或受凉后发作或加重；脾阳不振，寒湿内生，饮邪上逆，故泛吐清水；脾为气血生化之源，脾气不足则气血虚弱，机体失养，故神疲纳呆、四肢倦怠；脾主四肢，阳气虚，不达四末，故手足不温；脾虚不运，转输失常，故大便溏薄；舌淡苔白、脉虚弱，皆为脾胃虚寒之象。

【治法】温中健脾，和胃止痛。

【方药】黄芪建中汤（黄芪、桂枝、生姜、白芍、炙甘草、饴糖、大枣）加减。

第十三节　泄　泻

泄泻是以排便次数增多，粪质稀溏或完谷不化，甚至泻出如水样为主症的病证。泄，缓泄之意；泻，暴泻之意。二者之轻重有别。

一、病因病机

本病的主要病机是脾虚湿盛。病位主要在脾胃、大肠、小肠，与肝、肾有关。

1. 感受外邪　外感寒湿暑热之邪均可引起泄泻，其中以湿邪最为多见。湿邪易困脾土，寒邪和暑热之邪，既可侵袭皮毛肺卫，从表入里，使脾胃升降失司，亦能夹湿邪为患，直接损伤脾胃，导致运化失常，清浊不分，引起泄泻。

2. 饮食所伤　误食馊腐不洁之物，使脾胃受伤，或饮食过量，停滞不化，或恣食肥甘辛辣，致湿热内蕴，或过食生冷，寒气伤中，均能化生寒、湿、热、食滞之邪，使脾运失职，升降失调，清浊不分，发生泄泻。

3. 情志失调　忧郁恼怒，精神紧张，易致肝气郁结，木郁不达，横逆犯脾；忧思伤脾，土虚木乘，均可使脾失健运，气机升降失常，遂致本病。

4. 病后体虚　久病失治，脾胃受损，日久伤肾，脾失温煦，运化失职，水谷不化，积谷为滞，湿滞内生，遂成泄泻。

5. 禀赋不足　由于先天不足，禀赋虚弱，或素体脾胃虚弱，不能受纳运化某些食物，易致泄泻。

二、辨证论治

本病以排便次数增多、粪质稀薄为特征。首先要区别寒热、虚实，不同病因选用不同方法治疗，实证以祛邪为主，虚证以扶正为主。同时须注意饮食调节。

（一）暴泻

1. 寒湿内盛

【证候】泄泻清稀，甚则如水样，脘闷食少，腹痛肠鸣，或兼外感风寒，则恶寒、发热、头痛、肢体酸痛，舌苔白或白腻，脉濡缓。

【证候分析】外感寒湿之邪，侵袭胃肠，或内伤生冷瓜果，脾失健运，升降失调，水谷不化，清浊不分，肠腑传导失司，故见大便清稀，甚则泻下如水样；寒湿内盛，胃肠气机受阻，则腹痛肠鸣；寒湿困脾，则脘闷食少；若兼风寒之邪袭表，则见头痛、肢体酸痛、恶寒发热；苔白腻、脉濡缓，为寒湿内盛之象。

【治法】芳香化湿，解表散寒。

【方药】藿香正气散（藿香、白术、茯苓、半夏曲、陈皮、厚朴、大腹皮、紫苏、白芷、桔梗、炙甘草）加减。

2. 湿热伤中

【证候】泄泻腹痛，泻下急迫，或泄而不爽，粪色黄褐，气味臭秽，肛门灼热，烦热口渴，小便短黄，舌质红，苔黄腻，脉滑数或濡数。

【证候分析】感受湿热之邪，肠腑传化失常，而发生泄泻；肠中有热，热邪类火，火性急迫，故泻下急迫；湿热互结，腑气不畅，则泄而不爽；湿热下注，故肛门灼热、粪便色黄褐而臭、小便短黄；烦热口渴、苔黄腻、脉濡数或滑数，均为湿热内盛之象。

【治法】清热燥湿，分利止泻。

【方药】葛根芩连汤（葛根、黄芩、黄连、炙甘草）加减。

3. 食滞肠胃

【证候】腹痛肠鸣，泻下粪便臭如败卵，泻后痛减，脘腹胀满，嗳腐酸臭，不思饮食，舌苔垢浊或厚腻，脉滑。

【证候分析】饮食不节，宿食内停，阻滞胃肠，传化失常，故腹痛肠鸣、脘腹痞满；宿食不化，则浊气上逆，故嗳腐吞酸、不思饮食；泻后腐浊之邪得以外出，故腹痛减轻；苔厚腻、脉滑，皆是宿食内停之象。

【治法】消食导滞，和中止泻。

【方药】保和丸（神曲、山楂、莱菔子、半夏、陈皮、茯苓、连翘）加减。

（二）久泻

1. 脾胃虚弱

【证候】大便时溏时泻，迁延反复，食少，食后脘闷不舒，稍进油腻食物，则大便次数增加，面色萎黄，神疲倦怠，舌质淡，苔白，脉细弱。

【证候分析】脾胃虚弱，运化无权，水谷不化，清浊不分，故大便溏泻；脾阳不振，运化失常，则饮食减少、脘腹胀闷不舒、稍进油腻食物则大便次数增加；久泻不止，脾胃虚弱，气血来源不足，故面色萎黄、神疲倦怠；舌质淡、苔白、脉细弱，乃脾胃虚弱之象。

【治法】健脾益气，化湿止泻。

【方药】参苓白术散（人参、白术、茯苓、甘草、砂仁、陈皮、桔梗、白扁豆、山药、莲子肉、薏苡仁）加减。

2. 肾阳虚衰

【证候】黎明前脐腹作痛，肠鸣即泻，完谷不化，腹部喜暖，泻后则安，形寒肢冷，腰膝酸软，舌淡苔白，脉沉细。

【证候分析】泄泻日久，肾阳虚衰，不能温养脾胃，运化失常，水谷下趋肠道而泻；黎明之前阴寒较盛，阳气未振，故见脐腹作痛、肠鸣即泻，又称为"五更泻"；泻后则腑气通利，故泻后则安、腹痛得止；阳虚不能腐熟水谷，故泻下完谷不化；肾阳虚衰，失于温煦，故腹部喜暖、形寒肢冷；腰为肾之外府，肾阳衰惫，故见腰膝酸软；舌质淡、苔白、脉沉细，为脾肾阳气不足之象。

【治法】温肾健脾，固涩止泻。

【方药】四神丸（补骨脂、肉豆蔻、吴茱萸、五味子）加减。

3. 肝气乘脾

【证候】泄泻肠鸣，腹痛攻窜，矢气频作，伴有胸胁胀闷，嗳气食少，每因抑郁恼怒或情绪紧张而发，舌淡红，脉弦。

【证候分析】忧思恼怒或情绪紧张时，气机不利，肝失条达，横逆侮脾，气滞于中则腹痛攻窜、矢气频作，每因抑郁恼怒或情绪紧张而发；脾运无权，水谷下趋则泄泻；肝失疏泄，脾虚不运，故胸胁胀闷、嗳气食少；舌淡红、脉弦，是为肝旺脾虚之象。

【治法】抑肝扶脾。

【方药】痛泻要方（白芍、白术、陈皮、防风）加减。

第十四节　便　　秘

便秘是指以大便排出困难、排便时间或排便间隔时间延长为临床特征的一种病证。古人称为"脾约""阴结""阳结"等。

一、病因病机

本病主要病机是大肠传导失常。病位主要在大肠，与脾、胃、肺、肝、肾有关。

1. 饮食不节　过食辛辣肥甘厚味，导致肠胃积热，大便干结；或恣食生冷，致阴寒凝滞，胃肠传导失司，造成便秘。

2. 情志失调　忧愁思虑过度，或久坐少动，每致气机郁滞，不能宣达，于是通降失常，传导失职，糟粕内停，不得下行，而致大便秘结。

3. 年老体虚　素体虚弱，或病后、产后及年老体虚之人，气血两亏，气虚则大肠传送无力，血虚则津枯肠道失润，甚则致阴阳俱虚，阴亏则肠道失荣，导致大便干结、便下困难，阳虚则肠道失于温煦，阴寒内结，导致便下无力、大便艰涩。

4. 感受外邪　外感寒邪可导致阴寒内盛，凝滞胃肠，失于传导，糟粕不行而成冷秘。若热病之后，肠胃燥热，耗伤津液，大肠失润，亦可致大便干燥，排便困难。

二、辨证论治

本病应首辨虚实，治疗以"通"便为原则，但通不是单纯通下之法。气滞宜顺气导滞，燥热宜清热润下，气虚宜益气健中，血虚宜养血润燥，阴虚宜滋阴润肠，阳虚宜温阳通便。根据病情轻重及兼证不同，采用不同治疗方法。

（一）实秘

1. 热秘

【证候】大便干结，腹胀腹痛，口干口臭，面红心烦，或有身热，小便短赤，舌红，苔黄燥，脉滑数。

【证候分析】肠胃积热，或热病余邪未清，热盛伤津，肠道津液枯燥，故大便干结、腹胀腹痛；积热熏蒸于上，故口干口臭；热盛于内，故面红身热、心烦不安；热移于膀胱，故小便短赤；舌质红、苔黄燥或焦黄起芒刺，均为热已伤津化燥，脉滑数为里实之象。

【治法】泄热导滞，润肠通便。

【方药】麻子仁丸（大黄、枳实、厚朴、麻子仁、杏仁、白蜜、白芍）加减。

2. 气秘

【证候】大便干结，或不甚干结，欲便不得出，或便而不爽，肠鸣矢气，腹中胀痛，嗳气频作，纳食减少，胸胁痞满，舌苔薄，脉弦。

【证候分析】情志失和，肝气郁结，致传导失常，故大便干结、欲便不出、腹中胀痛；腑气不通，气不下行而上逆，故胸胁满闷、嗳气呃逆；糟粕内停，脾气不运，故肠鸣矢气、纳食减少；苔薄、脉弦，为肝脾不和之象。

【治法】顺气导滞。

【方药】六磨汤（木香、乌药、沉香、大黄、槟榔、枳实）加减。

3. 冷秘

【证候】大便艰涩，腹痛拘急，胀满拒按，胁下偏痛，手足不温，呃逆呕吐，舌苔白腻，脉弦紧。

【证候分析】恣食生冷，或外感寒邪，或过服寒凉，导致阴寒内结，糟粕内停，肠道传导失常，故大便干涩难以排出、腹痛拘急而胀满拒按、胁下偏痛；阴寒内盛，温煦无权，故手足不温；胃失和降，则呃逆呕吐；舌苔白腻、脉弦紧，均为阴寒积滞之象。

【治法】温里散寒，通便止痛。

【方药】温脾汤（附子、干姜、当归、芒硝、人参、大黄、甘草）合半硫丸（半夏、硫黄）加减。

（二）虚秘

1. 气虚秘

【证候】大便并不干硬，虽有便意，但排便困难，用力努挣则汗出短气，便后乏力，面白神疲，肢倦懒言，舌淡苔白，脉弱。

【证候分析】肺脾气虚，运化失职，大肠传导无力，故虽有便意但排便困难、粪便不一定干硬；肺气虚，故用力努挣则汗出短气、便后乏力；脾气虚，化源不足，故面白神疲、肢倦懒言；舌淡苔白、脉弱，均为气虚之象。

【治法】益气润肠。

【方药】黄芪汤（黄芪、麻仁、白蜜、陈皮）加减。

2. 血虚秘

【证候】大便干结，面色无华，头晕目眩，心悸气短，健忘，口唇色淡，舌淡苔白，脉细。

【证候分析】血虚津少，不能下润大肠，肠道干涩，故大便干结；血虚不能上荣，故面色无华、口唇色淡、头晕目眩；心血不足，故心悸气短、健忘；舌淡、苔白、脉细，均为阴血不足之象。

【治法】养血润燥。

【方药】润肠丸（当归、生地黄、麻仁、桃仁、枳壳）加减。

3. 阴虚秘

【证候】大便干结，如羊屎状，形体消瘦，头晕耳鸣，两颧红赤，心烦少眠，潮热盗汗，腰膝酸软，舌红少苔，脉细数。

【证候分析】阴津不足，肠道失于濡润，传导失司，故大便干结，如羊屎状；阴虚形无以充，则形体消瘦；阴精不足，髓海空虚，故头晕耳鸣、腰膝酸软；阴虚生内热，故两颧红赤、心烦少眠、潮热盗汗；舌红、少苔、脉细数，均为阴液亏虚之象。

【治法】滋阴通便。

【方药】增液汤（玄参、麦冬、生地黄）加减。

4. 阳虚秘

【证候】大便干或不干，排出困难，小便清长，面色㿠白，四肢不温，腹中冷痛，或腰膝酸冷，舌淡苔白，脉沉迟。

【证候分析】阳气虚衰，寒自内生，肠道传送无力，故大便干或不干、排出困难；阳虚内寒，温煦无权，则小便清长、面色㿠白、四肢不温；阴寒内盛，寒主凝敛收引，故腹中冷痛；肾阳亏虚，故腰膝酸冷；舌淡苔白、脉沉迟，均为阳虚之象。

【治法】温阳通便。

【方药】济川煎（肉苁蓉、牛膝、当归、升麻、泽泻、枳壳）加减。

第十五节　黄　疸

黄疸是胆汁不循常道而外溢，引发以目黄、身黄、小便黄为主症的一种病证，其中目睛黄染尤为本病的重要特征。

一、病因病机

本病的主要病机是胆液不循常道而外溢。病位主要在肝、胆，与脾胃有关。

1. 感受时邪疫毒　时邪疫毒自口而入，蕴于中焦，脾胃运化失常，湿热交争于肝胆，肝失疏泄，胆汁不循常道，渗入血液，溢于肌肤而发黄。

2. 饮食所伤　饥饱失常或嗜酒过度，过食肥甘，误食毒物，皆能损伤脾胃，致运化失常，湿浊内生，郁而化热，湿热熏蒸肝胆，胆汁外溢而发黄。

3. 脾胃虚寒 素体脾胃虚弱或劳倦过度伤脾，运化失司，气血亏损，久之肝失所养，疏泄失职而胆汁外溢；或病后脾阳受伤，湿从寒化，寒湿阻滞中焦，胆汁外溢于肌肤而发黄。

4. 积聚 积聚日久不消，瘀血阻滞胆道，胆汁外溢而发黄。

5. 虫砂内生 饮食不洁，湿热内生，虫聚腹中，上扰于胆；情志不畅，气机怫郁，或经受大惊大恐，均能伤及肝胆，致肝失条达，胆失疏泄，郁久化热，久经煎熬，结成砂石，均致胆道被阻，胆汁外溢而发黄。

二、辨证论治

本病以目黄为主要特征。首辨阴黄与阳黄：黄色鲜明如橘色，病程短，属热证、实证者多为阳黄；黄色晦暗如烟熏，病程长，属寒证、虚证者多为阴黄。"湿"邪为本病的关键因素。"诸病黄家，但利其小便"，故化湿邪、利小便为本病的基本治法。

（一）阳黄

1. 热重于湿

【证候】身目俱黄，黄色鲜明，发热口渴，或见心中懊恼，腹部胀闷，口干而苦，恶心呕吐，小便短少黄赤，大便秘结，舌苔黄腻，脉象弦数。

【证候分析】湿热蕴蒸，胆汁外溢肌肤，因热为阳邪，故色黄鲜明；湿热之邪内盛，耗伤津液，膀胱为热邪所扰，气化不利，则发热口渴、小便短少黄赤；阳明热盛，则大便秘结；腑气不通，则腹部胀满；湿热熏蒸，胃浊和胆汁上逆，故心中懊恼、恶心呕吐、口干而苦；舌苔黄腻、脉象弦数，为热重于湿之象。

【治法】清热通腑，利湿退黄。

【方药】茵陈蒿汤（茵陈、栀子、大黄）加减。

2. 湿重于热

【证候】身目俱黄，黄色不及前者鲜明，头重身困，胸脘痞满，食欲减退，恶心呕吐，腹胀或大便溏垢，舌苔厚腻微黄，脉象濡数。

【证候分析】湿热壅滞，胆汁不循常道，溢于肌肤，故身目色黄；因湿重于热，湿为阴邪，故其色不如前者鲜明；湿困肌表，故头重身困；湿困脾胃，故胸脘痞闷、食欲减退、恶心呕吐、腹胀便溏；苔厚腻微黄、脉濡数，为湿重热轻之象。

【治法】利湿化浊运脾，佐以清热。

【方药】茵陈五苓散（茵陈、桂枝、茯苓、白术、泽泻、猪苓）合甘露消毒丹（滑石、茵陈、黄芩、石菖蒲、川贝母、木通、藿香、射干、连翘、薄荷、白蔻仁）加减。

3. 胆腑郁热

【证候】身目发黄，黄色鲜明，上腹、右胁胀闷疼痛，牵引肩背，呕吐呃逆，身热不退或寒热往来，口苦咽干，尿黄赤，大便秘，舌红苔黄，脉弦滑数。

【证候分析】饮食不节，甘肥酒热过度，以致湿热内蕴，砂石内结，肝胆失泄，胆汁泛溢肌肤，则身目发黄、黄色鲜明；肝脾气机壅滞，则上腹、右胁胀痛、牵引肩背；脾胃失和，则见呕吐呃逆；胆腑郁热，则身热不退或寒热往来、口苦咽干、尿赤便秘；舌红苔黄、脉弦滑数，均为胆腑郁热之象。

【治法】疏肝泄热，利胆退黄。

【方药】大柴胡汤（柴胡、黄芩、半夏、大黄、枳实、白芍、生姜、大枣）加减。

4. 疫毒炽盛（急黄）

【证候】发病急骤，黄疸迅速加深，其色如金，皮肤瘙痒，高热口渴，胁痛腹满，神昏谵语，烦躁抽搐，或见衄血、便血，或肌肤瘀斑，舌质红绛，苔黄而燥，脉弦滑或数。

【证候分析】湿热疫毒炽盛，壅滞脾胃肝胆，胆汁失于疏泄，故见黄疸迅速加深，其色如金；胆汁溢于肌肤，则皮肤瘙痒；热毒灼津，则高热口渴；脾胃肝胆气机壅滞，则胁痛腹满；湿热疫毒，深入营血，内陷心肝，则神昏谵语、烦躁抽搐；热毒迫血妄行，则见衄血、便血或肌肤瘀斑；舌红绛、苔黄燥、脉滑数，均为热毒深重、深入营血之象。

【治法】清热解毒，凉血开窍。

【方药】千金犀角散（犀角用水牛角代、黄连、栀子、茵陈、升麻）加味。

（二）阴黄

1. 寒湿阻遏

【证候】身目俱黄，黄色晦暗，或如烟熏，脘腹痞胀，纳谷减少，大便不实，神疲畏寒，口淡不渴，舌淡，苔腻，脉濡缓或沉迟。

【证候分析】饮食不节，饥饱生冷，或劳倦太过，病后伤正，导致脾胃受损，中阳不振，寒湿滞留，肝胆失于疏泄，胆汁外溢肌肤，出现黄疸晦暗如烟熏；脾运失健，则脘痞腹胀、纳少便溏；中阳不振，寒湿内盛，则神疲畏寒、口淡不渴；舌淡、苔腻、脉濡或沉迟，均为寒湿阻遏之象。

【治法】温中化湿，健脾和胃。

【方药】茵陈术附汤（附子、白术、干姜、茵陈、甘草、肉桂）加减。

2. 脾虚湿滞

【证候】面目及肌肤淡黄，甚则晦暗不泽，肢软乏力，心悸气短，腹胀纳少，大便溏薄，舌质淡苔薄，脉濡细。

【证候分析】黄疸日久，脾虚失健，气血亏败，湿滞残留，以致黄疸色淡，晦暗不泽；气血不足，心脾亏虚，失于濡养，故见心悸气短、肢软乏力；脾虚不健，则腹胀纳少、大便溏薄；舌质淡、苔薄、脉濡细，均为脾虚湿滞之象。

【治法】健脾养血，利湿退黄。

【方药】黄芪建中汤（黄芪、桂枝、生姜、白芍、甘草、大枣、饴糖）加减。

第十六节 鼓 胀

鼓胀是以腹大胀满、绷急如鼓、皮色苍黄、脉络显露为特征的一类疾病,有"水蛊""蛊胀""蜘蛛蛊"等名称。

一、病因病机

本病主要病机是肝、脾、肾三脏受损,气结、血瘀、水裹积于腹内所致。

1. 情志所伤 情志抑郁,肝气郁结,气机不利,则血液运行不畅,以致肝之脉络为瘀血所阻滞,或肝气郁结,脾土运化失职,水液运化发生障碍,以致水湿潴留与瘀血蕴结日久不化,痞塞中焦,而成鼓胀。

2. 酒食不节 嗜酒过度,饮食不节,脾胃受伤,运化失职,酒湿浊气蕴结中焦,气机升降失常,损伤肝肾,气滞不畅,血行受阻,开阖不利,致使气、血、水互结,遂成鼓胀。

3. 劳欲过度 肾藏精为先天之本,脾主运化为后天之源,二者为生命之根本。劳欲过度伤及脾肾,脾伤则不能运化水谷,水湿自生,肾损则气化不行,湿聚水生而成鼓胀。

4. 脾虚食积 饮食积滞,胃纳失常,脾虚不运,气血不足,致使水湿、食积交杂不化,渐成鼓胀。

5. 感染血吸虫 在血吸虫流行地区,遭受血吸虫感染,又未能及时治疗,内伤肝脾,脉络瘀阻,升降失常,清浊相混,逐渐而成鼓胀。

6. 黄疸、积聚失治 黄疸本由湿热、寒湿所致,久则肝脾肾三脏俱病而气血凝滞,水饮内停渐成鼓胀。积聚本由气郁与痰血凝聚而成,致使肝脾气血运行不畅,肾与膀胱气化失司,而成水湿停聚,气滞血瘀,演成鼓胀。

二、辨证论治

本病首辨虚实。治疗须分清气滞、血瘀、湿热和寒湿之偏盛,用理气祛湿、行气活血、健脾利水等法。必要时用逐水峻剂,但不宜攻伐太过,遵循"衰其大半而止"的治疗原则。鼓胀多为虚实错杂、本虚标实之证,治疗时宜攻补兼施,补虚不忘泻实,泻实不忘补虚。

1. 气滞湿阻

【证候】腹胀按之不坚,胁下胀满或疼痛,饮食减少,食后胀甚,得嗳气、矢气稍减,小便短少,舌苔薄白腻,脉弦。

【证候分析】由于肝气郁滞,脾运不健,湿阻中焦,浊气充塞,故腹胀不坚;肝失条达,络气痹阻,故胁下胀满疼痛;气滞中满,脾胃运化失职,故食少易胀、食后胀甚、嗳气不适;气壅湿阻,水道不利,故小便短少;脉弦、苔白腻,为肝郁湿阻之象。

【治法】疏肝理气,运脾利湿。

【方药】柴胡疏肝散（柴胡、陈皮、枳壳、赤芍、甘草、香附、川芎）合胃苓汤（甘草、茯苓、苍术、陈皮、白术、桂枝、泽泻、猪苓、厚朴、生姜、大枣）加减。

2. 水湿困脾

【证候】腹大胀满，按之如囊裹水，甚则颜面微浮，下肢浮肿，脘腹痞胀，得热稍舒，精神倦怠，怯寒懒动，小便少，大便溏，舌苔白腻，脉缓。

【证候分析】由于脾阳不振，寒湿停聚，水蓄不行，故腹大胀满、按之如囊裹水，甚则颜面微浮；寒水相搏，中阳不运，故脘腹痞胀、得热稍舒；脾为湿困，阳气失于舒展，故精神倦怠、怯寒懒动；寒湿困脾，兼伤肾阳，水液不行，故小便少、大便溏、下肢浮肿；苔白腻、脉缓，均是湿盛阳微之象。

【治法】温中健脾，行气利水。

【方药】实脾饮（白术、苍术、附子、干姜、厚朴、木香、草果、大腹皮、茯苓、木瓜）加减。

3. 湿热蕴结

【证候】腹大坚满，脘腹胀急，烦热口苦，渴不欲饮，或有面、目、皮肤发黄，小便赤涩，大便秘结或溏垢，舌边尖红，苔黄腻或兼灰黑，脉象弦数。

【证候分析】由于湿热互结，浊水停聚，故腹大坚满、脘腹胀急；湿热上蒸，浊水内停，故烦热口苦、渴不欲饮；湿热阻于胃肠，故大便秘结或溏垢；湿热下注，气化不利，故小便赤涩；如湿热熏蒸肌肤，则面、目、皮肤发黄；舌红、苔黄腻或兼灰黑、脉弦数，均为湿热壅盛之象。

【治法】清热利湿，攻下逐水。

【方药】中满分消丸（厚朴、枳实、黄连、知母、半夏、陈皮、茯苓、猪苓、泽泻、砂仁、姜黄、干姜、人参、白术、炙甘草）合茵陈蒿汤（茵陈、栀子、大黄）加减。

4. 瘀结水留

【证候】脘腹坚满，青筋显露，胁下癥结痛如针刺，面色晦暗黧黑，或见赤丝血缕，面、颈、胸、臂出现血痣或蟹爪纹，口干不欲饮水，或见大便色黑，舌质紫黯或有紫斑，脉细涩。

【证候分析】瘀血阻于肝脾络脉之中，隧道不通，致水气内聚，故腹大坚满、青筋显露、胁腹刺痛；郁热蕴阻下焦，病邪日深，入肾则面色黧黑，入血则面颈胸臂处出现血痣、手掌赤痕、唇色紫褐；由于水浊聚而不行，故口渴饮水而不能下；大便色黑，乃阴络之血外溢；舌紫黯或有紫斑、脉细涩，乃血瘀停滞之象。

【治法】活血化瘀，行气利水。

【方药】调营饮（当归、赤芍、川芎、莪术、延胡索、桑白皮、槟榔、葶苈子、瞿麦、丹参、大黄）加减。

5. 阳虚水盛

【证候】腹大胀满，形似蛙腹，朝宽暮急，面色苍黄，脘闷纳呆，神倦怯寒，肢冷浮肿，小便短少不利，舌体胖，质紫，苔淡白，脉沉细无力。

【证候分析】阳气不运，水寒之气不行，故腹大胀满，形如蛙腹，撑胀不甚，入暮尤甚；脾阳虚不能运化水谷，故脘闷纳呆、便溏；阳气不能敷布于内外，故神倦怯寒、肢冷；若水湿下注，则下肢浮肿；肾阳不足，膀胱气化不行，故小便不利；面色苍黄，为脾肾阳虚的表现；舌体胖边有齿痕、脉沉弱无力，均为脾肾阳虚之象。

【治法】温补脾肾，化气利水。

【方药】附子理苓汤（炮附子、人参、白术、炮姜、炙甘草、白术、泽泻、猪苓、茯苓、桂枝）或济生肾气丸（熟地黄、山药、山茱萸、牡丹皮、茯苓、泽泻、炮附子、牛膝、车前子、肉桂）加减。

6. 阴虚水停

【证候】腹大胀满，或见青筋暴露，面色晦滞，唇紫，口干而燥，心烦失眠，时或鼻衄，牙龈出血，小便短少，舌质红绛少津，苔少或光剥，脉弦细数。

【证候分析】肝肾阴虚，津液不能输布，水液停聚中焦，血瘀不行，故腹胀大，甚者青筋暴露，小便短少，面色晦暗；心烦、失眠、衄血，均为阴虚内热、热伤阳络之象；阴虚津液不能上承，故口干燥；舌红绛少津、脉弦细数，亦是肝肾阴血亏损之象。

【治法】滋肾柔肝，养阴利水。

【方药】六味地黄丸（熟地黄、山药、山萸肉、泽泻、茯苓、牡丹皮）合一贯煎（生地黄、当归、麦冬、枸杞子、川楝子、沙参）加减。

第十七节　水　　肿

水肿是体内水液潴留，泛滥肌肤，表现以头面、眼睑、四肢、腹背，甚至全身浮肿为特征的一类病证。

一、病因病机

本病的主要病机是肺失通调、脾失转输、肾失开阖、膀胱气化不利。病位在肺、脾、肾、三焦。

1. 风邪外袭，肺失通调　风邪外袭，内舍于肺，肺失宣降，水道不通，以致风遏水阻，风水相搏，泛溢肌肤，发为水肿。

2. 湿毒浸淫，内归脾肺　因肌肤痈疡疮毒未能清解消透，疮毒内归脾肺，导致水液代谢受阻，溢于肌肤，而成水肿。

3. 水湿浸渍，脾气受阻　久居湿地，或冒雨涉水，水湿之气内侵，或平素饮食不节，过食生冷，使脾为湿困，失其健运之职，致水湿停聚不行，泛于肌肤，而成水肿。

4. 湿热内盛，三焦壅滞　湿热久羁，或湿郁化热，中焦脾胃失其升清降浊之能，三焦为之壅滞，水道不通，而成水肿。

5. 饮食劳倦，伤及脾胃　饮食不节，或劳倦过度，脾气受损，运化失司，水湿停聚不行，泛滥肌肤，而成水肿。

6. 房劳过度，内伤肾元　生育不节，房劳过度，肾精亏耗，肾气内伐，不能化气行水，遂使膀胱气化失常，开阖不利，水液内停，形成水肿。

二、辨证论治

首先辨别阴水、阳水。发汗、利尿、泻下逐水为治疗水肿的基本原则。现代临床常用的方法：一是上下异治，即上半身肿以发汗为主、下半身肿以利小便为主。二是阴阳分治，即阳水可发汗、利小便或攻逐，以祛邪为主；阴水健脾、温肾，以扶正为主。

（一）阳水

1. 风水相搏

【证候】眼睑浮肿，继则四肢及全身皆肿，来势迅速，小便量少，恶寒，发热，肢节酸重，咳喘，苔薄白，脉浮紧或浮滑。

【证候分析】风邪袭表，肺气闭塞，通调失职，风遏水阻，风邪与水液相搏，风助水势，故见水肿起于面目，很快遍及全身，小便不利；邪在肌表，卫外的阳气受到遏制，故可见恶寒、发热、肢节酸重；水气侵犯肺脏，宣降功能失职，所以咳嗽而喘；苔薄白、脉浮紧或浮滑，是风水偏寒之象。

【治法】疏风清热，宣肺行水。

【方药】越婢加术汤（麻黄、甘草、白术、大枣、石膏、生姜）加减。

2. 湿毒浸淫

【证候】眼睑浮肿，延及周身，皮肤光亮，身发疮痍，甚则溃烂，小便不利，恶寒发热，舌红，苔黄腻，脉浮数或滑数。

【证候分析】肺主皮毛，脾主肌肉，肌肤疮痍湿毒未能及时清热消散，故见身发疮痍，甚则溃烂；内归脾肺，致肺不能通调水道，脾不能运化水湿而小便不利；风为百病之长，故病之初起，多兼风邪，是以肿起眼睑，延及周身，有恶寒发热之象；舌红、苔黄腻、脉浮数或滑数，是风邪夹湿毒之象。

【治法】宣肺解毒，利湿消肿。

【方药】麻黄连翘赤小豆汤（麻黄、杏仁、桑白皮、连翘、赤小豆）合五味消毒饮（金银花、野菊花、蒲公英、紫花地丁、紫背天葵）加减。

3. 水湿浸渍

【证候】全身水肿，下肢明显，肿势日甚，按之没指，小便短少，身体困重，胸闷纳呆或痞满不饥，苔白腻，脉沉缓，起病缓慢，病程较长。

【证候分析】水湿内侵，脾气受困，脾阳不振，水湿停聚不行，泛于肌肤，而成水肿；水湿阴邪下趋，故下肢明显；水湿内聚，三焦决渎失司，膀胱气化失常，故见小便短少；水湿日增而无出路，横溢肌肤，故肿势日甚，按之没指；脾为湿困，阳气不得舒展，故见身体困重、胸闷纳呆或痞满不饥；苔白腻、脉沉缓，为湿盛脾弱之象；湿为黏腻之邪，不易骤化，故病程较长。

【治法】运脾化湿，通阳利水。

【方药】五皮饮（桑白皮、陈皮、大腹皮、茯苓皮、生姜皮）合胃苓汤（苍术、厚朴、陈皮、生姜、大枣、甘草、桂枝、白术、茯苓、猪苓、泽泻）加减。

4. 湿热壅盛

【证候】遍体浮肿，皮肤绷急光亮，胸脘痞闷，烦热口渴，小便短赤，或大便干结，舌红，苔黄腻，脉沉数或濡数。

【证候分析】水湿之邪，郁而化热，湿热之邪壅滞于肌肤经隧之间，故遍身浮肿而皮肤绷急光亮；由于湿热壅滞三焦，气机通降失常，故见胸脘痞闷；若热邪偏重者，津液被耗，故见烦渴、小便短赤、大便干结；舌红、苔黄腻、脉沉数或濡数，均为湿热壅盛之象。

【治法】分利湿热。

【方药】疏凿饮子（羌活、秦艽、大腹皮、茯苓皮、生姜皮、赤小豆、泽泻、椒目、槟榔）加减。

（二）阴水

1. 脾阳虚衰

【证候】身肿日久，腰以下为甚，按之凹陷不起，脘闷纳减，腹胀便溏，面色萎黄，神疲肢冷，小便短少，舌质淡，苔白腻或白滑，脉沉缓或沉弱。

【证候分析】中阳不振，健运失司，气不化水，以致下焦水邪泛滥，故见水肿腰以下尤甚，按之凹陷不起；脾虚运化无力，则脘闷纳减、腹胀便溏；脾虚气血生化乏源，阳不温煦，故面色萎黄、神疲肢冷；阳不化气，则水湿不行，而见小便短少；舌质淡、苔白腻或白滑、脉沉缓或沉弱，是脾阳虚衰、水湿内聚之象。

【治法】健脾温阳利水。

【方药】实脾饮（干姜、附子、草果、白术、茯苓、炙甘草、木瓜、木香、厚朴、大腹皮）加减。

2. 肾阳衰微

【证候】水肿反复消长不已，面浮身肿，腰以下甚，按之凹陷不起，心悸，气促，腰痛酸重，尿量减少，四肢厥冷，怯寒神疲，面色晦滞或㿠白，舌质淡胖，苔白，脉沉细或沉迟无力。

【证候分析】腰膝以下，肾主之，肾气虚衰，阳不化气，故见水肿腰以下为甚，按之凹陷不起；水气上凌心肺，故见心悸、气促；腰为肾之府，肾虚而水气内盛，故腰痛酸重；肾与膀胱相表里，肾阳不足，膀胱气化不行，故尿量减少；肾阳亏虚，命门火衰，不能温养四末，故四肢厥冷、怯寒神疲；阳气不能温煦上荣，故面色晦滞或㿠白；舌质淡胖、苔白、脉沉细或沉迟无力，均为阳气虚衰、水湿内盛之象。

【治法】温肾助阳，化气行水。

【方药】济生肾气丸（熟地黄、山茱萸、牡丹皮、山药、茯苓、泽泻、肉桂、附子、牛膝、车前子）合真武汤（炮附子、茯苓、白芍、白术、生姜）加减。

第十八节 淋 证

淋证是以小便频数短涩、淋沥刺痛、欲出未尽、小腹拘急引痛为主症的一类疾病。

一、病因病机

本病的主要病机是湿热蕴结下焦，肾与膀胱气化不利。病位在肾、膀胱，与肝、脾关系密切。

1. 外感湿热 因下阴不洁，秽浊之邪从下侵入机体，上犯膀胱，或由小肠邪热、心经火热或他脏外感之热邪传入膀胱，发为淋证。

2. 饮食不节 多食辛热肥甘之品，或嗜酒太过，脾胃运化失常，积湿生热，下注膀胱，乃成淋证。

3. 情志失调 情志不遂，肝气郁结，膀胱气滞，或气郁化火，气火郁于膀胱，导致淋证。

4. 禀赋不足或劳伤久病 禀赋不足，肾与膀胱先天畸形，或久病缠身，劳伤过度，房事不节，多产多育，或久淋不愈，耗伤正气，或妊娠、产后脾肾气虚，膀胱容易感受外邪，而致本病。

二、辨证论治

实则清利，虚则补益，是治疗淋证的基本原则。实证有膀胱湿热者，治宜清热利湿；有热邪灼伤血络者，治宜凉血止血；有砂石结聚者，治宜通淋排石；有气滞不利者，治宜利气疏导。虚证以脾虚为主者，治宜健脾益气；以肾虚为主者，治宜补虚益肾。

1. 热淋

【证候】小便频数短涩，灼热刺痛，溺色黄赤，腰痛而拒按，寒热起伏，口苦呕恶，或有大便秘结，苔黄腻，脉滑数。

【证候分析】湿热毒邪，客于膀胱，气化失司，水道不利，故小便频数短涩；湿热壅遏，气机失宣，灼热刺痛，湿热蕴结，故溺色黄赤；腰为肾之府，若湿热之邪侵于肾，则腰痛而拒按；上犯少阳，而见寒热起伏、口苦呕恶；热甚波及人肠，则大便秘结；苔黄腻、脉滑数，均是湿热为病之象。

【治法】清热利湿通淋。

【方药】八正散（瞿麦、萹蓄、车前子、滑石、大黄、木通、炙甘草、栀子）加减。

2. 石淋

【证候】尿中夹砂石，排尿涩痛，或排尿时突然中断，尿道窘迫疼痛，少腹拘急，往往突发，一侧腰腹绞痛难忍，甚则牵及外阴，尿中带血，舌红，苔薄黄，脉弦或带数。

【证候分析】湿热下注，化火灼阴，煎熬尿液，结为砂石，淤积水道，而为石淋；积于下则膀胱气化失司，尿出不利，甚则欲出不能，窘迫难受，痛引少腹；滞留于上，则影响肾脏司小便之职，郁结不得下泄，气血滞涩，不通则痛，由肾而波及膀胱、阴部；砂石伤络则尿血；砂石滞留，病久耗气伤阴，但终因有形之邪未去，而呈虚实夹杂之证。

【治法】清热利湿，排石通淋。

【方药】石韦散（石韦、瞿麦、冬葵子、滑石、车前子）加减。

3. 血淋

【证候】小便涩滞而尿中带血，或夹有血块，小腹急满硬痛，舌尖红，苔黄，脉滑数。

【证候分析】湿热下注膀胱，热伤阴络，迫血妄行，以致小便涩滞而尿中带血；若热甚煎熬，血结成瘀，则溲血成块，色紫而暗，壅塞膀胱，见小腹急满硬痛；舌尖红、舌苔黄、脉滑数，均为实热之象。

若素体阴虚，或淋久湿热伤阴，或素患痨疾，乃至肾阴不足，虚火亢盛，损伤阴络，溢入膀胱，则为血淋之虚证（用知柏地黄丸）。

【治法】清热通淋，凉血止血。

【方药】小蓟饮子（小蓟、生地黄、木通、甘草、山栀子、滑石、当归、蒲黄、藕节、淡竹叶）加减。

4. 气淋

【证候】脐腹满闷，胀痛难受，小便滞涩淋沥，或小腹坠胀，溲频尿清而有余沥，小便涩滞不甚，苔薄白，脉弦。

【证候分析】肝主疏泄，其脉循少腹、络阴器，肝郁气滞，郁久化火，气火郁于下焦，或兼湿热侵袭膀胱，壅遏不能宣通，故脐腹满闷、胀痛难受、小便滞涩淋沥，此为实证；年高体衰，病久不愈，或过用苦寒、疏利之剂，耗气伤中，脾虚气陷，故小腹坠胀；气虚不能摄纳，故溲频尿清而有余沥；小便涩滞不甚，是气淋之属虚者（用补中益气汤）。

【治法】理气疏导，通淋利尿。

【方药】沉香散（沉香、青皮、乌药、香附、石韦、滑石、冬葵子、车前子）加减。

5. 膏淋

【证候】尿液浑浊如脂膏，便时不畅，或淋出如脂，伴形瘦乏力，腰膝酸软，舌质红，苔黄腻，脉濡数。

【证候分析】下焦湿热，阻于络脉，脂液失其常道，流注膀胱，气化不利，不能分清泌浊，故尿液浑浊如脂膏、便时不畅，属于实证；舌质红、苔黄腻、脉濡数，为湿热之象。病久肾气受损，下元不固，不能摄纳脂液，故淋出如脂，伴形瘦乏力、腰膝酸软等虚象。

【治法】清热利湿，分清泄浊。

【方药】程氏萆薢分清饮（萆薢、石菖蒲、黄柏、车前子、莲子心、丹参、白术、茯苓）加减。

6. 劳淋

【证候】小便不甚赤涩，溺痛不甚，但淋沥不已，时作时止，遇劳即发，腰膝酸软，神疲乏力，病程缠绵，舌质淡，脉细弱。

【证候分析】淋证日久，或病情反复，邪气伤正，或过用苦寒清利，损伤正气，转为劳淋；而思虑劳倦日久，损伤心脾肾诸脏，正气益虚，遂使病情加重。夫肾虚则小便失其所主，脾虚气陷则小便无以摄纳；心虚则水火失济，心肾不交，虚火下移，膀胱失约，劳淋诸证由之而作。

【治法】补脾益肾。

【方药】无比山药丸（杜仲、赤石脂、山药、巴戟天、茯苓、熟地黄、泽泻、牛膝、山茱萸、菟丝子、肉苁蓉）加减。

第十九节　腰　　痛

腰痛又称"腰脊痛"，是指因外感、内伤或挫闪导致腰部气血运行不畅，或失于濡养，引起腰脊或脊旁部位疼痛为主要症状的一种病证。

一、病因病机

本病的主要病机是肾脏为病或腰部脉络失和。病位在肾，与脾、肝关系密切。

1. 外邪侵袭　多由居处潮湿，或劳作汗出当风，或冒雨着凉，或暑夏贪凉，腰府失护，风、寒、湿、热之邪乘虚侵入，阻滞经脉，气血运行不畅而发腰痛。湿性黏滞，所以感受外邪多离不开湿邪为患。

2. 体虚年衰　先天禀赋不足，加之劳役负重，或久病体虚，或年老体衰，或房事不节，以致肾之精气亏虚，腰府失养。

3. 跌仆闪挫　举重抬升，暴力扭转，坠落跌打，或体位不正，用力不当，屏气闪挫，导致腰部经络气血运行不畅，气血阻滞不通，瘀血留着而发生疼痛。

二、辨证论治

腰痛主要治疗原则为扶正祛邪。其虚者以补肾壮腰为主，兼调养气血；实者以祛邪活络为要，针对病因施以活血化瘀、散寒除湿、清泻湿热等法。

1. 寒湿腰痛

【证候】腰部冷痛重着，转侧不利，寒冷和阴雨天则加重，痛处喜温，倦怠乏力，或肢末欠温，食少腹胀，舌质淡，舌体大，苔白腻而润，脉象沉紧或沉迟。

【证候分析】寒湿之邪留着，痹阻经络，气血不畅，因寒性收引，湿性重着，两邪相合，故腰部冷痛重着、转侧不利；阴雨寒冷天气或感寒后寒湿之邪更甚，故疼痛加剧；湿为阴邪，得阳始化，故痛处喜温；寒湿停滞，脾阳不振，健运失司，化源不足，故倦怠乏力或肢末欠温、食少腹胀；舌质淡、舌体大、苔白腻而润、脉象沉紧或沉迟，均为寒湿留滞之象。

【治法】散寒行湿，温经通络。

【方药】甘姜苓术汤（甘草、干姜、茯苓、白术）加减。

2. 湿热腰痛

【证候】腰痛且伴有热感，暑湿阴雨天气症状加重，口苦烦热，小便短赤，舌质红，苔黄腻，脉濡数或弦数。

【证候分析】湿热壅阻腰部经络，筋脉弛缓，经气不通，故腰痛且伴有热感；热天或雨天或腰部着热后，热增湿加，故腰痛转重；湿热蕴中，故口苦烦热；湿热下注，故小便短赤；舌质红、苔黄腻、脉濡数或弦数，均为湿热之象。

【治法】清热利湿，舒筋止痛。

【方药】四妙丸（苍术、黄柏、薏苡仁、川牛膝）加减。

3. 瘀血腰痛

【证候】腰痛如刺，痛有定处，痛处拒按，日轻夜重，轻者俯仰不便，重则不能转侧，面晦唇黯，舌质青紫或紫黯，脉涩，部分患者有跌仆闪挫病史。

【证候分析】瘀血阻滞腰部经脉，以致气血不能通畅，故腰痛如刺、痛处拒按，轻者俯仰不便，重者不能转侧；瘀阻部位固定，则痛处固定；血为阴，夜亦为阴，入夜阴盛，愈致瘀凝气滞，故疼痛日轻夜重；面晦唇黯、舌质青紫或紫黯、脉涩，均为瘀血停滞之象。

【治法】活血化瘀，通络止痛。

【方药】身痛逐瘀汤（秦艽、当归、川芎、桃仁、红花、羌活、香附、没药、五灵脂、地龙、牛膝、甘草）加减。

4. 肾虚腰痛

（1）肾阳虚

【证候】腰部酸软，其痛绵绵，且喜按喜揉，遇劳加重，少腹拘急，手足不温，少气乏力，面色㿠白，舌质淡，脉沉细。

【证候分析】肾为腰府，肾主骨髓，充养腰部，因肾之精气亏虚，骨髓不充，腰脊失养，故腰部酸软，其痛绵绵，且喜按喜揉；劳则耗气，故遇劳加重；肾阳不振，阳虚不能煦筋，则少腹拘急；四肢不得温养，故手足不温；阳气不充，故少气乏力；面色㿠白、舌质淡、脉沉细，皆为阳虚有寒之象。

【治法】温补肾阳。

【方药】右归丸（肉桂、附子、鹿角胶、当归、杜仲、菟丝子、熟地黄、山药、山茱萸、枸杞子）加减。

（2）肾阴虚

【证候】腰部酸软，其痛绵绵，且喜按喜揉，遇劳加重，心烦失眠，口燥咽干，面色潮红，手足心热，舌质红，少苔，脉弦细数。

【证候分析】肾为腰府，肾主骨髓，充养腰部，因肾之精气亏虚，骨髓不充，腰脊失养，故腰部酸软，其痛绵绵，且喜按喜揉；劳则耗气，故遇劳加重；肾阴亏虚，阴津不足，阴不敛阳，虚火上炎，故心烦失眠、口燥咽干、面色潮红、手足心热；舌质红、少苔、脉弦细数，均为阴虚内热之象。

【治法】滋补肾阴。

【方药】左归丸（熟地黄、枸杞子、山萸肉、山药、龟甲胶、菟丝子、鹿角胶、牛膝）加减。

第二十节　内伤发热

内伤发热是指以内伤为病因，以脏腑功能失调，气、血、阴、阳失衡为基本病机，以发热为主要临床表现的病证。一般起病较缓，病程较长，热势轻重不一，但以低热为多，或自觉发热而体温并不升高。

一、病因病机

引起内伤发热的病因主要是久病体虚、饮食劳倦、情志失调、外伤及血证，其病机主要为气、血、阴、阳亏虚，以及气、血、湿等郁结壅遏而致发热。

1. 久病体虚　由于久病或原本体虚，失于调理，以致机体的气、血、阴、阳亏虚，阴阳失衡而引起发热。

2. 饮食劳倦　由于饮食失调，劳倦过度，使脾胃受损，水谷精气不充，以致中气不足，阴火内生，或脾虚不能化生阴血，从而引起发热。若脾胃受损，运化失职，以致痰湿内生，郁而化热，进而引起湿郁发热。

3. 情志失调　情志抑郁，肝气不能条达，气郁化火，或恼怒过度，肝火内盛，导致气郁发热。

4. 外伤及血证　外伤及出血等原因导致发热主要有两个方面：一是外伤及血证使血循不畅，瘀血阻滞经络，气血壅遏不通，因而引起瘀血发热。二是外伤及血证时出血过多，或长期慢性失血，以致阴血不足，无以敛阳而引起血虚发热。

二、辨证论治

1. 气郁发热

【证候】发热多为低热，热势常随情绪波动而起伏，精神抑郁，善太息，胸胁胀满，两乳胀痛，烦躁易怒，咽干口苦，纳食减少，妇女月经不调，舌质红，苔黄，脉弦数。

【证候分析】肝气郁结，疏泄失常，故精神抑郁、善太息、胸胁胀满、两乳胀痛；情志所伤，气郁化火，见发热为低热、烦躁易怒；情绪激动，气火益盛，故热势随情绪波动而起伏；肝疏泄失常，则血行不畅，故见妇女月经不调；肝气横逆，纳化失常，故纳食减少；肝火烁津，见咽干口苦；舌质红、苔黄、脉弦数，为气郁发热之象。

【治法】疏肝理气，清肝泄热。

【方药】丹栀逍遥散（牡丹皮、栀子、柴胡、薄荷、当归、白芍、白术、茯苓、甘草、生姜）加减。

2. 血瘀发热

【证候】午后或夜间发热，或自觉身体某些部位发热，口干咽燥，但不多饮，躯干或肢体有固定痛处或肿块，肌肤甲错，面色萎黄或晦暗，舌质暗或青紫，有瘀点、瘀斑，脉弦或涩。

【证候分析】血属阴，瘀在血分，故多在午后或夜间发热；瘀热在内，则口干咽燥；由于热郁营血中，故不多饮；瘀血停着之处，气血运行受阻，则躯干或肢体有固定痛处或肿块；瘀血内阻，新血不生，血气不能濡养头面肌肤，故见肌肤甲错、面色萎黄或晦暗；舌质暗或青紫，有瘀点、瘀斑，脉弦或涩，均为瘀血内结之象。

【治法】活血化瘀。

【方药】血府逐瘀汤（当归、川芎、赤芍、生地黄、桃仁、红花、牛膝、柴胡、枳壳、桔梗、甘草）加减。

3. 湿阻发热

【证候】低热，午后较甚，全身重着，呕恶，不思饮食，渴不欲饮，大便稀薄或黏滞不爽，舌质红，苔黄腻，脉濡数。

【证候分析】湿邪内生，郁而化热，故见发热、低热，且午后发热较为明显；湿邪阻滞，气机不畅，故见全身重着、呕恶；湿滞中焦，胃失和降，故不思饮食；湿停于内，津不上达，故渴不欲饮；湿热下注，停滞肠道，则大便稀薄或黏滞不爽；舌质红、苔黄腻、脉濡数，均为湿郁化热之象。

【治法】清热利湿。

【方药】三仁汤（杏仁、白豆蔻、薏苡仁、半夏、厚朴、通草、滑石、竹叶）加减。

4. 气虚发热

【证候】发热，热势或低或高，常在劳累后发作或加剧，倦怠乏力，气短懒言，自汗，易于感冒，食少便溏，舌质淡，苔薄白，脉细弱。

【证候分析】脾胃气虚，中气下陷，阴火内生，故见发热；劳则气耗，故常在劳累后发作或加剧；脾胃为后天之本、气血生化之源，脾胃虚衰，化源不足，故见倦怠乏力、气短懒言；气虚则卫表不固，故自汗、易于感冒；中气不足，脾失健运，故食少便溏；舌质淡、苔薄白、脉细弱，为气虚之象。

【治法】益气健脾，甘温除热。

【方药】补中益气汤（黄芪、人参、白术、甘草、当归、陈皮、升麻、柴胡）加减。

5. 血虚发热

【证候】发热，热势多为低热，面白少华，唇甲色淡，头晕眼花，身倦乏力，心悸不宁，舌质淡，脉细弱。

【证候分析】血本属阴，血虚则脏腑失于濡养，阴不配阳，故见发热且为低热；血虚不能上荣头目、外濡肢体，则面白少华、唇甲色淡、头晕眼花、身倦乏力；血不养心，心神不安，则心悸不宁；舌质淡、脉细弱，均为血虚之象。

【治法】益气补血。

【方药】归脾汤（黄芪、人参、茯苓、白术、炙甘草、当归、龙眼肉、酸枣仁、远志、木香、生姜、大枣）加减。

6. 阴虚发热

【证候】午后或夜间发热，手足心热，烦躁，少寐多梦，盗汗，口干咽燥，舌质红或有裂纹，苔少甚至无苔，脉细数。

【证候分析】阴虚阳胜，虚火内积，故见发热；阴虚内热，其病在于阴分，故午后或夜间发热，且不欲近衣，手足心热；虚火上扰心神，则烦躁、少寐多梦；内热迫津外泄，则盗汗；阴虚内热，津亏失润，则口干咽燥；舌质红或有裂纹、苔少甚至无苔、脉细数，均为阴虚火旺之象。

【治法】滋阴清热。

【方药】清骨散（银柴胡、知母、胡黄连、地骨皮、青蒿、秦艽、鳖甲、甘草）加减。

7. 阳虚发热

【证候】自觉发热，体温多不高而欲近衣，形寒怯冷，四肢不温，少气懒言，面色㿠白，头晕嗜卧，腰膝酸软，食少便溏，舌质淡胖或有齿痕，苔白润，脉沉细无力。

【证候分析】肾阳亏虚，命门火衰，火不归原，虚阳外越，故自觉发热、体温多不高而欲近衣；阳气虚衰，不能温煦形体，故形寒怯冷、四肢不温、少气懒言；脏腑失煦，则面色㿠白、头晕嗜卧、腰膝酸软；脾阳虚衰，运化无力，故食少便溏；舌质淡胖或有齿痕、苔白润、脉沉细无力，均为阳气虚衰之象。

【治法】温阳补肾，引火归原。

【方药】金匮肾气丸（附子、桂枝、山萸肉、熟地黄、山药、茯苓、牡丹皮、泽泻）加减。

第二十一节　血　　证

血证是指血液不循常道而外溢，或上溢于口鼻诸窍，或下泄于前后二阴，或渗出于肌肤，所形成的一类出血性疾患，亦称为"血病"或"失血"。

一、病因病机

1. 感受外邪　外邪侵袭，多因热病损伤脉络而引起出血。热邪灼伤血络，则引起衄血、咳血、吐血；热邪或湿热损伤下部脉络，则引起尿血、便血。

2. 情志过极　情志不遂，恼怒过度，肝气郁结化火，肝火上逆犯肺则引起衄血、咳血，肝火横逆犯胃则引起吐血。

3. 饮食不节　饮酒过多及过食辛辣厚味，滋生湿热，热伤脉络，引起衄血、吐血、便血；或损伤脾胃，脾胃虚衰，血失统摄，引起吐血、便血。

4. 劳欲体虚 神劳伤心，体劳伤脾，房劳伤肾，劳欲过度，或久病体虚，导致心、脾、肾气阴的损伤。若损伤于气，则气虚不能摄血，以致血液外溢而形成衄血、吐血、便血、紫斑等；若损伤于阴，则阴虚火旺，迫血妄行而致衄血、尿血、紫斑等。

5. 久病之后 久病导致血证的机理主要有三个方面：一是久病使阴精伤耗，以致阴虚火旺，迫血妄行而致出血；二是久病使正气亏损，气虚不摄，血溢脉外而致出血；三是久病入络，使血脉瘀阻，血行不畅，血不循经而致出血。

二、辨证论治

血证的治疗可归纳为治火、治气、治血三个方面。治火，指实火当清热泻火，虚火当滋阴降火；治气，指实证当清气降气，虚证当补气益气；治血，指凉血止血、收敛止血或祛瘀止血。《血证论》提出治血四法："止血、消瘀、宁血、补血。"

（一）鼻衄

鼻中出血谓之鼻衄。多由火热迫血妄行所致，其中以肺热、胃热、肝火为常见，但也可因阴虚火旺所致。另有少数患者可由正气亏虚，血失统摄引起。

1. 热邪犯肺

【证候】鼻燥衄血，口干咽燥，或兼有身热、恶风、头痛、咳嗽、痰少等症，舌质红，苔薄，脉数。

【证候分析】燥热伤肺，血热妄行，上溢清窍，故鼻燥衄血；火为阳邪，阳热伤津，不能上承，故口干咽燥；卫表不解，故身热、恶风、头痛；热邪犯肺，发为咳嗽；热邪亢盛，灼津为痰，肃降失司，故痰少；舌质红、苔薄、脉数，为热邪犯肺之象。

【治法】清泄肺热，凉血止血。

【方药】桑菊饮（桑叶、菊花、薄荷、连翘、桔梗、杏仁、甘草、芦根）加减。

2. 胃热炽盛

【证候】鼻衄，或兼齿衄，血色鲜红，口渴欲饮，鼻干，口干臭秽，烦躁，便秘，舌红，苔黄，脉数。

【证候分析】胃火上炎，上犯于肺，迫血妄行，故鼻衄，或兼齿衄，血色鲜红；阳明经上交鼻，胃火上熏，则口渴欲饮、鼻干、口干臭秽；热扰心神，故烦躁；热伤津液，肠道失润则便秘；舌质红、苔黄、脉数，为胃热炽盛之象。

【治法】清胃泻火，凉血止血。

【方药】玉女煎（石膏、知母、地黄、麦冬、牛膝）加减。

3. 肝火上炎

【证候】鼻衄，头痛，目眩，耳鸣，烦躁易怒，两目红赤，口苦，舌红，脉弦数。

【证候分析】肝郁化火，木火刑金，肝火循肺经上出其窍，故鼻衄；肝火偏盛，故两目红赤；肝在志为怒，肝火炽盛，则烦躁易怒；肝火上炎，则头痛、目眩、耳鸣、口苦；舌质红、脉弦数，为肝火上炎之象。

【治法】清肝泻火，凉血止血。

【方药】龙胆泻肝汤（龙胆草、柴胡、栀子、黄芩、木通、泽泻、车前子、生地黄、当归、甘草）加减。

4. 气血亏虚

【证候】鼻衄，或兼齿衄、肌衄，神疲乏力，面色苍白，头晕，耳鸣，心悸，夜寐不宁，舌质淡，脉细无力。

【证候分析】气为血帅，气虚不摄，血溢清窍，故见鼻衄，或兼齿衄、肌衄；血能载气，血去气伤，气血两虚，故神疲乏力、面色苍白；气血不能上荣于头，故头晕、耳鸣；气血不足，心神失养，故心悸、夜寐不宁；舌质淡、脉细无力，为气血亏虚之象。

【治法】补气摄血。

【方药】归脾汤（人参、茯苓、白术、炙甘草、当归、黄芪、酸枣仁、远志、龙眼肉、木香、生姜、大枣）加减。

（二）齿衄

齿龈出血称为齿衄，又称为"牙衄""牙宣"。以阳明经脉入于齿龈，齿为骨之余，故齿衄主要与胃肠及肾的病变有关。

1. 胃火炽盛

【证候】齿衄，血色鲜红，齿龈红肿疼痛，头痛，口臭，舌红，苔黄，脉洪数。

【证候分析】胃火内炽，循经上犯，灼伤血络，故见齿衄、血色鲜红；胃肠火盛，故齿龈红肿疼痛；胃火上熏，故头痛、口臭；舌红、苔黄、脉洪数，为胃火炽盛之象。

【治法】清胃泻火，凉血止血。

【方药】加味清胃散（当归、黄连、生地黄、牡丹皮、升麻、石膏）合泻心汤（大黄、黄芩、黄连）加减。

2. 阴虚火旺

【证候】齿衄，血色淡红，起病较缓，常因受热及烦劳而诱发，齿摇不坚，舌质红，苔少，脉细数。

【证候分析】肾主骨，齿为骨之余，肾虚则齿摇不坚；肾阴不足，虚火上炎，络损血溢，故齿衄、血色淡红；烦劳则更伤肾阴，故起病较缓，常因受热及烦劳而诱发；舌质红、苔少、脉细数，为阴虚火旺之象。

【治法】滋阴降火，凉血止血。

【方药】六味地黄丸（熟地黄、山药、山萸肉、茯苓、牡丹皮、泽泻）合茜根散（茜草根、生地黄、甘草、黄芩、侧柏叶、阿胶）加减。

（三）咳血

咳血是血从肺来，经咳而出。病位在肺，与肝、脾关系密切。

1. 燥热伤肺

【证候】喉痒咳嗽，痰中带血，口干鼻燥，或有身热，舌质红，少津，苔薄黄，脉数。

【证候分析】肺为娇脏，喜润恶湿，燥热伤肺，肺失清肃，肺络受损，故喉痒咳嗽、痰中带血；燥热伤津，故口干鼻燥，或有身热；舌质红少津、苔薄黄、脉数，为燥热伤肺之象。

【治法】清热润肺，宁络止血。

【方药】桑杏汤（桑叶、栀子、淡豆豉、沙参、梨皮、贝母、杏仁）加减。

2. 肝火犯肺

【证候】咳嗽阵作，痰中带血或纯血鲜红，胸胁胀痛，烦躁易怒，口苦，舌质红，苔薄黄，脉弦数。

【证候分析】肝火亢盛，木火刑金，肺失清肃，肺络受损，故咳嗽阵作、痰中带血或纯血鲜红；肝经布胸胁，肝火犯肺，故胸胁胀痛；肝在志为怒，肝经火旺，故烦躁易怒、口苦；舌质红、苔薄黄、脉弦数，为肝火犯肺之象。

【治法】清肝泻火，凉血止血。

【方药】泻白散（地骨皮、桑白皮、粳米、炙甘草）合黛蛤散（青黛、海蛤壳）加减。

3. 阴虚肺热

【证候】咳嗽痰少，痰中带血，或反复咳血，血色鲜红，口干咽燥，颧红，潮热盗汗，舌质红，脉细数。

【证候分析】肺阴不足，虚火灼肺，肺失清肃，肺络受损，故咳嗽痰少、痰中带血，或反复咳血、血色鲜红；肺阴亏虚，难以速愈，故反复咳血；肺阴不足，津液亏少，故口干咽燥；阴虚火旺，则颧红、潮热盗汗；舌质红、苔少、脉细数，皆为阴虚肺热之象。

【治法】滋阴润肺，宁络止血。

【方药】百合固金汤（百合、麦冬、玄参、生地黄、熟地黄、当归、白芍、贝母、甘草、桔梗）加减。

（四）吐血

吐血是血从胃来，经口而出。病位在胃，与肝、脾关系密切。

1. 胃热壅盛

【证候】脘腹胀闷，嘈杂不适，甚则作痛，吐血色红或紫黯，常夹有食物残渣，口臭，便秘，大便色黑，舌质红，苔黄腻，脉滑数。

【证候分析】嗜食辛辣酒热之品，胃热内郁，热伤胃络，胃失和降而逆于上，血随气逆，从口而出，故吐血色红或紫黯，常夹有食物残渣；热结中焦，故脘腹胀闷、嘈杂不适，甚则作痛；胃热上熏，故口臭；溢于胃络之血如未尽吐而下走大肠，故大便色黑；热伤大肠津液，则便秘；舌质红、苔黄腻、脉滑数，皆为胃热壅盛之象。

【治法】清胃泻火，化瘀止血。

【方药】泻心汤（黄芩、黄连、大黄）合十灰散（大蓟、小蓟、荷叶、栀子、侧柏叶、茜草根、白茅根、大黄、牡丹皮、棕榈皮）加减。

2. 肝火犯胃

【证候】吐血色红或紫黯，口苦胁痛，心烦易怒，寐少梦多，舌质红绛，脉弦数。

【证候分析】肝火横逆，胃络损伤，故吐血色红或紫黯；肝居胁下，故胁痛；肝在志为怒，肝火上扰，故心烦易怒、口苦；舌质红绛、脉弦数，为肝经火盛之象。

【治法】泻肝清胃，凉血止血。

【方药】龙胆泻肝汤（龙胆草、柴胡、黄芩、栀子、泽泻、木通、车前子、生地黄、当归、甘草）加减。

3. 气虚血溢

【证候】吐血缠绵不止，时轻时重，血色暗淡，神疲乏力，心悸气短，面色苍白，舌质淡，脉细弱。

【证候分析】气虚不足，中气亏虚，统血无权，血液外溢，故吐血缠绵不止、血色暗淡；吐血因随气虚之轻重不同而变化，故时轻时重；正气不足，则神疲乏力、心悸气短、面色苍白；舌质淡、脉细弱，为气虚血溢之象。

【治法】健脾益气摄血。

【方药】归脾汤（人参、茯苓、白术、炙甘草、当归、黄芪、木香、龙眼肉、酸枣仁、远志、生姜、大枣）加减。

（五）便血

血从大便而出称为便血，有远血、近血之分。先血后便，血色鲜红是近血；若先便后血，血色褐黯是远血。

1. 肠道湿热

【证候】便血色红黏稠，大便不畅或稀溏，或有腹痛，口苦，舌质红，苔黄腻，脉濡数。

【证候分析】恣食肥甘厚味，湿热蕴结，湿热下移大肠，脉络受损，血溢肠道，再加之湿性黏滞，故便血色红黏稠、大便不畅或稀溏；湿为阴邪，易阻气机，气机不利故腹痛；湿热困于肠胃，运化失调，则口苦；舌质红、苔黄腻、脉濡数，为肠道湿热之象。

【治法】清化湿热，凉血止血。

【方药】地榆散（地榆、茜草、黄芩、黄连、栀子、水牛角）合槐角丸（槐角、黄芩、地榆、当归、防风、枳壳）加减。

2. 气虚不摄

【证候】便血色红或紫黯，食少，体倦，面色萎黄，心悸，少寐，舌质淡，脉细。

【证候分析】脾气亏虚，气不摄血，血溢胃肠，故便血色红或紫黯；中气不足，脾失健运，气血不足，心神失养，故食少、体倦、面色萎黄、心悸、少寐；舌质淡、脉细，为气虚不摄之象。

【治法】益气摄血。

【方药】归脾汤（人参、茯苓、白术、炙甘草、当归、黄芪、酸枣仁、远志、龙眼肉、木香、生姜、大枣）加减。

3. 脾胃虚寒

【证候】便血紫黯，甚则黑色，腹部隐痛，喜热饮，面色不华，神倦懒言，便溏，舌质淡，脉细。

【证候分析】脾胃虚寒，中气不足，脾失统摄，血溢肠中，故便血紫黯，甚则黑色；中焦虚寒，运化乏力，故腹部隐痛、喜热饮；脾阳不足，生化无权，故面色不华、神倦懒言、便溏；舌质淡、脉细，为脾胃虚寒之象。

【治法】健脾温中，养血止血。

【方药】黄土汤（灶心土、炮姜、白术、附子、甘草、地黄、阿胶、黄芩）加减。

（六）尿血

1. 下焦湿热

【证候】小便黄赤灼热，尿血鲜红，心烦口渴，面赤口疮，夜寐不安，舌质红，脉数。

【证候分析】下焦热盛，煎灼尿液，故小便黄赤灼热；热邪灼伤膀胱之络脉，故尿血鲜红；火热上扰，热扰神明，则心烦口渴、面赤口疮、夜寐不安；舌质红、脉数，为湿热之象。

【治法】清热利湿，凉血止血。

【方药】小蓟饮子（小蓟、生地黄、藕节、蒲黄、山栀子、木通、淡竹叶、滑石、甘草、当归）加减。

2. 肾虚火旺

【证候】小便短赤带血，头晕耳鸣，神疲，颧红潮热，腰膝酸软，舌质红，脉细数。

【证候分析】肾阴亏虚，虚火内动，灼伤脉络，故见小便短赤带血；阴虚阳亢，故头晕、颧红潮热；腰为肾之府，耳为肾之窍，肾阴不足，则内外府皆失养，故腰膝酸软、耳鸣；舌质红、脉细数，为肾虚火旺之象。

【治法】滋阴降火，凉血止血。

【方药】知柏地黄丸（熟地黄、山药、山茱萸、茯苓、泽泻、牡丹皮、知母、黄柏）加减。

3. 脾不统血

【证候】久病尿血，甚或兼见齿衄、肌衄，食少，体倦乏力，气短声低，面色不华，舌质淡，脉细弱。

【证候分析】脾气亏虚，统血无力，血不归经，血渗膀胱，故久病尿血；若尿血日久不愈，溢于肌肤，则齿衄、肌衄；脾胃运化无权，气血生化不足，故食少、体倦乏力、气短声低；气血不能上荣头面，则面色苍白无华；舌质淡、脉细弱，为脾不统血之象。

【治法】补中健脾，益气摄血。

【方药】归脾汤（人参、茯苓、白术、炙甘草、当归、黄芪、酸枣仁、远志、龙眼肉、木香、生姜、大枣）加减。

4. 肾气不固

【证候】久病尿血，血色淡红，头晕耳鸣，精神困惫，腰脊酸痛，舌质淡，脉沉弱。

【证候分析】久病伤肾，肾气不足，封藏不固，血随尿出，此为久病虚证，故尿血血色淡红；肾虚，则腰膝酸痛兼见耳鸣；髓海不充，则头晕、精神困惫；舌质淡、脉沉弱，为肾气虚之象。

【治法】补益肾气，固摄止血。

【方药】无比山药丸（熟地黄、山药、山茱萸、牛膝、肉苁蓉、菟丝子、杜仲、巴戟天、茯苓、泽泻、五味子、赤石脂、仙鹤草、蒲黄、槐花、紫珠草）加减。

（七）紫斑

血液溢出于肌肤之间，皮肤出现青紫斑点或斑块的病证，称为紫斑，亦称为"肌衄"。

1. 血热妄行

【证候】皮肤出现青紫斑点或斑块，或伴有鼻衄、齿衄、便血、尿血，或有发热、口渴、便秘，舌质红，苔黄，脉弦数。

【证候分析】热壅经络，迫血妄行，血溢肌腠，故皮肤出现青紫斑点或斑块；若热邪炽盛，损伤鼻、齿、肠胃、膀胱等处络脉，则见鼻衄、齿衄、便血、尿血；火热伤津，则见发热、口渴、便秘；舌质红、苔黄、脉弦数，皆为血热妄行之象。

【治法】清热解毒，凉血止血。

【方药】十灰散（大蓟、小蓟、侧柏叶、茜草根、白茅根、棕榈皮、牡丹皮、荷叶、栀子、大黄）加减。

2. 阴盛火旺

【证候】皮肤出现青紫斑点或斑块，时发时止，常伴鼻衄、齿衄或月经过多，颧红，心烦，口渴，手足心热，或有潮热、盗汗，舌质红，苔少，脉细数。

【证候分析】虚火内炽，灼伤脉络，血溢肌腠，故皮肤出现青紫斑点或斑块，时发时止，常伴鼻衄、齿衄或月经过多；阴虚火旺，虚火上炎，肾水不能上济于心，则见颧红、心烦、口渴、手足心热，或有潮热、盗汗；舌质红、苔少、脉细数，皆为阴盛火旺之象。

【治法】滋阴降火，宁络止血。

【方药】茜根散（茜草根、黄芩、侧柏叶、生地黄、阿胶、甘草）加减。

3. 气不摄血

【证候】反复发生肌衄，久病不愈，神疲乏力，头晕目眩，面色苍白或萎黄，食欲不振，舌质淡，脉细弱。

【证候分析】中气亏虚，统摄无力，血溢肌腠，故反复发生肌衄；气虚日久，难以速愈，故反复出现紫斑不愈；脾虚运化无权，则食欲不振；生化气血不足，则神疲乏力、面色苍白或萎黄；气血不足，不能上承濡养清窍，故头晕目眩；舌质淡、脉细弱，皆为气不摄血之象。

【治法】补气摄血。

【方药】归脾汤（人参、茯苓、白术、炙甘草、当归、黄芪、酸枣仁、远志、龙眼肉、木香、生姜、大枣）加减。

第二十二节 消 渴

消渴是以多饮、多食、多尿、乏力、消瘦，或尿有甜味为主要临床表现的一类疾病。

一、病因病机

本病的主要病机是阴虚燥热。病位主要在肺、胃（脾）、肾。

1. 饮食失节 长期过食肥甘醇酒厚味及辛辣香燥之品，损伤脾胃，致脾胃运化失职，积热内蕴，化燥伤津，消谷耗液，发为消渴。

2. 情志失调 长期过度的精神刺激，如郁怒伤肝、肝气郁结，或劳心竭虑、营谋强思等，以致郁久化火，火热内燔，消灼肺胃阴津，而发为消渴。

3. 劳欲过度 房事不节，劳欲过度，肾精亏损，虚火内生，则火因水竭益烈、水因火烈而益干，终致肾虚肺燥胃热俱现，发为消渴。

二、辨证论治

本病的基本病机是阴虚为本、燥热为标，故清热润燥、养阴生津为本病的治疗大法。由于本病常发生血脉瘀滞及阴损及阳的病变，易并发痈疽、眼疾、劳嗽等，故还应针对具体病情，及时合理地选用活血化瘀、清热解毒、健脾益气、滋补肾阴、温补肾阳等治法。

（一）上消（肺热津伤）

【证候】烦渴引饮，多饮喜饮，口干舌燥，尿频量多，舌红苔黄，脉洪数。

【证候分析】肺热伤津，津液耗伤，欲饮水自救，故烦渴引饮、多饮喜饮、口干舌燥；津液自趋下泄，加之肾失固摄，故尿频量多；舌红苔黄、脉洪数，为内热炽盛之象。

【治法】清热生津止渴。

【方药】消渴方（天花粉、牛奶、生地黄、藕汁、黄连、姜汁、蜂蜜）合白虎加人参汤（人参、粳米、甘草、石膏、知母）。

（二）中消

1. 胃热炽盛

【证候】多食易饥，口干多饮，大便干结，小便频数，形体消瘦，舌红少津，苔薄黄，脉滑实有力。

【证候分析】胃火炽盛，腐熟水谷之力强，故见多食善饥；火热灼伤胃津，津液耗伤，则口干欲饮；津亏肠道失其濡润，故大便干结；热下移于小肠，故小便频数；津液亏虚，水谷精微不能输布全身，故见形体消瘦；舌红少津、苔薄黄、脉滑实有力，为胃热炽盛之象。

【治法】清胃泻火，养阴生津。

【方药】玉女煎（生石膏、知母、地黄、麦冬、川牛膝）加减。

2. 气阴两虚

【证候】口渴喜饮，多食易饥，精神困倦，肢体乏力，身体瘦弱，舌红少津，苔薄黄，脉细数无力。

【证候分析】燥热灼伤胃津，故口渴喜饮；胃火炽盛，故多食易饥；阴精亏损，伤及于气，致气虚，故精神困倦、肢体乏力、身体瘦弱；舌红少津、苔薄黄、脉细数无力，为气阴不足之象。

【治法】益气养阴，润燥生津。

【方药】玉液汤（生黄芪、葛根、生山药、知母、天花粉、生鸡内金、五味子）合生脉散（人参、麦冬、五味子）。

（三）下消

1. 肾阴亏虚

【证候】尿频量多，尿液浑浊如脂膏，或尿有甜味，腰膝酸软，头晕耳鸣，皮肤干燥、瘙痒，舌红苔少，脉细数。

【证候分析】肾阴亏虚，肾失固摄，津液直趋膀胱，故尿频量多；大量水谷精微下泄，则尿液浑浊如脂膏，或尿有甜味；腰为肾之府，筋骨失养，故腰膝酸软；肝肾精血不能濡养清窍，故头晕耳鸣；水谷精微不能灌注皮肤，故皮肤干燥、瘙痒；舌红苔少、脉细数，为肾阴亏虚之象。

【治法】滋阴固肾。

【方药】六味地黄丸（熟地黄、山萸肉、山药、茯苓、泽泻、牡丹皮）加减。

2. 阴阳两亏

【证候】手足心热，咽干舌燥，面容憔悴，又有四肢欠温，畏寒肢冷，甚则阳痿，舌苔淡白而干，脉沉细无力。

【证候分析】人之阴阳互根，燥热伤阴虽然为本病的基本病机，但病程日久，阴损及阳，或因治疗失当，过用苦寒伤阳，终致阴阳两亏之证，即本证既有手足心热、咽干舌燥、面容憔悴，又有四肢欠温、畏寒肢冷，甚则阳痿；舌苔淡白而干、脉沉细无力，为阴阳两亏之象。

【治法】温阳益肾固摄。

【方药】金匮肾气丸（熟地黄、山萸肉、牡丹皮、泽泻、山药、茯苓、附子、桂枝）加减。

第二十三节　汗　　证

汗证是指人体阴阳失调，营卫不和，腠理不固，引起汗液外泄失常的一类病证。其中，不因外界环境因素的影响，白昼时时汗出，动辄益甚者，称为自汗；寐中汗出，醒来自止者，称为盗汗，亦称为寝汗。

一、病因病机

本病的主要病机是腠理不密，玄府开阖失司，与五脏阴阳气血关系密切。

1. 营卫不和　凡阴阳偏盛、偏衰者，或表虚之人，突感风邪，导致营卫不和，卫强而营弱。卫外失司，营阴不能内守而使汗出。

2. 肺气亏虚　素体先天不足、久病体虚或久患咳喘之人，肺气亏虚，皮毛不密，腠理不固，故汗自出。

3. 阳气虚衰　病久气始虚，脏失气养，过耗阳气，不能敛阴，卫外不固而汗液外泄，甚则发生大汗亡阳之变。

4. 虚火扰津　劳神过度，耗血伤精，精血俱亏，或邪热伤阴，阴液不足，虚火内生，心液被扰，不能自藏而外泄作汗。

5. 心血不足　烦劳过度，或久病血虚，心血不足，心失所养，心液不藏而外泄则盗汗，甚至心脉挛急闭塞，亦可发生亡阳或亡阴之汗象。

6. 热邪郁蒸　外感六淫之邪，风寒入里化热，风热、暑热之邪，热淫于内，迫津外泄则大汗出，或因饮食不节，湿热蕴结，熏蒸肝胆，见汗出色黄等。

二、辨证论治

本病治疗当以虚者补之、脱者固之、实者泄之、热者清之、寒者热之为总原则。虚证益气、温阳、滋阴、养血；实证清泄里热、清热利湿、化湿和营；虚实夹杂者根据证候的虚实主次而适当兼顾。

1. 肺卫不固

【证候】汗出恶风，稍劳汗出尤甚，平素易感冒，体倦乏力，面色少华，苔薄白，脉细弱。

【证候分析】肺气不足，表虚失固，故见汗出恶风、稍劳汗出尤甚；气虚失于固表，故平素易感冒、体倦乏力；气能生血，气虚则血虚，气血不能上荣于面，故面色少华；苔薄白、脉细弱，皆为肺卫不固之象。

【治法】益气固表。

【方药】玉屏风散（黄芪、白术、防风）加减。

2. 营卫不和

【证候】汗出恶风，周身酸楚，寒热往来，或半身或局部出汗，苔薄白，脉缓。

【证候分析】营卫不和，腠理不固，故汗出恶风、周身酸楚、寒热往来，或半身或局部出汗；苔薄白、脉缓，皆为营卫不和之象。

【治法】调和营卫。

【方药】桂枝汤（桂枝、芍药、生姜、炙甘草、大枣）加减。

3. 心血不足

【证候】自汗或盗汗，心悸少寐，神疲气短，面色不华，舌质淡，脉细。

【证候分析】劳心过度，心血耗伤，或久病血虚，心血不足，心液不藏，故易自汗，入睡神气外浮则盗汗；血不养心，故心悸少寐；气血不足，故神疲气短、面色不华；舌质淡、脉细，皆为心血不足之象。

【治法】养血补心。

【方药】归脾汤（人参、黄芪、白术、茯神、酸枣仁、龙眼肉、木香、炙甘草、当归、远志、生姜、大枣）加减。

4. 阴虚火旺

【证候】夜寐盗汗，或有自汗，五心烦热，或兼午后潮热，两颧色红，口渴，舌红少苔，脉细数。

【证候分析】肺痨久咳，或亡血失精，阴血亏虚，虚火内灼，逼津外泄，故见夜寐盗汗，或有自汗；阴虚火旺，虚火内生，故五心烦热或兼午后潮热、两颧色红、口渴；舌红少苔、脉细数，皆为阴虚火旺之象。

【治法】滋阴降火。

【方药】当归六黄汤（当归、生地黄、熟地黄、黄连、黄芩、黄柏、黄芪）加减。

5. 邪热郁蒸

【证候】蒸蒸汗出，汗黏，汗液易使衣服黄染、面赤烘热，烦躁，口苦，小便色黄，舌苔薄黄，脉象弦数。

【证候分析】湿热素盛，再感温热之邪，湿热内蕴，逼津外泄，故见蒸蒸汗出、汗黏；湿热熏蒸肝胆，胆汁不循常道，随汗液外渍皮肤，故汗液易使衣服黄染、面赤烘热；湿热交阻，故烦躁、口苦、小便色黄；舌苔薄黄、脉弦数，皆为邪热郁蒸之象。

【治法】清肝泄热，化湿和营。

【方药】龙胆泻肝汤（龙胆草、泽泻、木通、车前子、当归、柴胡、生地黄、黄芩、栀子、甘草）加减。

第二十四节　痹　　证

痹证是由于风、寒、湿、热等邪气闭阻经络，致肢体筋骨、关节、肌肉等处发生疼痛、重着、酸楚、麻木，或关节屈伸不利、僵硬、肿大、变形等症状的一种疾病。轻者病在四肢关节肌肉，重者可内舍于脏。

一、病因病机

本病的主要病机是经络闭塞，气血不通，脉络绌急。病位在关节、肌肉、经络，与肝、脾、肾关系密切。

1. 外因

（1）感受风寒湿邪 久居潮湿之地、严寒冻伤、贪凉露宿、睡卧当风、暴雨浇淋、水中作业或汗出入水等，外邪注于肌腠经络，滞留于关节筋骨，导致气血痹阻而发为风寒湿痹。

（2）感受风湿热邪 久居炎热潮湿之地，外感风湿热邪，袭于肌腠，壅于经络，痹阻气血经脉，滞留于关节筋骨，发为风湿热痹。

2. 内因

（1）劳逸不当 劳欲过度，将息失宜，精气亏损，卫外不固；或激烈活动后体力下降，防御功能降低，汗出肌疏，外邪乘袭。

（2）久病体虚 老年体虚，肝肾不足，肢体筋脉失养；或病后、产后气血不足，腠理稀疏，外邪乘虚而入。

二、辨证论治

本病以祛邪活络、缓急止痛为基本原则。风盛散风，佐以养血，所谓"治风先治血，血行风自灭"；寒盛散寒，佐以助阳，使阳气充足，血活寒散，滞通痹畅；湿盛，渗湿化浊，佐以健脾益气，使脾旺能胜湿，气足无顽麻；热盛，清泄郁热，佐以活血通络，亦须防苦寒伤阳、滞湿；久痹正虚，加益气养血、补益肝肾之品。

（一）风寒湿痹

1. 行痹

【证候】肢体关节、肌肉疼痛酸楚，屈伸不利，可涉及肢体多个关节，疼痛呈游走性，初起可见有恶风、发热等表证，苔薄白，脉浮或浮缓。

【证候分析】风寒湿邪侵袭人体，留滞经络，气血运行不畅，不通则痛，故见肢体关节、肌肉疼痛酸楚；风邪偏盛，风性善行而数变，故疼痛游走不定，可涉及多个关节；风湿相搏，经络失和，故关节屈伸不利；风邪束表，营卫失和，故见恶风、发热；苔薄白、脉浮或浮缓，为邪气外侵之象。

【治法】祛风通络，散寒除湿。

【方药】防风汤（防风、麻黄、桂枝、秦艽、葛根、当归、茯苓、杏仁、黄芩、甘草）加减。

2. 痛痹

【证候】肢体关节疼痛，痛势较剧，痛有定处，遇寒则痛甚，得热则痛减，关节屈伸不利，局部皮肤或有寒冷感，舌质淡，苔薄白，脉弦紧或脉沉迟而弦。

【证候分析】感受风寒湿邪，因寒邪偏盛，寒主收引，其性凝滞，气血痹阻不通，不通则痛，故见肢体关节疼痛、痛势较剧、痛有定处；遇寒则血凝更甚，故痛甚；得热则寒散，气血运行较为流畅，故其痛减；风寒湿邪留着肌肉、关节，则关节屈伸不利；寒为阴邪，故局部皮肤或有寒冷感；舌质淡、苔薄白为寒象，脉弦紧为属寒主痛之象，脉沉迟而弦为寒胜之象。

【治法】散寒通络，祛风除湿。

【方药】乌头汤（制川乌、麻黄、芍药、甘草、蜂蜜、黄芪）加减。

3. 着痹

【证候】肢体关节肿胀，重着酸痛，痛有定处，活动不利，肌肤麻木不仁，阴雨天病情加重，舌质淡，苔白腻，脉濡缓。

【证候分析】感受风寒湿邪，以湿邪偏盛，因湿性黏滞重浊，湿注经络，留滞肌肉、关节，气血运行受阻，不通则痛，故见肢体关节肿胀、重着酸痛、痛有定处、活动不利；肌肤络脉为湿浊阻滞，营血运行不畅，而见肌肤麻木不仁；阴雨天湿盛，故病情加重；舌质淡、苔白腻、脉濡缓，为湿邪偏盛之象。

【治法】除湿通络，祛风散寒。

【方药】薏苡仁汤（薏苡仁、苍术、甘草、羌活、独活、防风、麻黄、桂枝、制川乌、当归、川芎）加减。

（二）风湿热痹

【证候】关节疼痛，局部红肿灼热，痛不可触，得冷稍舒，可有皮下结节或红斑，常伴有恶风、发热、汗出、口渴、烦躁不安等全身症状，舌质红，苔黄或黄腻，脉滑数或浮数。

【证候分析】感受风湿热邪，或风寒湿邪郁而化热，壅滞经络，流注肢节，气血郁滞不通，不通则痛，故肢体关节疼痛；湿热壅盛，热为阳邪，故局部红肿灼热、痛不可触、得冷稍舒；热迫血妄行，则皮肤出现红斑；痰瘀互结，则可见皮下结节；风湿热邪袭表，营卫失和，故见恶风、发热、汗出；湿热久郁，热盛伤津，故口渴；邪热上扰心神，则见烦躁不安；舌质红、苔黄或苔黄腻、脉滑数，皆为湿热之象。

【治法】清热通络，祛风除湿。

【方药】白虎加桂枝汤（石膏、知母、桂枝、甘草、粳米）加减。

（三）痰瘀痹阻

【证候】关节肿大、僵硬、变形、刺痛，屈伸不利，关节肌肤紫黯、肿胀，按之较硬，肢体顽麻或重着，或有硬结、瘀斑，舌质紫暗或有瘀斑，苔白腻，脉弦涩。

【证候分析】痹病日久，邪痹经络，气血津液运行不畅，致痰浊瘀血互结，留滞经络、关节、肌肉，不通则痛；痰浊凝滞，兼夹瘀血，痹阻于关节经络，故关节肿大、僵硬、变形、刺痛，屈伸不利，关节肌肤紫黯、肿胀，按之较硬，肢体顽麻或重着，或有硬结、瘀斑，舌质紫暗或有瘀斑、苔白腻、脉弦涩，均为痰瘀痹阻之象。

【治法】化痰行瘀，蠲痹通络。

【方药】双合汤（桃仁、红花、当归、川芎、白芍、生地、茯苓、半夏、陈皮、白芥子、甘草）加减。

（四）久痹正虚

【证候】痹痛日久不愈，时轻时重，关节屈伸不利，肌肉瘦削，腰膝酸软，或畏寒肢冷，阳痿，遗精，或自汗盗汗，心烦口干，舌质淡红，苔薄白或少津，脉沉细弱或细数。

【证候分析】久痹伤正，肝肾不足，气血亏虚，余邪未尽，风寒湿邪痹阻经络，气血运行不利，不通则痛，故痹痛日久不愈、时轻时重，关节屈伸不利；肝肾亏虚，正气不足，故肌肉瘦削、腰膝酸软；以阳虚为主，则畏寒肢冷、阳痿、遗精；以阴虚为主，则自汗盗汗、心烦口干；舌质淡红、苔薄白或少津、脉沉细弱或细数，均为久痹正虚之象。

【治法】培补肝肾，通络止痛。

【方药】独活寄生汤（独活、防风、秦艽、细辛、肉桂、人参、茯苓、甘草、川芎、当归、干地黄、芍药、杜仲、牛膝、桑寄生）加减。

第十三章　中医妇科常见病证

第一节　月　经　先　期

月经周期提前 1～2 周，连续 3 个周期以上者，称为"月经先期"，亦称"经期超前"或"经早"。

一、病因病机

本病的主要病机是冲任不固，经血失于制约而致血量多。常见的病因有气虚、血热和血瘀。

1. 气虚　素体虚弱，或饮食失节，劳倦过度，大病久病，损伤脾气，中气不足，冲任不固，血失统摄，遂致经期提前。

2. 血热　素体阳盛，或恣食辛燥，感受热邪，七情过极，郁而化热，热扰冲任，迫血妄行，遂致经期提前。

3. 血瘀　素性抑郁，或愤怒过度，气滞而致血瘀，或经期产后余血未尽，感受外邪，或不禁房事，瘀血内停，瘀阻冲任，血不归经，遂致经期提前。

二、辨证论治

本病以月经周期提前为辨证要点，结合经色、经质和经量的变化及全身证候分辨虚实、寒热。治疗要注意经时和平时的不同，平时调经以治本，经时固冲止血需标本同治。

（一）气虚型

1. 脾不统血

【证候】经期提前，或兼月经量多、色淡质稀，神疲肢倦，气短懒言，小腹空坠，纳少便溏，舌淡红，苔薄白，脉缓弱。

【证候分析】脾气虚弱，统血无权，冲任不固，故月经提前而至、量多；气虚血失温煦，则经色淡而质稀；脾虚中气不足，故神疲肢倦、气短懒言、小腹空坠；运化失职，则纳少便溏；舌淡红、苔薄白、脉缓弱，为脾虚之象。

【治法】补脾益气，固冲调经。

【方药】补中益气汤（人参、黄芪、甘草、当归、陈皮、升麻、柴胡、白术）加减。

2. 肾气不足

【证候】经期提前，月经量少、色淡黯、质清稀，腰酸腿软，头晕耳鸣，小便频数，面色晦暗或有黯斑，舌淡黯，苔薄白，脉沉细。

【证候分析】"冲任之本在肾"，肾气不足，冲任不固，故月经提前；肾虚精血不足，故量少、经色淡黯、质稀；腰为肾之外府，肾主骨，肾虚故腰酸腿软；肾虚精血不足，髓海失养，故头晕耳鸣；肾虚则气化失常，故小便频数；肾虚则肾水之色上泛，故面色晦暗或有黯斑；舌淡黯、脉沉细，为肾虚之象。

【治法】补肾益气，固冲调经。

【方药】固阴煎（人参、熟地黄、山药、山茱萸、远志、炙甘草、五味子、菟丝子）加减。

（二）血热型

1. 阴虚血热

【证候】经期提前，月经量少、色红质稠，颧赤唇红，手足心热，咽干口燥，舌红，苔少，脉细数。

【证候分析】阴虚内热，热扰冲任，冲任不固，故月经提前；阴虚血少，冲任不足，血海满溢不多，故经血量少；血为热灼，故经色红而质稠；虚热上浮，故颧赤唇红；阴虚内热，故手足心热；阴虚津少，故咽干口燥；舌红、苔少、脉细数，也为阴虚血热之象。

【治法】养阴清热，凉血调经。

【方药】两地汤（生地黄、玄参、地骨皮、麦冬、阿胶、白芍）加减。

2. 阳盛血热

【证候】经期提前，月经量多、色紫红、质稠，心胸烦闷，渴喜冷饮，大便燥结，小便短赤，面色红赤，舌红，苔黄，脉滑数。

【证候分析】热伤冲任，迫血妄行，故月经提前、量多；血为热灼，故经色紫红、质稠；热扰心肝二经，故心胸烦闷；热邪伤津，故渴喜冷饮；大肠津少，故大便燥结；热灼膀胱，故小便短赤；面色红赤、舌红、苔黄、脉滑数，为热盛之象。

【治法】清热降火，凉血调经。

【方药】清经散（牡丹皮、地骨皮、白芍、熟地黄、青蒿、黄柏、茯苓）加减。

3. 肝郁化热

【证候】经期提前，月经量多或少、经色紫红、质稠有块，经前乳房、胸胁、少腹胀痛，烦躁易怒，口苦咽干，舌红，苔黄，脉弦数。

【证候分析】肝郁化热，热扰冲任，迫血妄行，故月经提前；肝郁血海失司，故月经量多或少；血为热灼，故经色紫红、质稠有块；气滞于肝经，故经前乳房、胸胁、少腹胀痛；气机不畅，则烦躁易怒；肝经郁热，故口苦咽干；舌红、苔黄、脉弦数，为肝郁化热之象。

【治法】清肝解郁，凉血调经。

【方药】丹栀逍遥散（牡丹皮、炒栀子、当归、白芍、柴胡、茯苓、炙甘草、薄荷、生姜、白术）加减。

第二节　月经后期

月经周期错后 7 天以上，甚至错后为 3～5 个月一行，经期正常，持续 3 个周期以上者，称为"月经后期"，亦称"经期错后""经迟"。

一、病因病机

本病的发病机理是精血不足或邪气阻滞，血海不能按时满溢，遂致月经后期，常见的病因有肾虚、血虚、血寒、气滞和痰湿。

1. 肾虚　先天肾气不足，或不节房事，房劳多产，损伤肾气，肾虚冲任不足，血海不能按时满溢，遂致经期错后。

2. 血虚　数伤于血，或产多乳众，病后体虚，饮食减少，化源不足，营血衰少，冲任不足，血海不能按时满溢，遂致经期错后。

3. 血寒

（1）**虚寒**　素体阳虚，或久病伤阳，阳虚内寒，脏腑失于温养，生化失期，气虚血少，冲任不足，血海不能按时满溢，遂致经期错后。

（2）**实寒**　经产之时，感受寒邪，或过服寒凉，寒邪搏于冲任，血为寒凝，胞脉不畅，血行迟滞，血海不能按时满溢，遂致经期错后。

4. 气滞　素性抑郁，情志不遂，气不宣达，血为气滞，冲任不畅，气血运行迟滞，血海不能按时满溢，遂致经期错后。

5. 痰湿　素体肥胖，痰湿内盛，或劳逸过度，饮食不节，损伤脾气，脾失健运，痰湿内生，痰湿下注冲任，壅滞胞脉，气血运行缓慢，血海不能按时满溢，遂致经期错后。

二、辨证论治

本病以月经错后为辨证要点。治疗须辨明虚实，虚证治以温经养血，实证治以活血行滞。

（一）肾精亏虚

【证候】经期错后，月经量少、色淡黯、质清稀，腰酸腿软，头晕耳鸣，带下清稀，面色晦暗，或面部黯斑，舌淡黯，苔薄白，脉沉细。

【证候分析】肾虚精血亏少，冲任不足，血海不能按时满溢，故经期错后、量少、色淡黯、质清稀；肾主骨生髓，脑为髓海，腰为肾之外府，肾虚则腰酸腿软、头晕耳鸣；肾气虚，水失气化，湿浊下注，带脉失约，故带下清稀；肾色黑，肾虚则肾色上泛，故面色晦暗或面部黯斑；舌淡黯、苔薄白、脉沉细，为肾虚之象。

【治法】补肾益气，养血调经。

【方药】大补元煎（人参、山药、熟地黄、杜仲、当归、山萸肉、枸杞、炙甘草）加减。

（二）气血亏虚

【证候】经期错后，月经量少、色淡质稀，小腹空痛，头晕眼花，心悸失眠，皮肤不润，面色苍白或萎黄，舌淡，苔薄，脉细无力。

【证候分析】营血虚少，冲任不能按时通盛，血海不能如期满溢，故月经错后，月经量少、色淡质稀；血虚胞脉失养，故小腹空痛；血虚上不荣清窍，故头晕眼花；血虚外不荣肌肤，故皮肤不润、面色苍白或萎黄；血虚内不养心，故心悸失眠；舌淡、苔薄、脉细无力，为血虚之象。

【治法】补血养营，益气调经。

【方药】人参养荣汤（人参、白术、茯苓、炙甘草、当归、白芍、熟地黄、肉桂、黄芪、五味子、远志、陈皮、生姜、大枣）加减。

（三）血寒型

1. 阳虚寒凝

【证候】经期错后，月经量少、色淡质稀，小腹隐痛，喜热喜按，腰酸无力，小便清长，面色㿠白，舌淡，苔白，脉沉迟无力。

【证候分析】阳气不足，阴寒内盛，脏腑虚寒，气血生化不足，气虚血少，冲任不能按时通盛，血海满溢延迟，故月经推迟而至，月经量少、色淡、质稀；胞中虚寒，胞脉失于温养，故经行小腹隐隐作痛、喜热喜按；阳虚肾气不足，外府失养，故腰酸无力；阳气不布，故面色㿠白；膀胱虚寒，失于温煦，故小便清长；舌淡、苔薄、脉沉迟无力，为虚寒之象。

【治法】温经扶阳，养血调经。

【方药】大营煎（当归、熟地黄、枸杞子、炙甘草、杜仲、牛膝、肉桂）加减。

2. 寒滞冲任

【证候】经期错后，月经量少、经色紫黯有块，小腹冷痛拒按、得热痛减，畏寒肢冷，舌黯，苔白，脉沉紧或沉迟。

【证候分析】寒邪客于冲任，血为寒凝，运行不畅，血海不能按期满溢，故月经推迟而至、月经量少；寒凝血滞，故经色紫黯有块；寒邪客于胞中，气血运行不畅，"不通则痛"，故小腹冷痛；得热后气血稍通，故小腹痛减；寒为阴邪，易伤阳气，阳气不得外达，故畏寒肢冷；舌黯、苔白、脉沉紧或沉迟，为实寒之象。

【治法】温经散寒，活血调经。

【方药】温经汤（人参、当归、川芎、白芍、肉桂、莪术、牡丹皮、甘草、牛膝）

加减。

（四）肝郁气滞

【证候】经期错后，月经量少，经色黯红或有血块，小腹胀痛，精神抑郁，胸闷不舒，舌象正常，脉弦。

【证候分析】血为气滞，冲任气血运行不畅，血海不能按时满溢，故月经错后、月经量少；气滞血瘀，故经色黯红，或有小血块；气机不畅，经脉壅滞，故小腹胀痛、精神抑郁、胸闷不舒；脉弦也为气滞之象。

【治法】理气行滞，活血调经。

【方药】乌药汤（乌药、香附、木香、当归、甘草）加减。

（五）痰湿阻滞

【证候】经期错后，月经量少、色淡、质黏，头晕，心悸气短，脘闷恶心，带下量多，舌淡胖，苔白腻，脉滑。

【证候分析】痰湿内盛，滞于冲任，气血运行不畅，血海不能如期满溢，故经期错后、月经量少、色淡、质黏；痰湿停于心下，气机升降失常，故头晕、心悸气短、脘闷恶心；痰湿流注下焦，损伤带脉，带脉失约，故带下量多；舌淡胖、苔白腻、脉滑，为痰湿之象。

【治法】燥湿化痰，活血调经。

【方药】芎归二陈汤（陈皮、半夏、茯苓、甘草、生姜、川芎、当归）。

第三节　月经先后无定期

月经周期或前或后 1～2 周，持续 3 个周期以上者，称为"月经先后无定期"，又称"经水先后无定期""月经愆期""经乱"。

一、病因病机

本病的主要机理是冲任气血不调，血海蓄溢失常。其病因有肾虚、脾虚和肝郁。

1. 肾虚　少年肾气未充，更年期肾气渐衰，或素体肾气不足，房劳多产，久病大病，损伤肾气，肾气不充，开阖不利，冲任失调，血海蓄溢失常，遂致月经先后无定期。

2. 脾虚　素体脾虚，饮食失节，或思虑过度，损伤脾气，脾虚统摄无权及生化不足，冲任气血失调，血海蓄溢失常，遂致月经先后无定期。

3. 肝郁　素性抑郁，或愤怒过度，肝气上逆，气血逆乱，冲任失司，血海蓄溢失常，遂致月经先后无定期。

二、辨证论治

本病以月经周期或长或短为辨证要点，以调理冲任气血为治疗原则，或疏肝解郁，或调补脾肾，随证治之。

1. 肾气不足

【证候】经行或先或后，月经量少、色淡、质稀，头晕耳鸣，腰酸腿软，小便频数，舌淡，苔薄，脉沉细。

【证候分析】肾虚封藏失职，开阖不利，冲任失调，血海蓄溢失常，故月经先后无定期；肾虚，则月经量少、色淡、质稀；髓海不足，故头晕耳鸣；腰为肾之外府，肾主骨，肾虚则腰酸腿软；舌淡苔薄、脉沉细，为肾虚之象。

【治法】补肾益气，养血调经。

【方药】固阴煎（人参、熟地黄、山药、山茱萸、远志、炙甘草、五味子、菟丝子）加减。

2. 脾气虚弱

【证候】经行或先或后，月经量多、色淡、质稀，神倦乏力，脘腹胀满，纳呆食少，舌淡，苔薄，脉缓。

【证候分析】脾虚统摄无权，冲任气血失调，血海蓄溢失常，故致月经先后不定期、量多；脾虚生化气血之源不足，故经色淡红而质稀；脾主四肢、肌肉，脾虚则神倦乏力；脾虚运化失职，故脘腹胀满、纳呆食少；舌淡、苔薄、脉缓，为脾虚之象。

【治法】补脾益气，养血调经。

【方药】归脾汤（白术、人参、黄芪、当归、茯神、远志、酸枣仁、木香、龙眼肉、炙甘草、生姜、大枣）。

3. 肝气郁滞

【证候】经行或先或后，月经量或多或少、色黯红，有血块，或经行不畅，胸胁、乳房、少腹胀痛，精神郁闷，时欲太息，嗳气食少，舌质正常，苔薄，脉弦。

【证候分析】肝郁气结，气机逆乱，冲任失司，血海蓄溢失常，故月经或先或后、经血或多或少；肝气郁滞，经脉不利，故经行不畅、色黯有块；肝郁经脉涩滞，故胸胁、乳房、少腹胀痛；气机不利，故精神郁闷、时欲太息；肝强侮脾，脾气不舒，故嗳气食少；证属气滞，内无寒热，故舌象正常；脉弦为肝郁之象。

【治法】疏肝解郁，和血调经。

【方药】逍遥散（柴胡、当归、白芍、白术、茯苓、甘草、薄荷、煨生姜）加减。

第四节 月 经 过 多

月经周期正常，经量明显多于既往者，称为"月经过多"，亦称"经水过多"或"月经过多"。

一、病因病机

本病的主要病机是冲任不固，经血失于制约而致血量多。常见的病因有气虚、血热和血瘀。

1. 气虚　素体虚弱，或饮食失节，劳倦过度，大病久病，损伤脾气，中气不足，冲任不固，血失统摄，遂致月经过多。

2. 血热　素体阳盛，或恣食辛燥，感受热邪，七情过极，郁而化热，热扰冲任，迫血妄行，遂致月经过多。

3. 血瘀　素性抑郁，或愤怒过度，气滞而致血瘀，或经期产后余血未尽，感受外邪，或不禁房事，瘀血内停，瘀阻冲任，血不归经，遂致月经过多。

二、辨证论治

本病以月经量多为辨证要点，结合经色和经质的变化及全身证候分辨虚实、寒热。治疗要注意经时和平时的不同，平时调经是治本，经时固冲止血需标本同治。

1. 气虚不固

【证候】月经量多、色淡红、质清稀，神疲体倦，气短懒言，小腹空坠，面色㿠白，舌淡，苔薄，脉缓弱。

【证候分析】气虚则冲任不固，经血失于制约，故月经量多；气虚火衰不能化血为赤，故经色淡红、质清稀；气虚中阳不振，故神疲体倦、气短懒言；气虚失于升提，故小腹空坠；气虚阳气不布，故面色㿠白；舌淡、苔薄、脉缓弱，也为气虚之象。

【治法】补气升提，固冲止血。

【方药】安冲汤（白术、黄芪、生龙骨、生牡蛎、生地黄、白芍、海螵蛸、茜草根、续断）加升麻。

2. 血热妄行

【证候】月经量多、色鲜红或深红、质黏稠，口渴饮冷，心烦多梦，尿黄便结，舌红，苔黄，脉滑数。

【证候分析】阳热内盛，伏于冲任，经行之际，热迫血行，故月经量多；血为热灼，故经色红而质稠；热邪伤津，则口渴饮冷、尿黄便结；热扰心神，故心烦多梦；舌红、苔黄、脉滑数，为血热之象。

【治法】清热凉血，固冲止血。

【方药】保阴煎（生地黄、熟地黄、黄芩、黄柏、白芍、山药、续断、甘草）加减。

3. 血瘀内停

【证候】月经量多、色紫黯、质稠有血块，经行腹痛，或平时小腹胀痛，舌紫黯或有瘀点，脉涩有力。

【证候分析】瘀血阻于冲任，新血难安，故月经量多；瘀血内结，故经色紫黯有块；瘀阻胞脉，"不通则痛"，故经行腹痛，或平时小腹胀痛；舌紫黯或有瘀点、脉涩有力，为血瘀之象。

【治法】活血化瘀，固冲止血。

【方药】桃红四物汤（当归、熟地黄、白芍、川芎、桃仁、红花）加减。

第五节 月 经 过 少

月经周期正常，经量明显少于既往，经期不足 2 天，甚或点滴即净，持续 3 个周期以上者，称"月经过少"，亦称"经水涩少""经量过少"。

一、病因病机

本病的主要机理为精亏血少，冲任气血不足，或寒凝瘀阻，冲任气血不畅，血海无法满溢而致。常见的病因有肾虚、血虚、血寒和血瘀。

1. 肾虚 先天禀赋不足，或房劳久病，损伤肾气，或屡次堕胎，伤精耗气，肾精亏损，肾气不足，冲任亏虚，遂致月经量少。

2. 血虚 数伤于血，大病久病，营血亏虚，或饮食劳倦，思虑过度，损伤脾气，脾虚化源不足，冲任气血亏虚，致月经量少。

3. 血寒 经期产后，感受寒邪，或过食生冷，寒邪伏于冲任，血为寒滞，运行不畅，血海满溢不多，致月经量少。

4. 血瘀 经期产后，余血未净之际，七情内伤，气滞血瘀，或感受邪气，邪与血结，瘀滞冲任，气血运行不畅，致月经量少。

二、辨证论治

本病以经量明显减少为辨证要点，也可伴有经期缩短。治疗须分辨虚实，虚证重在补肾益精，或补血益气以滋经血之源；实证重在温经行滞，或祛瘀行血以通调冲任。

1. 肾虚

【证候】经来量少，不日即净，或点滴即止，血色淡黯、质稀，腰酸腿软，头晕耳鸣，小便频数，舌淡，苔薄，脉沉细。

【证候分析】肾气不足，精血亏虚，冲任气血衰少，血海无法满溢，故经量明显减少，或点滴即净，经色淡黯质稀；精血衰少，脑髓不充，故头晕耳鸣；肾虚腰腿失养，故腰酸腿软；肾虚膀胱失于温固，故小便频数；舌淡、苔薄、脉沉细，为肾虚之象。

【治法】补肾益精，养血调经。

【方药】当归地黄饮（当归、熟地黄、山茱萸、杜仲、山药、牛膝、甘草）加减。

2. 血虚

【证候】经来量少，不日即净，或点滴即止，经色淡红、质稀，头晕眼花，心悸失眠，皮肤不润，面色萎黄，舌淡，苔薄，脉细无力。

【证候分析】营血衰少，冲任气血不足，血海无法满溢，故月经量少，不日即净，或点滴即止，经色淡红、质稀；血虚不能上荣清窍，故头晕眼花；血少内不养心，故心悸失眠；血虚外不荣肌肤，故面色萎黄、皮肤不润；舌淡苔薄、脉细无力，为血虚之象。

【治法】补血益气调经。

【方药】滋血汤（人参、山药、黄芪、白茯苓、川芎、当归、白芍、熟地黄）加减。

3. 血寒

【证候】经行量少、色黯红，小腹冷痛，得热痛减，畏寒肢冷，面色青白，舌黯，苔白，脉沉紧。

【证候分析】血为寒凝，冲任阻滞，血行不畅，故经行量少、色黯红；寒客胞脉，则小腹冷痛、得热痛减；寒伤阳气，则畏寒肢冷、面色青白；舌黯苔白、脉沉紧，为寒邪在里之象。

【治法】温经散寒，活血调经。

【方药】温经汤（人参、当归、川芎、白芍、肉桂、莪术、牡丹皮、甘草、牛膝）加减。

4. 血瘀

【证候】经行量少、色紫黑有块，小腹刺痛拒按，血块下后痛减，或胸胁胀痛，舌紫黯，或有瘀斑、瘀点，脉涩有力。

【证候分析】瘀血内停，冲任阻滞，故经行量少、色紫黑有血块，小腹刺痛拒按；血块下后瘀滞稍通，故使痛减；瘀血阻滞，气机不畅，故胸胁胀痛；舌紫黯或有瘀斑瘀点、脉涩有力，为血瘀之象。

【治法】活血化瘀，理气调经。

【方药】通瘀煎（当归尾、山楂、香附、红花、乌药、青皮、木香、泽泻）。

第六节　经期延长

月经周期正常，经期超过7天以上，甚或2周方净，持续3个周期以上者，称为"经期延长"，又称"经事延长"。

一、病因病机

本病的发病机理主要是冲任不固，经血失于制约而致。常见的病因有气虚、虚热和血瘀。

1. 气虚　素体虚弱，或劳倦过度，损伤脾气，中气不足，冲任不固，不能制约经血，以致经期延长。

2. 虚热　素体阴虚，或病久伤阴，产多乳众，或忧思积念，阴血亏耗，阴虚内热，热扰冲任，冲任不固，不能制约经血，致经期延长。

3. 血瘀　素体抑郁，或大怒伤肝，肝气郁结，气滞血瘀；或经期交合阴阳，以致外邪客于胞内，邪与血相搏成瘀，瘀阻冲任，经血妄行，致经期延长。

二、辨证论治

本病以经期延长为辨证要点。治疗以固冲调经为大法，气虚者重在补气升提，阴虚血热者重在养阴清热，瘀血阻滞者以通为止，不可概投固涩之剂，犯虚虚实实之戒。

1. 气虚

【证候】经行时间延长，经量多，经色淡红、质稀，肢倦神疲，气短懒言，面色㿠白，舌淡，苔薄，脉缓弱。

【证候分析】气虚冲任不固，经血失于制约，故经行时间延长、量多；气虚火衰不能化血为赤，故经色淡而质稀；中气不足，故肢倦神疲、气短懒言；气虚阳气不布，故面色㿠白；舌淡、苔薄、脉缓弱，为气虚之象。

【治法】补气升提，固冲调经。

【方药】举元煎（人参、黄芪、白术、炙甘草、升麻）加减。

2. 虚热

【证候】经行时间延长，经量少，经色鲜红、质稠，咽干口燥，潮热颧红，手足心热，大便燥结，舌红，苔少，脉细数。

【证候分析】阴虚内热，热扰冲任，冲任不固，经血失约，故经行时间延长；血为热灼，故经量少、色红而质稠；阴虚内热，故颧红潮热、手足心热；热灼津亏，故咽干口燥；舌红、苔少、脉细数，为虚热之象。

【治法】养阴清热，凉血调经。

【方药】清血养阴汤（生地黄、牡丹皮、白芍、玄参、黄柏、女贞子、旱莲草）加减。

3. 血瘀

【证候】经行时间延长，经量或多或少，经色紫黯有块，经行小腹疼痛拒按，舌紫黯或有小瘀点，脉涩有力。

【证候分析】瘀血阻于冲任，瘀血不去，新血难安，故经行时间延长、经量或多或少；瘀血阻滞，气血运行不畅，"不通则痛"，故经行小腹疼痛拒按、经血有块；舌紫黯或有小瘀点、脉涩有力，为血瘀之象。

【治法】活血祛瘀，固冲调经。

【方药】棕蒲散（棕榈炭、蒲黄、当归身、炒白芍、川芎、生地黄、牡丹皮、秦艽、泽兰、杜仲）加减。

第七节　闭　　经

女子年逾18周岁，月经尚未来潮，或月经来潮后又中断6个月以上，持续3个周期以上者，称为"闭经"。前者称原发性闭经，后者称继发性闭经。闭经古称"女子不月""月事不来""经水不通""经闭"等。妊娠期、哺乳期或更年期的月经停闭属生理现象，不作闭经论，有的少女初潮2年内偶尔出现月经停闭现象，可不予治疗。

一、病因病机

本病的发病机理主要是冲任气血失调，有虚、实两个方面：虚者由于冲任亏败，源断其流；实者因邪气阻隔冲任，经血不通。导致闭经的病因复杂，有先天因素，也有后天获得，可由月经不调发展而来，也有因他病致闭经者。常见的病因有肾虚、脾虚、血虚、气滞血瘀、寒凝血瘀和痰湿阻滞。

1. 肾虚　先天不足，少女肾气未充，精气未盛，或房劳多产，久病伤肾，以致肾精亏损，冲任气血不足，血海不能满溢，遂致月经停闭。

2. 脾虚　饮食不节，思虑或劳累过度，损伤脾气，气血化生之源不足，冲任气血不充，血海不能满溢，遂致月经停闭。

3. 血虚　素体血虚，或数伤于血，或大病久病，营血耗损，冲任血少，血海不能满溢，遂致月经停闭。

4. 气滞血瘀　七情内伤，素性抑郁，或愤怒过度，气滞血瘀，瘀阻冲任，气血运行受阻，血海不能满溢，遂致月经停闭。

5. 寒凝血瘀　经产之时，血室正开，过食生冷，或涉水感寒，寒邪乘虚客于冲任，血为寒凝成瘀，滞于冲任，气血运行阻隔，血海不能满溢，致月经停闭。

6. 痰湿阻滞　素体肥胖，痰湿内盛，或脾失健运，痰湿内生，痰湿壅塞冲任，气血运行受阻，血海不能满溢，遂致月经停闭。

二、辨证论治

在确诊闭经之后，尚需明确是经病还是他病所致，因他病致闭经者先治他病然后调经。辨证重在辨明虚实或虚实夹杂的不同情况。虚证治以补肾滋肾，或补脾益气，或补血益阴，以滋养经血之源；实证治以行气活血，或温经通脉，或祛邪行滞，以疏通冲任经脉。本病虚证多、实证少，切忌妄行攻破之法。

（一）肾虚

1. 肾气亏虚
【证候】月经初潮来迟，或月经后期量少，渐至闭经，头晕耳鸣，腰酸腿软，小便频数，性欲淡漠，舌淡红，苔薄白，脉沉细。

【证候分析】肾气不足，精血衰少，冲任气血不足，血海不能满溢，故月经初潮来迟，或后期量少，渐至停闭；肾虚不能化生精血，髓海、腰府失养，故头晕耳鸣、腰酸腿软；肾气虚，阳气不足，故性欲淡漠；肾虚不能温化膀胱，故小便频数；舌淡红、苔薄白、脉沉细，为肾气虚之象。

【治法】补肾益气，养血调经。

【方药】大补元煎（人参、山药、熟地黄、杜仲、当归、山萸肉、枸杞、炙甘草）加减。

2. 肾阴亏虚
【证候】月经初潮来迟，或月经后期量少，渐至闭经，头晕耳鸣，腰膝酸软，或足跟痛，手足心热，甚则潮热盗汗，心烦少寐，颧红唇赤，舌红，苔少或无苔，脉细数。

【证候分析】肾阴不足，精血亏虚，冲任气血虚少，血海不能满溢，故月经初潮来迟，或后期量少，渐至停闭；精亏血少，上不能濡养空窍故头晕耳鸣，下不能濡养外府故腰膝酸软或足跟痛；阴虚内热，故手足心热；热劫阴液外泄，故潮热盗汗；虚热内扰心神，则心烦少寐；虚热上浮，则颧红唇赤；舌红、少苔或无苔、脉细数，为肾阴虚之象。

【治法】滋肾益阴，养血调经。

【方药】左归丸（熟地黄、山药、枸杞子、山茱萸、菟丝子、鹿角胶、龟甲胶、川牛膝）加减。

3. 肾阳虚弱

【证候】月经初潮来迟，或月经后期量少，渐至闭经，头晕耳鸣，腰痛如折，畏寒肢冷，小便清长，夜尿多，大便溏薄，面色晦暗，或目眶黯黑，舌淡，苔白，脉沉弱。

【证候分析】肾阳虚衰，脏腑失于温养，精血化生之源不足，冲任气血不足，血海不能满溢，故月经初潮来迟，或后期量少，渐至停闭；肾阳虚衰，阳气不布，故畏寒肢冷；肾阳虚，不足以温养髓海、外府，故头晕耳鸣、腰痛如折；肾阳虚，膀胱气化失常，故小便清长、夜尿多；肾阳虚不能温运脾阳，运化失司，故大便溏薄；肾在色为黑，肾阳虚，故面色晦暗、目眶黯黑；舌淡、苔白、脉沉弱，为肾阳虚之象。

【治法】温肾助阳，养血调经。

【方药】十补丸（熟地黄、山药、山茱萸、泽泻、茯苓、牡丹皮、肉桂、五味子、炮附子、鹿茸）加减。

（二）脾虚

【证候】月经停闭数月，肢倦神疲，食欲不振，脘腹胀闷，大便溏薄，面色淡黄，舌淡胖有齿痕，苔白腻，脉缓弱。

【证候分析】脾虚生化之源亏乏，冲任气血不足，血海不能满溢，故月经停闭数月；脾虚运化失职，湿浊内盛，故食欲不振、脘腹胀闷、大便溏薄、面色淡黄；脾主四肢，脾虚中气不振，故肢倦神疲；舌淡胖有齿痕、苔白腻、脉缓弱，为脾虚之象。

【治法】健脾益气，养血调经。

【方药】参苓白术散（人参、白术、茯苓、白扁豆、甘草、山药、莲子肉、桔梗、薏苡仁、砂仁）加减。

（三）气血虚弱

【证候】月经停闭数月，头晕目花，心悸怔忡，少寐多梦，皮肤不润，面色萎黄，舌淡，苔少，脉细。

【证候分析】营血亏虚，冲任气血衰少，血海不能满溢，故月经停闭；血虚上不能濡养脑髓清窍，故头晕目花；血虚内不养心神，故心悸怔忡、少寐多梦；血虚外不荣肌肤，故皮肤不润、面色萎黄；舌淡、苔少、脉细，为血虚之象。

【治法】补血养血，活血调经。

【方药】小营煎（当归、熟地黄、白芍、山药、枸杞子、炙甘草）加减。

（四）气滞血瘀

【证候】月经停闭数月，小腹胀痛拒按，精神抑郁，烦躁易怒，胸胁胀满，嗳气叹息，舌紫黯或有瘀点，脉沉弦或涩而有力。

【证候分析】气机郁滞，气滞血瘀，瘀阻冲任，血海不能满溢，故月经停闭；瘀阻胞脉，故小腹胀痛拒按；气机不畅，故精神抑郁、烦躁易怒、胸胁胀满、嗳气叹息；舌紫黯或有瘀点、脉沉弦或涩而有力，为气滞血瘀之象。

【治法】行气活血，祛瘀通络。

【方药】膈下逐瘀汤（当归、赤芍、桃仁、川芎、枳壳、红花、延胡索、五灵脂、牡丹皮、乌药、香附、甘草）。

（五）寒凝血瘀

【证候】月经停闭数月，小腹冷痛拒按，得热则痛缓，形寒肢冷，面色青白，舌紫黯，苔白，脉沉紧。

【证候分析】寒邪客于冲任，与血相搏，血为寒凝致瘀，瘀阻冲任，气血不通，血海不能满溢，故经闭不行；寒客胞中，血行不畅，"不通则痛"，故小腹冷痛拒按；得热后血脉暂通，故腹痛得以缓解；寒伤阳气，阳气不达，故形寒肢冷、面色青白；舌紫黯、苔白、脉沉紧，为寒凝血瘀之象。

【治法】温经散寒，活血调经。

【方药】温经汤（人参、当归、川芎、白芍、肉桂、莪术、牡丹皮、甘草、牛膝）加减。

（六）痰湿阻滞

【证候】月经停闭数月，带下量多、色白质稠，形体肥胖，或面浮肢肿，神疲肢倦，头晕目眩，心悸气短，胸脘满闷，舌淡胖，苔白腻，脉滑。

【证候分析】痰湿阻于冲任，血海不能满溢，故月经数月不行；痰湿下注，损伤带脉，故带下量多、色白质稠；痰湿内盛，故形体肥胖；痰湿困阻脾阳，运化不良，水湿泛溢肌肤，故面浮肢肿、神疲肢倦；痰湿停于心下，清阳不升，故头晕目眩、心悸气短、胸脘满闷；舌淡胖、苔白腻、脉滑，为痰湿之象。

【治法】豁痰除湿，活血通经。

【方药】丹溪治湿痰方（苍术、白术、半夏、茯苓、滑石、香附、川芎、当归）加减。

第八节　痛　　经

凡在经期或经行前后，出现周期性小腹疼痛，或痛引腰骶，甚至剧痛晕厥者，称为"痛经"，亦称"经行腹痛"。

一、病因病机

本病的发生与冲任、胞宫的周期性生理变化密切相关。其主要病机在于邪气内伏或精血素亏，更值经期前后冲任二脉气血的生理变化急骤，导致胞宫气血运行不畅，"不通则痛"，或胞宫失于濡养，"不荣则痛"，故使痛经发作。常见的病因有肾气亏损、气血虚弱、气滞血瘀、寒凝血瘀和湿热蕴结。

1. 肾气亏损　先天肾气不足，或房劳多产，或久病虚损，伤及肾气，肾虚则精亏血少，冲任不足，经行血泄，胞脉愈虚，失于濡养，"不荣则痛"，故痛经。

2. 气血虚弱　素体虚弱，气血不足，或大病久病，耗伤气血，或脾胃虚弱，化源不足，气虚血少，经行血泄，冲任气血更虚，胞脉失于濡养，"不荣则痛"，故痛经。

3. 气滞血瘀　素性抑郁，或愤怒伤肝，肝郁气滞，气滞血瘀，或经期产后，余血内留，蓄而成瘀，瘀滞冲任，血行不畅，经前经时气血下注冲任，胞脉气血更加壅滞，"不通则痛"，故痛经。

4. 寒凝血瘀　经期产后，感受寒邪，或过食寒凉生冷，寒客冲任，与血搏结，以致气血凝滞不畅，经前经时气血下注冲任，胞脉气血更加壅滞，"不通则痛"，故痛经。

5. 湿热蕴结　素有湿热内蕴，或经期产后，感受湿热之邪，与血搏结，稽留于冲任、胞宫，以致气血凝滞不畅，经行之际，气血下注冲任，胞脉气血更加壅滞，"不通则痛"，故痛经。

二、辨证论治

本病以伴随月经来潮而周期性小腹疼痛为辨证要点。根据其疼痛发生的时间、部位、性质、喜按或拒按等不同情况，明辨其虚实寒热、在气在血。一般痛在经前、经期，多属实；痛在经后、经期，多属虚。痛胀俱甚、拒按，多属实；隐隐作痛、喜揉喜按，多属虚。得热痛减多为寒，得热痛甚多为热。痛甚于胀多为血瘀，胀甚于痛多为气滞。痛在两侧少腹病多在肝，痛连腰际病多在肾。其治疗大法以通调气血为主。

1. 肝肾亏虚

【证候】经期或经后小腹隐隐作痛，喜按，月经量少、色淡质稀，头晕耳鸣，腰酸腿软，小便清长，面色晦暗，舌淡，苔薄，脉沉细。

【证候分析】肾气本虚，精血不足，经期或经后，精血更虚，胞宫、胞脉失于濡养，故小腹隐隐作痛、喜按；肾虚冲任不足，血海满溢不多，故月经量少、色淡质稀；肾精不足，不能上养清窍，故头晕耳鸣；肾亏则腰腿失养，故腰酸腿软；肾气虚，膀胱气化失常，故小便清长；面色晦暗、舌淡苔薄、脉沉细，为肾气亏损之象。

【治法】补肾填精，养血止痛。

【方药】调肝汤（当归、白芍、山茱萸、巴戟天、甘草、山药、阿胶）加减。

2. 气血虚弱

【证候】经期或经后小腹隐痛喜按，月经量少，色淡质稀，神疲乏力，头晕心悸，失眠多梦，面色苍白，舌淡，苔薄，脉细弱。

【证候分析】气血本虚，经血外泄，气血更虚，胞宫、胞脉失于濡养，故经期或经后小腹隐痛喜按；气血虚冲任不足，血海满溢不多，故月经量少、色淡质稀；气虚中阳不振，故神疲乏力；血虚不养心神，故心悸、失眠多梦；气血虚不荣头面，故头晕、面色苍白；舌淡、苔薄、脉细弱，为气血虚弱之象。

【治法】补气养血，和中止痛。

【方药】黄芪建中汤（黄芪、白芍、桂枝、炙甘草、生姜、大枣、饴糖）加减。

3. 气滞血瘀

【证候】经前或经期小腹胀痛拒按，胸胁、乳房胀痛，经行不畅，经色紫黯有块，块下痛减，舌紫黯或有瘀点，脉弦或弦涩有力。

【证候分析】肝郁气滞，瘀滞冲任，气血运行不畅，经前经时，气血下注冲任，胞脉气血更加壅滞，"不通则痛"，故经行小腹胀痛拒按；肝气郁滞，故胸胁、乳房胀痛；冲任气滞血瘀，故经行不畅、经色紫黯有块；血块排出后，胞宫气血运行稍畅，故腹痛减轻；舌紫黯或有瘀点、脉弦或弦涩有力，为气滞血瘀之象。

【治法】行气活血，祛瘀止痛。

【方药】膈下逐瘀汤（当归、赤芍、桃仁、川芎、枳壳、红花、延胡索、五灵脂、牡丹皮、乌药、香附、甘草）。

4. 寒凝湿滞

【证候】经前或经期小腹冷痛拒按，得热则痛减，经血量少、色黯有块，畏寒肢冷，面色青白，舌黯，苔白，脉沉紧。

【证候分析】寒客冲任，血为寒凝，瘀滞冲任，气血运行不畅，经行之际，气血下注冲任，胞脉气血壅滞，"不通则痛"，故痛经发作；寒客冲任，血为寒凝，故经血量少、色黯有块；得热则寒凝暂通，故腹痛减轻；寒伤阳气，阳气不能敷布，故畏寒肢冷、面色青白；舌黯、苔白、脉沉紧，为寒凝血瘀之象。

【治法】温经散寒，祛瘀止痛。

【方药】温经汤（人参、当归、川芎、白芍、肉桂、莪术、牡丹皮、甘草、牛膝）加减。

5. 湿热蕴结

【证候】经前或经期小腹灼痛拒按，痛连腰骶，或平时小腹痛，至经前疼痛加剧，经量多或经期长，经色紫红、质稠或有血块，平素带下量多、黄稠臭秽，或伴低热，小便黄赤，舌红，苔黄腻，脉滑数或濡数。

【证候分析】湿热蕴结冲任，气血运行不畅，经行之际气血下注冲任，胞脉气血壅滞，"不通则痛"，故痛经发作；湿热蕴结胞脉，胞脉系于肾，故腰骶坠痛，或平时小腹痛，至经前疼痛加剧；湿热伤于冲任，迫血妄行，故经量多或经期长；血为热灼，故经色紫红、质稠或有血块；湿热下注，伤于带脉，带脉失约，故带下量多、黄稠臭秽；湿热熏蒸，故低热、小便黄赤；舌红、苔黄腻、脉滑数或濡数，为湿热蕴结之象。

【治法】清热除湿，化瘀止痛。

【方药】清热调血汤（牡丹皮、黄连、生地黄、当归、白芍、川芎、红花、桃仁、莪术、香附、延胡索）加减。

第九节　崩　　漏

妇女不在行经期间，阴道突然大量出血，或淋沥下血不断者，称为"崩漏"，前者称为"崩中"，后者称为"漏下"。若经期延长达 2 周以上者，应属崩漏范畴，称为"经崩"或"经漏"。

一、病因病机

本病的主要病机是冲任损伤，不能制约经血。引起冲任不固的常见原因有肾虚、脾虚、血热和血瘀。

1. 肾虚　先天肾气不足，少女肾气稚弱，更年期肾气渐衰，或早婚多产，房事不节，损伤肾气，若耗伤精血，则肾阴虚损，阴虚内热，热伏冲任，迫血妄行，以致经血非时而下；或命门火衰，肾阳虚损，封藏失职，冲任不固，不能制约经血，亦致经血非时而下，遂成崩漏。

2. 脾虚　忧思过度，饮食劳倦，损伤脾气，中气下陷，冲任不固，血失统摄，非时而下，遂致崩漏。

3. 血热　素体阳盛，或情志不遂，肝郁化火，或感受热邪，或过食辛辣助阳之品，火热内盛，热伤冲任，迫血妄行，非时而下，遂致崩漏。

4. 血瘀　七情内伤，气滞血瘀，或感受寒热之邪，寒凝或热灼致瘀，瘀阻冲任，血不循经，非时而下，发为崩漏。

二、辨证论治

崩漏以无周期性的阴道出血为辨证要点，临证时结合出血的量、色、质变化和全身证候辨明寒、热、虚、实。治疗应根据病情的缓急轻重、出血的久暂，采用"急则治其标，缓则治其本"的原则，灵活运用塞流、澄源、复旧三法：①塞流即是止血。崩漏以失血为主，止血乃是治疗本病的当务之急。具体运用止血方法时，还要注意崩与漏的不同。治崩宜固摄升提，不宜辛温行血，以免失血过多导致阴竭阳脱；治漏宜养血行气，不可偏于固涩，以免血止成瘀。塞流可酌用十灰散、云南白药、紫地宁血散等。②澄源即是求因治本。崩漏是由多种原因引起的，针对引起崩漏的具体原因，采用补肾、健脾、清热、理气、化瘀等法，使崩漏从根本上得到治疗。塞流、澄源两法常常是同步进行的。③复旧即是调理善后。崩漏在血止之后，应理脾益肾以善其后。历代诸家都认为，崩漏之后应调理脾胃，化生气血，使之康复。近代研究指出，补益肾气，重建月经周期，才能使崩漏得到彻底治疗。"经水出诸肾"，肾气盛，月事才能以时下，对青春期、育龄期的虚证患者，补肾调经则更为重要。当然复旧也需兼顾澄源。

总之，塞流、澄源、复旧有分别，又有内在联系，必须结合具体病情灵活运用。

（一）肾虚

1. 肾阴亏虚

【证候】经血非时而下，出血量少或多，淋沥不断，血色鲜红、质稠，头晕耳鸣，腰酸膝软，手足心热，颧赤唇红，舌红，苔少，脉细数。

【证候分析】肾阴不足，虚火内炽，热伏冲任，迫血妄行，故经血非时而下，出血量少或多、淋沥不断；阴虚内热，故血色鲜红、质稠；肾阴不足，精血衰少，不能上荣空窍，故头晕耳鸣；精亏血少，不能濡养外府，故腰腿酸软；阴虚内热，则手足心热；虚热上浮，则颧赤唇红；舌红、苔少、脉细数，为肾阴虚之象。

【治法】滋肾益阴，固冲止血。

【方药】左归丸（熟地黄、山药、枸杞子、山茱萸、菟丝子、鹿角胶、龟甲胶、川牛膝）加减。

2. 肾阳虚弱

【证候】经血非时而下，出血量多，淋沥不尽，色淡质稀，腰痛如折，畏寒肢冷，小便清长，大便溏薄，面色晦暗，舌淡黯，苔薄白，脉沉弱。

【证候分析】肾阳虚衰，冲任不固，血失封藏，故经乱无期、经血量多、淋沥不尽；肾阳不足，经血失于温煦，故色淡质稀；肾阳虚衰，外府失荣，故腰痛如折、畏寒肢冷；膀胱失于温化，故小便清长；肾阳虚不能上温脾土，则大便溏薄；面色晦暗、舌淡黯、苔薄白、脉沉弱，为肾阳不足之象。

【治法】温肾助阳，固冲止血。

【方药】大补元煎（人参、山药、熟地黄、杜仲、当归、山萸肉、枸杞、炙甘草）酌加补骨脂、鹿角胶、艾叶炭。

（二）脾虚

【证候】经血非时而下，量多如崩，或淋沥不断，色淡质稀，神疲体倦，气短懒言，不思饮食，四肢不温，或面浮肢肿，面色淡黄，舌淡胖，苔薄白，脉缓弱。

【证候分析】脾气虚陷，冲任不固，血失统摄，故经血非时而下、量多如崩，或淋沥不断；脾虚气血化源不足，故经色淡而质稀；脾虚中气不足，故神疲体倦、气短懒言；脾主四肢，脾虚则四肢失于温养，故四肢不温；脾虚中阳不振，运化失职，则不思饮食；脾失运化，水湿泛溢肌肤，故面浮肢肿；面色淡黄、舌淡胖、苔薄白、脉缓弱，为脾虚之象。

【治法】健脾益气，固冲止血。

【方药】固冲汤（白术、黄芪、煅龙骨、煅牡蛎、山茱萸、白芍、海螵蛸、茜草根、棕榈炭、五倍子）加减。

（三）血热

【证候】经血非时而下，量多如崩，或淋沥不断，血色深红、质稠，心烦少寐，渴喜冷饮，头晕面赤，舌红，苔黄，脉滑数。

【证候分析】热伤冲任，迫血妄行，故经血非时而下，量多如崩，或淋沥不断；血为热灼，故血色深红、质稠；邪热内炽，津液耗损，故口渴喜饮；热扰心神，故心烦少寐；邪热上扰，故头晕面赤；舌红、苔黄、脉滑数，为血热之象。

【治法】清热凉血，固冲止血。

【方药】清热固经汤（生地黄、地骨皮、炙龟甲、牡蛎粉、阿胶、黄芩、藕节、陈棕炭、甘草、焦栀子、地榆）加减。

（四）血瘀

【证候】经血非时而下，经量多或少，淋沥不断，血色紫黯有块，小腹疼痛拒按，舌紫黯或有瘀点，脉涩或弦涩有力。

【证候分析】瘀滞冲任，血不循经，故经血非时而下，经量多或少，淋沥不断；冲任阻滞，经血运行不畅，故血色紫黯有块；"不通则痛"，故小腹疼痛拒按；舌紫黯或有瘀点、脉涩或弦涩有力，为血瘀之象。

【治法】活血祛瘀，固冲止血。

【方药】逐瘀止崩汤（当归、川芎、三七、没药、五灵脂、丹皮炭、炒丹参、炒艾叶、阿胶、炒蒲黄、龙骨、牡蛎、海螵蛸）加减。

第十节 带 下 病

带下的量明显增多，色、质、气味发生异常，或伴全身、局部症状者，称为"带下病"，又称"下白物""流秽物"。带下病以带下增多为主要症状，临床必须辨证与辨病相结合，明确诊断后辨证施治。带下病多以湿邪为患，故其病缠绵，反复发作，不易速愈，而且常并发月经不调、闭经、不孕、癥瘕等疾病，是妇科病证中仅次于月经病的常见病，应予重视，避免贻误病情。

一、病因病机

本病的主要病因是湿邪，如《傅青主女科》说："夫带下俱是湿证。"湿邪有内外之别。外湿指外感之湿邪，如经期涉水淋雨，感受寒湿，或产后胞脉空虚，摄生不洁，湿毒邪气乘虚内侵胞宫，以致任脉损伤，带脉失约，引起带下病。内湿的产生与脏腑气血功能失调有密切的关系。如脾虚运化失职，水湿内停，下注任带；肾阳不足，气化失常，水湿内停，又关门不固，精液下滑；素体阴虚，感受湿热之邪，伤及任带。总之，带下病系湿邪为患，而脾肾功能失常又是发病的内在条件。病位主要在前阴、胞宫。任脉损伤、带脉失约是带下病的核心机理。《妇人大全良方》指出："人有带脉，横于腰间，如束带之状，病生于此，故名为带。"

1. 脾气虚弱 饮食不节，劳倦过度，或忧思气结，损伤脾气，运化失职，湿浊停聚，流注下焦，伤及任带，任脉不固，带脉失约，而致带下病。

2. 肾元亏虚　素禀肾虚，或恣情纵欲，肾阳虚损，气化失常，水湿内停，下注冲任，损及任带，而致带下病。若肾阳虚损，精关不固，精液滑脱，也致带下病。

3. 阴虚夹湿　素禀阴虚，相火偏旺，阴虚失守，下焦感受湿热之邪，损及任带，约固无力，而为带下病。

4. 湿热下注　脾虚湿盛，郁久化热，或情志不畅，肝郁化火，肝热脾湿，湿热互结，流注下焦，损及任带，约固无力，而成带下病。

5. 湿毒蕴结　经期产后，胞脉空虚，忽视卫生，或房室不禁，或手术损伤，以致感染湿毒，损伤任带，约固无力，而成带下病。

二、辨证论治

带下病辨证主要根据带下的量、色、质、气味，其次根据伴随症状及舌脉辨其寒热虚实。如带下量多色白或淡黄、质清稀，多属脾阳虚；色白质清稀如水，有冷感者，属肾阳虚；量不甚多，色黄或赤白相兼，质稠或有臭气，为阴虚夹湿；带下量多色黄，质黏稠，有臭气，或如泡沫状，或色白如豆渣状，为湿热下注；带下量多，色黄绿如脓，或浑浊如米泔，质稠，恶臭难闻，属湿毒重症。临证时尚需结合全身症状及病史等综合分析，方能作出正确的辨证。

带下病的治疗原则以健脾、升阳、除湿为主，辅以疏肝固肾；但是湿浊可以从阳化热而成湿热，也可以从阴化寒而成寒湿，所以要佐以清热除湿、清热解毒、散寒除湿等法。

1. 脾虚湿困

【证候】带下量多，色白或淡黄，质稀薄，无臭气，绵绵不断，神疲倦怠，四肢不温，纳少便溏，两足跗肿，面色㿠白，舌质淡，苔白腻，脉缓弱。

【证候分析】脾阳虚弱，运化失职，水湿内停，湿浊下注，损伤任带二脉，约固无力，故带下量多、色白或淡黄、质稀薄、无臭气、绵绵不断；脾虚中阳不振，则神疲倦怠、四肢不温；脾虚运化失职，则纳少便溏；湿浊内盛，则两足跗肿；脾虚清阳不升，则面色㿠白；舌淡、苔白腻、脉缓弱，为脾阳不足之象。

【治法】健脾益气，升阳除湿。

【方药】完带汤（白术、山药、人参、白芍、苍术、甘草、陈皮、黑芥穗、柴胡、车前子）加减。

2. 肾阳不足

【证候】带下量多，色白清冷，稀薄如水，淋沥不断，头晕耳鸣，腰痛如折，畏寒肢冷，小腹有冷感，小便频数，夜间尤甚，大便溏薄，面色晦暗，舌淡润，苔薄白，脉沉细而迟。

【证候分析】肾阳不足，命门火衰，气化失常，寒湿内盛，致带脉失约，任脉不固，故带下量多、色白清冷、稀薄如水、淋沥不断；肾阳虚胞络失于温煦，故小腹有冷感；膀胱失于温煦，气化失常，故小便频数，夜间尤甚；火不温土，则大便溏薄；阳虚寒从内生，故畏寒肢冷；肾阳虚外府失荣，故腰痛如折；肾虚髓海不足，故头晕耳鸣、面色晦暗；舌淡润、苔薄白、脉沉细而迟，为肾阳不足、虚寒内盛之象。

【治法】温肾助阳，涩精止带。

【方药】内补丸（鹿茸、菟丝子、黄芪、白蒺藜、紫菀茸、肉桂、桑螵蛸、肉苁蓉、制附子）加减。

3. 肾阴亏虚

【证候】带下量不甚多，色黄或赤白相兼，质稠或有臭气，阴部干涩不适，或有灼热感，腰膝酸软，头晕耳鸣，两颧潮红，五心烦热，失眠多梦，舌红，苔少或黄腻，脉细数。

【证候分析】肾阴不足，相火偏旺，损伤血络，复感湿邪，伤及任带二脉，故带下量多、色黄或赤白相兼、质稠，有臭气，阴部有灼热感；阴精亏虚，阴部失荣，故干涩不适；肾阴亏损，髓海不足，则腰膝酸软、头晕耳鸣；阴虚内热，热扰心神，则两颧潮红、五心烦热、失眠多梦；舌红、苔少或黄腻、脉细数，为阴虚夹湿之象。

【治法】滋阴益肾，清热祛湿。

【方药】知柏地黄丸（知母、黄柏、熟地黄、山茱萸、山药、茯苓、泽泻、牡丹皮）加减。

4. 湿热下注

【证候】带下量多、色黄黏稠，有臭气，胸闷心烦，口苦咽干，纳食较差，小腹或少腹作痛，小便短赤，舌红，苔黄腻，脉濡数。

【证候分析】湿热蕴积于下，损伤任带二脉，故带下量多、色黄、黏稠、臭秽；湿热熏蒸，则胸闷心烦、口苦咽干；湿热内阻，则纳食较差；湿热蕴结，瘀阻胞脉，则小腹或少腹作痛；湿热伤津，则小便短赤；舌红、苔黄腻、脉濡数，为湿热之象。

【治法】清热利湿止带。

【方药】止带方（猪苓、茯苓、车前子、泽泻、茵陈、赤芍、牡丹皮、黄柏、栀子、牛膝）加减。

5. 湿毒蕴结

【证候】带下量多，色黄如脓，或赤白相兼，或五色杂下，状如米泔，臭秽难闻，小腹疼痛，腰骶酸痛，口苦咽干，小便短赤，舌红，苔黄腻，脉滑数。

【证候分析】湿毒内侵，损伤任带二脉，秽浊下流，故带下量多；热毒蕴蒸，损伤脉络，则色黄如脓，或赤白相兼，甚或五色杂下，状如米泔，秽臭难闻；湿毒蕴结，瘀阻胞脉，故小腹疼痛、腰骶酸痛；湿浊毒热上蒸，故口苦咽干；湿热伤津，则小便短赤；舌红、苔黄腻、脉滑数，为湿毒蕴结之象。

【治法】清热解毒除湿。

【方药】五味消毒饮（蒲公英、金银花、野菊花、紫花地丁、紫背天葵子）加减。

第十一节　妊　娠　恶　阻

妊娠早期，出现严重的恶心呕吐，头晕厌食，甚则食入即吐者，称为"妊娠恶阻"，又称"妊娠呕吐""子病""病儿""阻病"等。

一、病因病机

本病的主要机理是冲气上逆，胃失和降。常见病因有胃虚、肝热、痰滞等。

1. 胃虚　孕后经血停闭，血聚冲任养胎，冲脉气盛，若胃气素虚，胃失和降，冲气夹胃气上逆，而致恶心呕吐。

2. 肝热　平素性躁多怒，肝郁化热，孕后血聚养胎，肝血更虚，肝火愈旺，且冲脉气盛，冲脉附于肝，肝脉夹胃贯膈，冲气夹肝火上逆犯胃，胃失和降，遂致恶心呕吐。

3. 痰滞　脾阳素虚，痰饮内停，孕后经血壅闭，冲脉气盛，冲气夹痰饮上逆，以致恶心呕吐。

二、辨证论治

本病辨证着重了解呕吐物的性状（色、质、气味），结合全身证候、舌脉进行综合分析，以辨寒、热、虚、实。治疗大法以调气和中、降逆止呕为主，并应注意饮食和情志的调节，用药应忌升散之品。

1. 脾胃虚弱

【证候】妊娠早期，恶心呕吐，吐出食物，甚则食入即吐，脘腹胀闷，不思饮食，头晕体倦，怠惰思睡，舌淡，苔白，脉缓滑无力。

【证候分析】孕后血聚于下以养胎元，冲气偏盛而上逆，胃气虚弱，失于和降，冲气夹胃气上逆，故呕吐不食，或食入即吐；脾胃虚弱，运化失职，因而脘腹胀闷、不思饮食；中阳不振，清阳不升，则头晕体倦、怠惰思睡；舌淡、苔白、脉缓滑无力，为脾胃虚弱之象。

【治法】健胃和中，降逆止呕。

【方药】香砂六君子汤（人参、白术、茯苓、甘草、半夏、陈皮、木香、砂仁、生姜、大枣）加减。

2. 肝胃不和

【证候】妊娠早期，呕吐酸水或苦水，胸胁满闷，嗳气叹息，头晕目眩，口苦咽干，渴喜冷饮，便秘溲赤，舌红，苔黄燥，脉弦滑数。

【证候分析】孕后冲气夹肝火上逆犯胃，故呕吐酸水或苦水；肝郁气滞，气机不利，故胸胁满闷、嗳气叹息；肝火上逆，因而头晕目眩、口苦咽干；热盛伤津，故渴喜冷饮、便秘溲赤；舌红、苔黄燥、脉弦滑数，为肝热内盛之象。

【治法】清肝和胃，降逆止呕。

【方药】加味温胆汤（陈皮、制半夏、茯苓、甘草、枳实、竹茹、黄芩、黄连、麦冬、芦根、生姜）加减。

第十二节 妊 娠 腹 痛

妊娠期间，出现以小腹疼痛为主的病证，称为"妊娠腹痛"，亦称"胞阻"。妊娠腹痛是孕期常见病，若不伴有下血症状，一般预后良好。若痛久不止，病势日进，也可损伤胎元，甚则发展为堕胎、小产。

一、病因病机

本病的发病机理主要是胞脉阻滞、气血运行不畅。不通则痛为实，不荣而痛为虚。常见病因有血虚、虚寒、气郁等。

1. 血虚 孕妇素体血虚，或失血过多，或脾虚化源不足而血虚，血虚则胞脉失养，以致腹痛。

2. 虚寒 孕妇素体阳虚，阴寒内生，不能生血行血，胞脉失于温煦，更致气血运行不畅，胞脉受阻，因而发生腹痛。

3. 气郁 孕妇素性抑郁，或为情志所伤，气郁则血行不畅，胞脉阻滞，不通则痛，因而腹痛。

二、辨证论治

本病辨证主要根据腹痛的性质和程度，结合兼症及舌脉特点辨其虚实。本病治法以调理气血为主，使胞脉气血畅通，则其痛自止。

1. 血虚失养

【证候】妊娠小腹绵绵作痛，头晕心悸，失眠多梦，面色萎黄，舌淡，苔薄白，脉细滑。

【证候分析】素体血虚，孕后血聚养胎而愈虚，血虚胞脉失养，故小腹绵绵作痛；血虚髓海失养，则头晕；血不养心，则心悸；神不安舍，则少寐多梦；血虚不能上荣于面，故面色萎黄；舌淡、苔薄白、脉细滑，为血虚之象。

【治法】补血养血，止痛安胎。

【方药】当归芍药散（当归、白芍、川芎、白术、茯苓、泽泻）加减。

2. 虚寒内生

【证候】妊娠小腹冷痛，喜温喜按，形寒肢冷，倦怠无力，面色㿠白，舌淡，苔白，脉细滑。

【证候分析】素体阳虚，孕后胞脉失于温煦，故小腹冷痛、喜温喜按；中阳不振，则倦怠无力；阳气不能外达，故形寒肢冷、面色㿠白；舌淡、苔白、脉细滑，为虚寒之象。

【治法】暖宫止痛，养血安胎。

【方药】胶艾汤（阿胶、艾叶、当归、川芎、白芍、干地黄、甘草）加减。

3. 气机郁滞

【证候】妊娠小腹胀痛，情志抑郁，或烦躁易怒，伴胸胁胀满，舌红，苔薄，脉弦滑。

【证候分析】素性忧郁，肝失条达，气机不畅，孕后胞脉阻滞，故小腹胀痛；气滞肝脉，故胸胁胀满；气郁无以宣达，气机不畅，故情志抑郁或烦躁易怒；舌红、苔薄、脉弦滑，为肝郁气滞之象。

【治法】舒肝解郁，止痛安胎。

【方药】逍遥散（柴胡、当归、白芍、白术、茯苓、甘草、薄荷、煨姜）加减。

第十三节 产后腹痛

产妇分娩后，小腹疼痛者，称为"产后腹痛"，又称"儿枕痛"。

一、病因病机

产后腹痛的主要机理有"不荣则痛"与"不通则痛"之虚实两端。

1. 血虚 素体虚弱，气血不足，因产重虚，复因产后失血过多，冲任血虚，胞脉失养；又气随血耗，气虚运血无力，血行迟滞，而致腹痛。

2. 血瘀 产后脏腑虚弱，起居不慎，风寒乘虚而入，血为寒凝，或因情志不遂，肝气郁结，血随气结而为瘀，瘀阻冲任，胞脉失畅，不通则痛，故使腹痛。

3. 热结 素体阳盛，或产后胞宫胞脉空虚，邪毒内侵，入里化热，损伤冲任经脉，热与血结，阻痹胞脉，败血浊液不得下行，不通则痛，故使腹痛。

二、辨证论治

产后腹痛有虚实之分。血虚者，小腹隐痛，喜按，恶露量少、色淡；血瘀者，小腹疼痛拒按，恶露量少、色黯有块；热结者，小腹灼痛，按之剧痛，恶露初则量多，继则量少，甚如败脓。

1. 血虚失养

【证候】产后小腹隐隐作痛，喜揉喜按，恶露量少、色淡，头晕眼花，心悸怔忡，大便秘结，舌淡红，苔薄白，脉细弱。

【证候分析】产后营血亏虚，胞脉失养，或气随血耗，气虚运血无力，血行迟滞，致小腹隐隐作痛、喜揉喜按；阴血亏虚，冲任血少，则恶露量少、色淡；血虚上不荣清窍，则头晕眼花；血少内不荣心，则心悸怔忡；血虚津亏，肠道失于濡润，则大便秘结；舌淡红、苔薄白、脉细弱，为血虚之象。

【治法】养血益气。

【方药】肠宁汤（当归、熟地黄、阿胶、人参、山药、续断、麦冬、肉桂、甘草）加减。

2. 血瘀内停

【证候】产后小腹疼痛拒按，得热痛减，恶露量少、色紫黯，夹有血块，块下痛减，形寒肢冷，面色青白，舌淡黯，脉沉紧或沉弦。

【证候分析】产后血室正开，百脉空虚，风寒乘虚而入，血为寒凝，滞而成瘀，瘀阻冲任，血行不畅，则小腹疼痛拒按，恶露量少、色紫黯、有块；血遇热则行畅，故得热痛减；血块下后，瘀滞暂时减轻，故块下痛缓；寒为阴邪，易伤阳气，故面色青白、形寒肢冷；舌淡黯、脉沉紧或沉弦，为产后瘀血内阻之象。

【治法】温经活血，祛瘀止痛。

【方药】生化汤（当归、川芎、桃仁、炮姜、炙甘草）加减。

3. 热结阻滞

【证候】产后小腹疼痛拒按，或灼热疼痛，恶露初则量多，继则量少，色紫黯或如败脓，其气秽臭，高热不退，口渴欲饮，大便秘结，小便短赤，舌红绛，苔黄而燥或起芒刺，脉弦数。

【证候分析】邪毒内侵，入里化热，热与血结，胞脉阻痹，则小腹疼痛拒按，或灼热疼痛；初时热迫血行则恶露量多，继之热与血结则量少、色紫黯；邪毒熏蒸于血，故恶露如败脓，其气秽臭；邪毒化热，热与血结，故高热不退；热为阳邪，灼伤津液，在上则口渴喜饮，在下则大便秘结、小便短赤；舌红绛、苔黄而燥或起芒刺、脉弦数，为热盛阴伤、瘀滞在里之象。

【治法】泄热逐瘀，活血止痛。

【方药】大黄牡丹汤（大黄、牡丹皮、桃仁、冬瓜仁、芒硝）加减。

第十四节　产后恶露不绝

产后恶露持续 3 周以上，仍淋沥不尽者，称为"恶露不绝"，又称"恶露不尽""恶露不止"。

一、病因病机

本病的发病机理主要为冲任不固。恶露乃血所化，出于胞中而源于血海，气虚冲任不固，或血热损伤冲任，或血瘀冲任，血不归经，均可导致恶露不绝。

1. 气虚　素体虚弱，产时气随血耗，其气亦虚，或产后操劳过早，损伤脾气，中气虚陷，冲任失固，血失统摄，以致恶露日久不止。

2. 血热　产妇素体阴虚，因产亡血伤津，营阴更亏，阴虚则内热，或产后过食辛辣温燥之品，或肝气郁滞，久而化热，热伤冲任，迫血妄行，而致恶露不绝。

3. 血瘀　产后胞宫、胞脉空虚，寒邪乘虚而入，血为寒凝，结而成瘀，或七情内伤，气滞而血瘀，瘀阻冲任，新血难安，以致恶露淋沥不绝。

二、辨证论治

辨证应以恶露的量、色、质、气味等辨别寒、热、虚、实。如恶露量多，色淡，质稀，无臭气者，多为气虚；色红或紫，黏稠而臭秽者，多为血热；色黯有块者，多为血瘀。当然也要结合全身症状。治疗应遵循虚者补之、瘀者攻之、热者清之的原则分别施治，且不可骤用固涩之剂，以防助邪，变生他病。

1. 气虚

【证候】产后恶露过期不止，量多，色淡红，质稀，无臭味，精神倦怠，四肢无力，气短懒言，小腹空坠，面色㿠白，舌淡，苔薄白，脉缓弱。

【证候分析】气虚统摄无权，冲任不固，则恶露过期不止、血量较多；血失气化，则色淡、质稀、无臭味；气虚中阳不振，则精神倦怠、四肢无力、气短懒言；中气不足，失于提挈，则小腹空坠；气虚清阳不升，则面色㿠白；舌淡、苔薄白、脉缓弱，为气虚之象。

【治法】益气摄血。

【方药】补中益气汤（人参、黄芪、甘草、当归、陈皮、升麻、柴胡、白术）加减。

2. 血热

【证候】产后恶露过期不止，量较多，色深红，质稠黏，气臭秽，口燥咽干，面色潮红，舌红，苔少，脉细数无力。

【证候分析】产后营阴耗损，虚热内生，气郁化热或感热邪，热扰冲任，迫血妄行，故恶露过期不止、量较多；血被热灼，则色深红、质稠黏、气臭秽；虚热上浮，故面色潮红；阴液不足，则口燥咽干；舌红、苔少、脉细数无力，为阴虚内热之象。

【治法】养阴清热，凉血止血。

【方药】保阴煎（生地黄、熟地黄、黄芩、黄柏、白芍、山药、续断、甘草）加减。

3. 血瘀

【证候】产后恶露过期不止，淋沥量少，色黯有块，小腹疼痛拒按，块下痛减，舌紫黯，或有瘀点，脉弦涩。

【证候分析】瘀血阻滞冲任，新血不得归经，则恶露过期不止、淋沥量少、色黯有块；瘀血内阻，不通则痛，故小腹疼痛拒按；块下瘀滞稍通，故使痛减；舌紫黯、脉弦涩，为瘀血阻滞之象。

【治法】活血化瘀，理血归经。

【方药】生化汤（当归、川芎、桃仁、炮姜、炙甘草）加减。

第十五节 阴 痒

妇女外阴及阴道瘙痒，甚则痒痛难忍，坐卧不宁，或伴带下增多者，称为"阴痒"，亦称"阴门瘙痒"。

一、病因病机

本病的主要机理有虚、实两个方面。因肝肾阴虚，精血亏损，外阴失养而致阴痒，属虚证；因肝经湿热下注，带下浸渍阴部，或湿热生虫，虫蚀阴中以致阴痒，为实证。

1. 肝肾阴虚
素体阴虚，大病久病，或产多乳众，耗伤精血，以致肝肾阴虚，肝脉过阴器，肾司二阴，肝肾阴虚，精血不足，阴户失养，且血燥生风，风动则痒。

2. 肝经湿热 郁怒伤肝，肝郁化热，肝气犯脾，脾虚湿盛，以致湿热互结，损伤任带，带下量多，浸渍阴部，而发痒痛。

3. 湿虫滋生 素体脾虚湿盛，积久化热，流注下焦，损伤任带，湿热蕴积生虫，或外阴不洁，或久居阴湿之地，湿虫滋生，虫蚀阴中，都可导致阴痒。

二、辨证论治

本病应根据阴部瘙痒的情况，带下的量、色、质、气味及全身症状进行辨证。阴部干涩、灼热，或皮肤变白、增厚或萎缩，甚则皲裂，夜间痒甚者，为肝肾阴虚；阴痒伴带下量多，色黄如脓，稠黏臭秽，多为肝经湿热；阴部瘙痒，如虫行状，甚则奇痒难忍，灼热疼痛，伴有带下量多，色黄如泡沫状，或如豆渣状，臭秽，多为湿虫滋生。治疗着重调理肝、肾、脾的功能，同时要注意"治外必本诸内"的原则，采用内服与外治、整体与局部相结合的方法进行施治。

（一）内治法

1. 肝肾阴虚

【证候】阴部干涩，奇痒难忍，或阴部皮肤变白、增厚或萎缩，皲裂破溃，五心烦热，头晕目眩，时有烘热汗出，腰酸腿软，舌红，苔少，脉弦细而数。

【证候分析】肝肾阴虚，精血两亏，血燥生风，风动则痒；阴户为肝肾之分野，故阴户干涩、奇痒难忍；风盛则肿，故阴肤增厚；阴部肌肤失养，则皮肤变白、萎缩、皲裂、破溃；阴虚内热，故五心烦热；肝阳偏亢，则烘热汗出；肾虚则腰酸腿软；舌红、苔少、脉弦细而数，为肝肾阴虚之象。

【治法】调补肝肾，滋阴降火。

【方药】知柏地黄丸（知母、黄柏、熟地黄、山茱萸、山药、茯苓、泽泻、牡丹皮）加减。

2. 肝经湿热

【证候】阴部瘙痒灼痛，带下量多、色黄如脓、稠黏臭秽，头晕目眩，口苦咽干，心烦不宁，便秘溲赤，舌红，苔黄腻，脉弦滑而数。

【证候分析】肝经湿热下注，损伤任带，故使带下量多、色黄如脓、稠黏臭秽；湿热浸渍，则阴部瘙痒，甚则灼痛；湿热熏蒸，则头晕目眩、口苦咽干；热扰心神，则心烦不宁；湿热伤津，则便秘溲赤；舌红、苔黄腻、脉弦滑而数，为肝经湿热之象。

【治法】泻肝清热，除湿止痒。

【方药】龙胆泻肝汤（龙胆草、柴胡、黄芩、栀子、泽泻、木通、车前子、当归、生地黄、甘草）加减。

（二）外治法

1. 蛇床子散 蛇床子、苦参、花椒、百部、枯矾各 10～15g，煎汤，乘热先熏后蒸，每日 1 次，10 日为 1 个疗程。外阴破溃者，去花椒。适用于各种阴痒，尤其适用于滴虫性阴道炎。

2. 珍珠散 珍珠 3g，青黛 3g，雄黄 3g，黄柏 9g，儿茶 6g，冰片 0.03g，共研细末外搽，每日 1 次，7 日为 1 个疗程。适用于湿虫滋生型，外阴溃疡者不宜用。

第十六节 脏 躁

妇人精神忧郁，情志烦乱，哭笑无常，呵欠频作者，称为"脏躁"。"脏"指心、肝、脾、肺、肾五脏；"躁"即躁扰不宁，乃脏阴不足使然，故称为"脏躁"。本病首见于《金匮要略》："妇人脏躁，喜悲伤欲哭，像如神灵所作，数欠伸，甘麦大枣汤主之。"

一、病因病机

本病的发生，主要与患者体质因素有关。素多抑郁，忧愁思虑，积久伤心，劳倦伤脾，心脾耗伤，化源不足，脏阴更亏；或因病后伤阴，或产后亡血，或产乳众多，或房事太过，使精血内亏，五脏失血、失养，五志之火内动，上扰心神，均可致脏躁。

二、辨证论治

患者素多忧虑，积念在心，或精神抑郁，所愿不遂，临床出现精神忧郁、烦躁不宁、哭笑无常、呵欠频作等症状。妇科检查及辅助检查无异常发现。本病属内伤虚证，五志之火由血虚引动。故治疗上虽谓有火而不宜苦降，虽属虚证而不宜大补，治以甘润滋养为主。

1. 心气不足

【证候】神志恍惚，精神不振，心烦意乱，悲伤欲哭，少寐多梦，发作时哭笑无常，呵欠频作，口干，大便结，舌质红或嫩红，苔少，脉细弱略数或细弦。

【证候分析】血虚不能养神，则表现神智异常，神有余则笑，不足则悲，故发作时哭笑无常、呵欠频作；志火内动，则心烦意乱、少寐多梦；阴津不足，则口干、便秘；舌质红、苔少，脉细，均为阴血亏虚之候。

【治法】甘润滋补，养心益脾。

【方药】甘麦大枣汤（小麦、甘草、大枣）加减。

2. 心肾不交

【证候】哭笑无常，呵欠频作，头晕耳鸣，心悸少寐，手足心热，口干不欲多饮，腰酸膝软，便秘溲赤，舌红，苔少，脉弦细数。

【证候分析】心肾阴虚则虚火上炎，扰犯神明，故哭笑无常、呵欠频作、少寐心悸；肾阴虚不能上荣头目，故头晕耳鸣；外府失养，故腰酸膝软；阴虚生内热，故手足心热、口干而不欲多饮；舌红、苔少，脉弦细数，为心火偏亢、肾阴不足之象。

【治法】滋阴清热，养心安神。

【方药】天王补心丹（丹参、当归、人参、茯苓、五味子、麦冬、天冬、生地黄、玄参、桔梗、远志、柏子仁、酸枣仁）加减。

第十七节　缺　乳

哺乳期间，产妇乳汁甚少或全无，称为"缺乳"，亦称"乳汁不行"或"乳汁不足"。

一、病因病机

本病的发病机理一为化源不足，二为瘀滞不行。

1. 气血虚弱　素体气血虚弱，复因产时失血耗气，气血亏虚，或脾胃虚弱，气血生化不足，以致气血虚弱无以化乳，则产后乳汁甚少或全无。

2. 肝郁气滞　素性抑郁，或产后为七情所伤，肝失条达，气机不畅，气血失调，以致经脉涩滞，阻碍乳汁运行，因而缺乳。

二、辨证论治

缺乳有虚实两端：一般乳房柔软、乳汁清稀者，多为虚证；乳房胀硬而痛，乳汁浓稠者，多为实证。虚者补气养血，实者疏肝解郁，均宜佐以通乳之品。

1. 气血虚弱

【证候】产后乳少，甚或全无，乳汁清稀，乳房柔软，无胀满感，神倦食少，面色无华，舌淡，苔少，脉细弱。

【证候分析】气血虚弱，乳汁化源不足，无乳可下，故乳少或全无；乳腺空虚，故乳房柔软，无胀满感；气血不足，阳气不振，脾失健运，故神倦食少；气虚血少，不能上荣，则面色无华；舌淡、苔少、脉细弱，为气血不足之象。

【治法】补气养血，佐以通乳。

【方药】通乳丹（人参、生黄芪、当归、麦冬、木通、桔梗、猪蹄）加减。

2. 肝郁气滞

【证候】产后乳汁涩少、浓稠，或乳汁不下，乳房胀硬疼痛，情志抑郁，胸胁胀闷，食欲不振，或身有微热，舌质正常，苔薄黄，脉弦细或弦数。

【证候分析】情志不舒，肝气郁结，气机不畅，乳脉淤滞，致乳汁不得出而乳汁涩少；乳汁淤积，则乳房胀硬、疼痛，乳汁浓稠；肝脉布胁肋，肝气郁滞，失于宣达，则胸胁胀闷；肝气不舒，则情志抑郁；木郁克土，脾失健运，则食欲不振；乳淤日久化热，则身有微热；舌质正常，但苔薄黄、脉弦细或弦数，为肝郁气滞或化热之象。

【治法】疏肝解郁，活络通乳。

【方药】下乳涌泉散（当归、川芎、天花粉、白芍药、生地黄、柴胡、青皮、漏芦、桔梗、通草、白芷、穿山甲、王不留行、甘草）加减。

第十四章　中医外科常见病证

第一节　疖

疖是一种生于皮肤浅表的急性化脓性疾患，随处可生，小儿、青年多见。《外科理例》谓："疖者，初生突起，浮赤无根脚，肿见于皮肤，止阔一二寸，有少疼痛，数日后微软，薄皮剥起，始出清水，后自破脓出。"本病多发于夏秋季节，突起根浅，肿势局限，焮红疼痛，范围多在 3cm 左右，易肿，易溃，易敛。初起可分为有头、无头两种，一般症状轻而易治，所以有"疖无大小，出脓就好"之说。但亦有因治疗或护理不当形成"蝼蛄疖"，或反复发作、日久不愈者。多发性"疖病"，则不易治愈。

一、病因病机

1. 由内郁湿热，外感风邪，两相搏结，蕴阻肌肤而成；或由于在夏秋季节感受暑湿热毒之邪而生；或因天气闷热，汗出不畅，暑湿热毒蕴蒸肌肤而发。

2. 患疖肿后，若处理不当，疮口过小，脓液引流不畅，致使脓液潴留；或由于搔抓碰伤，以致脓毒旁窜，在头皮较薄之处发生蔓延，窜空而成蝼蛄疖。

3. 阴虚内热之消渴病或脾虚便溏患者，久病气阴双亏，容易感染邪毒，并可反复发作，迁延不愈，而致多发性疖病。

二、辨证论治

（一）内治法

1. 热毒蕴结

【证候】疖肿可发于周身各处，红、肿、热、胀、痛，伴发热、口渴、溲赤、便秘，舌红，苔黄，脉数。

【证候分析】感受热毒之邪，热毒蕴于肌肤以致营卫不和，经络阻隔，气血凝滞，故见疖肿；热毒内蕴，故有发热、口渴、溲赤、便秘；舌红、苔黄、脉数，为内热炽盛之象。

【治法】清热解毒。

【方药】五味消毒饮（金银花、野菊花、蒲公英、紫花地丁、紫背天葵子）加减。

2. 暑湿蕴结

【证候】发于夏秋季节，好发于头面、颈、背、臀部，单个或多个成片，疖肿红、热、胀、痛，抓破流脓水，伴心烦、胸闷、口苦咽干、便秘、溲赤等，舌红，苔黄而腻，脉滑数。

【证候分析】暑湿热毒之邪蕴阻肌肤而成暑疖（红、热、胀、痛）；暑湿蕴遏，体内热气不得外泄，湿热内郁，而见心烦、胸闷、口苦、咽干、便秘、溲赤；舌红、苔黄而腻、脉滑数，为湿热内蕴之象。

【治法】清暑化湿解毒。

【方药】清暑汤（连翘、天花粉、赤芍、金银花、滑石、甘草、车前子、泽泻）加减。

3. 体虚毒恋

【证候】疖肿散发于全身各处，此愈彼起，不断发生，疖肿较大，易转变成有头疽，疖肿颜色暗红，脓水稀少，常伴低热，烦躁口渴，或乏力肢软，舌质红，苔薄黄，脉细数。

【证候分析】正气虚损则卫外不固，抗邪无力，易感受邪毒而致皮肤疖肿，气血不足，不能酿化，故脓水稀少；正虚毒恋，故迁延不愈；低热、烦躁、口渴，为阴虚内热之症；肢软乏力，为气虚之象；舌质红、苔薄黄、脉细数，为内热正虚之象。

【治法】扶正解毒。

【方药】四妙汤（牛膝、黄柏、薏苡仁、苍术）加减。

（二）外治法

1. 初起，小者用千捶膏盖贴或三黄洗剂外搽，大者用金黄散或玉露散，以银花露或菊花露调成糊状外敷。遍体发疮，溃破流脓水成片者，用青黛散，麻油调敷。

2. 脓成则切开排脓，用九一丹掺太乙膏盖贴。

3. 脓尽改用生肌散收口。

第二节　痈

痈是气血为毒邪壅塞而不通的意思，有"内痈"与"外痈"之分。内痈生在脏腑，外痈生在体表。本节只讲述外痈，为发生在皮肉之间的急性化脓性疾病。《灵枢·痈疽》云："痈者，其上皮薄以泽，此其候也……热胜则肉腐，肉腐则为脓，然不能陷，骨髓不为焦枯，五脏不为伤，故命曰痈。"本病的特点是局部光软无头，红肿疼痛（少数初起皮色不变），肿胀范围多在 6～9cm，发病迅速，易肿，易脓，易溃，易敛，多伴有恶寒、发热、口渴等全身症状，一般不会损筋伤骨，也不会造成陷证。由于发病部位不同，本病有许多名称：生于颈部的，称颈痈；生于腋下的，称腋痈；生于脐部的，称脐痈；生于胯腹的，称胯腹痈；生于委中穴的，称委中毒。

一、病因病机

本病多因外感风温夹痰热，或过食肥甘厚味，或情志失和，经络不通，气血凝滞所致。初期是气血郁结，成脓期为热邪腐肉，溃后期为脓出生肌。

二、辨证论治

临床根据疾病发生过程分为 3 个阶段，即初期、成脓期、溃后期。

（一）内治法

1. 风热毒盛（初期）

【证候】皮肉间有肿胀，表皮红灼痛，逐渐高肿，重者可伴发热、恶寒等，舌红，苔黄，脉浮数。

【证候分析】外感风热痰毒之邪，蕴结于肌肤之间，气血运行受阻而成肿块，因属热邪，故有灼痛感；风热犯表而有恶寒发热、头痛；舌红、苔黄、脉浮数，为风热表证。

【治法】祛风清热，行气活血。

【方药】仙方活命饮（金银花、赤芍、穿山甲、皂角刺、白芷、当归尾、天花粉、贝母、防风、乳香、没药、陈皮、甘草）加减。

2. 湿热火毒（成脓期）

【证候】患处红、肿、热、痛，肿势散漫，连及周围，伴高热、口渴欲饮、大便秘结、小便黄赤，舌质红，苔黄腻，脉弦滑数。

【证候分析】热毒炽盛腐肉，故有红、肿、热、痛，循经蕴结可累及周围组织；内热炽盛，故高热、口渴欲饮；热邪灼津，则大便秘结；舌红、苔黄腻、脉弦滑数，均为痰热火毒炽盛之象。

【治法】清热解毒，化痰消肿。

【方药】普济消毒饮（黄芩、黄连、陈皮、玄参、甘草、柴胡、桔梗、连翘、板蓝根、马勃、牛蒡子、薄荷、僵蚕、升麻）加减。

3. 脓出邪退（溃后期）

【证候】患处脓出，排脓通畅，肿痛减轻；或脓出疮四周坚硬，流脓不畅；或脓稀新肉不生；或体弱，不易收口。

【证候分析】正气虚损，气血不足，不能酿化，故或脓出疮四周坚硬，流脓不畅，或脓稀新肉不生，或体弱，不易收口。

【治法】补益气血，和营托毒。

【方药】体虚宜八珍汤（人参、白术、茯苓、甘草、当归、白芍、熟地黄、川芎）加减，不易愈宜合托里消毒散（黄芪、金银花、当归、人参、白术、茯苓、甘草、桔梗、白芍、熟地黄、川芎）加减。

（二）外治法

1. 初期用金黄膏或玉露膏外敷。

2. 脓成期则切开排脓，用九一丹或八二丹药线引流，外盖金黄膏。

3. 脓尽改用白玉膏掺生肌散。

4. 成瘘者，可用七三丹药线或白降丹药捻，化管提脓。必要时行瘘管切除术及修补术。

第三节 湿 疮

湿疮是一种由多种内外因素引起的过敏性炎症性皮肤病。其以多形性皮损，对称分布，易于渗出，自觉瘙痒，反复发作和慢性化为临床特征。

中医古代文献一般依据其发病部位、皮损特点而有不同的名称。若浸淫遍体，滋水较多者，称浸淫疮；以丘疹为主者，称血风疮或粟疮；发于耳部者，称旋耳疮；发于乳头者，称乳头风；发于脐部者，称脐疮；发于阴囊者，称肾囊风或绣球风；发于四肢弯曲部者，称四弯风。

一、病因病机

本病总因禀赋不足，风、湿、热阻于肌肤所致；或因饮食不节，过食辛辣鱼腥之品，或嗜酒，致湿热内生，浸淫肌肤而发；或因素体虚弱，脾为湿困，肌肤失养；或因湿热蕴久，耗伤阴血，化燥生风，致血虚风燥而发。

二、辨证论治

根据病程和皮损特点，一般分为急性、亚急性、慢性三类：一是急性湿疮，起病较快，常呈对称发生，可发于身体的任何一个部位。初起皮肤潮红、肿胀、瘙痒，继而在潮红、肿胀或其周围的皮肤上，出现丘疹、丘疱疹、水疱。皮损群集或密集成片，形态大小不一，边界不清。因搔抓形成糜烂、流滋、结痂，自觉瘙痒。二是亚急性湿疮，多由急性湿疮迁延而来，有红斑、丘疹、脱屑。自觉瘙痒，或轻或重。三是慢性湿疮，皮肤增厚，表面粗糙，触之较硬，伴有鳞屑及色素沉着，情绪紧张、食辛辣鱼腥瘙痒剧烈。

（一）内治法

1. 湿热浸淫

【证候】发病急，皮损潮红灼热，瘙痒无休，渗液流滋，伴身热、心烦、口渴、大便干、尿短赤，舌红，苔薄白或黄，脉滑或数。

【证候分析】湿热浸淫，热重于湿，故发病急，皮损潮红灼热，伴身热、心烦口渴、大便干、尿短赤；湿热浸淫肌肤，则瘙痒无休、渗液流汁；舌红、苔薄白或黄、脉滑或数，为湿热之象。

【治法】清热利湿。

【方药】龙胆泻肝汤（龙胆草、柴胡、黄芩、栀子、泽泻、木通、车前子、当归、生地黄、甘草）合萆薢渗湿汤（萆薢、薏苡仁、赤茯苓、黄柏、牡丹皮、泽泻、滑石、通草）加减。

2. 脾虚湿蕴

【证候】发病较缓，皮损潮红，瘙痒，抓后糜烂流滋，可见鳞屑，伴纳少、神疲、腹胀便溏，舌淡胖，苔白或腻，脉弦缓。

【证候分析】饮食不节，日久伤脾，脾虚生湿，蕴积肌肤，故发病较缓，皮损潮红、瘙痒，抓后糜烂渗出；脾虚湿阻中焦，则纳少、神疲、腹胀便溏；舌淡胖、苔白或腻、脉弦缓，为脾虚湿蕴之象。

【治法】健脾利湿。

【方药】除湿胃苓汤（苍术、厚朴、陈皮、猪苓、泽泻、赤茯苓、土炒白术、滑石、防风、山栀子、木通、肉桂、甘草）或参苓白术散（白术、白扁豆、茯苓、甘草、桔梗、莲子肉、人参、砂仁、山药、薏苡仁）加减。

3. 血虚风燥

【证候】病久，皮损色暗或色素沉着，剧痒，或皮损粗糙肥厚，伴口干不欲饮、纳差腹胀，舌淡，苔白，脉细弦。

【证候分析】久病耗伤阴血，或脾虚生化之源不足，致血虚生风化燥，肌肤失养，故病久皮损色暗或色素沉着、剧痒，或皮损粗糙肥厚；阴血不足则口干不欲饮，脾虚则纳差腹胀；舌淡、苔白、脉细弦，为血虚风燥之象。

【治法】养血润肤，祛风止痒。

【方药】当归饮子（当归、熟地黄、白芍、川芎、荆芥、防风、黄芪、白蒺藜、首乌）或四物消风饮（生地黄、当归、荆芥、防风、赤芍、川芎、柴胡、蝉蜕、薄荷、生甘草）加减。

（二）外治法

1. 急性湿疮　①苦参、黄柏、地肤子、荆芥等煎汤外洗。②10% 黄柏溶液、炉甘石洗剂外搽。③黄连软膏、青黛膏外搽。

2. 亚急性湿疮　①苦参汤、三黄洗剂湿敷外搽。②青黛散、祛湿散、新三妙散等油调外敷，或黄柏霜外搽。

3. 慢性湿疮　青黛膏、5% 硫黄软膏、湿疮膏、皮脂膏及皮质类固醇激素软膏。

第四节　隐　疹

隐疹是一种皮肤出现红色或苍白色风团，时隐时现的瘙痒性、过敏性皮肤病。《医宗金鉴·外科心法要诀》云："此证俗名鬼饭疙瘩，由汗出受风，或露卧乘凉，风邪多中表虚之人。初起皮肤作痒，次发扁疙瘩，堆累成片，日痒甚者，宜服秦艽牛蒡汤，夜痒重者，宜当归饮子服之。"本病以皮肤上出现瘙痒性风团，发无定处，骤起骤退，消退后不留任何痕迹为临床特征。一年四季均可发病，老幼都可罹患，有 15% ~ 20% 的人一生中发生过本病。临床上可分为急性和慢性，急性者骤发速愈，慢性者可反复发作。中医古代文献又称"风疹块""风疹"等。

一、病因病机

本病总因禀赋不耐，人体对某些物质过敏所致。可因卫外不固，风寒、风热之邪客于肌表，或因肠胃湿热郁于肌肤，或因气血不足，虚风内生，或因情志内伤，冲任不调，肝肾不足，而致风邪搏结于肌肤而发病。

二、辨证论治

皮肤上突然出现风团，色白或红或正常肤色；大小不等，形态不一；局部出现，或泛发全身，或稀疏散在，或密集成片；发无定时，但以傍晚为多。风团成批出现，时隐时现，持续时间长短不一，但一般不超过 24 小时，消退后不留任何痕迹，部分患者一天反复发作多次。自觉剧痒、烧灼或刺痛。部分患者，搔抓后随手起条索状风团。少数患者，在急性发作期，出现气促、胸闷、呼吸困难、恶心呕吐、腹痛腹泻、心慌心悸。急性者，发病急来势猛，风团骤然而起，迅速消退，瘙痒随之而止；慢性者，反复发作，经久不愈，病程多在 1～2 个月以上，甚至更久。

（一）内治法

1. 风热犯表

【证候】风团鲜红，灼热剧痒，遇热则皮损加重，伴发热恶寒、咽喉肿痛，舌质红，苔薄白或薄黄，脉浮数。

【证候分析】风热之邪客于肌肤，外不得透达，内不得疏泄，故风团鲜红、灼热，遇热则皮损加重；风盛，则剧痒；营卫不和，则发热恶寒；风热壅肺，故咽喉肿痛；舌红、苔薄黄或薄白、脉浮数，为风热犯表之象。

【治法】疏风清热。

【方药】消风散（当归、生地黄、防风、蝉蜕、知母、苦参、胡麻、荆芥、苍术、牛蒡子、石膏、甘草、木通）加减。

2. 风寒束表

【证候】风团色白，遇风寒加重，得暖则减，口不渴，舌质淡，苔白，脉浮紧。

【证候分析】白色主寒，风性瘙痒，风寒外袭，营卫不和，故风团色白、皮肤瘙痒；寒性阴冷，故皮损得热则减、遇寒加重；阴津未伤，故口不渴；舌质淡、苔白、脉浮紧，为风寒束表之象。

【治法】疏风散寒。

【方药】桂枝汤（桂枝、芍药、甘草、大枣、生姜）或麻黄桂枝各半汤（桂枝、芍药、麻黄、生姜、甘草、大枣、杏仁）加减。

3. 血虚风燥

【证候】风团反复发作，迁延日久，午后或夜间加剧，伴心烦易怒，口干，手足心热，舌红少津，脉沉细。

【证候分析】血虚日久则肌肤失养，化燥生风，风气搏于肌肤，故风团、瘙痒反复迁延日久；津血同源，血虚亦致阴血不足，虚火内生，故伴心烦易怒、口干、手足心热；虚热内扰阴分，则午后或夜间症状加剧；舌红少津、脉沉细，为血虚津伤、虚热内生之象。

【治法】养血祛风润燥。

【方药】当归饮子（当归、熟地黄、白芍、川芎、荆芥、防风、黄芪、白蒺藜、首乌）加减。

（二）外治法

1. 香樟木、蚕沙各 30 ~ 60g，煎水外洗。
2. 炉甘石洗剂外搽。

第五节 脱 肛

脱肛是直肠黏膜、肛管、直肠全层，甚至部分乙状结肠向下移位，脱出肛外的一种疾病。其特点是直肠黏膜及直肠反复脱出肛门外，伴肛门松弛。

一、病因病机

小儿气血未旺，中气不足；或年老体弱，气血不足；或妇女分娩过程中，耗力伤气；或慢性泻痢、习惯性便秘、长期咳嗽引起中气下陷，固摄失司，导致肛管直肠向外脱出。

二、辨证论治

本病多见于儿童、老年人、久病体弱者及经产妇。起病缓慢，无明显全身症状，早期大便时直肠或肛管脱出肛外，便后能自行回纳，以后逐渐不能自行回纳，需用手托回。日久失治，脱出物逐渐增长，甚至咳嗽远行时也可脱出。病情严重时可伴有大便不尽，或下腹坠胀感，因直肠黏膜反复脱出，常发生充血、水肿、糜烂、渗液，甚至渗血。查体可见肛门松弛，收缩力减弱。

（一）内治法

1. 脾虚气陷

【证候】大便、咳嗽或远行时肛内肿物脱出，轻重不一，色淡红，肛门坠胀，疲乏无力，食欲不振，舌淡苔白，脉弱。

【证候分析】中气不足，脾气不升而下陷，无以摄纳，故见直肠脱出、肛门坠胀；中气不足，则疲乏无力；脾气亏虚，运化无力，则食欲不振；舌淡、苔白、脉弱，均为气虚之象。

【治法】健脾益气，升提固涩。

【方药】补中益气汤（人参、黄芪、甘草、当归、陈皮、升麻、柴胡、白术）加减。

2. 湿热下注

【证候】直肠脱出难纳，肿胀焮红灼热，渗液流滋，肛门胀痛，舌红，苔黄腻，脉滑数。

【证候分析】直肠脱出肛外，久未还纳，感染湿热毒邪，湿热蕴结，则脱出物肿胀，焮红灼热，甚则渗流滋水；湿热蕴结，气血不畅，则肛门坠胀疼痛；舌红、苔黄腻、脉滑数，均为湿热之象。

【治法】清热利湿。

【方药】萆薢渗湿汤（萆薢、薏苡仁、赤茯苓、黄柏、牡丹皮、泽泻、滑石、通草）加减。

（二）外治法

1. 熏洗疗法 以苦参汤加石榴皮、枯矾、五倍子，煎水熏洗。

2. 敷药疗法 五倍子散或马勃散调凡士林外敷肛门。

主要参考书目

［1］李家邦．中医学．北京：人民卫生出版社，2013
［2］郑守曾．中医学．北京：人民卫生出版社，1999
［3］陆付耳．中医学．北京：高等教育出版社，2006
［4］贺志光．中医学．北京：人民卫生出版社，1996
［5］周阿高．中医学．上海：上海科学技术出版社，2012
［6］印会河．中医基础理论．上海：上海科学技术出版社，2009
［7］吴敦序．中医基础理论．上海：上海科学技术出版社，1995
［8］吴承玉．中医诊断学．上海：上海科学技术出版社，2006
［9］季绍良．中医诊断学．北京：人民卫生出版社，2005
［10］朱文锋．中医诊断学．北京：中国中医药出版社，2002
［11］李季委．中医诊断学．哈尔滨：黑龙江教育出版社，2009
［12］郭霭山．中医诊断学．北京：中国中医药出版社，2006
［13］廖福义．中医诊断学．北京：人民卫生出版社，2005
［14］李晶．中医诊断学．北京：科学出版社，2004
［15］杨维益．中医诊断学．北京：中医古籍出版社，1988
［16］邓铁涛．中医诊断学．北京：人民卫生出版社，1987
［17］孙广仁．中医基础理论．北京：中国中医药出版社，2007
［18］段富津．方剂学．上海：上海科学技术出版社，2009
［19］李飞．方剂学．北京：人民卫生出版社，2011
［20］张伯礼．中医内科学．北京：人民卫生出版社，2012
［21］张玉珍．中医妇科学．北京：中国中医药出版社，2007
［22］张学军．皮肤性病学．北京：人民卫生出版社，2008
［23］黄文东．实用中医内科学．上海：上海科学技术出版社，1999
［24］王永炎．实用中医内科学．上海：上海科学技术出版社，2009
［25］周仲瑛．中医内科学．北京：中国中医药出版社，2007
［26］郑俊华．生药学．北京：人民卫生出版社，1999
［27］郑汉臣．药用植物学．北京：人民卫生出版社，2003
［28］黄建军．经络腧穴学．北京：中国中医药出版社，2011
［29］林昭庚．中国针灸大全．北京：中国中医药出版社，2000
［30］鞠传军．实用针灸疗法．北京：金盾出版社，2003
［31］仲远明．针灸学．南京：东南大学出版社，2009
［32］邵铭熙．实用推拿手册．北京：人民军医出版社，2006
［33］高学敏．中药学．北京：人民卫生出版社，2001